改訂原色版

最新法醫學

高麗大學校 醫科大學 名譽教授

醫學博士 文 國 鎭 著

一 潮 閣

MOON'S MODERN FORENSIC MEDICINE

Gook-Jin Moon, M. D. & J. D.

Emeritus Professor;
College of Medicine, Korea University
Seoul, Korea

Chairman;
Korean Society for Legal Medicine

Revised Third Edition
1994

IL CHO KAK

Seoul, Korea

改訂版을 내면서

세월이 흘러 이 책이 나온 지도 어느새 13년이 지났다.

그간 우리나라에도 정치, 경제, 사회, 문화 등 각 방면이 크게 발전되었고 민주화되었다. 따라서 우리 사회에서도 법의학의 필요성을 실감하는 이의 수가 점점 늘고 있다.

그간 많은 대학에서 '최신법의학'을 강의교재로 써왔고, 재판정에서 판사, 검사, 변호사 등의 법실무자 삼자 공히 이 책을 펴놓고 실제사건 해결을 위하여 노력하는 것을 보고 가슴 뿌듯하게 느낀 적이 한두 번이 아니었다.

또 수사실무자들이 이 책을 펴들고 질문해 왔을 때 이를 쉽게 납득시킬 수 있는 계기가 되는 것을 보고 저자는 보람을 느끼곤 했다.

그러나 세월의 흐름과 더불어 학설이나 기술이 낡은 것으로 변한 것도 생겼고 또 새로운 이론과 방법이 나온 것도 있어 개정판을 내지 않을 수 없게 되었다.

그러나 가급적이면 삭제하는 것을 적게 줄이고 새로 추가하기에 주력하였다. 그 이유는 이 책을 통해 우리나라에서 필요로 하는 법의학이 어떻게 변모하여 갔는가 또 학문의 발전이 어떻게 이루어져 갔는가의 발자취를 남기고 싶어서이다.

또 세월의 흐름을 실감나게 느끼게 하는 일로서는 이 책에는 한문이 많아 볼 수 없다고 호소하는 학생이 해마다 늘고 있다는 점이다. 따라서 개정판에는 한문을 한글로 고치기로 방침을 세우고 한글로는 그 의미를 정확히 파악할 수 없는 경우를 제외하고는 내용문을 전부 한글로 고쳤다. 그러나 제목들은 그대로 한문을 남겨 놓았다.

한문을 한글로 고치는 데 있어서 의미가 잘 통하는 것도 있지만 개중에는 어색한 것이 한두 개가 아니었다. 그러나 시간과 지면의 아쉬움 때문에 이를 충분히 다루지 못하였음을 솔직히 적어둔다.

개정판을 내는 데 애써 주신 일조각 임직원 여러분의 노고에 심심한 감사를 다시 한번 올립니다.

1994년 10월

薄汝軒에서

著　者

序　文

우리 나라에서 檢屍制度가 실시되기 시작한 것은 世宗 元年(1419)부터이다(金斗鍾著, 「韓國醫學史」 1966). 中國 元나라 時代에 이루어진 法醫學書 「無冤錄」(1308)의 例에 따라 檢屍에 있어서 年月日을 밝히게 하고(1419), 臨檢케 하고(1432), 吏科 및 律科에 「無冤錄」을 試用케 하였다는 것이다(1435).

그 후 世宗 이래 「無冤錄」을 이용하여 檢屍制度가 실시되어 왔던 것이다.

그러나 現代法醫學이 우리 나라에 導入된 것은 19세기 후반에 西洋醫學이 들어오면서부터인 것은 두말할 나위도 없으며 또 우리 나라의 現代醫學敎育이 全的으로 우리들 自身에 의하여 시행되기 시작한 것은 1945년 解放 후라고 하여도 過言이 아닐 것이다. 그리고 全的으로 우리들 自身에 의한 法醫學의 활용 또한 그렇다고 할 수 있을 것이다.

해방 전에 세브란스 醫學專門學校(延世大 醫大前身)에, 그리고 해방 직후에 慶北大學校 醫科大學에 專任 法醫學敎授(各各 崔 棟 博士, 金萬達 博士)가 在任하였었으나, 1976년에 이르러서 高麗大學校 醫科大學에 일정한 규모의 法醫學敎室이 創設, 獨立되는 同時에 文國鎭 博士가 主任敎授로 就任하여 오늘에 이르고 있는 것이다. 현재 우리 나라에는 旣存 및 新設大學을 합하여 19개 醫科大學이 있으나 독립된 法醫學敎室에 專門法醫學者를 保有하고 있는 醫科大學은 1개 大學에 지나지 않는 現狀이다.

이와 같은 유일의 法醫學敎室의 主任敎授 文國鎭 博士가 다년간의 풍부한 경험과 광범위한 多數資料를 取捨選擇하는 등 구준한 노력과 정력을 기울여서 法醫學 敎科書를 執筆刊行하게 된 것은 우리 나라 法醫學 내지 醫學界의 快事라고 하지 않을 수 없다. 금번 文國鎭 敎授의 法醫學敎科書 出版은 우리 나라 法醫學發展에 기대를 갖게 하는 慶事라고 하지 않을 수 없다.

醫科大學生에게는 물론 法醫學鑑定에 直接, 間接으로 關與하는 法醫學徒 내지 醫師諸位를 위시하여 일상 患者와 접하는 臨床各科 醫師諸位 그리고 法醫學分野에 관계되는 모든 분야의 醫學者 및 檢察司法界의 關係諸位에게 귀중한 指針 혹은 參考資料가 될 것이라고 확신하는 것이다. 여러 가지 조건이 여의치 못한 것이 적지 아니함에도 불구하고 풍부한 經驗과 資料를 적절히 整理하는 한편 나날이 追加되는 新知見들을 網羅하여 法醫學敎科書를 執筆出刊하는 文國鎭 敎授의 熱意와 노력에 대하여 深甚한 敬意와 讚辭를 아끼지 않는 바이다.

1980年 8月 30日

大韓法醫學會長

李　濟　九 (慶熙大學校名譽敎授 / 서울大學校名譽敎授)

推　薦　辭

우리 나라에서는 아직도 法醫學에 대한 認識이 부족하여 그 研究가 未洽한 상태에 있읍니다. 法醫學은 醫學의 중요한 한 分野일 뿐 아니라 日常生活에서 頻繁히 발생하는 殺人, 傷害, 暴行 등 사람의 生命·身體를 侵害하는 各種犯罪에 대하여 犯人 및 그 犯罪事實을 특정시키고 나아가 裁判上 유력한 證據를 提示함으로써 國法秩序의 維持와 人權擁護에도 이바지하는 學問입니다.

따라서 醫師는 물론 民·刑事事件 등 각종 紛爭에서 實體的 眞實을 발견하는 業務에 종사하는 法曹人 및 搜査關係者들도 法醫學에 대한 知識은 必要不可缺하다 하겠읍니다. 英·美 등 先進國 에서는 法醫學의 중요성을 認識하고 檢屍官, 監察醫, 法醫學教室 등을 운영하여 이 分野에 대 한 制度的 裝置를 갖추고 있으나 우리 나라에서는 아직도 法醫學者의 부족과 法醫學에 대한 關 心不足으로 貴重한 人命에 대한 犯罪가 隱蔽되는 事例가 있지 않을까 疑問視됩니다.

이는 우리 나라 19개 醫科大學 중에서 法醫學教室을 두고 있는 學校는 高麗大學校 醫科大學 뿐이라는 事實만으로도 쉽게 짐작할 수 있을 것입니다. 이런 가운데 文國鎭 博士는 法醫學 分 野에 남다른 關心을 갖고 1963년부터 서울大學校 醫科大學에서 法醫學 講義를 했으며 1976년 에는 高麗大學校 醫科大學에 法醫學教室을 創設, 運營하면서 判·檢事, 辯護士, 搜査關係者는 물론, 言論, 文化界 종사자들에게까지 法醫學을 紹介하고 그 重要性을 力說해 왔읍니다.

法學徒가 아니면서도 該博한 法律知識을 지니고 있는 文博士는 약 20년間 쌓은 깊은 知識과 많은 經驗을 토대로 理論을 定立하여 이번에 이 冊을 著述하였읍니다. 文博士가 이번에 著述한 '法醫學'은 人體의 이상에 대한 法律的 鑑定을 위한 基本的 接近方法을 網羅한 것으로 醫學을 專攻하지 않는 사람도 이해하기 쉽게 풀이한 것이 特色입니다.

이 著書는 檢屍·內因性 急死·屍體現象 및 死後經過時間 등 死因鑑定에서부터 親生子鑑別 에 이르기까지 각종 鑑定方法과 證據品檢査, 剖檢術式, 醫學文書作成法 등 실무적 절차를 收錄 하였읍니다.

끝으로 著者께서는 公私多忙한 가운데도 搜査 및 裁判業務에 從事하는 우리 法曹人 및 搜査關 係者에게 實體的 眞實 發見에 많은 도움을 줄 本 著書를 著述하여 주신 데 대하여 法曹人의 한 사 람으로서 매우 感謝하게 생각합니다. 本 著書가 醫師는 물론 法曹人 및 搜査關係者에게 많이 愛 讀되어 法醫學 發達과 法醫學 知識의 보급을 통한 搜査 및 裁判의 科學化에 貢獻할 수 있는 좋 은 資料가 되기를 바라는 마음에서 감히 本 著書를 推薦하는 바입니다.

1980. 3.

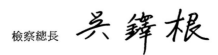

檢察總長　吳鐸根

自　序

法醫學이라는 學問에 매력을 느낀 것은 大學在學時節이었다. 밤하늘에는 無數한 별들이 제각기 아름다움을 자랑이나 하는 듯이 빛나고 있다. 그 어느 하나가 빛나지 않는다 해서 밤하늘의 아름다움에는 變함이 없듯이 臨床醫師는 밤하늘의 별과 같이 많다. 빛나지 않는 별에 매력을 느껴 法醫를 擇한 지도 어언간 4半世紀가 지났다.

이제 와 절실히 느끼는 것은 우리 나라의 醫學敎育은 患者의 疾病을 고치는 데는 유능한 醫師를 배출하고 있으나 醫師의 또 하나의 使命인 社會秩序維持를 위한 역할은 거의 零點인 醫師를 배출하고 있는 것이다.

醫師의 使命은 疾病의 治療에만 있는 것이 아니라 社會秩序維持에 있어서 다른 職業으로서는 行할 수 없는 중요한 역할을 하게 된다. 예를 들어 學生이 病으로 學校를 결석하였을 때 學校에서는 醫師의 診斷書를 요구하게 되고 또 이를 첨부하면 그 學生의 결석은 정당한 것으로 인정받게 된다. 또 우리 나라에는 아직 監察醫制度가 실시되고 있지 않아 醫師 모두가 監察醫의 역할을 하여야 할 입장이다. 그런데 실정은 어떤가. 自他殺의 구별 등과 같은 전문적인 것은 고사하고 죽음의 종류만이라도 올바르게 가려야 함에도 불구하고 死因不明인 變死例를 心臟痲痺, 呼吸痲痺 등의 死因 아닌 죽음에 必然的 隨伴現象을 死因으로 하고 있어 變死를 病死로 둔갑시키는데 결정적인 계기를 제공하고 있는 것이다.

우리 社會에서 檢屍의 責任은 檢事가 맡고 있다. 檢事는 變死만을 檢視하게 된다. 醫師가 變死인 死因不明例를 心臟痲痺 등과 같은, 醫學의 지식이 없는 사람이 보면 마치 病死로 眩惑되기 쉬운, 死因 아닌 死因을 기재하므로 病死로 취급하여 檢事의 檢視範圍를 벗어나게 되므로 不知中에 犯罪를 은폐시킬 가능성을 내포하고 있는 것이다.

이러한 현실은 醫學敎育에서 法醫學을 등한히 한 탓으로 醫師들이 너무나 法醫學의 知識吸收에 등한히 하였고 社會秩序維持에 얼마나 막중한 使命이 부가되어 있다는 사실을 모르고 지내온 때문이다.

이러한 상태가 光復 후 35년이란 긴 세월 동안 지속되어 왔다. 이 空白을 메우기 위하여 부족하나마 지혜와 노력을 傾注하였다.

한가지 죄송스럽게 생각하는 것은 册 중에 나오는 사진이 우리 나라 事例의 사진이 아니라 外國人의 것이 더 많아진 것이다. 이것은 著者가 Dr. Milton Helpern의 招請으로 New York 大學校 醫科大學 法醫學敎室 및 New York 市 監察醫務院에서 招請敎授로 일할 당시 취급한 事例에서 발췌한 것이며 또 마음 든든히 생각하는 것은 우리 나라産 植物凝集素로 Dr. Alexander S. Wiener(Rh 血型 發見者)와 더불어 Cl 血型을 발견한 것을 간략하게 기록한 점이다.

法醫學 책을 지어낼 필요성을 강조하고 격려하여 주신 崔　鎭 敎授(카톨릭醫大), 盧鎔晃 敎授 (뉴-욕大 醫大), 劉永祐博士와 禹相悳博士께 感謝드리며 그리고 이 책을 펴내는데 애써 주신 一潮閣 여러분의 勞苦에 심심한 감사를 올리고, 또 이 책을 짓는데 같이 協力하여 준 다음 여러분의 勞苦에 감사드린다.

協力者：金鍾悅(延世大 齒大敎授)　　黃迪駿(本敎室 助敎)　　朴宜雨(本敎室 助敎)

　　　　　韓元東(本敎室 助敎)　　　金漢秀(本敎室 助敎)　　全基德(國科搜硏)

이 적은 한토막의 知識이 억울한 이의 人權을 옹호하고 이 사회의 질서유지에 이바지되어 明朗한 福祉社會가 이루어지길 祈願하면서……

1980 年　9 月

著　者　識

目　次

第 1 章　緒　　論

第 2 章　檢視 및 檢屍와 그 制度

第3章　內因性急死

第4章　屍體現象　및　死後經過時間

第5章　損傷　및　傷害

第6章　窒　息

第7章　異常溫度 및 電氣에 의한 障碍와 飢餓死

第8章　中　毒

第12章　法醫學的 證據物檢查

第13章　個人識別

第14章　剖檢術式

第15章　醫學文書作成法

CONTENTS

Chapter 4.   Postmortem Changes and Time after Death

Chapter 5.   Injury and Infliction of Injury

Chapter 10.   Mental Disorder and Sexual Offences

Chapter 11.   Examination of Parentage

Chapter 12. Examination of Medicolegal Evidences

Chapter 13. Individual Identification

第1章　緒　論
Introduction

I　法醫學의 定義
Definition of Legal Medicine

法醫學 *Legal Medicine, Forensic Medicine, Medical Jurisprudence* 이란 법률상 문제되는 의학적 및 과학적 사항을 연구하여 이를 해결함으로써 인권옹호에 이바지하는 학문이다. 따라서 치료의학이 사람의 생명을 연장하고 건강을 증진시키는 소위 생명 존중의 의학이라면 법의학은 사람의 권리를 옹호하는 권리 존중의 의학이라 하겠다. 인간에게 생명이 없다면 송장(屍體)일 것이며, 인간의 권리가 박탈된다면 그것은 산송장일 것이다.

인간에게는 생명이 소중하고 문화인에게는 권리가 생명보다 소중한 것이다. 법의학은 그 나라의 정치 형태와 관련을 갖고 발달되는 것이다. 즉 국민의 권리를 존중하지 않는 나라에서는 법의학은 발달될 수 없으며 오로지 국민의 권리를 존중할 줄 아는 민주 국가에서만 필요로 하는 학문이기 때문에 그 나라의 법의학의 발달 정도로써 그 나라의 민주화 정도와 문명 정도를 계측할 수 있다 해도 과언은 아닐 것이다.

II　法醫學의 分類
Classification of Legal Medicine

1. 法醫病理學 *Forensic Pathology*
병사 이외의 인간의 모든 죽음, 즉 외인사 *violent death* 또는 변사 *unusual death*(외인사 및 사인불명 예의 법률용어)의 檢案, 부검을 중심으로 사망의 종류, 사인, 사후경과시간, 치사방법, 사용흉기 및 사용독물 등을 구명하는 법의학.

2. 法醫血淸學 *Forensic Serology*
혈액, 타액, 정액, 질액, 모발, 치아 및 골격 등 인체의 분비물 또는 조직을 재료로 혈형검사를 중심으로 혈청형, 백혈구형(HLA형), 타액형, 유전자지문 분류, 모발 분류 및 인류학적 분류 등을 실시하여 개인식별로 범인색출, 친생자감정 등에 기여하는 법의학으로 일명 과학수사학 또는 鑑識學이라고도 한다.

3. 臨床法醫學 *Clinicomedical Jurisprudence*
의료사고시의 질병 또는 손상과 사인과의 관계, 의료 행위와 사인과의 관계 및 의료 행위의 과실 유무 등을 판단하는 법의학.

III　法醫學의 應用
Application of Legal Medicine

법의학은 입법, 사법 및 행정의 3방면에서 모두 응용된다. 그 중에서도 가장 많이 응용되는 것은 사법상의 응용으로서 변사자에 대한 검안, 부검 및 법의학적 증거물의 검사로 살인, 상해 등의 범죄에 대한 강력한 증거를 제공하여 범인 색출, 죄의 유무 판정 및 형량을 결정하는 데 응용되며 민사상으로는 출생·사망·혼인·이혼·친자관계·연령 및 정신이상의 유무 등의 판단에 강력한 근거를 제공, 합리적인 법 운영에 역할하게 된다.

Ⅳ 法醫學의 歷史 및 現況 *History and Present Status of Legal Medicine*

법의학은 그 나라의 정치 형태와 관련을 갖고 발달되고 있다.

우리나라의 법의학역사는 이조시대로부터 시작되는 것으로 중국의 영향을 받아 매우 찬란한 법의학이 꽃 핀 시절이 있었던 것이다.

법의학적 감정이 재판에 활발하게 활용된 것은 세종 때이며, 관리들에게 검시를 할 때는 반드시 현장에 나가 임검케 하는 등 「無冤錄」에 따른 殺傷檢證을 강조하였다. 즉 初檢이라 하여 살인 사건이 발생하면 지방 관리가 먼저 시체를 검사한 후에 上部官에게 「무원록」의 屍狀式에 의한 검안서를 제출함과 동시에 초검관은 그 인근 지방관에게 제2차의 檢驗, 즉 覆檢을 의촉하게 된다. 이때 초검관은 자기가 상부관에게 보고한 내용을 절대로 누설치 못하게 벌칙을 정하고 있으며 覆檢官은 독자적으로 검안서를 만들어 초검관과 같은 상부관에게 제출한다. 상부관은 초·복검관의 의견이 일치될 때는 그것으로써 그 사건을 처리하였으나 만일 의견의 차가 있을 때는 상부관으로부터 다시 三檢을 하기 위하여 三檢官을 보내었다. 삼검관으로는 보통 중앙의 형조에서 郎官을 파견하고 지방에서는 관찰사가 관리를 보내어 다시 검험하였다. 이들의 검안과 초·복검관의 것을 참작하여 최종 판결을 내렸다고 한다. [1]

검시한 결과의 사인은 42 가지로 구분하였다. 즉 호랑이에게 물려 죽은 것, 말에 밟혀 죽은 것, 벼락에 맞아 죽은 것, 술 취해 죽은 것 등등으로 구분하였다. 기록에 의하면 1438 년(세종 20년)에 「新註無冤錄」이라는 책이 중국의 「무원록」을 번역하여 발행되었고 1456 년(세종 38년)에 「審理錄」이, 1792 년(영조 24년)에 「增修無冤錄」이, 1801 년(순조 원년)에 「檢要」, 「屍帳」 등의 법의학 서적이 발간되었다.

이 책들이 후일에 일본으로 건너가 일본 법의학의 기틀이 된 것이다.

그중에서도 具宅奎가 개편한 「증수무원록」은 갑오혁신 후에 서구식 제도에 의한 재판소가 구성된 후에도 이것이 계속 사용된 것을 보면 우리 조상들의 법의학 업적은 참으로 찬란하였던 것을 알 수 있다. [2]

우리나라에서 근대 법의학이 처음으로 강의된 것은 기록[3]에 의하면 1925 년 4 월, 당시 경성제국대학 의학부에 佐藤武雄이라는 일인교수에 의하여서이며 우리 한국인으로서는 1930 년에 崔棟 교수에 의하여 세브란스 의학전문학교에서 강의된 것이 시초이다.

그후 광복이 되어 金萬達 교수에 의하여 대구의과대학에 법의학교실이 창설되었으며 미군치하에 법의학실험소가 1946 년 4 월에 개설되어 劉永祜 박사가 초대 소장으로 취임하였다. [4]

대한민국 정부가 수립되면서 전술한 실험소가 치안국 내에 감식과로 개편되었다가 1955 년에 국립과학수사연구소로 독립되면서 법의학과를 개설, 이 과가 한국의 법의학을 연명해 왔던 것이다.

6·25 사변과 더불어 이미 개설되었던 법의학교실들은 유명무실하게 되었고 세브란스 의대의 崔棟 교수께서는 연로한 탓으로 강의를 하지 못하게 되었다.

광복 후 한국의 의학교육은 과거 일인들이 하던 독일식 의학교육에서 미국식으로 전환하게 되었다. 이때 많은 의학교육 책임자들이 앞을 다투어 미국의 의학교육을 시찰하고 돌아왔다.

그러나 의과대학 내에 법의학교실을 개설할 생각을 하지 않았다. 그 이유를 설명하기 위하여서는 세계 법의학의 흐름과 차이점을 언급하지 않을 수 없다.

1. 유럽의 法醫學 *Legal Medicine in Europe*

유럽의 법의학은 한마디로 요약해서 대학의 법의학교실을 중심으로 발달된 법의학이다. 각 의과 대학에는 법의학교실이 있어 그 지역에서 발생되는 변사체의 감정이나 법의학적인 증거물의 감정을 담당하고 있다.

전통을 자랑하는 영국에는 Coroner⁵⁾(檢視官)가 있다. 이는 왕이 임명하는 일종의 벼슬이며 왕의 권한의 일부를 위임받았다는 뜻에서, 즉 coronation(왕관 즉위)에서 따서 Coroner 라고 명명한 것으로 검시관은 모든 변사체의 검시 및 죽음과 관계된 재산의 처리 등에 관한 왕의 권한을 대신하여 행하게 된다.

검시관은 의사가 아니기 때문에 실제의 일은 대학의 법의학 교수에게 의뢰하고 있는 실정이다. 따라서 구라파의 각 법의학교실은 그 사회가 무엇을 요구하는가에 따라 법의부검이 많은 지역의 법의학교실은 법의병리학에 관한 일을, 또 剖檢은 별로 없고 개인식별(범인색출을 위한)에 관한 요구가 많은 지방에서는 법의혈청학에 관한 일을 주로 하게 되는데 대체적으로 각 교실은 법의혈청에 관한 일과 연구를 주로 하고 있는 실정이다.

2. 美國의 法醫學 *Legal Medicine in the United States*

영국인이 미국으로 이주함에 따라 Coroner 제도도 같이 미국으로 도입되었다. 王이 없는 미국에서는 Coroner 를 임명할 수가 없어 국민의 선거에 의하여 선출하였다는 것이다. 이렇게 해서 각종 직종의 사람이 Coroner 로 선출되고 의사는 그 밑에 고용되다 보니 많은 불합리한 점이 노정되어 이상적인 검시제도로 시작한 것이 Medical Examiner(M. E.,법의관) 제도이다. 즉 훈련된 법의전문의 또는 병리전문의를 M.E.로 임명하여 검시를 담당케 하는 것으로 지상 최고의 민주국가임을 자처하는 미국민으로서는 법의학을 대학 수준의 학문에서 국가 수준의 학문으로 끌어올렸다. 따라서 각 주, 시 및 군(아직 미국의 약 1/3 은 Coroner 제도)에는 M. E. office 를 두고 법의관이 검시를 실시함으로 그 땅에 생을 영위하는 사람은 한 사람이라도 억울하게 죽는 사람이 없게끔

노력한다는 것이다. ⁶⁾

만일 사망자가 다음에 해당될 때는 일반 의사는 사망진단서를 발부할 수 없고 M.E.에게 연락하여야 하며 일반 의사는 오로지 자기가 취급하던 환자가 병사하였을 때, 또 그 사인이 명확할 때에 한해서 사망진단서를 발부하며 그 외의 죽음이 발생하였을 때는 M. E.에게 연락하도록 되어 있다. ⁷⁾

M. E. case
　① 외상과 관계되는 모든 죽음
　② 중독과 관계되는 모든 죽음
　③ 병원에 입원 후 24 시간 이내에 사망한 경우
　④ 병원에서 시술도중에 사망한 소위 table death case
　⑤ 사인이 불명한 모든 죽음
　⑥ 유족이 사인의 규명을 원하는 죽음

등에 대하여서는 반드시 M. E.가 검시하도록 되어 있으며 만일 부검이 필요하다고 생각될 때는 법원의 압수수색영장 없이 부검을 실시할 수 있도록 M. E.에게 재량이 부여되어 있다.

New York 시의 경우 1977 년도의 통계⁸⁾를 보면 74,103 명의 사망자 중 27,861 명(37.6%)을 M. E. office 에서 취급하였으며 그중 6,045 명(29.3%)을 부검하였다는 것이다. 따라서 훈련된 법의전문의가 검시함으로써 타살의 경우 사인은 물론 사용흉기의 종류, 치사방법, 사망시각 등에 관해 정확한 정보를 제공할 수 있기 때문에 국민이 신뢰할 수 있으며 존경의 대상이 되고 있는 것이다.

따라서 미국의 법의학은 법의병리학이다. 즉 material 이 아침부터 저녁까지 일해도 남아 돌아갈 정도로 많다. 부검이 이렇게 많다 보니 그 나름대로의 학문이 성립되고 직업이 된 셈이다. 따라서 대부분의 미국내 의과 대학에는 법의학교실을 두지 않고 있으며 단지 Harvard 대학, New York 대학, Maryland 대학, Pennsylvania 대학 및 Western Reserve 대학 등 5 개 대학에만 법의학교실

이 있으며 다른 지방에서는 M. E. office 가
법의학의 교육도 담당하고 있는 실정이다.
법의학교육도 극히 초보적인 것만을 강의하
고 있다. 그 이유는 일반 의사는 병사 이외
의 검시는 하지 않고 있기 때문에 이에 필요
한 법의교육만을 하고 있는 실정이며 그 대
신 법의학을 공부하려면 엄격한 국가 시험을
두 번 통과하여야 하는 어려움이 있다.

(1) 法醫專門醫의 資格 *Qualification of*
Forensic Pathologist

정규 의과대학을 졸업, 소정의 수련(4 년)
을 거쳐 병리전문의(주로 해부병리) 시험에
합격하여 병리전문의가 되면 그로부터 다시
2 년을 법의학교실 또는 M. E. office 에서 수
련을 하면 법의전문의 시험에 응시할 자격을
얻게 된다. 이를 합격 통과함으로써 법의전
문의가 된다. 따라서 미국의 법의전문의는
두 개의 전문의 자격을 구비하고 있는 것이
다.

3. 日本의 法醫學 *Legal Medicine in Japan*

제 2 차대전 전까지는 일본의 의학은 구라
파 특히 독일의 의학이 수입된 나라이기 때
문에 법의학도 구라파식으로 의과 대학의 법
의학 교실을 중심으로 발달되어 왔다. 2 차
대전 후 미국의 점령하 군정 당시에, 아무리
군정이라 하지만 미국이 통치하는 나라에
M. E. office 가 없다는 것은 언어도단이라
하여 동경을 비롯한 7 개 도시에 監察醫務院
을 개설하였다.

따라서 일본은 구라파식의 법의학인 대학
의 교실을 중심으로 하는 법의혈청학과 미국
식인 M. E. office 를 중심으로 하는 법의병
리학의 두 체제를 다 구비하고 있는 나라라
할 것이다.

4. 韓國의 法醫學 *Legal Medicine in Korea*

해방 후 미국 의학교육제도로 전환될 때
당시 의학교육 책임자들 중에는 누구 하나도
미국 법의학의 특수성에 대한 고려와 우리
나라의 검시제도에 대한 비판없이 무조건 미

국식 의학교육 제도를 도입하였기 때문에 대
학에도 법의학교실이 없고 또 법의관 및 감
찰의제도도 없이 법의학이라는 학문이 불모
지 상태로 근 50 년이 계속되어 왔다.

그 결과로 치료의학에 대한 지식은 우수하
나 법의학에 대한 지식이 결여된 의사를 배
출하게 되어 의사들의 진료에 적지 않은 지
장을 초래하게 되었고 심한 예는 법의 지식
의 결여로 의사의 면허가 박탈당하는 사례마
저 낳게 되었다. 또 몇몇 대학에서는 법의학
교실을 만들기 위하여 사람을 선발하여 훈련
차 미국에 보냈다. 그러나 보낸 사람마다 돌
아오지 않았다. 일부에서는 이들에 대한 비
판의 소리도 있으나 그것은 미국의 법의학과
한국의 사회적 여건을 전혀 모르는 이들의
견해이다.

미국서 훈련된 법의의사가 한국에 적응하
기 위해서는 너무나 어려운 여건들이 많다.
즉 우리나라의 검시책임자는 검사이며 변사
체를 부검하기 위해서는 법원의 영장을 필요
로 한다. 그러나 미국의 경우는 이러한 제한
없이 법의관의 책임과 재량으로 부검이 직결
된다. 또 한국의 현사회에서는 법의부검보다
는 법의증거물을 감정하는 일이 더 많으며
실제에 있어서 이에 대한 요구가 더 절실한
것이다.

몇년 전 미국서 잘 훈련된 법의전문의 한
분이 귀국하여 실무에 종사한 일이 있었다.
그분은 한국에서 부검을 수행하는데에 어려
움이 따른다는 것은 납득이 되나 법의증거물
의 개인식별에 대한 감정이 많은 것에는 놀
라지 않을 수 없으며 이러한 일은 자기로서
는 불가능하기 때문에 한국에 정착하기에는
어려움이 많다는 이야기를 남기고 다시 미국
으로 돌아갔다.

이러한 이해 부족과 혼선 가운데서도 법의
학의 필요성을 직시한 고려대학교에서는 이
수종 의과대학장의 용단으로 1976 년 9 월 1
일을 기하여 법의학교실을 창설하게 되었으
며 그후 서울대학교 의과대학, 경북대학교
의과대학, 전남대학교 의과대학 및 전북대학

교 의과대학에도 교실을 두게 되었다.

V 鑑定과 鑑識 *Judicial Examination and Crime Identification*

감정이란 재판에 도움을 주는 전제로 특별한 지식, 경험에 속한 법칙 또는 이를 근거한 구체적 사실의 판단에 관하여 법원 또는 판사로부터 감정의뢰를 받은 자만이 행할 수 있는 행위이다. 감식이란 수사 기관이 행하는 감정식별을 말하며 즉, 범죄감식의 경우가 대부분이며 과학적 지식 및 기술을 이용하고 조직적인 자료 및 시설을 활용하여 범인을 색출하여 범죄를 입증하는 수사 기관의 활동을 말하는 것이다. [9] 따라서 엄격한 의미에서 검사가 위촉한 감정인은 감정인이 아니며 감정과 감식은 구별하여야 한다.

감정제도는 법원이 주체인 데 비하여 감식은 수사기관이 주체인 점이 다르다. 그러나 양자는 판단 주체의 인식 능력의 부족을 전문 지식에 의하여 보완하는 기능을 가지고 있는 점에는 공통성을 지니고 있다.

◇ 參 考 文 獻 ◇

1) 金斗鍾 : 〈法醫學의 發達〉, 「韓國醫學史」, 初版, 探究堂, 서울, 349, 1960
2) 文國鎭 : 「社會法醫學」, 初版, 靑林出版, 서울, 1991
3) 日本法醫學會 : 「日本法醫學會總會 50 回の步み」, 127, 1966
4) 金萬達 : 〈韓國法醫學史考〉, 「韓法醫志」, 1 : 1, 3, 1977
5) Camps, F. E. : *Gradwohl's Legal Medicine*, 3rd Ed., Year Book Publishers, Chicago, 10, 1976
6) 盧鎔冕 : 〈美國法醫學의 過去와 現在〉, 「韓法醫誌」, 1 : 1, 9, 1977
7) 文國鎭 : 〈監察醫制度〉, 「人間科學」, 2 : 6, 31, 1978
8) Yong-Myun Rho : The role of the Medical Examiner's office in New York City, *The Forensic Science*, 42, 1978
9) 文國鎭 : 〈醫學文書 特히 診斷書에 關한 法醫學的 考察〉, 「第 2 回 法醫學月例集談會要旨」, 9, 1979

第2章 檢視 및 檢屍와 그 制度
Postmortem Investigation and Postmortem Examination

복지국가가 지향하는 목표 및 개념이 과거에는 국민의 출생, 건강유지, 의식주 및 노인문제 등을 국가적 시책으로 원만히 해결하는데 그쳤으나 최근에 이르러서는 국민의 사망문제까지를 포함하게 되었다. 즉 국민이 사망한 경우에 정확한 死因을 밝히는 것은 복지국가가 안고 있는 하나의 중요한 과제로 여기게 되었다.

이렇게 정확한 사인을 필요로 하는 이유는 사인이 국가적인 보건정책 수립에 중요한 기초자료가 될 뿐만 아니라 사망자 개인 및 이와 관계되는 사람들의 諸權利의 적정한 정리 그리고 사법작용으로의 사회질서유지에 있어서도 매우 중요한 의의를 지니기 때문이다. 사인을 밝히기 위한 檢視는 그 제도가 각국의 문화와 전통에 따른 법률제도 및 정치체제에 따라 그 양상이 다르고 각 檢視關與人이 행할 수 있는 재량 및 의무 등에도 많은 차를 보이며 이에 상응하여 그들에게 요구되는 검시에 대한 지식수준에도 많은 차를 보인다.

우리나라의 경우는 사회적 인식부족으로 인해 오랫동안 무관심 속에서 검시가 시행되어 온 것이 사실이며 특히 그 시행에 있어서 검시에 관여하는 직종이 다양하며 또 이들 상호간의 유기적인 관계가 원활치 못하였고 이들의 교육에 있어서도 상당한 문제점을 안고 있어 이해의 당사자는 물론 검시관여인들도 당혹하게 되며 심한 경우에는 고통으로 느끼고 있다. 이러한 결과, 국민보건 향상은 물론 사법작용에 있어서까지도 맹점을 드러내는 경우마저 있었으며 더욱 우려되는 것은 이러한 상태에서는 억울한 죽음이 은폐될 가

능성을 누구도 부정할 수 없다는 것이다.

따라서 우리나라의 검시제도가 안고 있는 문제점을 개선하는 데 도움이 되기 위하여 각국의 검시제도를 비교 고찰해 보기로 한다.

I 檢視 및 檢屍의 目的과 種類 *Purposes and Kinds of Postmortem Investigation and Postmortem Examination*

檢視 *Postmortem investigation* 란 죽음에 대한 법률적인 판단을 위해 시체 및 그 주변현장을 포함하여 종합적으로 조사하는 것을 말하며, 檢屍 *Postmortem examination* 란 죽음에 대한 의학적인 판단을 위해 주로 시체에 대하여 시행되는 검사로 檢視에 포함되며 그 한 과정이다.

1. 檢視의 目的 *Purposes of Postmortem Investigation*

사람에 있어서 가장 소중한 것이 생명일진대 그 생명이 억울하고 헛되게 끊어져서는 안될 것이다.

따라서 檢視란 국민의 죽음에 인권이 억울하게 침해당한 것이 없는가를 가려내는 국가적인 배려와 노력으로 해석된다. 즉 검시의 최대 관심사는 억울한 죽음을 발견하여 침해된 인권을 회복시키는 데 있다 할 것이다.

또한 인권의 침해가 없는 죽음의 경우에는 검시를 통하여 국민을 위해로부터 보호하고 국민보건정책수립의 기초자료로 삼는 등 공공의 이익을 꾀하게 된다.

이렇게 침해된 인권의 회복과 공공의 이익

을 추구함으로써 궁극적으로는 복지사회를
건설하는 데 그 목적이 있다 할 것이다.

2. 檢視의 主體 *Principal of Postmortem Investigation*

검시란 그 죽음에 대한 법률적인 판단을
위하여 시체 및 그 주변현장을 포함한 조사
행위를 말하며 그 대상은 변사에 한한다.

또 검시는 범죄 혐의의 존재를 전제로 하
지 아니하며 검시의 결과 그 사망이 범죄에
기인한 것이라고 인정되는 경우에 비로소 수
사가 개시되므로 수사에 포함되지 않은 수사
전의 처분이며, 경우에 따라서는 수사의 단
서가 된다.

사법경찰관은 독자적으로 검시를 할 권한
이 없다(형소법 제22조 1항, 3항). 검시는
검사의 권한인 동시에 의무이다.

즉 검사는 직접 검시를 할 수 있으며 또는
사법경찰관에게 검시할 것을 명할 수도 있
다. 이 경우 사법경찰관은 검사의 보조기관
으로서 검시하는 것이 아니고 자신의 책임하
에 검사의 권한을 대행하는 것이다. 따라서
사법경찰관은 검시의 집행을 책임지며 이러
한 검시를 일명 대행검시라고도 한다.

사법경찰관이 대행검시를 하는 경우에도
검사는 수사지휘권에 의하여 그 검시를 지휘
할 수 있다.

사법경찰관의 변사체 검시에 관해서는 구
체적인 법적규제로 정하고 있다(형소법 제33
조 내지 36조). 이는 검시절차의 적정을 도
모하려는 취지이다.

변사체를 검시함에 있어서는 그 목적을 달
성하기 위하여 필요한 처분을 할 수 있다.
예컨대 변사체의 검안, 탈의, 지문채취, 사
진촬영은 물론 유류품의 조사 등은 검시처분
으로써 허용된다. 그러나 시체의 해부, 시체
일부의 절단과 같은 처분은 검시의 단계에서
는 허용되지 아니하며, 범죄를 인지한 후 검
증의 방법으로 하여야 한다. 즉 검시의 결과
범죄혐의가 인정되어 시체를 해부하는 처분
은 수사처분으로서의 검증이지 검시는 아니

다(형소법 제222조 2항 참조).

3. 檢視의 종류 *Kinds of Postmortem Investigation*

검시는 행정검시 *administrative postmortem investigation* 와 사법검시 *judicial postmortem investigation* 로 나누게 된다.

행정검시란 그 죽음의 원인이 범죄와는 관
계없는 변사체에 대하여 사인규명, 신원확
인, 전염병예방, 시체처리 등의 행정목적을
위해 시행되는 검시이며, 사법검시란 사람의
죽음이 범죄에 기인되거나 이와 관련되었는
지의 여부를 가려내기 위한 즉 범죄와 관련
된 변사체에 대한 검시이다.

우리나라에서는 사법검시에만 주력하고 행
정검시는 방관하는 실정이라 상당한 문제를
내포한다.

4. 檢屍의 종류와 그 목적 *Kinds and Purposes of Postmortem Examination*

檢屍는 검안과 부검으로 대별된다.

(1) 檢 案 *Postmortem inspection*

검안이란 개체의 사망을 확인하기 위하여
시행되는 시체검사로서 시체를 손괴함이 없
이 시행하는 것을 원칙으로 한다.

따라서 사망의 종류(병사, 자살, 타살 및
사고사) 및 사인을 추정할 수 없는 경우가
허다하다.

(2) 剖 檢 *Autopsy*

검안만으로 사인 또는 사망의 종류를 추정
할 수 없어 좀더 구체적인 검사가 필요한 경
우 시체를 해부하여 내부장기 및 조직의 절
개, 채취가 가능한 시체검사로서 그 목적에
따라 다음과 같이 분류된다.

1) 病理解剖   사망에 外因이 작용하지
않은, 즉 질병에 의해 사망한 경우 그것을
확인하기 위해 또는 병사는 확실하나 그 사
인이 애매한 경우 사인을 확정하기 위해 시
행되는 부검으로 이는 부검을 통하여 사인을
밝히며 이를 토대로 질병의 원인, 경과, 치
료효과의 구명 등 의학의 발전을 도모하는

데 그 목적이 있으며 이는 檢視의 대상이 되지 않는다.

2) 行政解剖   행정법규(우리나라의 경우는 시체해부보존법)에 의해 시행되는 부검으로 범죄와 관련되지 않은 것이 확실한 변사체 특히 전염병, 행려사망자, 사고사(재해사 포함), 병사이나 의사의 진료를 받지 않은 사인 불명례 또는 사망의 종류가 불확실한 시체에 대한 부검으로 공공의 이익에 그 목적이 있다.

3) 司法解剖   범죄와 관련되었거나 또는 그러한 의심이 있는 변사체에 대한 부검으로 法醫剖檢의 대부분이 이에 해당되며 이는 결국 범죄와 사인과의 관계를 구명함으로써 사법작용의 공정한 운영에 도움을 주는 데 그 목적이 있다.

따라서 檢視와 檢屍를 누가, 어느 때, 어떻게 시행하는가에 따라 檢視와 檢屍制度에 많은 차를 가져오게 된다.

Ⅱ 法系와 檢視制度의 차이 *Different Status of Postmortem Investigation System by System of Law*

현재 세계 각국에서 실시되고 있는 檢視體制는 法系에 따라 크게 두 형태로 나눌 수 있다. 즉 영미법계를 채택하고 있는 나라는 검시를 전담하는 職責人을 두고 있는 소위 전담검시제를 실시하고 있으며 대륙법계를 채택하고 있는 나라는 검시를 전담하는 직책인이 없고 어떤 직종의 공무원이 검시업무를 겸하고 있는 소위 겸임검시제를 실시하고 있다.

1. 英美法系의 專擔檢視制 *Exclusive Responsibility System by Anglo-American Law*

전담검시제는 검시관제도와 법의관제도의 두 형태로 나누어 볼 수 있다.

(1) 檢視官 制度 *Coroner system*

전통적인 검시관제도는 영국에서 기원된 것으로 왕에 의하여 임명된 관리인 檢視官

coroner 이 변사의 현장조사에서부터 부검의 결정, 증인의 심문, 범인의 체포 및 재판에 이르기까지 광범위한 권한을 갖고 죽음을 처리하는 제도로서 영국과 더불어 싱가폴, 인도의 대도시 등에서 실시되고 있다.

1) 영 국

① 檢視官 *coroner*   과거의 검시관은 현재보다 직무범위가 훨씬 넓었으며 성격도 달라 검시업무는 검시관업무의 일부에 지나지 않았다.

즉 과거의 검시관은 재정확보를 위하여 중앙에서 각지방에 파견되어 지방장관 *sheriff* 을 감독·독려하여 세금을 징수하는 것을 주임무로 하였다.

이러한 주임무 외의 부업무로서 또는 재정확보의 일환으로 자살자 또는 유가족이 없는 사망자의 재산을 국고에 납입시키는 한편 변사체를 검사하여 사망의 원인을 판단하며, 살인사건의 경우 살인자를 구금하고 재판하여 그들의 재산을 몰수하거나 또는 벌금을 징수하여 국고에 납입시키는 등의 일을 하였다.

국가는 검시관이 검시업무를 원활히 수행할 수 있게 하기 위하여 모든 사람은 변사체를 발견하였을 경우 검시관에게 즉시 보고토록 하였으며 이를 이행하지 않으면 무거운 벌금을 부과하였다.

1846년에는 Coroner's Society 가 창립되었고 1887년에 Coroner's Act 가 선포되었으며, 이 법은 검시관의 역할이 왕실을 위하여 재정을 확보하는 것이 아니라 사회의 이익을 위하여 사망을 조사하는 것이라고 명문화하였다. 이런 사회의 이익이라는 명문규정에 의하여 죽음이 과거에는 사고사, 자살 또는 살인 등 사회적 목적으로만 구분되던 것이 의학적 견지 특히 공중보건학적 통계자료의 수집이라는 면도 고려하여 분류하게 되었다.

즉 Coroner's Act 가 발효됨으로써 근대적 의미의 검시관이 출현된 것이며 업무적으로 전문화되었다. 그 후 거의 100년이 지나

1977년과 1980년에 형법, 검시관법 및 검시관 규칙이 개정되어 검시관의 권한이었던 살인자를 구금할 권리, 시체를 필수적으로 검사할 수 있는 권리가 삭제되었으며 증인에게 출두를 명하여 구두증언을 들을 수 있던 것이 서면증언으로 대신할 수 있고, 범죄와 관련된 죽음의 경우, 검찰에 사안을 이첩하도록 됨으로써 그 권한이 과거보다 축소된 상태에서 오늘에 이르고 있다.

부검실무면에서 보면 검시관은 법의전문가가 아니기 때문에 부검은 각 대학의 법의학교실의 교수나 병리학교실의 법의학 전공교수에게 의뢰하여 그 결과를 보고받는다. 그러나 England와 Wales의 경우 법의학교실이 설치된 곳은 University of Leeds 한 곳뿐이며 다른 대학은 독립된 교실이 없이 법의학교수를 채용하고 있고 North Ireland의 경우도 Queen's University에 법의학교실이 있을 뿐이다.

더욱이 이들 법의학교수들은 부검업무와 더불어 연구와 교육에 종사하여야 하므로 검시관이 검시에 만전을 기하기 어려운 실정이다.

따라서 검시관들은 급사, 자살, 교통사고 등 범죄와 관련이 없다고 판단되는 부검은 보건성산하병원의 병리의사에게 의뢰하며 실제로 이들이 담당하는 부검례가 전체의 80%를 차지하고 있다.

그러나 범죄와 관련되었거나 그러한 의심이 있는 경우는 대학의 법의학교수나 사법부검에 경험이 풍부한 병리의사인 내무부병리의사 Home Office Pathologist에게 의뢰한다.

이렇게 대학의 법의학교수, 병원의 병리의사를 검시업무에 모두 동원하여도 사망의 현장에 도착하는 시간이 늦어지는 경우가 많으므로 경찰공의 Police surgeon를 인구 10만명당 1인을 임명하여 현장에 참여시키고 있다.

② 경찰공의 police surgeon[1], [7]　　경찰공의는 지방 경찰관서와 계약하에 전술한 바와 같이 사망현장에 참여하여 검시를 돕는 역할과 아울러 생체에 대한 법의업무를 담당하고 있다.

경찰공의라는 용어는 자칫 경찰의 건강을 위하여 활동하는 것으로 오해되기 쉬워 그 용어가 부적절하다고 지적되고 있다.

경찰공의는 대부분 일반의료를 시행하는 가정의로 활동하면서 일면 경찰업무를 지원한다.

그들의 업무는 크게 세 가지로 나눌 수 있는데 첫째는 음주운전의 의심이 있는 경우 호흡스크린검사를 실시하고 여기에 양성으로 반응하면 혈중알콜농도를 측정함으로써 그 결과에 따라 해당차량을 방면할 것인가 또는 유치할 것인가를 결정한다. 또한 음주운전으로 자동차사고가 발생하는 경우 운전자의 손상과 질병을 검사한다. 둘째의 의무는 강간피해자를 검사하는 것이며, 셋째는 전술한 바와 같이 사망현장의 조사에 참여하는 것이다.

경찰공의제도는 검시의 원활화라는 측면외에 생체에 대하여도 비교적 전문적인 법의학적 판단을 내릴 수 있다는 장점이 있다. 이들의 자격에 대해 과거에는 제한을 두지 않았으나 근래에 와서는 경찰측에서 Diploma in Medical Jurisprudence를 넌지시 요구하는 경향이라고 한다.

(2) 法醫官 制度 *Medical examiner system*

법의관(Medical Examiner 이하 M.E.로 약함)제도는 영국의 검시관제도가 미국에서 변형, 발전된 것으로써 검시관 대신 훈련된 法醫病理醫師가 검시를 전담하여 독자적으로 현장조사에서부터 검안과 부검은 물론 필요한 경우 증인심문을 통하여 죽음을 판단, 처리하는 제도이다.

이 제도에서 M.E.는 검시관제도에서의 검시관과 같이 검시를 전담하는 직책인이라는 점에서는 동일하나 훈련된 법의병리의사라는 점에 차가 있는 것이다.

1) 미국의 法醫官 制度[12~17]　　M.E.제도의 시발지인 미국은 과거에 영국의 식민지로써 영국의 검시관제도를 자연스럽게 도입하였으

나 영국과는 달리 검시관을 선거에 의해 선출하였으며 입후보자의 자격은 문제시되지 않았다. 따라서 검시관에 당선되는 사람은 정치적 인기는 있을지언정 의학적으로나 법학적으로 검시에 대한 전문지식이 결여되어 검시업무를 제대로 수행할 수 없었고 또한 이들에 고용되어 실무를 담당하는 의사들의 자질도 우수하지 못하였으므로 죽음의 정확한 처리가 어려웠다. 더욱이 당선된 검시관은 임기가 2~4년이었는데 재선되기 위하여 소속당(所屬黨)의 당략이나 주위의 압력에 따라 죽음을 처리하는 경향마저 나타나 국민의 불신을 사게 되었다.

이러한 결과로 검시제도에 대한 재검토가 시작되어 드디어 1877년 Massachusetts 주에서 M.E.제도를 실시하게 되었다. 즉 검시(檢視)의 책임자를 M.E.로 하고 M.E.는 유능한 법의학자중 주평의원회의 추천에 따라 주지사가 임명하는 제도를 채택한 것이다. 가장 괄목할 만한 개혁은 New York 주로 1915년 주법을 개정하여 Medical Examiner Office를 설치하고 이는 타기관에 속하지 않는 독립된 기구로 하였으며, M.E.는 유능한 법의병리의사중 시장이 공개시험을 통하여 임명하도록 하였다.

그 후 몇개 주에서 M.E.제도가 채택되었으며 그 적합성이 인정됨에 따라 1954년 National Conference of Commissioner on Uniform State Law 에서는 "Model Post-mortem Examination Act"를 공표하여 각 주에 가속적으로 파급되어 현재 미국의 약 2/3의 주에서 이 제도가 실시되고 있다.

M.E.의 자격, 임명절차, 임기, 업무내용 및 직제편성, 예산 등은 각주에 따라 약간씩 다르나 대체로 다음과 같다.

Chief Medical Examiner 는 일정기간 병리학 및 법의학을 훈련받아 법의전문의가 된 사람중에 주지사가 임명하여 관내의 변사에 대해 이를 처리할 권한과 의무를 지고 자신을 보조하기 위하여 Deputy Medical Examiner 를 임명한다. 그 편성은 Chief Medical Examiner Office 와 Deputy Medical Examiner Office 로 구성되어 각 담당지역을 관할하도록 되어 있고 예산은 독자적으로 편성되거나 검찰청 예산에 편입된다.

이 제도하에서 변사는 M.E.에게 반드시 통보되며 M.E.로 하여금 독자적으로 사후검사를 실시하게 하고 범죄와 관련된 경우는 검찰청에 통보하여 수사가 이루어지도록 하고 있다.

2. 大陸法系의 兼任檢視制 *Additional Responsibility System by Continental Law*[18~42]

검시를 전담하는 직책인을 따로 두지 않고 어떤 직무를 맡고 있는 공무원이 검시의 책임을 겸하여 지는 체제로 대륙법을 채택하고 있는 나라들의 대부분에서 실시되고 있다.

이 제도에서는 각 나라에 따라 다소의 차이는 있으나 대부분이 수사당국, 즉 검찰 또는 경찰이 검시의 일차적인 주체가 되는데 모든 변사가 일단 수사당국에 신고되어 검시가 시행되며 범죄에 관련되거나 또는 그러할 가능성이 있는 경우는 수사당국의 요청에 의하여 법원의 허가로 부검이 시행된다. 그러나 범죄와 관련이 없다고 판단되는 경우, 시체는 제도 및 관습에 따라 처리된다. 따라서 저자는 이를 편의상 司法檢視爲主制度 및 行政檢視于先制度라 칭하고 두 형태로 구분하여 설명하기로 한다.

(1) 司法檢視爲主制度 *Judicial autopsy prime system*

사법검시위주제도에서는 수사당국에 신고된 변사중 부검의 채택여부를 수사당국에서 결정함으로써 부검의 대상을 범죄와 관련된 변사자 위주로 취급하게 되며 범죄와 관계되지 않는 변사는 수사당국이 부검을 신청하지도 않고 법원이 허락하지도 않아 무관심 속에서 처리되는, 즉 사법검시를 위주로 하는 제도이다.

이 제도하에서의 의료인은 단지 수사당국의 의뢰에 의하여 검안 및 부검을 시행할 뿐으로 부검여부를 결정하거나 독자적으로 부검을 할 수 없는 것이다.

이러한 검시제도는 우리나라를 위시하여 대부분의 아시아 및 동서유럽 각국에서 실시되고 있다.

(2) 行政檢視于先制度 *Administrative autopsy priority system*

대륙법을 채택한 나라 가운데 오스트리아, 서독 및 일본 등에서 실시되고 있는 검시제도로서 변사체가 경찰에 신고되면 監察醫(일본), 法廷醫 *court doctor*(서독) 등과 같이 검시에 대한 지식과 경험을 지닌 의사가 현장에 출두해서 검안하여 범죄와 관련되었거나 그러한 가능성이 있는 변사는 검찰에 통보되며 그 부검, 즉 사법 부검은 대학의 법의학교실의 교수에게 의뢰하게 된다. 이때 부검의 허락은 역시 법원에 의해서 결정된다.

그러나 범죄와 관계되지 않은 변사 특히 전염병 환자의 사망, 행려 사망자, 사인불명인 병사, 신생아 및 임부의 사망 등과 같이 보건정책상 필요한 부검은 이들 의사의 판단에 의해서 시행되는데 이때는 유족만 반대하지 않으면 특별한 법적절차를 밟지 않고 행정처리에 의하여 실시된다.

따라서 사법검시위주제도와 다른 점은 검안이 우선 훈련된 의사(감찰의 또는 법정의)에 의해서 시행되어 이들이 부검의 필요성 여부를 일차적으로 결정하고 사법검시는 사법절차에 의해, 행정검시는 행정절차에 의해 해결된다는 점이다.

즉 사법검시위주제도는 부검분류 및 채택 여부를 경찰 또는 검찰이 하는 데 반해 행정검시우선제도는 훈련된 의사에 의해서 시행된다는 데 차가 있다.

따라서 일반의사는 자기가 취급하던 환자가 사망했을 때 즉 병의 경과를 확실히 아는 환자가 사망하였을 때만 검시하고 사망진단서를 발부하면 되는 것이다.

일본의 검시제도는 검안 및 행정해부를 주로 하는 감찰의무원과 사법해부를 주로 하는 대학 법의학교실로 이원화되어 있다. 즉 일본에는 대체로 각도 또는 시에 감찰의무원이 설치되어 있어 경찰로부터 변사체의 발견 신고를 받으면 감찰의무원에 근무하는 감찰의를 중심으로 한 검안반이 현장에 나가 검안을 실시한다. 검안의 결과 사망의 종류가 판명되면 감찰의는 가족에게 의학적 사실을 설명하고 현장에서 시체검안서를 교부한다. 그러나 사망의 종류가 판명되지 않으면 감찰의는 유족에게 부검의 필요성을 설명하여 승낙을 받은 후 시체를 감찰의무원에 운반한다.

만약 시체가 범죄와 관련이 있거나 그러한 의심이 있는 경우는 형사소송법에 의한 사법해부의 절차를 거쳐 대학 법의학교수에게 감정을 촉탁한다.

행정해부는 감찰의무원의 해부반에 의해 시행되며 대개 감찰의 2명과 수명의 보조자가 관여한다. 감찰의 2명중 1명은 집도하며 1명은 기록한다. 유족에게는 당일 해부의 결과를 통보하며 해부의 결과 전염병, 식중독 등의 이상을 발견하였을 때는 보건소장에게 통보한다. 또한 범죄와 관련되었다고 생각되는 경우에는 경찰서장에게 통보한다.

또한 사인 및 사망의 종류가 확정되면 그 결과를 위생국에 통보한다.

Ⅲ 각 檢視制度의 비교 *Comparisons of Postmortem Investigation Systems*

전술한 각 검시제도를 비교하기 위해 법계와의 관계, 검시의 책임자와 집행자의 관계 및 부검시행자와의 관계, 부검결정권자 및 부검시 법원허락의 필요성 유무를 비교 검토하기 위하여 작성한 것이 〈表 2-1〉이며 이 표를 토대로 이들의 장단점을 비교·검토하면 다음과 같다.

1. 檢視의 전문성 및 책임성 *Expertness and Responsibility of Postmortem Investigation*

검시의 전문성을 논함에 있어서 대륙법계의 겸임제에 비하여 영미법계의 전담제가 보다 전문성을 지닌다고 할 수 있다. 검시관제도에서 검시관의 경우는 임기제가 아니라 정

〈表 2-1〉 각 檢視制度의 비교

1. 법 계	영 미 법		대 륙 법		
2. 검시체제	전담검시제		겸임검시제		
3. 검시제도	검시관제도	법의관제도	사법검시위주제도	행정검시우선제도	
				행정검시	사법검시
4. 법률상 검시 책임자	검시관	법의관	검사	행정책임자 (도지사, 시장 등)	검 사
5. 검시집행자	검시관보조원	법의관	경찰관	경찰관	
6. 부검시행자	법의의사 및 병리의사 (주로 대학교수)	법의관	일반의사	감찰의(일본) 법정의(독일) 등	법의의사 및 병리의사 (주로 대학교수)
7. 사법 및 행정 부검의 구별자	검시관	법의관	경찰관	의사(감찰의 등)	
8. 부검결정권자	검시관	법의관	법원판사	행정책임자 및 의사(감찰의 등)	법원판사
9. 부검의 법원허 락의 필요성	없음	없음	있음	없음	있음

년제이기 때문에 자기 직책을 천직과 같이 여기고 검시에 평생을 걸게 된다. 따라서 책임성도 매우 높게 된다. 또 M. E.제도에서 M. E.는 병리 및 법의의 두개의 전문의 자격을 구비하고 있기 때문에 가장 전문성이 우수한 검시를 시행할 수 있으며 법률상 책임, 집행, 부검의 시행책임 등을 모두 통할하기 때문에 책임성도 집중되어 있는 셈이다.

이에 비해 대륙법계의 경우는 일정한 직종의 사람이 검시의 책임을 겸하고 있기 때문에 전문성이 결여되며 검시의 법률상 책임과 집행책임, 부검의 시행책임이 분산되어 각자가 검시업무에 대한 사명감보다는 책임을 지지 않는 범위로 노력하는 데 그치는 경향을 보이기 때문에 검시의 목적 및 의의가 망각된 상태에서 시행될 우려가 농후하다.

2. 檢視의 正確性 및 신속성 *Exactness and Promptness*

검시의 정확성을 논함에 있어서 M. E.제도 및 검시관제도에서는 훈련된 전문의 및 대학의 교수가 직접 참여하기 때문에 이상적이라 할 수 있고 신속성에 있어서는 M. E.가 처음부터 참여하는 M. E.제도가 가장 좋은 제도이며 그 다음이 검시관제도라 할 수 있다.

겸임검시제중 특히 사법검시위주제도의 경우는 훈련되지 않은 일반의사에 의하여 검안과 부검이 실시되기 때문에 전담제에 비해 정확성이 낮다고 보아야 할 것이며 신속성에 있어서도 수사기관의 조사, 소추기관의 요구, 법원의 허락이라는 복잡한 절차과정을 밟아야 하기 때문에 검시에 지장을 주며 심한 경우에는 시체의 부패가 진행되어 개인식별을 위한 증거채취 등에 지장을 주는 수도 있다.

3. 檢視關與者의 자질문제 *Qualification Problems*

전담검시제에 있어서 검시의 책임자는 검시관 또는 M. E.이기 때문에 그 자질문제는 언급할 필요가 없을 것이다.

겸임검시제에 있어서 일차적인 검시책임자인 검사 및 집행자인 경찰관의 검시에 대한 관심과 지식은 범죄와 관련되는 것에만 집중되는 경향이 있으며 부검의 의학적인 면, 사회적인 면에서의 필요성은 묵살된다. 따라서 변사부검은 사법해부에 편중되어 버린다. 이러한 모순을 감안한 것이 일본, 서독 및 오스트리아 등에서 채택하고 있는 행정검시우선제도로서 감찰의, 법정의라는 일정기간 동안 훈련된 의사로 하여금 사법해부와 행정해부의 해당여부를 구별하게 한 후 사법해부는 대학의 법의학교수에게 넘기고 행정해부에 해당되는 변사체는 본인들이 직접 부검하게 함으로써 검시의 수사활동 및 사법작용으로서의 局限化를 방지하고 있다.

또한 이들은 의학적인 그리고 사회적인 면에서 부검의 필요성을 적절히 판단할 수 있는 실력을 구비할 수 있으며 검시책임자도 이러한 실력을 구비한 사람들의 조언 또는 보조를 받을 수 있는 이점이 있다.

부검의사의 자질문제에 있어서도 전담검시제의 경우는 전문 또는 대학교수들이 부검하기 때문에 자질이 문제되지 않으며 의사에게 재량을 주어 참여폭을 넓혔기 때문에 우수한 법의전문의를 양성배출할 수 없어 악순환이 계속됨을 면하기 어려운 약점을 지닌다.

4. 剖檢의 효과와 사회적 효용 Social Effect of Autopsy

변사자에 대한 부검의 결과가 수사나 사법작용에만 이용되는 것으로 생각하여서는 안되고 보건정책수립이라는 사회적인 면과 치료의 효과를 검토할 기회를 가져 의료반성 및 의학교육에 이바지하는 효용이 있어야 한다.

즉 사법검시위주의 제도에서는 수사 및 사법작용에 필요한 이외의 부검은 요청하지도 않으며 허락하지도 않아 행정부검은 원시상태를 면하지 못하고 있다.

즉 개개의 질병에 대한 부검통계가 없기 때문에 예방대책 수립 및 보건의료의 정책수립을 외국의 통계에 의존하여야 하는 딱한 실정이 계속됨을 면하기 어렵고 사인에 대한 誤診이 부검으로 규명될 기회를 갖지 못하면 의료에 대한 반성의 기회를 가질 수 없어 의학발전 및 교육에 지장을 주게 된다.

따라서 대륙법계의 겸임검시제가 안고 있는 모순을 극복하기 위해 오스트리아, 서독 및 일본 등과 같은 나라는 감찰의 또는 법정의 등의 準專門醫로 하여금 사법해부와 행정해부의 해당여부를 판단시키고 사법해부는

법률상 검시책임자인 검사가 책임을 지고 대학의 법의학교수와 부검하여 범죄사건을 해결하며 행정해부 해당시체는 행정 절차에 따라 이들 준전문의의 책임하에 부검이 시행되어 부검의 사회적, 의학적 및 교육적인 효용을 높이고 있다.

따라서 대륙법계의 겸임제 검시체제를 갖고 있는 우리나라는 일본의 행정검시우선제도의 요체인 감찰의제도를 주목할 필요가 있다.

Ⅳ 檢屍時의 醫師의 義務 The Roles of a Medical Investigator at Scene

우리나라에 있어서는 모든 의사가 검시하여야 한다. 즉 형사소송법 제 222 조에 변사체가 발생하였을 때는 그 지역을 관할하는 검찰청의 검사가 檢視하도록 규정되어 있다.

검사는 의학전문가가 아니기 때문에 의사의 검시를 요청하게 된다. 감찰의제도가 실시되고 있는 나라에서는 일반의는 병사에 한하여 검시하면 되나 우리나라와 같이 법의관 및 감찰의제도가 실시되고 있지 않는 나라에서는 모든 의사가 감찰의의 역할을 하여야 하므로 검시 때 의사가 자기의 의무를 잘 이해하여 이를 충실히 시행하는 것은 의사가 사회 질서 유지에 참여하는 매우 중요한 의의를 지니는 것이기 때문에 성의껏 노력하여야 할 것이며 다음과 같은 일을 하여야 한다.

1. 죽음의 宣告 Pronouncement of Death

인간개체의 죽음으로 인한 사회적 및 법적 종말적 처리는 의사의 개체에 대한 죽음의 선고로 시작된다.

인간개체의 죽음의 선고는 사회의 다른 어떤 직종도 할 수 없으며 이는 의사만이 할 수 있는 의사전권에 속하는 문제이므로 엄숙한 속에 신중을 기하여야 할 것이다.

(1) 죽음의 정의 Definition of Death

그렇다면 인간의 죽음을 무엇을 기준하여

선고하여야 할 것인가 ? 죽음의 정의에 따라
야 할 것이다.

1) 心肺機能說 *Cardio-pulmonary Theory*
심장과 폐 운동 및 인체가 지니는 각종 반사
운동의 영구적인 정지를 죽음으로 규정지을
수 있을 것이다.

실제 임상에 있어서는 어떤 개체의 죽음을
선고하기 위해 영구적으로 기다릴 수는 없는
것이다. 따라서 心肺運動이 정지된 후 30 분
이 경과하였음에도 불구하고 어떤 인공적인
소생술에 의하여도 그 운동의 정지가 불가역
적이라면 죽음을 선고하게 되는 것이다.

2) 腦死說 *Brain Death Theory*　　최근 장기
이식수술이 성행함에 따라 이 학설에 따라
개체의 죽음을 규정지으려는 경향이 있다.

뇌사의 판단 기준은

① 완전한 의식소실
② 자발호흡의 결여
③ 양측성 동공산대 및 각종 뇌간반사의 결여

등의 소견을 기준으로 하는데 이것이 참된
죽음을 의미하는 것이 아니라 뇌파는 대뇌반
구의 기능 관정에는 유력한 방법이나 순환
및 호흡 중추가 있는 뇌간부의 기능 관정은
뇌파만으로는 곤란하며 뇌파소견이 참된 뇌
사를 표현하는 것이 아닌 것으로 생각한다.
그 이유로는 뇌파가 평탄화되고 많은 시간이
경과한 후에도 생환된 임상례가 보고되고 있
기 때문이다. [42]

생사판단기준이 문제되는 것은 대략 다음
과 같은 경우이다.

① 개체의 죽음을 선고할 때
② 연명 치료의 중단 결정
③ 장기이식의 供臟者가 시체인 경우
④ 시체손상의 생전, 사후형성의 구별을 요할
　때

등등의 경우에는 생사의 구별이 필요하게 되
는데 ③의 경우를 제외하고는 뇌사설을 죽음
의 기준으로 할 필요가 없으며 특히 ④의 경
우와 같이 뇌사설에 입각해서 죽음을 판단하
는 경우에는 사회에 상당한 혼란을 초래하게

될 것이다.

따라서 현행 법의학적인 죽음의 정의는 심
폐기능설을 따르고 있으며 임상에서는 심폐
기능이 불가역적으로 정지되어 30 분이 경과
하여 死徵이 출현된 후에 죽음을 선고해도
좋을 것이다. [43] (第 4 章, 死徵 참조)

2. 個人識別 *Individual Identification*

병원에서 진료하던 사람이 사망하였을 때
는 환자의 신원에 대한 기록이 있기 때문에
별문제이겠으나 신원불상의 시체에 있어서,
특히 어떤 범죄와 관련이 있는 시체에 있어
서는 그 신원을 알아내는 것으로 수사는 반
이상 진행되는 것으로 보는 것이다. 따라서
시체를 중심으로 한 개인 식별은 법의학적으
로 매우 중요하기 때문에 제 13 장 개인식별
에서 자세히 기술하기로 한다.

3. 死亡의 종류 *Manner of Death*

사인은 의학적인 죽음의 원인이라면 사망
의 종류는 법률적인 사인이라 할 수 있다.

인간의 모든 죽음은 다음과 같이 두 종류
로 구분된다.

(1) 自然死 또는 病死 *Natural Death*

어떤 질병으로 사망한 것이 명확한 죽음을
말한다.

(2) 外因死 *Violent Death* 또는 變死 *Unusual
Death, Unnatural Death*

사인이 된 인자가 인체 외의 것에 기인된
죽음을 말하며 병사 이외의 죽음은 모두 이
에 속한다. 변사란 외인사의 법률 용어이며
뜻은 외인사에다 사인불상의 죽음까지를 포
함시킨 것이다. 외인사는 죽음으로 이르게
한 행위자와의 관계에 따라 다음 세 가지로
구분된다.

1) 自殺 *Suicide*　　사망자 자신의 적극적
또는 소극적 행위에 의한 죽음으로 행위의
결과가 죽음이라는 것을 알고, 죽을 의사가
있었으며 죽음을 목적으로 한 행위였다는 것
이 조건이 된다.

2) 他殺 *Homicide*　　타인의 행위에 의하여

야기된 죽음으로서 형법으로는 살인, 자살관여, 동의살인, 상해치사, 유기에 의한 치사상 등 살해 행위의 수단 방법이 계획적이었다면 모살 *murder*, 또 일시적인 감정을 억제하지 못하여 야기된 살인은 고살 *manslaughter* 이라고 한다.

3) 事故死, 災害死 *Accidental Death*   어떤 개체의 의사는 작용하지 않은 가운데 야기된 외인사를 말하며 천재, 노동 재해, 산업 재해, 과실에 의한 사고, 스포츠 사고, 유유아의 사고 및 의료사고 등이 있다.

4) 不詳 *Unknown*   자·타살 및 사고사의 구별조차 불가능할 때는 즉 그러한 것을 뒷받침할 근거가 없을 때는 불상으로 하여야 한다.

4. 死 因 *Cause of Death*

시체의 기왕력, 발견경위 및 외표소견 등을 종합하고 시체 발견 현장을 검사하여 사인을 구명하게끔 노력하여야 할 것이다. 만일 검안만으로는 사인 구명이 불가능한 경우에는 부검을 실시하도록 하여야 할 것이며 모르는 사인을, 또 사인이 아닌 죽음에 동반되는 현상, 즉 심장마비·심정지·호흡마비 또는 호흡부전 등을 사인으로 하는 경우에는 변사를 의사가 병사로 둔갑시키는 결과가 되므로 사인이 불명한 경우에는 명확히 사인불상으로 하여야 하며 개체의 죽음만을 증명하도록 하여야 할 것이다.

사인 역시 중요하기 때문에 제 15 장의 사망진단서 작성요령에서 자세히 기술키로 한다.

5. 死亡時間 *Time of Death*

치료환자가 사망하였을 때는 주위에 목격자가 많기 때문에 사망 시간을 정하는 것은 그리 큰 문제가 안 되나 다른 곳에서 발견된 시체의 경우는 사후경과시간으로 역산하여 사망 시각을 정하게 된다. 사망 시각은 법률상으로는 매우 중요한 의의를 지니게 된다.

예를 들어 어떤 사고로 일가족이 몰살되는 경우, 부상 후 병원에 와서 부부 중 누가 먼저 사망하였는가에 따라 그 부부가 소유하였던 재산은 남편 가족 또는 부인의 가족에게 상속되는 것이다. 즉 부인이 남편보다 1 분 후에 사망하였다는 의사의 사망진단서이면 그 재산은 부인측의 상속인에게 넘어가며 남편측 가족에게는 상속이 안 된다.

그 외에도 범죄사건에서는 범인의 알리바이 성립과 사망시각과는 상당한 관계가 있으므로 이것 역시 매우 중요한 법의학적인 과제의 하나이다. 따라서 제 4 장 시체현상 및 사후경과시간에서 자세히 기술하기로 한다.

6. 증거물 채취 *Collection of Physical Evidence*

범죄와 관련된 시체의 검안 또는 부검에 있어서 집도의로서 주의하여야 할 것은 어떤 사건은 그 장소 및 시간과 필연적인 관계를 갖고 있기 때문에 시체 또는 그 주위에는 그 죽음의 원인 또는 과정을 설명할 수 있는 증거물이 반드시 있는 것이며 그 현장은 일단 파괴되면 재현할 수는 없는 것이다. 따라서 검시에 임하는 의사는 시체에 관한 의학적인 사항에만 집착하지 말고 시체에서 또는 그 주변에서 사건 해결에 결정적 역할을 할 수 있는 증거물을 찾도록 노력하여야 하는 것이다.[44]

시체 주위에서는 모발, 혈액, 인체의 분비물(精液·唾液·膣液) 및 배설물, 먹다 남긴 과일, 담배 꽁초, 흉기 및 지문 등의 유무를 자세히 관찰하여 채취하여야 하며 만일 다른 곳에서부터 운반되어 온 시체라고 생각되면 옷이나 신발에 부착된 이물(먼지·흙 등)을 채취하여야 한다.

검안의 경우라 할지라도 신원을 모르는 경우라면 심장과 방광을 천자하여 심장혈 및 뇨(주사침은 15 G, 주사기는 20 ml 이상의 것)를 아무것도 들어 있지 않은(항응고제도 넣어서는 안 된다) 용기에 각각 수용하고 채취 연월일시, 장소, 검사의뢰항목을 표시하여 검사실로 보낸다. 중독사의 의심이 있는 예에 대하여서는 심장혈 및 뇨를 50 ml 이상 채취하도록 노력하여야 한다.

V 無所見剖檢 Negative Autopsy[45]

법의병리부검의 대상은 일반 병원 환자가
사망하였을 때 행하는 병리 부검의 경우와
달리 갑작스럽게 예기치 못한 가운데 사망하
는 경우가 대부분이고 또한 사인을 추정할
만한 기왕력이나 외부 소견이 전혀 없는 경
우가 그 대상이 된다. 즉 자연사가 아니라
외인사, 변사라는 데 그 특수성이 있으며 또
한 주위 사람들은 죽음에 대해서 많은 의심
을 가지게 되는 것이 부검대상이 되는 것이
다.

이런 경우 부검을 실시하였는데도 사인을
구명할 아무런 소견을 얻지 못한 부검을
negative autopsy 라고 한다. 또 negative
autopsy 의 경우는 각종 검사, 즉 조직학
적·혈청학적 및 독물학적 검사 등을 통해서
도 그 사인이 구명되지 않은 경우가 허다히
있는 것이다.

이러한 negative autopsy 는 각 autopsy
center 에 따라 차가 있으나 취급되는 부검
례 수의 약 2~10 %[45]가 이에 해당된다는
것이다. 따라서 어떠한 여건과 요인이 사인
불명으로 되는가를 분석함으로써 negative
autopsy 례 수를 줄일 수 있으므로 과거 취
급되었던 부검례를 중심으로 그 여건과 요인
을 분석하기로 한다.

1. Negative Autopsy 가 되는 일반적 여건
General Factors of Negative Autopsy

(1) 시체에 대한 정확한 기왕력 또는 정보
없이 부검을 실시하는 경우 Commence-
ment of Autopsy without Adequate History
임상에서 환자를 취급할 때와 같이 그 시
체가 죽음에 이른 기왕력을 모르면 부검을
계획하는 데 차질이 생기는 것이다. 예를 들
어서 기흉으로 사망하였다는 사실을 모르고
부검을 일반적인 방법으로 실시하면 흉강내
에 있던 공기는 전부 날아 버려서 그 사인을

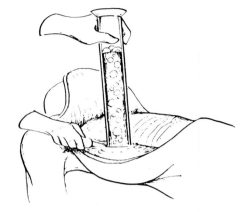

圖 2-1. 氣胸證明
胸骨을 절제하기 전에 박리된 흉부 피부와 胸壁
사이에 물을 넣고 실린더(300 ml 정도의 것)를 물속
에 세우고 칼을 胸腔內에 刺入하고 돌리면 고여 있
던 공기가 있으면 氣泡를 내면서 나오게 된다. 이것
이 곧 氣胸의 증명이다(Spitz).

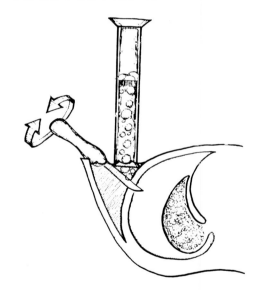

圖 2-2. 氣胸證明(橫斷面, Spitz)

증명할 수 없게 되는 것이며 반드시 흉강내
공기를 증명할 수 있는 圖 2-1 및 2-2 와 같
은 방법으로 부검을 실시하여야 하는 것이
다.

(2) 철저한 외부검사가 생략된 경우 Lap-
ses in External Examination
법의부검중에는 외부소견 없이는 그 사인

을 논하기 곤란한 경우가 허다히 있으며 예를 들어 感電死의 경우는 전기가 신체에 들어가고 나간 감전흔 *electrical mark* 을 증명하지 않고서는 내부소견에는 특이적인 것이 없는 것이다. 또 외력에 의한 질식사의 경우도 그 외력이 가하여진 부위의 손상의 성상이 중요하며 내부 소견에 있어서 급사의 일반 소견 이외에 특이 소견이 없는 것이다.

(3) 내부검사가 적합하지 못한 경우 *Inade-quate or Improper Internal Examination*

부검을 아무리 열심히 한다 해도 그 방법이 적합하지 못하면 헛수고가 되는 것이며

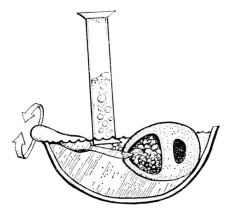

圖 2-5. 心臟에서 空氣栓塞의 證明(橫斷面, Spitz)

특히 내부검사에 있어서 검사 방법의 선택은 매우 중요한 것이다. 예를 들어 공기전색의 경우는 圖 2-3, 2-4 및 2-5와 같은 방법에 의하여야 하며 그 대상은 어린이를 분만할 수 있는 연령에 있는 모든 부인, 혈관주사 치료를 받은 환자 및 총창으로 사망한 예에는 모두 적용시켜야 하는 것이다.

(4) 부검 이외의 각종 검사가 생략된 경우 *Insufficient Histological and Toxicdogical Examination*

부검소견만으로 사인이 구명되는 것은 아니며 조직학적, 독물학적 검사가 뒤따라야 하며 특히 생약제제, insulin, succinylcholine 제제 등의 중독 때는 동물실험 이외에는 증명할 방법이 없는 것이다.

2. Negative Autopsy 가 되는 系統別 要因
Systemic Factors of Negative Autopsy

(1) Shock 로 사망하는 경우 *Death due to Shock*

심한 감정적 충격 또는 공포로 shock 가 유발된 경우는 특이적인 소견을 볼 수 없는 것이다.

(2) 특정한 부위의 경미한 외상 *Apparently Insignificant Trauma*

비록 경미한 외상이라 할지라도 그것이 특정된 부위, 즉 경부・심장부・심와부・외음부 및 두부 등의 외상은 미주신경을 억제할

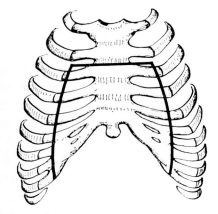

圖 2-3. 空氣栓塞을 증명하기 위한 胸骨切除法
第 1~第 2 肋骨 높이에는 굵은 혈관이 있기 때문에 第 3 肋骨 높이에서 胸骨을 절제한다(Spitz).

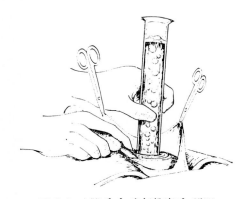

圖 2-4. 心臟에서 空氣栓塞의 證明
心囊을 절개하여 여기에 물을 넣고 실린더(300 ml 정도)를 세우고 右心壁을 칼로 穿刺하고 돌리면 기포가 있다면 나오는 것을 볼 수 있다(Spitz).

수 있는 부위이기 때문에 경미한 외상도 죽음에 이르는 전기가 될 수 있는 것이다.

(3) 중추신경계의 병변 Lesions of the Central Nervous System

1) 腦震盪 Cerebral Concussion   특이적인 형태학적 변화가 없는 것이 특징이며 구태여 병변이라면 뇌실질에서 일혈점을 본다든지 또는 특수 염색을 하는 경우 변화를 일으킨 뇌조직에 효소가 축적된 것을 보는 정도이다.

2) 環椎後頭關節의 脫臼 및 脊髓損傷 Atlantooccipital Joint Dislocation with Spinal Cord Injury   이 관절의 변화는 그 자체가 관찰하기 어려운 것보다는 부검할 때 검사하지 않고 그대로 넘겨버리는 경우가 많기 때문에 열거되는 변화이며 특히 교통 사고 때 승객이나 운전자에서 많이 보는 것으로 급사한 경우에는 척수의 좌상[48] 또는 열창을 보며 상당한 시간이 경과한 후에 사망한 경우에는 척수에 수종 또는 연화 등의 변화를 본다. [46]

3) 癎疾 Epilepsy   역시 이 질환도 특이적인 변화가 없으며 죽음의 기전은 심근의 핍혈, 또는 질식으로 야기되며 변화라면 Ammon's horn 의 신경교세포의 증가, 대뇌피질 또는 대뇌기저세포의 핍혈로 인한 변화를 볼 정도이며 혀의 교창 또는 barbiturate

가 혈액에서 증명되면 매우 좋은 근거가 된다.

4) 慢性腦炎 Chronic Encephalitis   외상과 독물로 인한 사망이 아니라는 것이 확실하고 다른 장기에서 사인이 될 만한 변화가 없다면 뇌의 조직학적 표본을 많이 만들어 보면 혈관 주위에 만성염증세포의 집결 및 주위조직에서 빈혈 변화를 보는 소위 만성뇌염의 소견을 보는 경우가 가끔 있으며 그 원인은 virus 로 인한 것으로 추정하고 있다. [49]

5) 脂肪栓塞症 Fat Embolism   골절 또는 지방조직의 손상 때 뇌에 지방전색을 보는 경우가 있는데 이것 역시 육안소견으로는 불명하며 반드시 조직학적으로 지방을 염색하면 아래 圖 2-6 (a, b)과 같이 지방적이 증명된다.

6) 酒客譫妄 Delirium Tremens   그 기전은 아직 잘 모르나 hypoglycemia, hypokalemia 또는 respiratory alkalosis 등으로 설명하고 있으며 부검소견으로 단지 지방간 때로는 안면부의 좌상을 볼 정도이며 중요한 것은 알콜 중독자라는 기왕력이다. 즉 만성 알콜 중독자 들에서 간의 중등도의 지방변화 이외에 특별한 소견이 없는데도 급사하는 경우가 많다. 따라서 지방변성 자체는 사인이 될 정도가 못되나 실제에서 중독자는 사망하

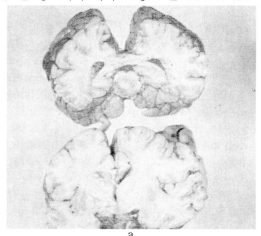
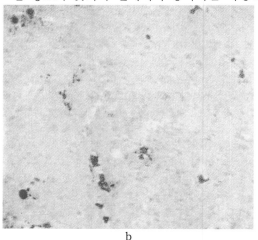

a   b

圖 2-6. 腦의 脂肪栓塞
a : 肉眼的으로는 腦의 病變을 보지 못하나
b : 組織檢査(Sudan Ⅲ 染色)로 脂肪滴을 證明(Gradwohl)

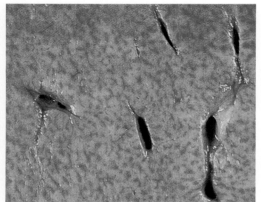

圖 2-7. 肝의 中等度의 脂肪變性(fatty liver)

기 때문에 법의부검에서는 만성 알콜 중독자라는 history 가 있고 중등도 이상의 간의 지방변성이 있으면 'fatty liver'라는 사인을 붙인다(圖 2-7).

(4) 頸部의 病變 *Lesions in the Neck*

부검시에는 반드시 경부장기를 일단으로 척출하여 검사하여야 하며 후두부가 圖 2-8과 같이 이물 즉 커다란 고기조각으로 폐쇄되는 경우도 있으며 병적으로 diphtheria, thyrotoxicosis, myxedema 또는 부갑상선의 종양 등으로 기도가 압박되어 사인이 되는 경우도 있는 것이다.

(5) 心血管系 病變 *Lesions of Cardiovascular System*

급사하는 원인 중에 가장 많은 비중을 차지하는 것이 이 계통의 질환이다.

1) 冠狀動脈細枝의 閉鎖 *Distal Coronary Artery Occlusion* 부검시 커다란 관상동맥은 검사하지만 말단 세지에 대하여서는 검사하지 않는 경우가 많다. 따라서 관상동맥은 圖 2-9 와 같이 길이 0.5 cm 로 횡단하여 그 세분지까지 검사하는 것이 좋다.

2) 冠狀動脈의 痙攣 *Coronary Spasm* 경련이 일어난 후에는 형태학적으로 남는 변화가 없기 때문에 이런 경우에 비록 부정맥으로 사망한다 할지라도 관상동맥경련으로 사망하였다는 것을 증명하기는 곤란한 것이다.

3) 心傳導系의 病變 *Lesions of Conduction System* 방실결절 *AV node* 의 혈액 공급은

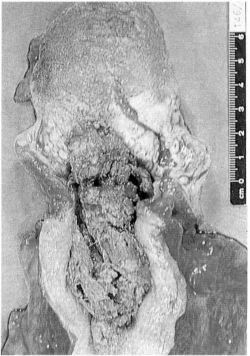

圖 2-8. 고기조각으로 閉鎖된 氣道上部(Cafe Coronary)

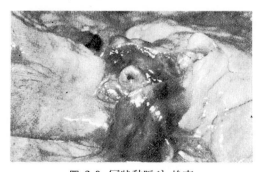

圖 2-9. 冠狀動脈의 檢査

0.5 cm 간격으로 細枝에 이르기까지 횡단 검사한다. 관상동맥의 우지에서, 그리고 동방결절 *SA node* 은 우지, 때로는 좌지에서 받기 때문에 이 혈관분지 및 혈관세지의 협착 또는 폐쇄는 결절 주위의 부종·출혈 및 변성 등의 변화를 초래하게 되며 비록 그 병변은 경하다 할지라도 결절부위이기 때문에 부정맥을 초래하여 사망의 원인이 되는 것이다.[47]

4) 非對稱性 閉鎖性 心筋肥大症 *Asymmetrical Obstructive Myocardial Hypertrophy* 이 질

환의 원인은 아직 알려져 있지 않았으며 좌심실벽의 비후가 현저한 것이 특징이며 주로 좌실전벽이 심저부의 가까이에서 현저히 비후되고 후벽은 정상인 경우가 많으며 때로는 심실중격이 특히 심첨으로 감에 따라 점점 비후되어 심실강이 폐쇄될 정도로 심한 것도 있는 것이며 결국은 심박출혈량의 감소가 원인이 되어 사망하게 되는 것이다. 이것을 조직 검사하는 경우에는 심근섬유의 비대 및 핵의 농염 등의 변화를 본다.

5) 限局性 心筋炎 Focal Myocarditis　심근에 적은 한국성 염증세포의 집결(圖 2-10)을 보며 원인은 coxsackie virus poliomyelitis 로 생각하고 있으며 어린이의 경우에는 toxoplasma gondii 가 많이 검출된다고 한다. 성인에 있어서는 마약 중독자, 특히 혈관에 마약을 주입하는 중독자에게서 많이 보는데 독물학적인 검사에서 마약이 검출되지 않는 경우 심장의 조직학적 검사에서 이 병변을 증명하는 경우가 많다.

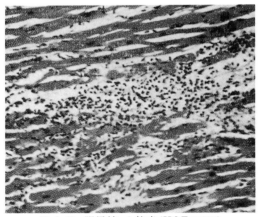

圖 2-10. 限局性 心筋炎 (H&E, ×150)

6) 結節性 動脈周圍炎 Periarteritis Nodosa
원인 불명의 질환으로 이 변화는 약물에 대해 과민성반응을 나타내는 환자에서 많이 보는 것으로 육안검사로는 증명되지 않으나 현미경 검사에서 혈관의 초자양변성·괴사, 백혈구 특히 호산구의 침윤을 본다.

7) 褐色萎縮 Brown Atrophy　갈색위축은 기아, 만성소모성질환 특히 결핵 또는 기관

지 천식 환자에서 많이 보는 것으로 과거에는 이 병변은 사인이 될 정도로 심한 것은 아닌 것으로 생각해 왔으나 실제에 있어서는 이 병변만으로도 울혈성심부전증을 초래할 수 있기 때문에 충분히 사인이 될 수 있는 것으로 알려지고 있다.

(6) 副腎의 病變 Lesions of the Adrenals
급성사례에서 부신의 출혈·경색·감염 또는 종양으로 인한 조직의 파괴 등을 볼 수 있다. 조직학적 검사에서 피질 특히 망상층과 색상층의 세포에서 지방이 소실된 것을 본다.

(7) 腐 敗 Decomposition
우리나라에서 급성사가 사인 불명이 되는 가장 중요한 원인이 부패인 것이다.

외국의 경우는 Medical Examiner 또는 Coroner system 이 실시되고 있기 때문에 외상으로 사망하는 예, 병원에 입원하고 24시간 이내에 사망한 예, 수술 또는 의학적 처치중 수술대 위에서 사망하는 소위 table death 의 경우, 모든 중독사례 등은 법관의 관여없이 M.E.의 검사로써 시체가 처리되어 즉 사후 즉시 검안 또는 부검을 실시하기 때문에 부패와 같은 사후변화가 사인 구명에 지장을 주는 일은 극히 드문 것이다. 그러나 우리나라에서는 변사체의 부검은 법관의 영장을 요하며 이것이 빠르면 48시간, 보통 3일을 요하기 때문에 특히 여름철에 있어서는 완전히 부패되므로 사인 규명이 어려워지는 실정이다.

Ⅵ 屍體와 人工的 隨伴所見 Artefacts

시체검사에 있어서 여러가지 artefact 를 볼 수 있기 때문에 사인을 논할 때는 이 현상을 충분히 고려하여야 하며 사실로 일어난 변화와의 구별을 확실히 하여야 할 것이다.

1. 死戰期 인공적 수반소견 Agonal Artefacts
사전기에 있어서는 인체가 지니는 모든 생활 능력이 극도로 저하되며 단지 심장 운동

과 호흡 운동만이 계속될 뿐 의식과 각종 반사 운동은 소실되게 된다. 따라서 위내용의 역류가 일어나고 해소반사 *cough reflex* 가 소실되어 기도내로 위내용물이 흡입되어 흡인성폐렴 또는 토물로 인한 질식의 소견을 보게 된다.

Fatteh[50]에 의하면 210 의 부검례를 조사한 결과 23.5 %에서 이러한 수반소견을 보았다고 한다. 이런 경우에 흡인성폐렴소견은 직접 사인이 될 수 없다.

그러나 전신 마취 또는 급성 알콜중독 예에서 위 내용물의 역류·흡인 등의 현상이 일어나 그것이 원인이 되어 사망하였다고 할 정도의 소견이라면 그 자체가 직접 사인이 된다.

전례와 후례의 차는 해소반사가 위 내용의 역류시 가역적인 소실이었는가 그렇지 않으면 불가역적인 소실이었는가에 따라 결정되어지는 것이다. 따라서 이런 경우에는 반드시 마취제 또는 알콜의 혈중정량검사를 하여 치사량 여부를 먼저 결정지어야 한다.

2. 回復操作時의 인공적 수반소견 *Resuscitation Artefacts*

위독한 환자를 소생시키기 위한 여러가지

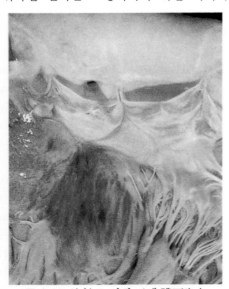

圖 2-11. 注射로 인한 心內膜下出血

회복처치시에도 인공적 수반소견을 보게 된다. 즉 약물의 심장내로의 직접 주입으로 인한 심외막과 내막의 점상 또는 반상출혈 (圖 2-11), 심하면 혈심낭을 보게 되고 또 external cardiac massage 때에 보는 심장부의 좌상·흉골 및 늑골의 골절, 또 이러한 골절로 인한 폐의 지방 또는 골수전색 등은 회복처치로 보는 수반소견인 것이다. Hudson(1971)[51]에 의하면 1,800 의 external cardiac massage 례의 부검 및 조직검사 중 20 %에서 marrow embolism, 그리고 10 %에서 fat embolism 을 증명하였다고 한다. 또 인공호흡기사용과 급성폐기종기흉이 생존시의 변화와 혼동되기 쉽다.

3. 死後變化에 따르는 인공적 수반소견
Artefacts due to Postmortem Changes

(1) 시체의 냉동안치시의 시반은 선홍색이기 때문에 중독사(CO 또는 CN 중독)의 시반과 혼동

(2) 위벽의 혈액취하와 위염 또는 산, 알칼리 중독

(3) 심근의 사후경직과 同心性心筋肥大症[52], [53]

(4) 시체의 취급부주의와 환추후두골의 골절 또는 탈구

(5) 부패 gas 와 색흔 *furrow*(圖 2-12), 장패쇄증, 공기전색[54], [55]

부패 gas 가 체내에 축적되면 시체는 巨人樣변화를 보인다. 특히 경부가 기종상을 보이는 경우 착용하고 있는 옷의 동정에 경부가 압박받아 마치 교사 때 보는 색흔과 같은 모양을 하기 때문에(圖 2-12 참조) 혼동되기 쉽고 장내에 부패 gas 가 고이면 흑녹갈색으로 변하여 마치 장폐쇄증과 혼동되고 부패 gas 가 혈관내에 들어가면 마치 공기전색으로 오인하기 쉽다(圖 2-13). 이런 경우에는 기포를 작은 주사기로 흡인하여 pyrogalol 액에 주입하는 경우 부패 gas 에 의해서는 변색되지 않으나 공기라면 산소 때문에 pyrogalol 액이 산화되어 변색된다. 이때 주

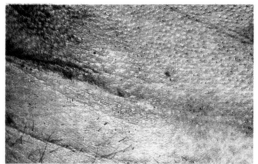

圖 2-12. 索痕과 혼동되기 쉬운 腐敗性氣腫으로 인한 頸部의 壓痕(Artefact)

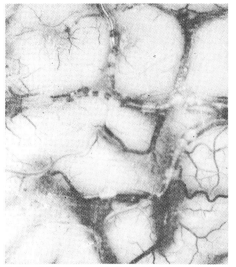

圖 2-13. 腐敗 gas 로 인한 腦血管의 栓塞(Fatteh)

의해야 할 것은 주사기로 기포내기체를 흡인할 때 대기중의 공기가 혼입되지 않게 하여야 한다. 만일 공기가 혼입되면 비록 부패 gas 로 인한 전색이라 하더라도 변색된다.

(6) 大腦回의 사후편평화와 뇌수종

(7) 모낭의 사후수축과 모발의 성장

4. 毒物學的 인공적 수반소견 Artefacts in Toxicology

(1) 부패와 인공적 수반소견 Decomposition and Artefacts

사후 부패가 야기되면 인체내의 단백질은 효소 및 세균 등의 작용으로 alcohol 을 생성하게 된다. 그러나 100mg% 이상

(Curry)[56]을 초과하지 않는 것이 특징이다. 또 일산화탄소가 생성되어 COHb 이 사후 19%까지 검출된 예가 있으며(Markwitz, 1964),[57] 청산염 cyanide 도 생성되는데 10 mg %까지 검출된 예가 있다(Curry, 1969).[56]

그 외에 phenol, thymine 등이 생성된다.

(2) 소사체에서 보는 인공적 수반소견 Artefacts due to Burning

인체 조직의 연소 때 여러가지 화학물질이 형성되거나 화재시 생긴 여러가지 독성기체를 흡입함으로써 그 혈액에서 ammonia, 일산화탄소와 hydrogen cyanide, hydrogen sulphide, nitrogen, nitrogen oxide, sulphur dioxide 등이 증명된다. Wetherell (1966)에 의하면 cyanide 는 혈액 100 ml 당 17~220 mg 이 증명되기 때문에 중독사와 혼동되기 쉽다고 한다. 따라서 소사체의 경우는 반드시 위내용물과 같이 독물검사를 해야 한다.

(3) 剖檢中의 人工的 隨伴所見 Artefacts introduced during the Performance of an Autopsy

1) 檢體採取時 보는 인공적 수반소견 Sampling Artefacts 음주자의 자동차 사고시 보는 장기파열과 검체채취 : 위장파열 및 심장파열과 위내용과 혈액이 혼합된 검체로 검사하면 높은 혈중알콜농도, 낮은 위내용내의 알콜 농도가 된다.

2) 檢體採取用容器와 인공적 수반소견 Sampling Artefacts by Faulty Technique in Storage EDTA, formalin, heparin, methenamine 등이 들어 있는 용기에 검체를 채취하면 methanol test 시 양성으로 반응한다 (Kaye).[58]

3) Plancton 검사와 인공적 수반소견 Artefacts by Plancton Examination 익사체의 확진은 위장계 및 폐 이외의 장기에서 plancton 을 검출함으로써 가능하다. 그러나 수중 시체의 체표에는 무수한 plancton 이 부착되어 있기 때문에 부검기구에 부착되었던 것이 장기적출시에 미입되는 경우가 있다(文).[59]

5. 燒死體의 인공적 수반소견 *Artefacts in Burned Bodies*

(1) 加熱로 인한 龜裂과 裂創 *Heat Tearing and Laceration*

소사체는 가열 때문에 피부의 균열·골절·혈관의 파열 등을 초래하여 생전시의 손상과 혼동되는 경우가 많다.

(2) 燃燒血腫 *Heat Hematoma*

두개골의 가열 때문에 뇌경막의 응고·위축·두개골 내면에서의 박리 등이 일어나고 두개골정맥동 또는 중경막동맥에서의 혈액유출 및 저류된 곳에 열이 작용하여 혈종이 형성되는데 그 모양은 대체로 C자 모양이며 두개골과 유착되고 연하고 파괴되기 쉬우며 붉은 벽돌 빛깔을 나타내므로 생전시의 혈종과 구별된다(제 7 장 소사의 부검소견, p. 137 참조).

◇ 參 考 文 獻 ◇

1) Mant. A.K. : *Principles and practice of medical jurisprudence*, 13th Ed. Churchill Livingstone, Edinburgh, 1984

2) Knight, B. : Forensic medicine in Britain, *Am. J. For. Med. & Path.*, 1 ; 177, 1980

3) Turnbull, J. A. : Modern coronership, *Med. Sci. & Law*, 24 ; 266, 1982

4) Mason, J. K. : Coroner's from across the border, *Med. Sci. & Law*, 23 ; 271, 1983

5) INFORM : Forensic activities in the United Kingdom, *INFORM.*, 11 ; 3, 1979

6) Harbison, J. : Forensic agencies in the Republic of Ireland, *Am. J. For. Med. & Path.*, 2 ; 175, 1981

7) Doney, I. E. : Police surgeons of the United Kingdom, *Am. J. For. Med. & Path.*, 5 ; 185, 1984

8) INFORM : Asian-Pacific forensic activities, *Singapore, INFORM.*, 15 ; 3, 1983

9) INFORM : The forensic sciences in Southeast Asia, *INFORM.*, 6 ; 3, 1974

10) Ting, S. and Tan, K. : Postmortem survey of suicides in Singapore, *Sing. Med. J.*, 10 ; 248, 1969

11) Ting, S. & Tan, K. : Postmortem survey of homicides in Singapore, *Sing. Med. J.* 10 ; 243, 1969

12) Rho, Y.M. : Legal medicine in the United States of America : Past and Present, *Kor. J. Legal Med.*, 1 ; 9, 1977

13) INFORM : American forensic sciences 1776 -1976, *INFORM.*, 8 ; 3, 1976

14) INFORM : American forensic sciences today, *INFORM.*, 12 ; 3, 1980

15) INFORM : California's role in the forensic sciences, *INFORM.*, 12 ; 3, 1980

16) INFORM : Death investigation in New York, *INFORM.*, 14 ; 3, 1982

17) Gross, E.M. : The model postmortem examination act in the state of Connecticut, 1969 -1974, *Leg. Med. Ann.*, 1975, 49-66, 1975

18) Voigt, J : The teaching of forensic medicine in Denmark. *Med. Sci. & Law*, 24 ; 70, 1984

19) Broecke, J. C. : Forensic medicine in the Netherland, Utrecht, C. Van der Post, Jr. p. 336, 1845

20) Hallema, A. : Fredrik Ruijach's contribution to 17 century legal medicine in Amsterdam, *Ned. Tschr. Geneeskd,* 95 ; 1380, 1951

21) Kulsdom, M.E. : Medicine in the law in 18 century Netherlands, *Ned. Tidschr. Geneeskd*, 96 ; 1537, 1952

22) Muller, G.H. : Neglect of legal medicine in Holland Boerhaave, *Tijdschr*, 3 ; 225, 1841

23) INFORM : Forensic activities in the Benelux countries, *INFORM.*, 12 ; 3, 1980

24) Michalodimitrakis, M. : The practice of forensic medicine in Greece and its problem, *Med. Sci. & Law*, 24 ; 119, 1984

25) Boukis, D. : Medicolegal system in Greece, *Am. J. For. Med. & Path.,* 5 ; 89, 1984

26) Raszeja, S. : Organization of forensic medicine in Poland, *Am. J. For. Med. & Path.*, 2 ; 273, 1981

27) Guharaj. P.V : Forensic medicine, *Orient Longman,* Bombay, 1982

28) Gupta, D. & Tripathi, C. B. : Medicolegal autopsy in India, *Am. J. For. Med. & Path.*, 3 ;

265, 1982

29) INFORM : The forensic sciences in India, *INFORM.*, 9 ; 3, 1977

30) INFORM : Forensic medicine and science in Israel, *INFORM.*, 10 ; 3, 1978

31) Ali, W. M. : The establishment and practice of forensic medicine in Iraq, *Am. J. For. Med. & Path.*, 1 ; 81, 1980

32) Salasin : Forensic medicine in Turkey, *Am. J. For. Med. & Path.*, 3 ; 179, 1982

33) Sehsuvaroglu, B.N. and Dzen, H.C. : History and development of legal medicine in the world and in Turkey, Istanbul Tip Fakaltesi, *mecmussi, Suppl.*, 60, 1974

34) Tabakman. M. : Forensic medical service in the U.S.S.R., *Am. J. For. Med. & Path.*, 1 ; 271, 1980

35) INFORM : The forensic science in the U.S.S.R., *INFORM.*, 7 ; 2, 1975

36) Levchenkov, B. & Knight, B. : Forensic medicine in the Soviet Union *Med. Sci. & Law*, 6 ; 94, 1966

37) *Japanese Society of Legal Medicine* : Postmortem inspection an administrative autopsy, 1985

38) Park, E. U. and Moon, G. J. : Historical review on the systems forensic medicine in other countries, *Kor. J. Legal Med.*, 7 ; 1-2, 3, 1

39) 문국진 : 〈사회발전과 법의학 및 법의감정〉, 「한법의지」, 14 : 2, 1, 1990

40) 문국진 : 〈우리나라 검시제도의 문제점〉, 「한법의지」, 15 : 2, 1, 1991

41) Camps, F. E. : *Gradwohl's Legal Medicine*, 3rd Ed., A John Wright & Sons LTD Publication, New York, 11, 1976

42) 日本醫學敎育カリキュラム硏究會 : 〈生死の判定基準の問題點〉, 「法醫學」, 19, 1977

43) Halley, M.M. and Harvey, W.F. : *Medical vs Legal Definition of Death*, J.A.M.A., 204, 423, 1968

44) Fatteh, A. : Collection of physical evidence, *Forensic Pathology*, lst Ed., J. B. Lippincott Co., Philadelphia, 7, 1973

45) Fatteh, A. : *Forensic Pathology*, 1st Ed., J.B. Lippincott Co., Philadelphia, 1973

46) Camps, F.F. et al : *Practical Forensic Medicine*, Lodon Hutchinson, 1956

47) Ferris, I.A. : The conduction tissue in sudden death. abstracts, *Sixth international meeting of forensic sciences*, Edinburgh, September, 1972

48) Mallik, C.C. : Homicide without any visible mark of injury. abstracts, *Sixth international meeting of forensic sciences*, Edinburgh, September, 1972

49) Spitz, W.V. & Fischer, R.S. : *Medicolegal investigation of death*, lst Ed., Charles C. Thomas, Publisher, Springfield, 1973

50) Fatteh, A. : Incidence and significance of aspiration of gastric contents ; A study of 210 cases, *Legal Medicine Annual*, 1972

51) Hudson, R.P. : *Cited from Forensic Pathology by Fatteh*, A., 1973

52) Maschka : Cited by Forster, The plastic, elastic and contractile deformation of the heart muscle in rigor mortis, *J. Forensic Med.*, 148, 1964

53) Forster, B. : The plastic, elastic and contractile deformation of the heart muscle in rigor mortis, 11, *J. Forensic Med.*, 148, 1964

54) Zeldenhurst, Makkink & Voortman : Psuedo air embolism in suspected abortion, *Med. Sci. Law*, 3 : 227, 1963

55) Erben & Nadvornik : The quantitative demonstration of air embolism in certain cases of fatal trauma, *J. Forensic Med.*, 10 : 45, 1963

56) Curry : *Poison Detection in Human Organs*, 2nd Ed., Springfield, Charles C. Thomas, 19, 1969

57) Markiewicz J. : Investigations on endogenous carboxyhaemoglobin, *J. Forensic Med.*, 14, 16, 1967

58) Kaye, S. : *Handbook of Emergency Toxicology*, 3rd Ed., Springfield, Charles C. Thomas, 315, 1970

59) Moon, G. J. : An experimental study on determination of drowned places by the plancton examination, *The Korean Central Med.*, 22 : 22, 1972

第 3 章　內因性急死
Sudden Unexpected Natural Death

Ⅰ　槪　論 *Introduction*

1. 定　義 *Definition*

평시 건강하게 보이던 사람이 생활 중 돌연 *sudden* 예기치 못한 *unexpected* 가운데 사망하는 것으로 그 사인이 어떤 질병 또는 신체적 내부의 이상에 기인(내인성, *natural*)되는 것으로 법의학에서의 급사 *sudden death* 란 사망의 원인이 될 어떤 증상이 출현되기 시작하여 약 30분 이내에 사망하였으며 부검상 급성사의 소견을 구비하고 있는 죽음을 말하며 일명 돌연사라고도 한다.

2. 法醫學的　意義 *Medicolegal Significance*

인간의 모든 죽음은 병사(자연사, 내인사)와 외인사로 분류하며 병사는 병리학적 대상이 되며 외인사는 법의학적인 대상이 된다. 그러나 병사의 경우라 할지라도 다음과 같은 경우에는 법의학적 부검의 대상이 되는 것이다.

(1)　自然死가 法醫剖檢에 해당되는 경우
Medicolegal Autopsy Indication in Natural Death

① 질병의 발병과 경과가 급속히 진행되어 주위의 사람들이 사망 당시 병사하였다는 사실을 알 수 없는 경우
② 질병은 이미 발병되어 있으나 그 병의 경과가 매우 완만하며 자각 증상을 못 느꼈기 때문에 본인이나 가족이 질병이 있었다는 사실을 전혀 모르는 가운데 사망한 경우
③ 질병이 있다는 사실은 알고 있었으나 예후보다 죽음이 앞당겨졌을 때
④ 질병이 있다는 사실은 알고 있었으나 이상

한 경과 또는 장소에서 사망한 경우
이상경과로서는 타인과의 사소한 싸움, 경미한 구타, 의료시술 등이 해당되며 이상장소로서는 목욕중 익사하거나, 수중에 전락되었거나, 높은 곳에서 추락되었거나, 불에 쓰러졌기 때문에 화상으로 사망하였다고 생각되는 경우 등이다.

이러한 경우의 병사는 법의부검의 대상이 되는 것이다.

文등[1]의 보고에 의하면 한국에서 5년간 (1972∼1976)에 걸쳐 시행된 5,294예의 법의부검중 1,703예, 즉 32%가 내인성급사례였다고 한다.

이러한 내인성급사례를 부검하면 그 소견을 중심으로 대략 다음과 같이 구분된다.

① 의심되었던 외인적 변화는 전혀 없고 사인이 될 병변을 볼 수 있어 병사로 판명되는 경우
② 외인적 변화를 볼 수 없으며 또 병변은 볼 수 있으나 사인이 될 정도가 못 되는 경우
③ 사인이 될 만한 외인적 변화와 병변을 모두 볼 수 있는 경우
④ 사인이 될 정도의 외인적 변화를 보며 경미한 병변(사인과는 무관한)을 보는 경우
⑤ 사인이 될 외인적 변화나 병변을 모두 볼 수 없는 경우

①의 경우는 병사, ④의 경우는 외인사로 판명되기 때문에 별 문제가 없으나 ③의 경우는 사인의 경합(제 15 장 p. 383 참조)으로 결정지어야 하며 ② 및 ⑤의 경우는 사인을 논하기 매우 곤란한 경우이다. 즉 이런 경우는 negative autopsy 에 해당되는 경우이므로 이를 방지키 위한 제반사항(제 2 장 Ⅳ 항 참조)을 다시 한번 검토하여 그래도 외인적

변화 또는 병변을 구명할 수 없을 때는 사인 불상으로 하여야 할 것이다.

3. 內因性急死의 誘因 *Moments of Sudden Unexpected Natural Death*

내인성급사는 안정시보다 무엇인가 행동할 때 일어나는 경우가 많으므로 다음과 같은 것이 유인으로 생각된다.

① 육체적 행동 : 과로·운동·노동·입욕·계단의 승강
② 정신적 흥분 : 동통·놀라움·심한 감정의 변화
③ 음주·성교·분만·마취·수술 등
④ 타인으로부터의 구타

4. 內因性急死의 系統別死因 및 性別頻度 *Systemic Causes of Death and Sex Incidence of Sudden Unexpected Natural Death*

내인성급사의 계통별사인과 성별을 각국별로 비교한 것이 〈表 3-1〉이다. 가장 많은 사인이 심혈관계질환, 다음이 호흡기계·중추신경계·소화 및 비뇨기계의 순서로 공통점을 보이고 있다. 그러나 성별빈도에 있어서는 구라파국인 독일과 영국에서는 남녀 거의 동률인데 아시아국인 한국과 일본에서는 약 2 : 1 의 비율로 남자가 많으며 미국에서는 약 4 : 1 의 비율로 남자에게 많다. 이러한 성별의 차가 무엇에 기인되는 것인지 현재로서는 알 수 없으며 앞으로 검토될 과제의 하나로 본다.

〈表 3-1〉　各國의 內因性急死의 系統別死因 및 性別頻度

系統別死因	報告者	Stevens (英國)	Weyrich (獨逸)	Helpern Rabson (美國)	越永 (日本)	文等 (韓國)
	剖檢數	563,833	2,668	2,030	1,371	1,703
	性別 男 (%)	50.2	55.4	80.9	68.3	62.0
	女	49.8	44.6	19.1	31.7	38.0
心血管系	(%)	46.0	42.0	44.9	47.0	31.0
呼吸器系		12.3	23.0	23.1	16.0	23.0
中樞神經系		15.2	9.0	17.9	16.0	22.0
消化, 泌尿器系		3.5	13.0	9.7	9.0	14.0
其他		23.0	13.0	4.4	12.0	10.0

5. 急死의 共通되는 剖檢所見 *Autopsy Findings of Sudden Natural Death*[2,3]

(1) 暗赤色流動性 血液 *Dark-red Liquid Blood*

혈액이 유동성인 것은 사후 혈관내에서 일단 불완전하게 응고되었던 혈액이 혈중에 증가되는 섬유소용해효소의 작용으로 유동화되기 때문이라고 생각한다. 또 탄산이 증가되기 때문이라는 설, 급사의 경우 체온 하강이 느리기 때문에 사후에 fibrinogen 의 자가용해가 강하게 일어나기 때문이라고 생각하기도 한다. 급사의 경우 혈액이 암적색인 것은 조직호흡은 사후에도 어느 정도 계속되기 때문에 동맥혈의 산소가 소비되어 정맥혈의 성상을 띠게 된다. 질식에 의한 급사에 있어서는 산소의 공급은 없고 혈액 중의 산소가 소비되어 사망하기 때문에 동·정맥혈 공히 암적색으로 된다.

(2) 內臟의 鬱血 *Congestion of Internal Organs*

내장울혈의 정확한 원인은 아직 불명이나 폐의 울혈 때문에 우심에 울혈이 오고 이것이 대정맥계, 특히 간 및 신 등에 파급되기 때문이라고 생각되며 폐울혈의 원인으로서는 흡기성호흡곤란이 흉강내의 음압을 증가시키고 이어서 폐내에 혈액이 유입되어 울혈이 초래된다는 흉강내음압설, adrenalin 증가 때문에 말초혈액이 우심에 집결되어 소순환이 항진되기 때문에 폐에 혈액이 집결된다는 adrenalin 설이 있으나 때로는 폐가 빈혈을 보이는 경우도 있기 때문에 전부가 설명되는 것이 못된다.

(3) 粘膜, 漿膜下의 溢血點 *Petechia on Subserosa and Submucosa*

일혈점의 성인은 불명한 점이 많다. 울혈의 부분 현상이라는 설, 혈압 상승 때문이라는 설, 산소결핍에 의한 혈관장해 때문이라는 설 등이 있다.

Ⅱ 急死의 原因이 되는 질환 *Causal Diseases of Sudden Natural Death*

1. 心血管疾患 *Diseases of the Cardiovascular System*

(1) 冠狀動脈의 질환 *Coronary Artery Disease*

1) 閉鎖性冠狀動脈硬化症 *Occlusive Coronary Artery Sclerosis*[4]　관상동맥의 혈전을 동반하여 동맥경화성내강협착 또는 폐쇄 *narrowing or obliteration of the lumen of the coronary artery by atherosclerosis* 로 광범한 반흔성경색을 초래하고 그 결과 심장류 *aneurysm of heart* 를 형성한다. 이런 사람은 생전에 협심증의 진단을 받는 경우가 많다. 관상동맥폐쇄가 빈번히 일어나는 부위는 圖 3-1 과 같다.

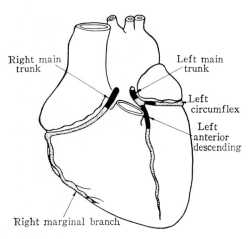

圖 3-1. 冠狀動脈 閉鎖의 好發部

2) 心臟破裂 *Rupture of the Heart*[5]　심경색에 의하여 심장벽이 파열되는데 심관혈전이 원인이 되는 경우가 많으며 좌심실벽에 잘 야기되며 발병 후 7일 전후에 가장 많다.

圖 3-2 는 폐쇄성심관질환에 속발되는 심근의 주요한 변화를 표시한 것으로 어느 것

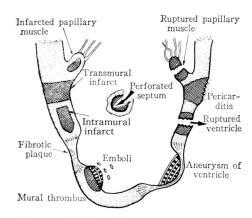

圖 3-2. 冠狀動脈 閉鎖의 그 續發的 變化

이나 급성심장사의 원인이 된다. 매독성 대동맥 중막염은 대동맥 기시부에서 말초로 진전된다. 따라서 관상동맥입구부의 협착, 또는 폐쇄를 야기시키며 대동맥판도 침범된다. 매독성 박리성대동맥류가 파열되어 혈심낭 *cardiac tamponade* 으로 사망하기도 한다.

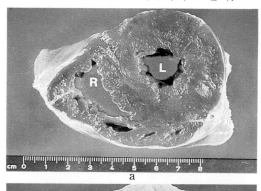

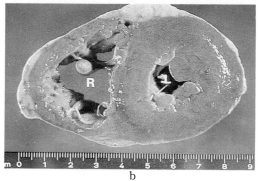

圖 3-3. 正常心臟과 同心性心筋肥大와의 비교
　　a : 正常心臟의 橫斷
　　b : 同心性心筋肥大(高血壓性)의 橫斷

(2) 高血壓性 心疾患 *Hypertensive Heart Disease*[6]

심비대 *cardiac hypertrophy* 를 동반하게 되며 심근내의 소동맥경화증이 야기되어 실질적으로는 상대성심관부전상태로 된다.

圖 3-3은 정상심근과 고혈압으로 비대된 심근을 횡단면에서 비교한 것으로 부검시 고혈압진단에 도움이 될 것이다.

(3) 心瓣膜疾患 *Heart Valvular Disease*

(4) 心筋炎 *Myocarditis*

급성간질성심근염, 감염에 합병되는 심근염 등을 본다.

(5) 梅毒性心疾患 *Syphilitic Heart Disease*

(6) 脂肪心 *Fatty Heart*

(7) 心傳導障害 *Lesions of the Conducting System*

주로 fibrosis 및 necrosis 를 본다.

(8) 慢性 alcohol 中毒性心疾患 *Chronic Alcoholic Myopathy*[7]

2. 呼吸器系疾患 *Diseases of the Respiratory System*

(1) 肺感染症 *Pulmonary Infection*

기관지폐렴, 대엽성폐렴 (圖 3-4), 인후기관지염 *laryngotracheobronchitis*, 세기관지염(주로 어린이나 노인), 폐농양(圖 3-5) 및 폐결핵(圖 3-6)은 급사의 원인이 된다. 그 중

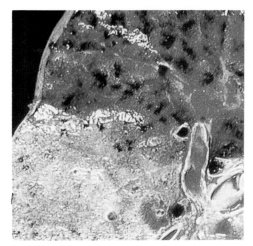

圖 **3-4.** 大葉性 肺炎(yellow hepatization stage)

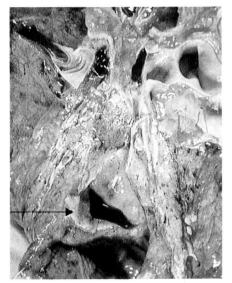

圖 **3-5.** 肺膿瘍(膿瘍壁의 破裂로 膿은 排出)

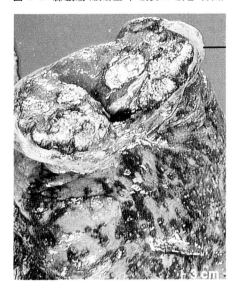

圖 **3-6.** 肺結核(肺尖에 結核性結節은 纖維性壁으로 被覆)

에서 폐결핵이 급사를 야기하는 기전은

① 소순환의 저항 증가로 인한 우심의 부담
② 병소의 기도내로의 파열 및 출혈로 인한 기도 폐쇄
③ 양측성기흉

어린이의 경우 폐표면의 작은 농양(圖 3-7)이 터져 기흉이 되는 경우가 있으며 이때

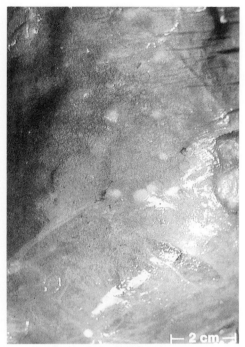

圖 3-7. 肺의 小膿瘍(本文 참조)

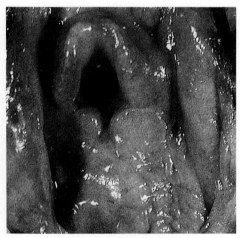

圖 3-8. 急性喉頭水腫

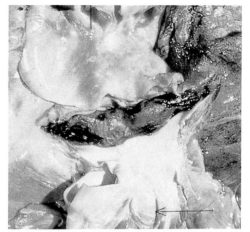

圖 3-9. 肺栓塞症(肺動脈分枝部에 saddle embolus)

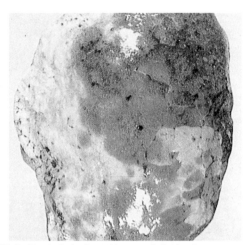

圖 3-10. 出血血의 吸引으로 窒息된 肺(上葉은 血
液 吸引으로 暗赤色)

기흉을 증명하는 방법에 의한 부검(제 2 장 중 Negative Autopsy 항 참조)을 실시치 않으면 작은 폐농양만으로는 사인이 되지 않기 때문에 사인불명이 되는 수가 있다.

　(2) 咽喉 및 聲門水腫 *Laryngeal and Vocal Cord Edema*(炎症性 또는 알레르기性) (圖 3-8)

　(3) 肺栓塞症 *Pulmonary Embolism*

　폐동맥본간의 전색(圖 3-9)은 즉사하게 되고 큰가지의 전색은 심장의 부담을 초래하여 수시간내에 사망하게 되며 소동맥일지라도 다수에 발생되면 질식의 원인이 된다.

　(4) 출혈에 의한 기도폐쇄 *Tracheal Obstruction due to Hemorrhage*

　폐암·폐결핵·식도의 정맥류·동맥류 등이 기도내로 파열되면 기도폐쇄로 인한 질식이 야기된다(圖 3-10). 때로는 diphtheria 의 위막이 박리되어 출혈과 함께 기도폐

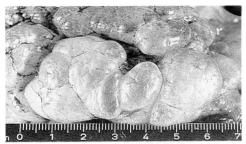

圖 3-11. 肺氣腫 *bullous emphysema*

쇄가 야기된 예도 있다.

(5) 肺氣腫 *Pulmonary Emphysema*

폐순환의 장애로 우심비대확장으로 폐성심 *cor pulmonale* 및 폐기종(圖 3-11)을 일으켜 급사하게 된다.

3. 中樞神經系疾患 *Diseases of the Central Nervous System*

(1) 特發性腦出血 *Spontaneous Intracerebral Hemorrhage*

뇌의 혈행장애 중 급사의 원인이 되는 것

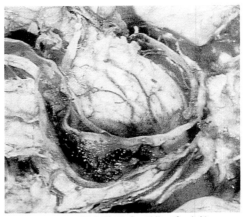

圖 3-13. 腦底動脈의 硬化 및 血栓

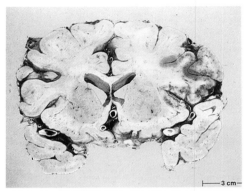

圖 3-14. 腦底動脈硬化 및 腦皮質의 梗塞症

의 주를 이루는 것은 뇌출혈이다. 뇌출혈이 야기되는 데에는 혈관의 일정한 변화와 혈압의 상승의 2가지 조건을 요하는데 혈관의 병변으로 동맥경화(圖 3-12, 圖 3-13, 圖 3-14) 및 매독성동맥내막염에 기인되는 경우가 많으며 혈압을 상승시키는 일시적인 유인으로서는 정신적 흥분·과음·과식·성교·입욕·심한 감정의 변화 등을 들 수 있다. 뇌출혈의 호발부위는 대뇌중추핵 특히 내포 주위에 가장 많고 급사의 경과를 취하는 것으로는 측뇌실 및 연수 등의 출혈이 많다.

외상성뇌출혈과 병발성뇌출혈은 감별되어야 하며 때로는 병적 변화와 외상이 같이 있는 경우가 있는데 이 때는 외상의 정도·부위 등을 고려하여 외력이 병적 변화에 미친 영향을 고려하여 판단하여야 할 것이다.

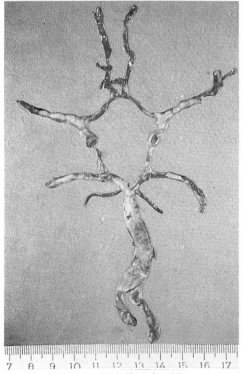

圖 3-12. 腦底動脈의 硬化

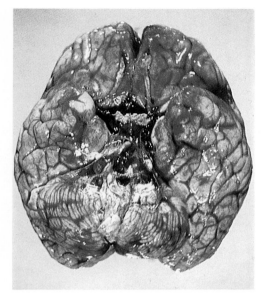

圖 3-15. 特發性蜘蛛膜下出血

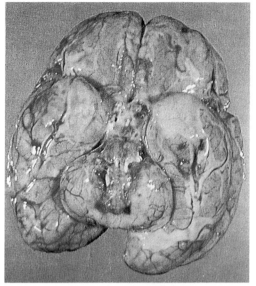

圖 3-16. 化膿性髓膜炎

(2) 蜘蛛膜下出血 *Subarachnoid Hemorrhage*
(圖 3-15)

뇌저동맥의 동맥류가 파열되면 지주막하출
혈이 야기되며 혈액은 뇌실에까지 파급된다.
젊은 여자에 많고 노인에는 적다. 출혈이 야
기되면 수초 내지 수분 내에 증상이 출현된
다. 동맥류가 외력으로 파열되는 수가 있는
데 이때는 매우 강한 외력을 요한다. 또 동
맥류가 파열되면 증상은 매우 빠른 시간 내
에 출현되기 때문에 만일 수상후 어느 정도
시간이 경과된 후에 증상이 나타났다면 그것
은 외력에 의한 파열로 인정하기 곤란한 것
이다. 때로는 서서히 파열되고 있던 동맥류
가 경미한 외력으로 완전히 파열되는 경우가
있다. 이런 때는 그 부위에서 기질화된 혈전
또는 결체직의 피막이 형성된 것을 본다. 이
런 변화는 자연히 파열되고 있었던 좋은 증
거가 되는 것이다.

(3) 髓膜炎 *Meningitis*

급성화농성염증에서 만성 염증(특히 결핵
성)에 이르기까지 여러 형을 보는데 염증이
경과중 다량의 삼출액이 급속히 삼출되면 뇌
압의 상승으로 급사하게 된다. 또 폐렴쌍구
균에 의한 화농성수막염(圖 3-16) 또는 유행

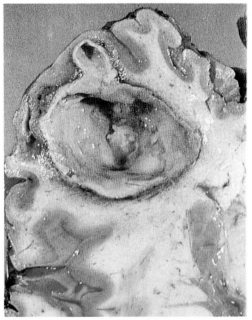

圖 3-17. 腦腫瘍

성 수막염의 경우는 그 경과가 급성이기 때
문에 발병 24~48시간 내에 사망하는 경우
가 있다. 따라서 이러한 의심이 있는 경우는
반드시 세균학적 검사를 하여야 할 것이다.

(4) 腦　炎 *Encephalitis*

(5) 腦腫瘍 *Brain Tumor* (圖 3-17)

(6) 癎　疾 *Epilepsy*

4. 消化器系疾患 *Diseases of the Alimentary System*

① 간경변(圖 3-18)에 속발되는 식도정맥류 (圖 3-19)의 파열, 출혈성 위 및 십이지장 궤양(圖 3-20)에 의한 소화관내출혈

② 천공성 위 및 십이지장궤양에 의한 복막염 (圖 3-21)

③ 장폐색(장관의 유착·엽전·중적·hernia 등 에 의한) (圖 3-22, 圖 3-23)

④ 급성출혈성췌염

⑤ 위암(소화관출혈·천공성·악액질 등이 동 반시) (圖 3-24)

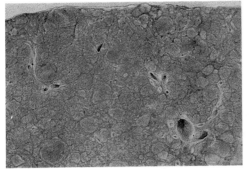

圖 3-18. 肝硬變症

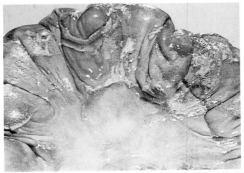

圖 3-21. 急性化膿性腹膜炎(腸과의 纖維素性癒着)

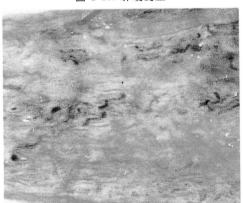

圖 3-19. 食道靜脈瘤(肝硬變症으로 인한)

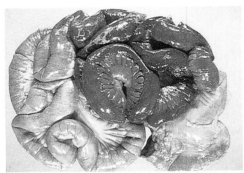

圖 3-22. 腸閉塞

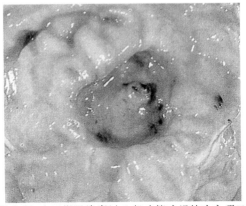

圖 3-20.十二指腸潰瘍(中心部 血管이 浸蝕되어 露呈)

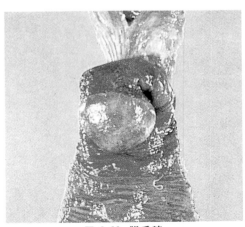

圖 3-23. 腸重積

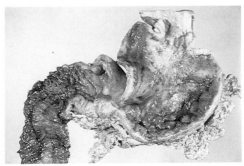

圖 3-24. 胃癌 *scirrhous type*

5. 泌尿・生殖器系疾患 *Diseases of the Urogenital System*

① 자궁외임신파열 (특히   난관임신파열) (圖 3-25)
② 난소낭종의 염전
③ 급성 및 만성 신질환(圖 3-26)
④ 子癎

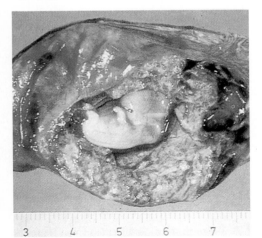

圖 3-25. 卵管妊娠破裂

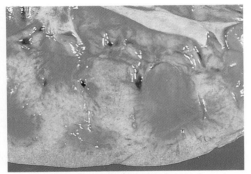

圖 3-26. 急性絲球體腎炎(割面)

6. 造血器疾患 *Diseases of the Hematopoietic Organ*

(1) 脾 腫 *Splenomegaly*

malaria・백혈병・결핵・매독・전염병 및 아편 중독자에서 심한 비종을 보는데 이러한 경우에는 용이하게 파열되어 실혈로 사망하게 된다.

7. 기타 疾患 *Miscellaneous*

① 당뇨병
② 갑상선기능항진증(Basedow 씨병)[8]
③ 패혈증
④ 만성 alcohol 중독[7]
⑤ 하퇴정맥류의 파열

8. 青壯年急死症候群 *Sudden Manhood Death Syndrome* (*SMDS*)

(1) 定 義 *Definition*

15~30 세의 건강하던 청・장년이 사인이 될 만한 병력없이 돌연히 사망하는 것으로 사후검사에서도 사인이 될 병변의 입증을 할 수 없는 죽음을 청장년급사증후군이라 한다.

Gordon & Shapiro[9]는 이러한 죽음을 Acute Neurogenic Cardiovascular Failure 로, Ferris[10]는 Acute Psychogenic or Neurogenic Cardiovascular Insufficiency 로, 필리핀에서는 Bangungut 로, 그리고 일본에서는 '폭쿠리'병으로 불리우고 있다.

SMDS 는 참된 사인이 구명되면 자연히 불리우지 않을 과도기적인 호칭이며 이것을 급성심기능부전으로 처리하는 것은 사인 구명을 위한 의학적인 노력에서 제외될 가능성이 있기 때문에 SMDS 로 부르는 것이 좋다는 견해를 지닌 학자가 많다.

전술한 Acute Neurogenic Cardiovascular Failure, Acute Psychogenic or Neurogenic Cardiovascular Insufficiency, Bangungut, '폭쿠리'병 및 SMDS 등으로 불리우는 죽음의 공통적인 특징은 다음과 같다.

(2) 死亡樣相 *Mode of Death*

15~30 세의 젊은 남자에게 많으며 남녀의 비는 14 : 1 로 남성에 많다고 한다. 계절적

으로는 5 월에서 7 월에 많이 발생되며 사망
시간은 오전 0 시에서 6 시 사이, 즉 수면 중
에 잘 야기된다는 것이다.

사망시 상황은 큰소리로 영각하듯이 소리
치며 경련을 일으키고 호흡이상・cyanosis・
구토 등의 증상을 보이며 체격 및 영양은 양
호한 사람에서 본다는 것이다.

(3) 誘 因 *Moment*

유인으로서는 취침 전의 과식・수면부족・
과로・과음・성교・꿈에 의한 자극 등을 들
수 있다.

(4) 剖檢所見 *Autopsy Findings*

① 급사의 소견을 구비
② 심장 : 경도의 비대, 심근의 미세화, 심근
단열, 핍혈성변화
③ 혈관계 : 대체로 발육부전의 경향이 있으며
특히 대동맥・관상동맥・뇌저동맥 등이 엷
은 것을 본다.
④ 내분비장기 : 흉선은 무겁고 실질성이며 부
신피질의 저형성
⑤ 혈액 : 비중・혈장총단백・혈색소량・Hct 치
가 높으며 주로 시체의 흉부에 많이 고여
있다.

그 원인은 불명이나 그 체질이 흉선임파선
특이체질과 유사하기 때문에 특이 체질을 주
장하기도 하며 자율 신경 및 내분비계의 평
형이 이러한 사람에서는 어떤 소인이 작용되
어 평형실조의 회복이 장애되기 때문이라고
주장하기도 하고 급성심관부전・심근경색・
우심실부전, 또는 부교감신경긴장증을 주장
하는 학자도 있다.

9. 胸腺淋巴腺體質 *Status Thymicolymphaticus*

일반적인 정상인으로서는 하등 문제시되지
않는 경미한 자극에 의하여 질적・양적으로
이상한 반응을 나타내며 심한 경우에는 사망
하는데 부검소견으로는 사인이 될 만한 이상
소견을 볼 수 없으며, 있다면 다음과 같다.

① 흉선의 비대 및 실질의 잔존
② 임파계조직의 증식, 즉 설근부・장간막 및
장관 등의 임파조직, 편도・비의 비대(圖 3
-27 및 3-28)

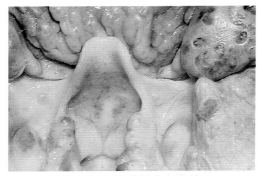

圖 3-27. 肥大增殖된 扁桃腺

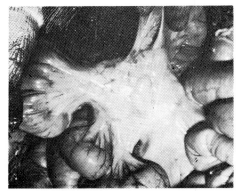

圖 3-28. 肥大增殖된 腸間膜淋巴腺

③ 심혈관계의 저형성
④ 부신의 저형성
⑤ 성기의 발육부전
⑥ 골단연골의 구루병양 변화
⑦ 피부의 창백 및 대리석양외관 *marblous
skin*

1889 년 Paltauf 가 이상과 같은 특징의 개
체를   lymphatics constitution 의   체질자로
서, 급사하기 쉽다고 보고한 이래 특이체
질・이상체질로서 원인 불명의 사인 설명에
사용되어 왔다.

특히 흉선의 비대가 주목이 되어 흉선이 크
면 흉선임파선체질자로서 취급되어 왔다.
그러나 흉선비대 자체가 흉선임파선 체질을
의미하는 것은 아니며 동맥형성부전과 흉선
비대 간에는 관계가 없는 것이 입증되었
다.[11], [12]

한편 Selye (1936) 는 부신피질부전이 있는
개체는 흉선 및 임파선의 비대, 혈관계의 저

형성을 동반하기 때문에 어떤 stress 에 급사할 수 있는 가능성이 많다는 것을 지적하였다. 그후 흉선의 비대와 부신저형성간에는 기능적 상호관계가 있음이 보고되어 현재로서는 흉선사의 문제는 부신사로의 추구로 바뀌고 있는 경향이 있다.

흉선임파선체질자가 어떤 자극에 대하여 일반적인 정상인과는 다른 반응을 보이는 것은 부정할 수 없는 사실이다. 그러나 흉선임파선체질 자체가 사인이 될 수는 없는 것이며 이러한 체질로 인한 급사, 즉 청장년급사증후군에 포함시켜야 할 것이다.

10. 實質臟器의 脂肪變性 Fat Degeneration of Parenchymatous Organs[13]

심장·간·신 등의 지방변성이 있는 사람은 경미한 자극에 대하여서 shock 증상을 나타내며 사망하게 된다.

Ⅲ 乳兒의 急死 Sudden Death of Infants

어린이의 급사는 성인과는 달리 선천성 유전성 질환, 분만시의 장애, 생후의 발육 상태 등의 인자가 중요한 것이며 저항력 또한 성인에 비하여 약하다는 것이 고려되어야 할 것이다.

1. 先天性疾患 Congenital Diseases

(1) 先天性畸形 Congenital Malformation
특히 심장 및 혈관계의 기형이 많다.
(2) 先天性代謝障碍 Congenital Disturbances of Metabolism

선천성대사장애의 대부분은 유전성인 것으로 부모 또는 어느 하나의 부모에서 돌연변이에 의한 병적 유전자에 대하여 산소 이상 또는 단백분자의 구조 이상에 의한 생화학적 이상, 임상 증상이 발현된다. 염색체의 검사 기술이 발전되어 핵형 karyotype 의 분석에 의한 염색체 수의 이상, 구조의 이상이 구명될 수 있으므로 염색체 이상의 진단이 가능하며 양수를 검사함으로써 자궁내태아에 염색체이

상이 있는지의 여부를 진단할 수 있으므로 종속 보호에 응용되고 있다.

2. 感染症 Infections

(1) 呼吸器系感染症 Respiratory Infections
자연의 원인에 의한 급사의 대부분을 점하며 특히 기관지 폐렴·바이러스성 폐렴 등이 많다.
(2) 其他의 感染症
패혈증·간염·전염병 등을 들 수 있다.

3. 分娩時障碍 Disturbances due to Delivery

두개강내출혈 또는 이로 인한 뇌성소아마비, 간의 파열 등을 분만시의 장애로 많이 본다.

4. 外 傷 Trauma

침대에서의 추락, 침구에 의한 비구폐쇄, 중독, 학대 등이 외상으로서는 많다.

5. 其 他 Miscellaneous

① 영양장애(특히 급성설사에 의한)
② 부신출혈
③ 발육부전
④ 소아암

6. 乳·幼兒急死症候群 Sudden Infant Death Syndrome(SIDS)

이것은 일명 cot death 또는 crib death 등의 이름으로 불리워 왔다. 즉 어린이가 아무런 전구증상없이 또는 있어도 경미하기 때문에 마치 건강한 것처럼 보이던 어린이가 급사하는데 대부분이 유모차 내에서 사망한다 하여 crib death 또는 cot death 의 호칭이 나오게 된 것이다. 즉 우유를 마시고 잠든 어린이가 다음날 아침에 사망된 채 발견되었다는 식의 pattern 이 가장 많은 것이다. 우리나라에는 별로 없으나 구미 제국에서는 많이 보고되고 있는데 영국의 경우는 연간 약 1,100 명, 미국에서는 약 25,000 명의 어린이가 이러한 양식의 죽음을 한다는 것이다

(Lyon).[14] 주로 2~4 개월된 남아에 많고 계절적으로는 겨울 및 이른 봄철에 많으며 발생 시간은 오전 0 시에서 6 시 사이에 많고 그 어머니는 젊은 초산부인 경우가 대부분이며 출생시 체중은 적으며 재태월수가 적은 어린이에서 많이 보며 모유보다 인공 영양을 취한 어린이에서 많으며 경한 감기 증상을 보이던 어린이에 많다는 것이다.

부검소견으로는 급성질식사 또는 급사의 일반소견 이외에 특별한 소견이 없으며 조직학적으로는 기관지염·세기관지염·기관지주위염 또는 간질성폐렴 등의 소견을 보나 그 원인은 불명인 것이다.

폐의 소견으로 보아 호흡기의 바이러스성 감염증에 의한 것이라 하여 실제 바이러스를 분리한 학자도 있으나(Gold 등, 1961),[15] 매예에서 모두 분리되는 것은 아니다(Johnston & Lowy (1966),[16] Valdes-Dapena (1963),[17] Parish 등(1964)[18]).

또 시체의 폐소견이 질식의 소견을 보이기 때문에 침구에 의한 기계적 질식 *suffocation* 을 주장하기도 하였으나(Woolley (1945),[19] Handforth (1959)[20]) 현재는 부정적이다.

Parish 등(1964)[18]은 우유단백에 의하여 감작되어 수면 중에 위 내용이 기도내로 역류되어 anaphylactic shock 를 일으킨다고 주장하였으나 Carpenter & Shaddick (1965)[21]는 모유로 영양된 어린이에서도 야기되며 또 우유로 영양된 건강한 어린이와 사망한 어린이의 우유에 대한 항체역가에 커다란 차가 없기 때문에 이 학설도 부정적이다.

그 밖에 부교감신경과민증 *hypersensitive vagal reflex* 설, 즉 경도의 후두염 등으로 폐수종·심정지가 반사적으로 야기된다고 주장 (Valdes-Dapena, 1963),[17] Ca 의 대사이상부갑상설, 즉 선의 발생 이상으로 Ca 대사의 이상으로 심근내 K／Ca 비의 이상으로 사망한다는 주장(Fragott, Cynas & Marshall, 1968),[22] 심장의 자극전도계의 이상설, 즉 Dawes (1968)[23]와 James (1968)[24]는 이러한 어린이들은 His bundle 의 좌측부 및 AV node 의 좌연에 변화를 본다는 것을 주장하였다.

이상과 같이 주장되는 여러 원인들 중에 SIDS 를 충분히 설명할 만한 것은 아직 없기 때문에 근래에 와서는 유유아급사증후군으로 호칭하고 있다.

◇ 參 考 文 獻 ◇

1) 文國鎭, 李旼圭, 鄭炳浩, 洪錫宰, 金象浩, 徐在冠, 蘇炳國：〈韓國法醫剖檢의 統計的 考察〉, 「韓法醫誌」, 2：1, 5, 1978

2) Simpson, K.：Pathology of sudden death, *Lancet,* 2, 745, 1947

3) Simpson, K.：The pathology of sudden death from natural causes, In：*Mordern Trends in Forensic Medicine,* London, Butterworths, 57, 1953

4) Mcvie, J. G.：Postmortem detection of apparent myocardial infarction, *J. Clin. Pathol.,* 23：203, 1970

5) Johnson, H.R.M.：Rupture of the myocardium and aorta, In：*Recent advances in Forensic Pathology,* London, Churchill, 3rd Ed., 49, 1969

6) Mant, A.K.：Sudden and unexpected death, *Practitioner,* 209, 273, 1972

7) Laune, W.：Alcohol as a cause of sudden death, *Med. J. Aust.,* 1：1224, 1971

8) Parker, J. L. & Lawson, D. H.：Death from thyrotoxicosis, *Lancet,* 2, 894, 1973

9) Gordon, I. & Shapiro, H.A.：Deaths from acute neurogenic cardiovascular failure, In：*Forensic Medicine,* Churchill Livingstone, lst Ed., London, 126, 1975

10) Ferris, J.：Definition of the terms used in connection with the pathology of sudden cardiac deaths, *International symposium on natural unexpected death,* 39, 1978

11) Greenwood, M. & Wood, H. M.：Status thymicolymphaticus considered in the light of

recent work on the thymus, *J. Hyg.*, 26, 305, 1927

12) Young, M. and Turnbull, H. M. : An analysis of the data collected by the status lymphaticus investigation committee, *J. Path. Bact.*, 34, 213, 1931

13) Richards, H. G. : Sudden death due to fatty degeneration of myocardium and liver, *Med. Sci. Law*, 4, 182, 1964

14) Lyons, M. : Cot deaths, sudden death in infancy syndrome, In : *Mordern Trends in Forensic Medicine*, 3, Bell & Bain Ltd, Glasgow, 1, 1973

15) Gold, E. and Adelson, L. : Viral infection ; a possible cause of sudden, unexpected death in infants, *New Eng. J. Med.*, 264, 53, 1964

16) Johnstone, J. M. and Lowy, H.S. : Role of infection in cot death, *Br. Med. J.*, 1 : 706, 1966

17) Valdes-Dapena, M.A. : Sudden and unexpected death in infants, *Pediat. Clins. N. Am.*, 10 : 693, 1963

18) Parish, W. E. Richard, C.B., Frances, N.E. and Coombs, R.R.A. : Further investigations on the hypothesis that some cases of cot death are due to modified anaphylactic reaction to cow's milk, *Int. Archs. Allergy appl. Immun.*, 24 : 215, 1964

19) Wooley, P.V. : Mechanical suffocation during infancy, *J. Pediat.*, 26, 579, 1945

20) Handforth, C. R. : Sudden unexpected deaths in infants, *Can. Med. Ass. J.*, 80, 872, 1959

21) Carpenter, R. G. and Shaddick, C. W. : Role of infection, suffocation and bottle feeding in cot death, *Br. J. Prev. Soc. Med.*, 19, 1, 1965

22) Fragott, P., Lynas, M.A. and Marshall, T. K. : Sudden death in babies ; epidemiology, *Am. J. Cardiol.*, 22, 457, 1968

23) Dawes, G. : Sudden death in babies ; physiology of the fetus and newborn, *Am. J. Cardiol.*, 22, 469, 1968

24) James, T. : Sudden death in babies ; New observations in the heart, *Am. J. Cardiol.*, 22, 479, 1968

第4章 屍體現象 및 死後經過時間
Postmortem Changes and Time after Death

인간이 사망하면 그 직후부터 일정한 변화가 진행되는데 이를 시체현상이라 하며 죽음 직후에 일어나는 시체 현상을 사징이라 한다.

Ⅰ 死 徵 Signs of Death

사징에는 대략 다음과 같은 변화들을 본다.

심장 운동의 정지
자발호흡운동의 정지
동공산대·대광반사 및 기타 반사의 소실
안압저하 및 각막혼탁
근육의 이완
피부의 창백화
피부 및 외표점막의 건조
체온 하강

외과수술 때에 시행되는 초저체온법에서는 5시간 내외의 혈류정지가 가능하다고 한다. 이때는 동공 및 대광반사의 소실, 심장 및 자발호흡운동의 정지 등으로 뇌파·심전도 및 혈압 등이 생체로서의 반응을 거의 나타내지 않으므로 법률적 또는 임상적 죽음의 판단 기준을 거의 충족시키는 수가 있다. 그러나 이것은 참된 죽음이 아니라 기능정지상태 anabiosis 라고 하며 전자와는 구별하여야 한다. 정도의 차는 있으나 이러한 현상이 약물 중독·마취 등 때에도 나타나게 된다. 따라서, '죽음의 확징'은 조기시체현상이 출현되면 가능한 것이다.

Ⅱ 早期屍體現象
Early Postmortem Changes

1. 體溫下降 Cooling of the Body Heat, Algor Mortis

사망과 더불어 인체에서 일어나던 체온 생산의 화학 현상은 정지되고 복사 및 전도에 따라 지녔던 체온은 점차 내리기 시작하여 그 주위의 온도와 비슷하게 된다. 사후 체온이 내리는 것은 그 당시의 기온과 시간과 관계된다.

시체의 체온은 직장내 온도의 측정으로 표시된다. 이것은 직장내 온도가 비교적 안정되고 측정 오차가 비교적 적기 때문이다.[1)~5)]

(1) 死後, 體溫下降에 영향을 미치는 因子 Influential Factors for Cooling of the Body Heat after Death

1) 死 因

a) 두부외상 특히 뇌간부손상: 두부외상 특히 체온조절중추가 있는 시상하부의 손상은 이 부위의 온도조절불능으로 사전기에서 사후 3~4 시간에 걸쳐 체온이 일시적으로 상승되는 수가 있다.

b) 일사병 sun stroke 및 열사병 heat stroke: 생존시의 열발생기구에 이상을 초래하기 때문에 고도의 acidosis 로 되고 이것이 체온조절중추에 영향을 미치게 되며 방열보다도 열생산이 컸었다는 것도 물리적인 조건이 될 것이다.

c) 파상풍 tetanus 및 Strychnine 중독: 생전시 근육에 고도의 열발생이 있었기 때문

에 사후에도 일시적인 상승을 보게 된다.

d) 패혈증 *septicemia*, 균혈증 *bacteremia*, 기타 열성질환 *febrile diseases*: 생체에서 세균의 번식과 활동이 심하였던 경우에도 일시적인 상승을 본다.

e) 동사 *death from cold*: 이때는 생전에 떨어졌던 체온이 사후에 더욱 급속히 하강하게 된다.

2) 사망 당시의 着衣狀態

3) 시체가 놓여진 주위의 조건 기온·기습·대기중·수중 또는 토양 중에 따라 많은 차이가 생긴다.

최근에는 건축술의 발달로 실내 보온이 잘 되어 겨울과 여름에 따르는 계절의 영향을 적게 받으므로 밀폐된 방에 시체가 방치되는 경우 사후 경과시간의 추정이 약 12시간의 차를 보인 예가 있다. 그러므로 사후시체가 방치된 장소가 많은 영향을 주게 된다.

4) 사망자의 신체적 조건 연령·체격·영양·피하지방의 정도 등에 따라 차가 생기게 된다.

(2) 體溫下降과 死後經過時間推定 *Cooling of the Body Heat and Estimation of Time after Death*

Newton의 냉각법칙에 의하면 물체와 주위와의 온도차가 작을 때는 물체의 냉각 속도는 물체와 주위와의 온도차에 비례하며 물체의 열용량에 역비례하고 물체의 표면의 성질 및 표면적 등에 의해 지배된다.

시체의 경우는 기온이 낮을수록, 피부가 습할수록, 착의가 엷을수록, 마른 사람일수록, 통풍이 좋을수록, 정수에서보다 유수에서, 어른보다는 어린이나 노인에서, 여자보다는 남자가 체온 하강 속도가 빠르다.

이렇듯 체온 하강을 지배하는 인자가 많기 때문에 체온의 어떤 일시점의 측정만으로 사후경과시간을 논한다는 것은 실제적 가치가 적다.[6]

직장체온도 보고자에 따라 차이가 있는데 서양인의 경우 평균 37.2℃ (Landois), 36.8~37.5℃ (Munk-Schulze), 37.1~37.5℃ (Arthus) 이며 동양인의 경우 36.5~37.5℃로서 평균 37.2℃ (越智)라고 한다.[7] 또 직장체온은 조석에 따르는 차가 있어 오전 2~5시에는 36.5℃, 또 오후 5~8시에는 37.5℃로서 약 1℃의 차를 보이는 것이다.

〈表 4-1〉 體溫下降과 死後經過時間

直腸內溫度	死後經過時間	直腸內溫度	死後經過時間
36℃	1~1.5 h	29℃	7~11 h
35℃	2~2.5 h	28℃	8~13 h
34℃	3~4 h	27℃	9~15 h
33℃	4~5 h	26℃	11~17 h
32℃	4~6 h	25℃	13~19 h
31℃	5~7 h	24℃	15~23 h
30℃	6~9 h	23℃	18 h

Mueller[8]의 보고에 의하면 평시 건강하였던 사람이 어떤 사고로 사망하였을 때 17~18℃의 환경에서 직장체온으로 추정되는 사후경과시는 〈表 4-1〉과 같다. 또 살찐 사람과 마른 사람을 옷을 벗겨서 17~18℃에 방치하였을 때 사후 10시간까지 마른 사람은 시간당 1℃씩 내리고 살찐 사람은 0.75℃씩 내린다는 것이며 그후 즉 10~20시간 사이에서는 마른 사람과 살찐 사람 모두가 시간당 0.5℃씩 하강한다는 것이다.

또 여름에는 이 추산치에 1.4를, 겨울에는 0.7을 곱(乘)해 주면 사후 경과 시간이 추정된다는 것이다.

예를 들어 겨울에 발견된 마른 사람의 시체의 직장체온이 25℃였다면, 37－25＝12℃로서 12×0.7＝8.4 즉 8시간 내지 8시간 반이 경과된 것이 되며 봄·가을이라면 14시간, 여름이라면 12×1.4＝17.8 즉 17시간 내지 18시간이 경과된 셈이 되며 다음과 같은 공식도 이용된다.

$$\text{사후경과시간} = \frac{37℃ - \text{직장체온}}{0.83} \times \begin{matrix} 0.7(\text{겨울}) \\ 1.4(\text{여름}) \end{matrix}$$

그런데 실례에 있어서 시체 직장체온의 단 1회의 채취로써 사후 시간을 논하는데는 많은 어려움이 있다. 따라서 부패 현상이 일어나지 않은 비교적 신선한 시체에서는 직장

체온을 1 시간 간격으로 3 회 이상을 재고 그
하강 속도를 구한 다음 이것을 역산하는 방
법을 쓰는 것이 안전하다.

　예를 들어 아침 8 시에 발견된 시체의 직
장 체온이 32.2℃, 9 시에 31.2℃, 10 시에는
30.2℃ 를 각각 표시하였다면 이 시체는 시간
당 1℃ 의 하강 속도 범위내에 있는 것이므로
37—32.3＝4.7 즉 사후 4 시간 내지 5 시간이
경과된 것을 의미하는 것이다. 즉 직장체온
을 동적으로 검사함으로써 비교적 정확한 사
후 경과 시간을 논할 수 있는 것이다.

2. 血液就下 및 屍斑 *Hypostasis and Postmortem Lividity*

　사람이 살아 있는 동안은 혈액이 순환되기
때문에 우리는 적혈구의 중량이 무시된 속에
서 생활한다. 그러나 죽음이 우리에게 다가
온 후에는 보잘것없는 적혈구의 무게마저도
우리 몸은 지탱할 능력을 상실하게 되는 것
이다.

　따라서 혈구가 자기 중량 때문에 높은 곳
에서 낮은 곳으로 흘러 모이게 되는데 이러
한 현상을 혈액취하라고 한다. 따라서 혈액
취하의 전제는 유동혈이라야 한다. 유동혈이
혈관을 따라 시체 하부의 모세혈관에 집결되
어 충만되게 된다. 특히 질식사 때는 혈액의

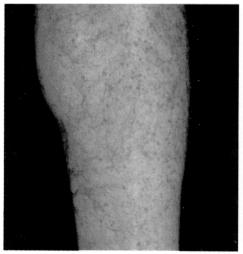

圖 4-1. Tardieu's spot

유동성이 강하며 급격히 모세혈관을 충만하
고 산소결핍 때문에 모세관의 경련파열을 일
으켜 일혈점을 형성하게 되는데 이것을
Tardieu's spots 라고 한다(圖 4-1).

　혈액취하에 있어 가장 많은 비중을 차지하
는 것은 적혈구이다. 따라서 시체 하부
dependent part 의 피부는 암적갈색으로 착색
이 된다. 이러한 현상을 시반이라 하며 내장
의 하표면에서도 이런 현상을 보는데 이것은
혈액취하라 하며 시반이라 하지 않는다.

　(1) 屍斑 *Postmortem Lividity, Livor Mortis*
　시체의 피부에 발생된 혈액취하 현상을 시
반이라 한다.

　1) 出現部位　시반은 시체의 하방부에
발생하는 것이 원칙이다. 만일 시체가 앙와
위 *face up position* 를 취하고 있었다면 후두
부·배부 및 사지후면에 출현하게 된다. 그
러나 하방부로 된 부위가 좁은 부분이라면
하방부만이 아니라 상부에까지도 출현되는
수가 있다. 이런 현상을 자주 보는 것은 상
박부이며 앙와위 때 측흉복부에 출현하는 것
도 같은 현상 때문이다.

　또 시반은 비록 시체의 하방부라 할지라도
압박된 부위에는 출현되지 않는다. 예를 들
어 앙와위 때 견갑부·둔부는 돌출되어 지면
에 닿은 부위이기 때문에 여기에는 시반이
출현되지 않는다(圖 4-2). 그 이유는 유동혈
이 하방부로 이동되어 왔지만 압박받고 있는
부위의 모세관으로는 흘러갈 수 없기 때문이
다.

　따라서 시반은 사후 시체가 취한 체위를

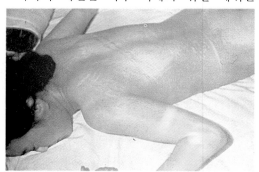

圖 4-2. 屍斑(壓迫部位에는 不出現)

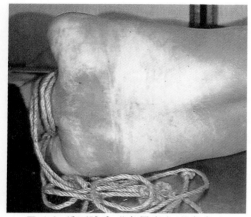

圖 4-3. 縊死體의 背部屍斑은 他殺表示

말해 주며 또 어떤 곳에 또는 물체 위에 방치되었는가를 말해 준다. 실제 사건에 있어서는 사망 장소가 시체 발견 장소인지 그렇지 않으면 다른 장소에서 사망한 것을 운반하였는지의 문제가 있을 때 많이 참고된다. 예를 들어 圖 4-3과 같이 의사체의 시반이 배부에 있다면 그것은 타살을 강력히 시사하는 것이다.

2) 色　시체의 혈액은 통상 정맥의 빛깔인 암적색이다. 이 빛깔을 피부를 통해서 본 것이 바로 시반의 빛깔이다. 즉 암적갈색 내지는 암적자색을 보인다.

그러나 익사 또는 동사하여 산화헤모글로빈 HbO_2이 장시간 시체에 머물러 있거나,

일산화탄소중독·청산염중독 때는 COHb 또는 CNHb 때문에 그 빛깔은 선홍색을 보인다(圖 4-4 a, b). 비록 다른 사인으로 사망한 경우라 할지라도 사후 곧 냉동시체 안치소에 머물게 되면 냉동 때와 같은 이유로 선홍색의 시반을 보인다.

metHb 형성독……예를 들어 염소산칼리 *potassium chlorate* 중독 때는 황갈색의 시반을 보이며 유화수소 *hydrogen sulphide* 중독이나 부패가 진행되어 유화수소가 발생되었을 때는 sulphide-Hb 때문에 시반은 녹갈색을 나타내게 된다.

3) 强弱의 差　시반의 강약의 차, 즉 출현면적과 빛깔의 차는 유동혈의 다소의 차로 결정된다. 전술한 Tardieu's spots 의 경우가 가장 강한 시반의 경우라 할 수 있으며 병적 빈혈 또는 외상성빈혈 때는 유동혈이 적거나 없기 때문에 시반이 약하거나 전혀 출혈되지 않는 경우도 있다.

(2) 屍斑과 死後經過時間推定 *Postmortem Lividity and Estimation of Time after Death*

시반이 출현되는 것은 빠르면 사후 30분부터이나 평균 사후 1시간 후부터이다. 처음에는 점상이던 것이 시간 경과와 더불어 점차 커져서 서로 융합되는데 사후 4~5시간에 이르면 반 *macula* 을 형성하게 된다.

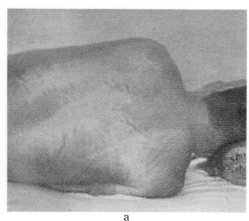
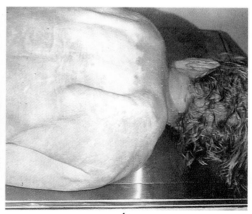

a　　　　b

圖 4-4. 屍斑의 빛깔 比較
a : 屍斑의 一般的 빛깔(暗赤褐色)
b : 一酸化炭素中毒死의 屍斑(鮮紅色)

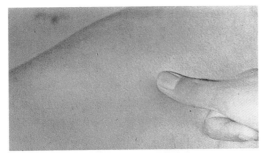

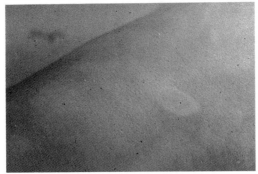

圖 4-5. 指壓으로 褪色된 屍斑(Watanabe)

사후 4~5시간 이내의 시반에 지압을 가하여 보면 그 부위가 퇴색되어 백색으로 된다(圖 4-5). 시간이 점차 지남에 따라 시체 내에 자가융해가 시작되면 그 부분 현상으로 적혈구에도 용혈이 오게 되고 용혈된 혈색소는 혈관벽을 염색하게 되고 혈관벽을 통과하며 주위조직으로 침입하게 된다. 이런 현상을 침윤성시반 *infiltrative postmortem lividity* 이라고·하며 이것은 사후 약 10시간에 보게 된다.

침윤성시반이 형성되기 전에는 혈구들이 혈관내에 머물고 있기 때문에 시체를 이동하여 체위를 변경하면 일단 형성되었던 시반이라 할지라도 새로운 하방부에 재형성이 일어나게 된다. 이러한 현상을 시반의 이동 *shifting of postmortem lividity* 이라고 한다.

침윤성시반이 형성된 시기라 할지라도 소량의 유동혈은 남기 때문에 체위를 변경하면 새로운 하방부에 약하나마 시반이 형성된다. 동시에 이미 형성된 침윤성시반은 그대로 남게 된다. 따라서 외견상으로는 연속되어 같은 시반으로 보이는 것이지만 지압을 가하여

보면 퇴색되는 시반과 되지 않는 시반의 이중의 시반을 보는 수가 있는데 이것은 시체의 이동 또는 체위 변경을 의미하는 것이다.

사후 약 12시간에 이르면 시반은 고도로 강하게 출현하게 된다. 사후 2~3일이 경과되면 부패로 혈구는 완전히 용혈되어 진피에 혈색소침윤이 일어나 시반이 있었던 부위와 없었던 부위와의 구분이 없어지게 된다.

(3) 屍斑과 皮下出血의 鑑別 *Differentiation of Postmortem Lividity and Subcutaneous Bleeding*

시반과 피하출혈은 외견상 그 소견이 유사하기 때문에 혼동되기 쉽다. 만일 시반을 피하출혈로 오인하는 경우 외상을 받은 결과가 되기 때문에 타살 아닌 시체를 타살로 보고 수사하는 번거로움이 생기기도 하며 만일 피하 출혈을 시반으로 오인하는 경우에는 타살을 놓쳐 범죄가 은폐되는 수도 있기 때문에 이 감별은 법의학적으로 매우 중요한 의의를 지니게 된다. 이에 감별점을 다음 〈表 4-2〉에 열거하기로 한다.

〈表 4-2〉　　屍斑 및 皮下出血의 鑑別

	屍　　　斑	皮下出血
1. 出現部位	반드시 屍體의 下方	어느 部位에나
2. 移　　動	浸潤性屍斑前에는 可能	移動이 없음
3. 指　　壓	早期에는 褪色	褪色이 없음
4. 切　　開	流動血	凝血

(4) 實質臟器의 血液就下 *Hypostasis in Visceral Organs*

사후 내장기에도 혈액취하가 야기되는데 병적인 변화로 오인되는 수가 있어서 주의를 요한다. 이제 혼동되기 쉬운 소견을 기술하기로 한다.

1) 頭部　앙와위의 시체는 후두부의 시반과 좌상이 혼동되는 수가 있으며 그 해당 부위의 대뇌후두엽에 혈액취하가 일어나 지주막하출혈과 혼동되기 쉽다.

2) 肺　앙와위 시체의 경우는 폐하엽배면에 혈액취하가 일어나 폐렴과 혼동되기 쉽다.

3) 氣管, 腸管 및 膵에서도 炎症과 혼동되기 쉽다   이의 감별은 염증의 경우는 혈관의 충혈 이외에 염증세포의 침윤을 보게 된다. 지주막하의 혈관의 경우는 혈액취하라면 혈관내에 혈구가 머물고 있는 것을 확인할 수 있으며 용혈로 혈색소가 주위 조직으로 침윤된 경우 취하가 용혈된 것은 매우 엷은 착색뿐이나 출혈의 경우는 두터운 층을 형성한 것을 보게 되고 착색의 정도도 심하다.

3. 屍體硬直, 屍剛 Postmortem Rigidity, Rigor Mortis

사망후 근육의 이완 시기가 지나면 일정한 시간 후에 근육의 강직 *stiffening* 이 일어나 관절의 굴곡이 곤란해지고 각 관절은 사망시의 체위대로 고정된다. 이러한 현상을 시체경직 또는 시강이라 한다.

시강은 골격근·심근 및 평활근을 막론하고 모두 출현되며 이것이 최고에 이르면 전신은 마치 하나의 나무판과 같이 단단한 강직을 보이게 된다.

(1) 發生機轉 Mechanism of Postmortem Rigidity

시강은 화학적 내지는 물리화학적 변화에 의한 현상으로서 이의 발생기전에 대해서는 여러가지 설이 있다.

1) 乾燥說   사후의 체액취하로 근육의 수분이 감소 내지는 건조되기 때문이라고 생각했으며 그 증거로서 높은 부위의 근육부터 강직이 일어난다는 것이다. 그러나 실제에 있어서는 건조되지 않은 근육에서도 시강이 증명되므로 이 학설은 역사적인 것으로 생각하는 것이 좋을 것이다.

2) 乳酸說   근세포내의 glycogen 은 사후 분해되어 유산을 생성하게 된다. 시체에서는 근세포에 대하여 산소의 공급이 중단된 상태이므로 유산은 분해되지 않고 축적된다. 그 결과 pH 는 산성으로 되고 근세포의 단백질은 팽화되기 때문에 강직이 일어난다는 것이다. 이를 뒷받침하는 실험은 많다. 저자도 한동안 이 학설에 찬동하여 동물 실험을 실시한 바 있다. 그러나 실제에 있어서는 알칼리성 근육에서도 강직은 일어나기 때문에 이 학설 역시 흔들리게 되었다.

3) 神經說   동일 개체에서 한쪽 하지의 신경을 절단하여 방치하면 신경을 절단하지 않은 측의 하지보다 강직이 지연된다는 동물실험이 있다. 또 사직전에 극도의 정신적 흥분상태에서 근육에 강한 힘을 주고 사망하는 경우에는 그때 주어진 힘, 즉 근육의 수축이 그대로 강직으로 변한다 하여 이를 시련 또는 즉시성 시체경직 *cadaveric spasm* 이라고 하는데(圖 4-6) 이것 역시 신경설로 설명하고 있다. [9]

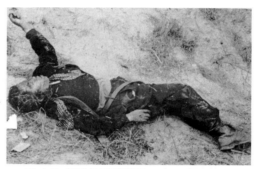

圖 4-6. 卽時性屍體硬直 *cadaveric spasm*

이러한 현상은 acetylcholine 이 시강발생 기전에 영향을 미치는 것으로 생각된다.

4) ATP 說   Bate-Smith 및 Bendall (1949)[10],[11]에 의하면 근섬유는 myosin 및 actin 의 두 사상체 *filament* 로 구성되는데 (圖 4-7) 생전에는 actin 과 myosin 사상체가 서로 떨어져 있기 때문에 근육은 연한 상태를 유지하게 된다. 근육의 수축에는 actin 과 myosin 중에 흡착되어 있는 ATP *adenosine triphosphate* 를 필요로 하는데 ATP 는 쉬고 있는 근육에는 많이 축적되어 있으며 항상 일정한 정도로 유지되나 사후에는 ATP 의 재합성이 이루어지지 않기 때문에 근단백질의 탈수 및 교양화가 일어나 수축성이 감소되고 근육의 경직을 일으킨다는 것이다. 이것이 생체에서는 가역적으로 작용하나 시체에서는 불가역적이기 때문에 경직은 점

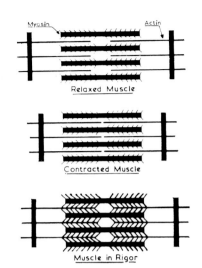

圖 **4-7.** 筋纖維內 myosin 과 actin filament 의
配列 模型(Bate-Smith, Bendall)

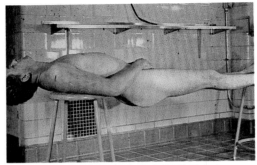

圖 **4-8.** 全身에 출현된 屍剛(Spitz)

점 심하여지며 ATP 양이 1/4로 감소되면
근육의 수축은 전혀 일어나지 않으며 시강을
형성한다는 것이다(Huxley, 1974).[12] 최근에
는 이 학설을 지지하는 이가 많다.

(2) 發生順序 *The Order of Postmortem
　　Rigidity*

시강이 출현되는 것은 일시에 전신 근육에
출현되는 것이 아니라 Nysten 의 법칙에 따
라 출현된다. 즉 악 및 경부에서 시작하여
상지 및 하지로 진행되는 하행형 *descending
type* 으로 진행된다. 매우 드물게는 하지에서
진행되어 경부에 이르는 상행형 *ascending
type* 도 있는 것이다.

일정한 시간 후에는 처음 발생된 순서대로
시강은 소실되는 것이다.

(3) 屍剛과 死後經過時間推定 *Postmortem
　　Rigidity and Estimation of the Time after
　　Death*

하행형 시강의 경우는 빠르면 사후 1시
간, 평균적으로는 사후 2~3시간에 악관절
에 출현되기 시작하여 6~7시간 후에는 전
신에 출현되며 10~12시간 후에는 최고도에
달한다(圖 4-8).

사후 5~7시간 이내의 시강은 인공적으로

소실시켰을 때 그 부위에 재경직이 일어나는
것을 볼 수 있으나 7~8시간 이상 경과된
시강은 인공적으로 소실시켰을 때 재경직이
일어나지 않는다. 일단 최고도에 달했던 시
강은 일정한 시간 후, 즉 여름에는 24~36
시간, 봄과 가을에는 48~60시간, 겨울에는
3~7일 후에 발생된 순서대로 소실되는 것
이다.

(4) 屍剛에 영향을 미치는 因子 *Influential
　　Factors for Postmortem Rigidity*

1) 氣溫　고온에서는 출현도 빠르고 지
속시간도 짧으며, 저온에서는 출현도 느리고
지속 시간이 길다.

동결되었던 시체를 덥게 하여 동결을 푸는
경우 시강도 같이 풀리는 경우가 많다.

2) 個體差　근육발달이 좋은 건강하였던
사람일수록 시강은 강하다.

3) 年齡　어린이나 노인은 출현이 빠른
대신 지속 시간이 짧고 경직의 정도도 약하
다. 신생아의 경우는 사후 10~30분에 출현
되어 30분 내외가 경과되면 소실된다.

4) 죽음 직전의 상태　죽음 직전에 근육
운동을 많이 하여 근육의 피로가 온 경우,
파상풍, strychnine 중독 때는 출현이 빠르
고 소실도 빠르다.

5) 死因　燐중독·패혈증·급성열성질환의
경우는 경직이 약하다.

6) 屈筋과 伸筋의 차　시강은 일반적으로
굴근이 신근보다 강하다. 따라서 관절은 다
소 굴곡된 채로 고정된다. 이런 것이 수지에
서는 더욱 뚜렷하다. 그 예로 대부분의 시체

의 손은 무엇을 쥐려는 듯한 모양을 보여 수장부검사가 힘든 것을 흔히 경험하게 된다.

(5) 內部臟器의 屍剛 *Postmortem Rigidity of Internal Organs*

1) 心筋의 屍剛 심근은 사후 약 30분부터 강직이 오기 시작하여 12~15시간 후에는 소실되기 시작하며 48~72시간 후에는 완전히 소실된다.

심근에 강직이 일어나면 심실이 수축되어 혈액이 심장 밖으로 나가게 되어 심실의 혈량은 감소된다. 이 시기에 취하로 적혈구가 침강되어 오면 심실내 혈액은 적혈구가 많은 혈액으로 되며 강직이 소실되면 혈액은 심실로 다시 역류하여 심실은 혈액으로 충만된다. 심근에 경직이 오면 그 경도가 증가된다. 그러나 심근에 병변이 있는 경우에는 강직이 일어나도 그 경도가 증가되지 않는다. 따라서 심장검사시 일단은 심장의 경도를 촉지하여 보아서 경직이 일어나야 할 시기인데 연한 심근이라면 심근에 어떤 병변이 있다는 것을 암시한다는 것을 잊어서는 안 될 것이다.

2) 橫隔膜의 屍剛 횡격막에 시강이 일어나면 횡격막이 편평해지며 흉강의 용적은 증가된다. 의사의 경우는 이렇게 흉강의 용적이 증가되고 있을 때 목에 결박되었던 끈을 급히 풀면 공기가 기도내로 유입하여 마치 시체가 소리를 내는 것 같은 것을 느낄 때가 있다.

3) 平滑筋의 屍剛 擧睾筋의 강직으로 음낭수축을 보며 정낭근의 수축으로 정액의 배설, 입모근의 수축으로 아피 *cutis anserina, goose skin* 를 보며 유문괄약근에 강직이 오면 이를 가위로 절개할 때 상당한 저항을 느끼게 된다. 장관에 경직이 오면 장중첩과 유사한 소견을 보일 때가 있다.

Ⅲ 晚期屍體現象
Late Postmortem Changes

만기시체현상은 주로 화학적인 변화에 의한 시체의 붕괴적 변화이다. 그 화학적 변화의 과정은 고급 화합물에서 저급 화합물로, 고분자에서 저분자로, 최종분해산물은 수소화합물과 산소화합물로 되는 것이다. 즉 고체에서 액체 또는 기체로 변화 분해되어 유실되거나 휘산되어 시체는 결국 없어지게 되는 것이다.

1. 自家融解 *Autolysis*

인체세포가 생활력을 상실하면 미생물의 관여없이도 세포 가운데의 자기효소에 의해 혐기적인 분해가 일어나 세포 구성 성분은 분해되어 세포는 변성되고 세포간 결합의 붕괴로 조직은 연화된다. 이런 현상을 자가융해라 한다. 그 중요한 변화는 다음과 같다.

(1) 血色素浸潤 *Hemoglobin Infiltration*

적혈구의 용혈로 혈색소가 용출되어 혈관내막·심내벽 및 주위 조직에 침윤되어 붉게 염색된 것을 본다.

(2) 膽汁浸潤 *Bile Infiltration*

살아 있는 세포는 담즙에 염색되지 않으나 사후 자가융해가 진행되면 우선 담낭이 염색되고 그 주위 조직이 염색된 것을 부검시 자주 보게 된다.

(3) 胃液에 의한 自家消化 *Autodigestion by Gastric Juice*

사후 소화관점막 및 그 주위조직은 위액의 소화작용을 받게 된다. 즉 위에서는 주로 저부가 소화되어 점막은 박리되고 혈액이 용혈되면 혈색소가 혈관 주위에 염착되어 혈관망을 형성하게 되며 혈색소는 다시 위액의 염산의 작용으로 갈색으로 변화된다. 또 담즙에 의해 염착된 부분도 보게 되며 심한 경우에는 위벽이 천공되기도 한다. 천공된 부위의 녹변은 종이 찢어진 모양 *ragged margin* 을 보이며 그 부위에 생활 반응이 없는 것으로 생존의 천공과 구별된다.

위가 천공되면 위액이 복강내로 유출되어 그 주위 장기를 장막면에서부터 소화하게 된다. 주로 십이지장, 비에서 보나 심한 경우에는 횡격막이 소화 천공되어 흉강내로 위액이 들어가 폐가 소화되는 경우도 있는 것이다.

(4) 屍胎浸軟 *Maceration*

태아가 자궁내에서 사망하는 경우 자궁내에는 무균상태이기 때문에 부패는 일어나지 않고 자가융해만 진행된다. 이런 현상을 시태침연이라 한다.

(5) 內部臟器의 自家融解 *Autolysis of Internal Organs*

모든 내부장기의 세포는 사후 수시간이 지나면 현미경적으로 자가융해의 소견, 즉 세포의 혼탁종창 *cloudy swelling*, 핵융해 *karyolysis* 등을 보게 된다.

2. 腐　敗 *Putrefaction*

사후 일정한 시간이 경과하면 미생물에 의한 질소 화합물의 분해로 시체는 유기적 상태에서 무기적 상태로 변화되는데 이러한 과정을 부패라 한다.

(1) 腐敗에 의한 形態學的 變化 *Morphological Changes by Putrefaction*

부패에 의하여 변화되기 쉬운 장기와 잘 변화되지 않는 장기가 있다. 부패되기 쉬운 장기는 뇌·기관점막·위·장·비·간 및 임신자궁 등이며 부패에 비교적 저항하는 장기로는 식도·횡격막·심장·폐·신·방광·자궁·전립선·혈관·인대·모발 및 골조직 등이다.

1) 腐敗網 *Marbling* 체내 특히 장내에서 세균의 번식이 일정한 과정을 지나면 혈관계를 침습하게 되어 피내정맥주위에 혈색소, 유화 Hb, 또는 유화 methemoglobin 이 침윤되어 피하의 정맥망이 외표에서 나무가지 모양으로 보이는데 이것을 부패망이라 한다 (圖 4-9).

2) 腐敗 가스의 發生 *Production of Putrefacted Gas* 부패 가스의 주성분은 유화수소와 ammonia 이며 특히 welchii 균은 많은 가스를 발생하게 된다. 부패 가스의 증가 때문에 보는 변화의 주요한 것은 다음과 같다.

a) 체강 및 조직내로의 출혈 :　혈관

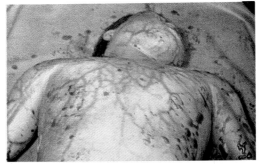

圖 4-9. 腐敗網 *Marbling*(Watanabe)

내에 발생된 부패 가스의 압력 때문에 혈액은 말초로 밀리게 되며 말초 혈관은 파열되어 조직 및 체내강로로 출혈되는 경우가 있다.

b) 복강내 가스 충만 :　이 때문에 횡격막이 거상되어 기도에서 포말액의 유출을 보거나 위가 압박을 받아 위내용이 역류되어 기도내로 들어가기도 한다. 또 직장 및 방광이 압박되어 대소변이 배출되기도 한다.

c) 거인양변화 *gigantism* :　부패 가스가 조직 사이로 침윤되어 기종상을 나타내며 특히 조직간격이 성근 부위에 가스가 고도로 축적되어 거대음낭·안면종대·복부팽만·안

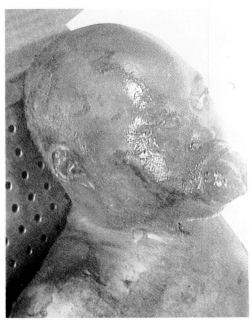

圖 4-10. 腐敗로 인한 巨人樣外觀 *Gigantism* (Watanabe)

구돌출·설첨돌출 등의 거인양변화를 보인다 (圖 4-10).

d) 포말장기 *foaming organ* : 실질장기에 부패 가스가 발생되어 해면상으로 된다. 이런 변화는 특히 간에서 많이 본다.

e) 棺內分娩 *postmortem delivery* : 임신부가 사망하여 부패하는 경우 복강내에 충만된 부패 가스 때문에 자궁이 압박을 받아 태아가 압출되는 것으로 경산부의 경우는 자궁이 탈출되는 경우가 있다.

3) 腐敗水疱 *Putrefacted Vesicle* 표피하로 체액이 침출되어 수포를 형성하게 된다. 처음에는 독립적이었던 것이 점차 모여서 거대수포를 형성하게 된다. 파열되기 쉽고 파열되면 진피가 노출되고 건조되기 쉬우며 건조된 것은 녹갈색혁피상으로 된다.

4) 부패와 감별을 요하는 경우

① 부패 가스에 의한 위내용의 역류를 구토가 있었던 것으로, 또 토물흡인에 의한 질식으로 오인하기 쉽다.

② 부패수포를 화상에 의한 수포로 오인하기 쉽다.

③ 영아시체의 폐부유시험을 양성으로 오인하기 쉽다.

④ 소동물에 의한 시체의 손상을 외상과 오인하기 쉽다.

⑤ 거인양변화를 나타내는 시체는 옷 동정에 의해 경부가 졸리게 되어 마치 교사 때 보는 색구 *furrow* 로 오인하기 쉽다(圖 2-12 참조).

(2) 腐敗에 의한 化學的 變化 *Chemical Changes by Putrefaction*

사후 인체 조직의 화학적 변화를 사후경과 시간추정에 이용해 보려는 노력은 예부터 많은 학자들에 의해 이루어졌다. 즉 혈액의 pH, hematocrit, glucose 등과 효소인 trans-aminase, lactic dehydrogenase, phosphatase 및 amylase 등의 사후 측정은 경과시간과 더불어 일정한 변화를 한다는 측[13]과 그렇지 못하다는 보고[14]가 있는데 후자가 더 유력한 것 같다.

Schleyer[15]는 혈액 100 m*l* 당 amino acid nitrogen 이 14 mg, creatine 이 5 mg 내외라면 사후 약 12 시간임을 의미하며, serum creatine 이 11 mg 내외라면 약 28 시간, 그리고 혈청내 inorganic phosphorus 가 15 mg/100 m*l* 이라면 10 시간 이상 경과된 것이라는 것이다. 뇌척수액(CSF)에 대한 보고는 Mant,[16] Manson, Klyne 및 Lennox[17] 등에 의한 보고가 있는데 potassium 의 변동은 사후 8 시간까지 일정한 변동을 보인다고 한다. Schleyer[15]는 CSF 에서 amino acid nitrogen 이 14 mg %, creatine 이 5 mg % 이하이면 사후 10 시간 이내이며 nonprotein nitrogen 이 80 mg % 이하이면 사후 24 시간 이내를 의미한다는 것이다.

(3) 腐敗에 의한 血淸學的 變化 *Serological Changes by Putrefaction*

매독 등의 만성 질환은 형태학적 변화의 소견과 더불어 혈청학적 검사에 의하여 진단을 확실하게 하는 경우가 많다. 혈청의 침강반응·보체결합반응은 심한 용혈이 없는 한 시체의 혈청으로도 가능한 것이며[18] 때로는 뇌척수액으로 좋은 성적을 얻고 있는 것이다.[19]

시체의 혈구를 이용한 혈형검사는 법의부검에서 불가결의 검사 항목의 하나이다. 부패가 진행됨에 따라 혈구는 세균효소의 작용으로 혈구 표면의 막단백의 변화를 초래하여 범응집반응 *Panagglutination* 을 일으켜 ABO식 혈형은 AB 형으로 판정되는 경우가 많이 있다. 따라서 대조로서 AB 형 사람의 혈청을 사용하여 피검혈구의 성상을 검토할 필요가 있는 것이다.

(4) 腐敗에 영향을 미치는 因子 *Influential Factors for Putrefaction*

1) 外因子

a) 미생물의 유무 및 종류 : 부패는 미생물의 존재와 밀접한 관계가 있으며 특히 Welchii 균이 증식하면 빨리 진행된다. 실례로서 하수구내에서 발견된 시체는 부패의 속도가 빠르다.

b) 공기의 존재 및 정도 :　　공기에 접할수록 빠르다. 나체인 경우는 의복을 입고 있었을 때보다도 부패의 진행이 빠르다.

c) 주위의 온도 :　　10℃ 에서부터 부패는 시작되며 25~37℃ 에서는 속히 진행되고 37℃ 이상에서는 수분 증발이 현저하여 부패보다도 '미이라'가 진행된다.

d) 습기 :　　습기는 부패에서 빼놓을 수 없는 인자이다. 시체에 함유된 수분으로도 부패가 일어나는 데는 충분하나 주위 습도가 높을수록 부패는 더욱 빨리 진행된다.

e) 시체가 놓여 있는 환경 :　　온도·습도가 같은 조건이라면 공기 중에 놓여진 시체가 수중의 2 배, 그리고 토양중의 8 배의 비율로 부패가 빠르다는 것이다. 이것을 Casper 의 법칙이라 한다.[20]

　　Casper 의 부패법칙
　　　공기중 :　　　수중 :　　　토양중
　　　　1주 :　　　　2주 :　　　　8주

2) 內因子

a) 연령 :　　수분이 많은 청장년의 시체는 노인의 것보다 부패가 빠르다. 젖을 먹기 전의 신생아는 상주세균이 적기 때문에 부패는 일어나기 힘들며 체표면이 넓을수록 건조되기 쉬워 미이라화하기 쉽다.

b) 성별 :　　그리 큰 차는 아니나 여자가 남자보다 부패되는 속도가 비교적 빠르다고 한다.

c) 질병의 유무 :　　패혈증·세균성 전염병 및 수종이 있는 환자의 경우는 부패가 빠르며 탈수증 환자의 경우는 부패가 느리다는 것이다.

d) 영양 :　　비만한 사람은 수분이 많고 열이 발산되기 힘들기 때문에 부패가 빠르다.

e) 사인 :　　익사와 소사는 대조를 이루는 예라 하겠으며, 외상 특히 개방성 손상이 있는 시체는 부패의 진행속도가 빠르다.

(5) 腐敗와　死後經過時間推定 *Estimation of Time after Death and Putrefaction*

부패진행속도는 외적 또는 내적 인자들에 의해 좌우되는 복잡한 과정이 있기 때문에 개체차가 많다.

또 도시 생활은 주위 사람들과 거의 교류 없는 속에서, 특히 혼자 사는 사람들이 사망되어 발견되는 경우에는 부패가 상당히 진행된 것을 볼 수 있다. 따라서 특히 여름철의 법의검시의 대상이 되는 시체는 부패된 예가 많으므로 부패시로부터의 사후경과시간 추정은 매우 중요한 과제의 하나이다.

사후경과시간과 부패현상 및 기타의 변화를 종합 요약하면 대략 다음과 같다.

부패현상 및 사후경과의 관계 요약
① 하복부 피부의 변색개시　　24~36 시간
② 혈색소침윤 및 부패망형성　여름 48 시간
　　　　　　　　　　　　　　　겨울 3~4 일
③ 부패수포 및 표피박리　　　여름 2~4 일
　　　　　　　　　　　　　　　겨울 10일 이상
④ 거인양변화　　　　　　　　여름 3 일
　　　　　　　　　　　　　　　겨울 2~4 주
⑤ 백골화(성인, 지상)　　　　여름 10 일~1 개월
　　　　　　　　　　　　　　　겨울 수개월
⑥ 구더기 번식　　　　　　　여름 2 일 이후
　　　　　　　　　　　　　　　겨울 1~2 개월
⑦ 익사체의 부상　　　　　　여름　14~28 시간
　　(수온, 수심에 차가 있다)

Ⅳ 異常屍體現象
Abnormal Postmortem Changes

1. 미이라 *Mummy, Mummification*

시체의 수분 증발이 부패보다 빠른 속도로 진행된다면 부패는 정지되고 시체는 건조되어 원형을 유지하게 된다. 이러한 상태의 시체를 '미이라'라고 한다(圖 4-11). 자연발생의 '미이라'는 인공적으로 만든 '미이라'와 달라 전신이 골고루 건조되는 것이 아니라 골화된 부위와 건조되지 않는 부위가 혼재해 있는 것을 보게 된다.

'미이라'의 경우도 시체가 처음에는 자가융해와 어느 정도의 부패가 진행되는 것이므로 고형성분의 많은 부분이 액화유출된 후에 형

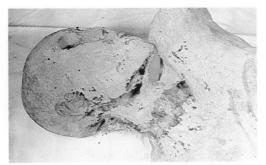

圖 4-11. 미이라 *Mummy* (Watanabe)

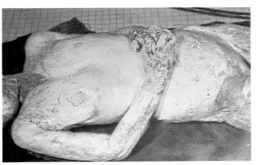

圖 4-12. 屍蠟 *Saponification* (Watanabe)

성되기 때문에 '미이라'의 경우는 생체체중의 20 %로 감소된다는 것이다.

'미이라'는 탈수건조된 유기물이기 때문에 탄력성이 유지되어 그 자체가 부러지는 것과 같은 일이 거의 없다.

(1) '미이라' 形成의 條件 *Conditions of Mummification*

1) 氣溫, 換氣 및 濕度 기온이 높을수록, 환기가 좋을수록, 또 습도가 낮을수록 '미이라'는 형성되기 쉽다. 예) 천정 위의 시체, 굴뚝 내에 숨어서 사망한 시체, 흡습제가 있는 곳에서 사망한 시체.

2) 年齡 및 營養狀態 신생아 또는 유아나 마른 사람은 쉽고 콜레라 또는 비소중독으로 사망한 시체도 '미이라' 형성이 용이하다.

한국의 새튼이(太子塊, 명호)[21]는 예부터 전해 내려오는 '이집트의 미이라'에 못지 않게 유명하며 애달픈 전설과 더불어 전해지고 있다.

3) 形成期間 신생아의 경우는 사후 약 2주일, 성인의 경우는 약 3개월을 요하며 빠른 것은 17일 만에 형성되었다는 보고도 있다.

2. 屍 蠟 *Adipocere, Saponification*

시체성분의 화학적 분해 및 화학적 변화에 의하여 고형의 지방산 또는 그 화합물로 변화된 상태를 시랍이라 한다(圖 4-12).[22]

(1) 屍蠟形成의 조건 및 발생기전 *Conditions and Mechanism of Adipocere*

시체가 수중 또는 습기가 많은 곳에 놓여지는 경우, 공기의 유통이 불완전한 경우, 시체의 지방이 가수분해되어 지방산이 유리되고 여기에 Ca, Mg 등의 알칼리성 금속이 온과 부패로 형성된 ammonia 가 결합되어 비누를 형성(鹼化)하여 불용성의 시랍을 형성하게 된다.

(2) 所 見 *Findings*

피하조직이 노출된 부위에 시랍이 일어나는 경우가 많다. 따라서 시랍시체의 대부분은 피부가 없다.

시랍은 유백색으로 비누와 같은 경도를 지니기 때문에 잘 파괴된다. 그러나 원형은 잘 유지된다. 따라서 생존시의 손상이 보존되는 경우가 많다. 수중에서 시랍이 형성된 시체는 파도, 또는 물의 흐름 때문에 파괴되어 백골화되는 경우도 있다.

(3) 形成期間 *Duration for Formation of Adipocere*

수중시체의 경우는 사후 1~2 개월부터 형성되기 시작하여 약 4 개월이면 완성된다. 근육의 시랍은 사후 3 개월 이후라야 한다. 토양중의 시체 전신의 시랍화에는 약 1 년을 요한다.

3. 石胎 *Lithopedion* 및 紙狀兒 *Foetus Papyraceous*

태아가 자궁내에서 사망하면 태아에 혈액·양수 등이 침윤되어 표피박탈·수포형성 및 내장의 연화 등이 일어나 시태침연 *maceration* 이 되고 여기에 석회가 침착되면

석태가 되며 만일 점차 탈수위축되면 지상아
가 형성된다.

V 死後經過時間推定法 *Estimation of Postmortem Interval*

1. 屍體의 變化에 의한 推定 *Estimation of Postmortem Interval by Changes of Cadaver*

(1) 사망과 동시에 진행되는 변화에 의한 추정 *Estimation of Postmortem Interval by Produced Changes with Death*

1) 屍體現象에 의한 推定 *Estimation of Postmortem Interval by Postmortem Changes*

① 건　조
　각막의 경한 혼탁　　　　　12 시간
　각막의 심한 혼탁 및 동공
　　불투명　　　　　　　　　48 시간
② 체온냉각
　수족 및 안면에 냉감　　　1~2 시간
　착의부분까지 냉감　　　　4~5 시간
　체온하강(1 시간 당 1℃)　10 시간까지
　체온하강(1 시간당 1℃이하)　10 시간 이후
③ 시　반
　출현 개시　　　　　　　　빠르면 30 분
　　　　　　　　　　　　　평균 1 시간
　융합 개시　　　　　　　　1~2 시간
　지압 및 전위에 의한 소실　4~5 시간
　전신에 출현　　　　　　　12 시간
　최고도에 달함　　　　　　14~15 시간
④ 시　강
　심근 및 횡격막에 경직 개시　30 분
　골격근의 경직 개시　　　　1~2 시간
　경직이 전신에 출현　　　　6~8 시간
　재경직 출현　　　　　　　5~6 시간
　전신에서 강하게 출현　　　12 시간
　심근 및 횡격막에서 소실 개시　12~15 시간
⑤ 만기시체현상
　골반강내 혈색소침윤　　　24 시간
　흉강내 혈색소침윤　　　　24~36 시간
　하복부피부의 변색　　　　2~3 일
　부패망형성　　　　　　　2~4 일
　부패수포 및 표피박리　　　2~4 일
　성인의 백골화(대기중)　　1 개월 이상
　소아의 백골화(대기중)　　2 주 이상

‘미이라’ 형성(성인)　　　　수개월
‘미이라’ 형성(소아)　　　　2 주 이상
시랍형성 개시　　　　　　1~2 개월
시랍완성　　　　　　　　2~4 개월
전신시랍화　　　　　　　1 년
연조직소실(토양중)　　　3~5 년
골조직내지방소실　　　　5~10 년
골붕괴　　　　　　　　　50 년

⑥ Virtual Cooling Time Method(*Fiddes & Patten*)
　시체와 주위 온도와의 온도차가 최초 85
%까지 체온이 하강하는데 요하는 시간을
Virtual Cooling Time(실질적 냉각시간)이
라 정하고 직장체온을 2~3 시간 간격으로
2 회 측정하고 그 측정치에서 실질적 냉각
시간을 산출한다. 이 값에서 사망에서 최초
의 직장내 온도측정 때까지의 경과시간을
산출하여 사망시각을 추정하는 방법으로서
사망시에서 직장체온측정시까지의 주위온도
가 일정하여야 하며 만일 주위 온도의 변동
이 심한 경우는 부정확하다.

⑦ 기타 변화
　구더기 출현　　　　　　　10 시간
　정낭내 정자운동능력잔존　3~4 일
　표모피형성(수중시체)　　3~5 일

2) 화학적 方法에 의한 推定 *Estimation of Postmortem Interval by Chemical Method* 혈액・뇌척수액의 pH,[16] 잔여질소량・Creatinine・K 농도 등의 경시적 변화,[13] 근육의 pH,[23] 유산량, 무기염・당원농도,[24] 초자체액의 K[25]・Vitamin-C 농도[26] 등.

3) 物理的 方法에 의한 推定 *Estimation of Postmortem Interval by Physical Method* 장벽강도의 경시적 변화, 간의 경도시험.[27]

4) 物理化學的 方法에 의한 推定 *Estimation of Postmortem Interval by Chemicophysical Method* 장기의 비중, 혈액의 삼투압, 전기전도도, 안압저하도 및 근육의 비전기전도도.[28]

5) 組織學的 方法에 의한 推定 *Estimation of Postmortem Interval by Histological Method* 백혈구[30]・간세포 등의 형태학적 변화, 췌세포중의 효소의 변화[31] 등.

6) 生理的 및 藥理學的 方法에 의한 推定

Estimation of Postmortem Interval by Physiological and Pharmacological Methods 약물에 의한 동공·한선의 반응성 등.[29]

7) 細菌學的 方法에 의한 推定 *Estimation of Postmortem Interval by Bacteriological Method* 세균의 종류 및 수량의 변화 등에 의한다.

(2) 死亡과 동시에 停止되는 現象에 의한 推定 *Estimation of Postmortem Interval by Standstill Phenomena with Death*

1) 胃內容에 의한 推定 *Estimation of Postmortem Interval by Stomach Contents* 위내용물의 상태에서 식후 사망시까지의 시간을 추정할 수 있다. 즉 식물의 소화관내 이동 및 소화의 정도는 식물의 종류·상태, 개인의 육체적·정신적 상태에 따라 개체차가 있다. 그러나,

① 위내에 식물이 충만되어 있고 그 식물이 소화되지 않은 상태면 식사 직후를 의미한다.

② 위 및 십이지장에 식물이 남아 있고 소화가 어느 정도 진행된 경우는 식후 2~3시간.

③ 위는 공허상이고 십이지장에서 식물의 고형잔사가 남아 있는 경우는 식후 4~5시간.

④ 위 및 십이지장 내에 식물잔사가 없는 경우는 식후 6시간 이상.

⑤ 장간막 임파선을 절개하여 유즙같이 보이는 액체가 유출되면 사망 당시가 소화의 극기에 해당되고 있었던 것을 추정할 수 있다.

2) 膀胱內容에 의한 推定 *Estimation of Postmortem Interval by Contents of Urinary Bladder* 방광내에 뇨의 충만 정도가 사망시각 추정에 참고가 되는 경우가 있다.

일반적으로 취침 전에 소변을 보게 되므로 요량은 취침 후 시간을 의미하는 경우가 있다. 물론 당일의 수분 섭취량, 개인적인 습관 등이 고려되어야 할 것이다.

2. 昆蟲現象과 死後經過時間의 推定 *The Insects Phenomena and Estimation of Postmortem Interval*

사람이 사망하여 자연환경에 놓이는 경우 食腐性昆蟲 *sarcosarprophagous insects* 의 침습을 받게 된다. 이들 곤충은 시체탐지에 아주 예민한 감각장치를 지니고 있어 살인현장에 먼저 나타난다.

사망후 경과시간은 시체에서 발견되는 곤충의 종류 및 그 새끼들의 번식상태로 결정될 수 있는 경우가 허다하다. 법의학적으로 사후경과 시간을 논할 때 주로 이용되는 곤충은 썩은 고기에 나타나는 절지동물 *arthropod* 과 파리 등이다.

(1) 屍體에 出現한 節肢動物의 연속성과 死後經過時間 *Postmortem Interval and Arthropod Succession in Cadavers*[32~35]

시체에 출현하는 절지동물은 처음 나타나는 종과 나중에 나타나는 종이 다른데 처음에 나타나는 종은 나중에 나타나는 종이 출현되기 전에 소실되는 일련의 연속성을 지닌다는 것이다.[35]

이들 곤충은 4가지의 생물학적 군집을 형성하게 되는데 죽은 고기를 먹는 곤충 *necrophagous insects*, 썩은 고기를 먹는 곤충 *saprophagous insects*, 피부를 먹는 곤충 *dermatophagous insects* 및 각막을 먹는 곤충 *ceratophagous insects* 등이다.

또 이러한 시체에 나타나는 절지동물의 연속성뿐만 아니라 시체가 놓여 있는 토양의 동물상의 변화도 사후경과시간 추정에 도움이 된다.

즉 시체가 있기 전, 원래 그 토양에 살던 동물은 썩은 시체에 사는 동물이 번식하여 아주 활동적일 때 거의 사라진다.

특히 이러한 현상은 범행을 은닉하기 위해 시체를 이동했을 때 이동전 그 시체가 놓여 있던 장소를 확인하는 데 도움이 된다. 이에는 주로 개미와 집게벌레가 속한다.

따라서 시체에 나타나는 절지동물의 연속성과 그 시체가 놓여 있는 장소의 토양에 살

던 토박이 동물의 소실현상을 감안하면 비교적 정확히 사후경과시간을 논할 수 있다는 것이다. [35]

그러나 이것은 어떤 특정 지방에서 실험 연구한 결과를 모든 장소에 적용할 수는 없기 때문에 그 지방마다 특징있는 곤충의 생활현상을 법의지시제 *forensic indicator* 로서 연구 개발할 필요가 있다.

(2) 파리의 繁殖現象과 死後經過時間 Postmortem Interval and Multiplication of the Flies[33], [34]

법의학에서 사망시간과 사망환경을 조사할 필요가 있을 때 주로 이용되는 파리는 검정파리과 *Callphoridae*, 쉬파리과 *Sarcophagidae*, 집파리과 *Muscidae* 에 속하는 파리들이다. 따라서 이들의 발육 및 생활사에 대한 지식이 필요한 것이다.

사람 시체나 다른 동물의 썩은 시체는 파리보다 그 구더기(유충)에게 좋은 먹이가 된다. 파리는 시체의 그늘진 틈 사이에 알을 낳으며 이 알은 따뜻한 환경에서는 몇 시간 후, 추운 환경에서는 하루나 이틀 후 부화된다.

어린 구더기는 썩은 시체를 먹기 시작하여 3번 허물을 벗으며, 형태적 특징을 갖는 3단계의 구더기로 분화된다. 또 그 구더기는 다 자랐을 때 먹기를 중단하고 시체에서 멀리 이동하여 근처 잔디에 정착한다. 일정기간 쉬고 난 후에 그 구더기는 점진적으로 번데기 *pupa* 로 되며 위용각 *uparium* 을 형성한다. 그 후 껍질은 딱딱해지고 갈색으로 되는데 이 색은 고등파리의 위용각의 특징인 것이다.

고등파리에서 딱딱해진 번데기의 껍질은 외부와 차단하는 기능을 갖고 있다.

번데기시 휴식 *pupal rest* 과 변태 *metamorphosis* 후, 위용각의 앞쪽 끝을 깨고 파리성체가 나오게 된다. 곧 날개가 자라고 햇볕에 타는 현상 *tanning* 이 일어난다. 발생이 완성될 때 파리성체는 먹이를 찾기 위해 날개를 움직인다. 처음에 탄수화물을 먹고 나중에

단백질을 먹는다. 이렇게 해서 자란 파리는 교미 후 암컷은 알을 낳기 시작한다.

이러한 파리의 생활사 중에서 사후경과시간 판단에 도움이 되는 것을 요약하면 다음과 같다.

① 시체에 모이는 파리의 종류는 동일한 지방이라 할지라도 계절에 따라 그 종류에 많은 차가 있다.

② 파리가 활동하는 최적온도는 20~25℃이며 이보다 높거나 낮으면 그 활동은 둔화된다.

③ 파리는 야간에는 전혀 활동하지 않으며 해가 뜬 후에도 한참 동안은 활동하지 않는다. 또 일몰보다 훨씬 앞당겨 그 활동을 중지한다.

④ 비가 오는 날이면 옥외에 있는 시체에 파리는 모여들지 않는다.

⑤ 옥외에 시체가 생기면 활동기일 경우 늦어도 30분 이내에 파리가 모여 든다.

⑥ 시체가 신선한 경우보다 다소 부패가 진행된 경우에 더 많은 수의 파리가 모인다.

⑦ 시체에 산란하는 것은 검정파리과(특히 금파리)에 속하는 것이 가장 많다.

⑧ 산란은 주로 시체의 눈, 코, 입 등의 가장자리, 외음부의 점막 및 創口 등에 하게 된다.

⑨ 파리의 발육은 종류, 계절 등에 따라 차가 있으나 일반적으로 산란후 10~24시간에 부화되어 구더기가 되고, 구더기는 8~14일 후에 번데기로 되고, 번데기는 12~14일(빠르면 7~8일, 느리면 3주) 후에 성체가 된다. 번데기가 되기 전에 구더기는 시체를 떠난다.

한 시체에 있어서 산란은 매일 주간에 이루어지기 때문에 시체에서 자라는 구더기는 몇 배(數組)가 있게 된다.

⑩ 구더기는 시체를 먹이로 하여 자라는데 비구, 항문, 창상 등을 통하여 피하로 침입한 구더기는 피하조직 이하의 내부조직부터 먹기 시작하며 피부는 나중에 먹게 된다. 때로는 피부에 작은 구멍을 여러 개 만들어 마치 장식된 피부같이 보이는 경우도 있다.

구더기는 소화효소를 분비하고 시체조직을 화학적으로 분해하여 먹게 된다. 구더기의 수와 비례해서 시체의 부패도 빨라지며 태아시체는 3일, 성인시체는 10일 만에 백골화된 예도 있다.

⑪ 위용각으로 되기 전에 시체를 떠나게 되며

시체주변을 배회한다. 이 시기에 부검하면
부검자의 몸에도 기어오르게 된다. 그 이전
의 시기에 구더기는 시체를 절대로 떠나지
않는다.
　때로는 구더기가 적은 시기에 혈관을 통
하여 골수에 이르러 그곳에서 번데기로 되
는 경우도 있다.
⑫ 이러한 파리의 생태를 아는 것은 부패시체
의 사후경과시간을 측정하는 데 매우 중요
하다. 특히 시체에서 채취한 구더기의 길이

〈表 4-3〉　　시체에서 보는 구더기의 길이와 사후경과시간(I)　　(일본 교토, 단위 mm)

月	溫度 最高	溫度 最低	濕度	時間 12	時間 24	2日	3日	4日	5日	6日	7日	8日	9日	10日	11日	12日	13日	14日	15日	16日
1	2	−1.8	80	—	—	—	—	—	—	—	—	—	—	—	—	—	—	—	—	—
2	9.4	6.6	74	—	—	—	—	—	—	—	—	—	—	—	—	—	—	—	—	—
3	10.5	−0.9	71	卵	卵	2.0	2.5	3.0	4.0	5.0	6.0	7.0	8.0	9.0	9.5	10.0	10.5	11.0	11.5	12.0
4	20.2	7.9	76	卵	2.0	2.5	3.0	4.0	5.0	6.0	7.0	8.0	9.0	10.0	11.0	12.0				
5	22.2	10.6	77	卵	2.5	3.0	4.0	5.0	7.0	8.0	9.0	10.0	11.0	12.0					
6	26.6	15.6	76	卵	3.0	4.0	6.0	7.0	9.0	10.0	11.0	12.0							
7	33.8	22.7	75	2.0	4.0	6.0	9.0	11.0	12.0										
8	33.3	22.5	73	2.0	4.0	7.0	9.0	11.0	12.0										
9	27.8	17.2	80	卵	3.0	4.0	6.0	8.5	10.0	11.0	12.0								
10	21.8	11.2	81	卵	2.0	3.0	4.0	5.0	6.0	7.0	8.0	9.0	10.0	11.0	12.0				
11	15.7	2.8	80	卵	卵	2.0	3.0	4.0	5.0	6.0	7.0	8.0	9.0	10.0	10.5	11.5	11.5	12.0	—
12	10.8	0.3	80	—	—	—	—	—	—	—	—	—	—	—	—	—	—	—	—	—

〈表 4-4〉　　시체에서 보는 구더기의 길이와 사후경과시간(2) (일본 나가사끼, 단위 mm)

月次	最高	最低	平均	濕度	第1日 12時	第1日 24時	2日	3日	4日	5日	6日	7日	8日	9日	10日	11日	12日	13日	14日	15日	16日	17日	18日	19日	20日	21日	22日	23日	24日	25日	26日
1月	10.50	2.67	6.20	69.2	—	—	—	—	—	—	—	卵	〃	〃	〃	2.0	3.0	4.0	5.0	7.0	7.5	8.0	9.0	9.0	9.5	10.0	11.0	12.0			
2月	10.86	0.10	7.90	69.1	—	—	—	—	—	—	—	—	—	卵	〃	〃	2.0	2.0	2.0	3.0	4.0	5.0	5.0	6.0	6.0	6.5	7.0	7.5	8.0	10.0	12.0
3月	13.90	5.00	8.49	68.4	—	—	—	—	—	—	—	卵	〃	2.0	2.5	3.0	3.5	5.0	6.0	7.0	7.5	9.0	12.0								
4月	17.18	9.17	12.55	70.7	—	—	—	—	—	卵	〃	2.5	3.5	5.0	7.5	11.0	12.0														
5月	21.87	14.66	17.79	80.4	卵	2.0	3.0	5.0	9.0	12.0																					
6月	26.44	18.37	22.41	80.7	卵	3.0	4.0	6.0	11.0	12.0																					
7月	27.90	22.30	25.43	88.4	2.0	4.0	7.0	12.0																							
8月	30.90	22.80	26.23	80.1	2.0	4.0	7.0	12.0																							
9月	27.88	20.75	23.93	82.7	卵	3.0	6.0	10.0	12.0																						
10月	23.97	15.95	19.96	74.6	—	卵	2.5	4.0	6.0	7.0	12.0																				
11月	17.82	9.72	13.77	68.5	—	—	卵	2.0	2.5	4.0	6.0	9.0	11.0	12.0																	
12月	10.86	3.35	6.69	71.6	—	—	—	—	—	—	—	—	卵	〃	〃	2.0	2.0	4.0	6.0	7.0	9.5	12.0									

| 〈표 4-5〉 | | 파리, 위용각 및 구더기의 길이와 사후경과시간 | | | (일본 동경, 단위 mm) |

날짜	Musca domestica (집파리)	Calliphora vomitoria (검정파리)	Lucilia caesar (금파리)	Sarcophaga carnaria (쉬파리)	Piophila nigriceps (치즈파리)
2	L　　2	L 3 — 4	L　　2	L 3 — 4	L　　1
3	L2 — 3	L 5 — 6	L2 — 3	L 5 — 6	L2 — 3
4	L4 — 5	L 7 — 8	L3 — 4	L 7 — 9	L4 — 5
5	L6 — 7	L10 — 12	L5 — 6	L10 — 12	L5 — 6
6	L7 — 8	L13 — 14	L7 — 8	L13 — 14	번데기
7	L　　8	번데기	L8 — 9	L15 — 16	P3 — 4
8	번데기	P9 — 10	번데기	L16 — 18	P3 — 4
9	P5 — 6	P9 — 10	P6 — 7	L19 — 20	P3 — 4
10	P5 — 6	P9 — 10	P6 — 7	번데기	P3 — 4
11	P5 — 6	P9 — 10	P6 — 7	P10 — 12	P3 — 4
12	P5 — 6	P9 — 10	P6 — 7	P10 — 12	A4 — 5
13	P5 — 6	P9 — 10	P6 — 7	P10 — 12	
14	A7 — 8	A12 — 13	A7 — 9	P10 — 12	
15				P10 — 12	
16				P10 — 12	
17				P10 — 12	
18				A16 — 18	

L : 구더기, Larva, 　P : 위용각, Puparium, 　A : 파리, Adult fly

의 계측치는 사후 경과시간 측정에 도움이 된다.

우리나라에는 아직 통계가 없기 때문에 일본의 京都(기시가미)와 長崎(스야마) 및 東京(우츠미)의 통계를 소개하기로 한다 (〈표 4-3, 4-4, 4-5〉 참조).

그러나 이러한 통계치는 지방과 계절에 따라 시체에 모이는 파리의 종류에 차가 있으며 또 종류에 따라 구더기의 크기 및 길이에도 차가 생기고 또 같은 종류의 구더기라 할지라도 시체의 개체에 따라 차가 생긴다.

따라서 구더기의 길이로 사후경과시간을 논할 때는 다음과 같은 방법을 이용하는 것이 좋을 것으로 생각된다.

파리는 낮에만 활동하기 때문에 며칠에 거쳐 몇 번이고 산란한다. 그렇기 때문에 사실상 시체에서 자라는 구더기는 몇 배(數組)가 있게 된다. 또 구더기의 발육은 매우 빠르기 때문에 하루사이에도 그 길이에 많은 차를 생기게 한다.

따라서 시체에서 꾸물거리는 구더기를 무작위로 되도록 많이 채집하여 뜨거운 물에 넣어 튀긴 후에 포르말린액으로 고정하여 그 길이를 계측한다.

이때 그 길이의 계측치의 분포곡선을 그리면 구더기가 한 배의 것만 있으면 하나의 분포곡선만 얻게 되며(이때는 사후 2일), 두배인 경우는 두개의 곡선(이때는 사후 3일)과 같이 해서 3~4 배까지는 구별이 가능하다.

◇ 參 考 文 獻 ◇

1) De Saram, G.S.W., Webster, G. and Kathir-gamatamby, N. : Postmortem temperature and the time of death, *J. Crim. Law Criminol.*, 46 : 562, 1956

2) Marshall, T.K. and Hoare, F.E. : The rectal cooling after death and its mathematical expression, *J. Forensic Sci.*, 7 : 56, 1962

3) Marshall, T.K. : The use of the cooling formula in the study of postmortem body cooling, *J. forensic Sci.*, 7 : 189, 1962

4) Joseph, A.E.A. and Schickele, E. : A general method for assessing factors controlling postmortem cooling, *J. Forensic Sci.*, 15, 364, 1970

5) Brown, A. and Marshall, T.K. : Body temperature as a means of estimating the time of death, *Forensic Sci.*, 4, 125, 1974

6) Fiddes, F. and Patten, T.D. : A percentage method for representing the fall in body temperature after death, *J. Forensic Med.*, 5 : 2, 1958

7) 赤石英 :「臨床醫のための法醫學」, 初版, 南山堂, 東京, 26, 1968

8) Mueller, B. : *Gerichtliche Medizin,* Springer-Verlag, 1953

9) Shapiro, H.A. : Rigor mortis, *Brit. Med. J.,* 2: 304, 1950

10) Bate-Smith, E.C. and Bendall, J.R. : Factors determining the time course of rigor mortis, *J. Physiol.*, 110, 47, 1947

11) Bate-Smith, E.C. and Bendall, J.R. : Rigor mortis and adenosine triphosphate, *J. physiol,*. 106, 177, 1947

12) Huxley, A. F. : Muscular contraction, *J. Gen. physiol.*, 243, 1, 1974

13) Enticknap, J.B. : Biochemical changes in cadaver sera, *J. Forensic Med.*, 7, 135, 1960

14) Fatteh, A. : Estimation of time of death by chemical changes, *Medico-legal Bulletin No. 163*, Office of the Chief Medical Examiner, Richmond, 1966

15) Schleyer, F. : Determination of time of death, In : *Methods of Forensic Sci.*, Vol. 2, Interscience Publishers, New York-London, 1963

16) Mant, A. K. : *In Simpson, C. K.: Modern Trends in Forensic Medicine*, London, Butlerworth & Co., 1953

17) Manson, J.K., Klyne, W. and Lennox, B : Potassium levels in the cerebrospinal fluid after death, *J. Clin. Pathol.*, 4 : 231, 1951

18) Küpper, H. : *Serologischer Nachweis der Lues an der Leiche.*, Diss., Bonn, 1948

19) Cattabeni, C.M. : Seroreaktionen nach dem tode, *Arch. antrog. Crim.*, 58, 541, 1938

20) Camps, F.E. : *Gradwohl's Legal Medicine,* 3rd Ed. A John Wright & Sons LTD Publication, Chicago, 89, 1976

21)「世宗實錄」, 太子塊辨證說, 世宗實錄 18 年, 4 月

22) Mant, A.K. and Furbank, R. : Adipocere-a review, *J. Forensic Med.*, 4, 18, 1964

23) 文國鎭 :〈筋肉의 pH 曲線과 死後經過와의 關係에 對한 實驗的 研究〉,「大韓醫協誌」, 5 : 9, 593, 1962

24) Doering, G., Korinth, E. and Schmidt, O. : Postmortem glycogenolysis in muscle, *J. Forensic Med.*, 9, 106, 1962

25) Adelson, L., Sunshine, I., Rushford, M.B. and Mankoff, M.: Vitreous potassium concentration as on indicator of the postmortem interval, *J. Forensic Sci.*, 8, 503, 1963

26) Gantner, G.E., Sturner, W.Q., Caffrey, P.R. and Brenneman, C. : Ascorbic acid levels in the postmortem aqueous humor, *J. Forensic Med.*, 9, 150, 1962

27) 上野正吉 :「新法醫學」, 2版, 南山堂, 東京, 1963

28) Lundquist, F. : Physical and chemical methods for the estimation of the time of death, *Act. Med. Leg. Soc.*, 9 : 205, 1956

29) 石山昱夫 :「現代の法醫學」, 初版, 醫學書院, 東京, 1975

30) 四方一郎 :〈急性屍, 白血球死亡率卜死後經過時間〉,「日法醫誌」, 12(別), 227, 1958

31) 向井敏 :〈膵臟ノ組織學的檢査ニ依ル死後時間推定, 新法〉,「日法醫誌」, 9(1) : 19, 1955

32) 錫谷徹 : 法醫診斷學, 初版, 南江堂, 東京, 1972

33) 松倉豐等：法醫學，2 版，永井書店，東京，1974

34) Utsumi, K. : Studies on arthropods Congregating in Animal Carcasses, with regard to the estimation of postmortem interval, *Ochanomizu Med*. Ann.(Tokyo), 7 : 202, 1958

35) Nvorteva, P. : Sarcosaprophagous Insects as Forensic Indicator, in Tedeschi, C.G., ET 21. (eds.) : *Forensic Medicine*. Vol. 2, W. B. Saunders, Philadelphia, 1977

第5章 損傷 및 傷害
Injury and Infliction of Injury

I 概 論 *Introduction*

1. 損傷 및 傷害의 概念과 損傷의 分類 *Conception of Injury and Infliction of Injury, and Classification of Injury*

　손상은 의학적인 개념이며 상해는 손상의 법률적인 개념이다. 따라서 두 용어는 같은 개념이지만 이를 정의하여 사용할 때는 구체적인 면에서 많은 차이가 생기게 된다.

　손상을 정의하면 '외부적인 원인(물리적 또는 화학적)이 인체에 작용하여 형태적 변화 또는 기능적인 장애를 초래한 것'이라고 한다.

　상해는 '외부적 원인으로 건강상태를 해치고 그 생리적 기능에 장애를 준 모든 가해사실' 이라고 법률상 해석한다.

　즉 손상은 이루어진 결과 중심인 데 비하여 상해는 가하여진 원인사실 중심이다.

　따라서 상해는 그 이루어진 결과의 기준을 일상생활에 두며 지속성이 있어야 한다. 즉 일상생활에 지장을 주지 않거나 일과성인 손상은 상해라 하지 않으며 이것은 폭행 *assault* 이라 한다. 만일 그 정도가 지나쳐 사람이 사망하는 경우에는 치사 또는 살인이라 한다.

　따라서 의학적으로는 단순히 손상이라고 표현되지만 이를 법학적으로 적용할 때는 폭행, 상해, 치사, 살인 등의 여러 개념으로 사용되기 때문에 특히 의사들이 손상을 증명하고 상해진단서, 사망진단서, 검안서 및 감정서 등을 작성할 때는 이러한 개념을 충분히 이해하여야 한다.

〈表 5-1〉 人體損傷의 醫學的 및 法學的 概念의 表現

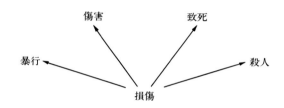

　즉 상해진단서는 의학적인 손상을 증명하는 문서가 아니라 법률적인 상해를 증명하는 문서이기 때문이다.

　따라서 손상과 이의 법학적인 활용에 대한 개념을 갖는 데 도움이 되도록 이를 표로 정리하기로 한다(〈表 5-1〉 참조).

(1) 損傷의 形態學的 分類 *Morphological Classification of Injury*

　1) 開放性損傷(創) *Open Injury*　손상받은 결과로 피부의 연속성이 파괴되어 그 연속성이 단리된 상태의 손상을 말하면 임상에서는 창이라는 어미를 가진 손상명으로 표시된다. 개방성손상은 그 형태의 특징에 따라 다시 나누어지게 된다(후술).

　2) 非開放性損傷(傷) *Non-open Injury*　피부의 연속성이 단리됨이 없이 피하에 손상받은 상태로, 임상에서는 상이라는 어미를 가

진 손상명으로 표시된다.

　따라서 창과 상을 혼동하여 사용하는 경우에는 본의 아닌 잘못을 저지르게 된다. 예를 들어 절상이라는 손상명을 쓰는 경우에는 예리한 날이 있는 흉기로 손상을 가하였지만 피부가 철판같이 단단하여 갈라지지 않았거나 그렇지 않으면 사용한 흉기가 예기가 아니라 둔기였다는 상당한 모순을 표시하는 중대한 결과를 초래하게 되는 것이다.

　(2) 成傷物體에 의한 分類 *Classification of Injury by the Causal Objects*

　1) 鈍器에 의한 손상
　2) 銳器에 의한 손상
　3) 銃器에 의한 손상
　4) 爆發物에 의한 손상

2. 損傷檢查의 法醫學的 意義 *Medicolegal Signification of Examination of Injury*

　손상이 검사의 대상이 되는 것은 시체뿐만이 아니라 생체의 경우도 법의감정의 대상이 되는 일이 허다히 있고 상해사건에 있어서는 의사의 상해진단서와 상해치사사건에 있어서는 사망진단서가 법적 판가름의 절대적인 기준이 되기 때문에 사용되는 용어, 표현에 각별히 신중을 기하여야 한다.

　우리나라 법의부검통계(1972~1976)[1]에 의하면 외인사 3,274 예 중 손상으로 인한 죽음이 41%(1,352 예)를 차지할 정도로 손상이 법의분야에서 차지하는 비중은 매우 크다 할 것이다.

　(1) 損傷의 法醫學的 鑑定事項 *Medicolegal Examination of the Injury*

　1) 損傷의 種類 및 그 程度　손상은 그 형태적 특징에 따라 크게 2종류, 즉 개방성손상(創)과 비개방성손상(傷)으로 나누게 되고 이를 그 특징에 따라 다시 세분하게 된다(후술).

　2) 生前 및 死後의 鑑別　시체의 손상을 검사하는 데 있어서 가장 중요한 것이 손상이 생전에 생긴 것인지 그렇지 않으면 사후에 야기된 것인지를 감별하여야 하는 것이

다. 만일 손상이 생전에 생겼고 그것이 사인이 되었다면 살인·치사로 다루게 되는 것이며 만일 사후에 야기된 것이라면 비록 손상은 있으나 사건화되지는 않는 것이다.

　3) 成傷機轉의 推定　법의의사는 손상을 보면 그 성상흉기를 추정할 수 있어야 하고 그 작용한 방향·횟수·피해 당시의 가해자와 피해자의 자세 및 체위 등을 설명할 수 있는 근거를 손상에서 발견하는 힘을 길러야 하며 유능한 법의의사가 되려면 손상의 성상 기전의 합리적인 근거를 잘 발견할 수 있어야 한다.

　4) 自·他殺 및 事故損傷의 區別　손상의 자·타살 및 사고의 구별은 사망의 종류를 논하는 데 있어서 절대적인 근거가 되기 때문에 손상 각개의 검사와 전신의 손상을 종합 고찰하여 구별하게 되는 것이다.

　5) 死因과의 關係　시체에 손상이 있다 하여도 그 양상에 따라서는 반드시 사인으로 작용하였다고 할 수 없을 것이다. 즉 어떤 질병이 있어서 쓰러지면서 야기된 손상인 경우도 있으며 손상의 양상으로 보아 직접 사인이 될 정도는 아니나 이미 갖고 있는 질병과 공동으로 작용하여 죽음의 전기를 취하는 경우도 있으며 손상 단독으로 능히 사인으로 작용될 수 있을 정도로 심한 경우도 있는 것이다. 특히 손상이 여러 개 있을 때는 치명상을 찾아 내야 하는 것이다.

　6) 生體의 損傷檢査　우선 예후를 판단하여야 할 것이며 생명에 대한 위험도, 치료(가료)일수, 예상되는 합병증 및 후유증, 오래된 손상인 경우는 수상후 경과 일수 등을 추정하여야 하는 것이다.

　(2) 損傷의 檢查要領 *Essential Points for Examination of the Injury*

　1) 部 位　손상이 있는 부위를 정확히 표시하는 것은 법의학에 있어서는 매우 중요한 사항이다. 따라서 손상이 있는 부위의 해부학명을 표시하고 어떤 기준점(또는 선)으로부터의 거리를 적어도 그 점에서 평면기하학적으로, 만일 필요하면 입체기하학적인 좌

표로 표시한다.

예를 들면 '좌유두에서 직상방 5.0 cm, 좌쇄골 중앙 하단에서 직하방 6.0 cm 거리에 5.7×3.2 cm 크기의 좌창' 등으로 표시한다.

2) 數 큰 손상의 경우는 그 하나 하나를 표시하면 되지만 작은 손상이 여러 개 있을 때는 한묶음으로 표시한다. 예를 들어 '좌협부에 길이 3.0 cm 의 선상표피박탈 5 개가 정중선과 평행한 방향으로 있고 ……' 등으로 표시한다.

3) 排列狀態 개개의 손상의 장축이 정중선과 어떤 관계의 방향을 이루고 있는가로 표시한다. 정확하게는 정중선에 대한 각도로 표시하는 것이 가장 좋을 것이며 손상이 복수인 경우라면 그 위치 및 배열관계를 표시하여야 하는 것이다. 즉 '평행하게' '불규칙하게 교차되어' '점선상으로' 또는 '45 도의 각도를 유지하면서' 등으로 표시한다.

4) 形狀 및 크기 損傷의 형상을 표시하는데는 원형·타원형·반원형·반월형·직선상·점선상·방추형·성형·지도상·부정형 등으로 표시하고 손상의 크기 표시는 창의 경우는 세로×가로×깊이 cm 로 표시하며, 상의 경우는 장경×단경 cm 또는 반경 cm 로 표시한다. 만일 자(尺)가 준비되지 않은 경우라면 수거대·계란대·대두대·미립대 등 일상 우리 주변에서 자주 볼 수 있는 것으로 그 크기를 표시한다.

5) 性狀 창의 경우는 각 부분의 소견을 정확히 표시한다(圖 5-1).

a) 創緣 *Wound Margin*: 창이 형성되면 피부 및 그 밑의 조직의 연속성이 단리되어 나가기 때문에 피부는 벌어지게 된다. 이렇게 벌어진 가장자리를 창연이라 하며, 그 표시는 직선상·곡선·거치상 또는 불규칙한 상태 등으로 표시하며 반드시 창연 주위의 표피박탈의 유무를 검사하여 기재한다.

b) 創角 *Wound Angle*: 창연과 창연이 서로 사귀어 이루어진 각을 창각이라 하며, 그 도수를 숫자로 표시한다. 때로는 예각(약 30 도 이내), 둔각 등으로 표시하되 하나의

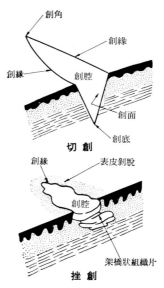

圖 5-1. 創의 各部位別 名稱

창에 여러 개의 창각이 있으면 기호를 붙여서 그 정도를 표시한다.

c) 創底 *Wound Base*: 창의 가장 밑바닥을 창저라 하며 그 상태에 따라서 창저의 구성조직(골·근육·장기 등)·각도·낭상·잠식상 *undermining* 등으로 표시한다.

d) 創腔 *Wound Cavity*: 조직이 단리되어 이루어진 창내의 공간을 말하며 강내의 형태(동상, 관상, 원추상) 및 상태(혈액·농·조직액의 존재 여부), 특히 이물의 유무, 만일 있다면 그 종류·성상·수를 기재하여야 한다.

e) 創面 *Wound Surface*: 창연과 창저를 연결하는 창강에 향한 면을 창면이라 한다. 그 상태의 표시는 평활·불규칙한 凹凸 또는 가교상조직의 유무·육아조직의 유무 및 그 정도 등을 표시한다.

Ⅱ 鈍器로 인한 損傷
Injuries due to Blunt Objects

1. 表皮剝脫 *Excoriation*

(1) 成 因 *Cause and Mechanism*

둔체가 피부를 찰과·마찰·압박 및 타박

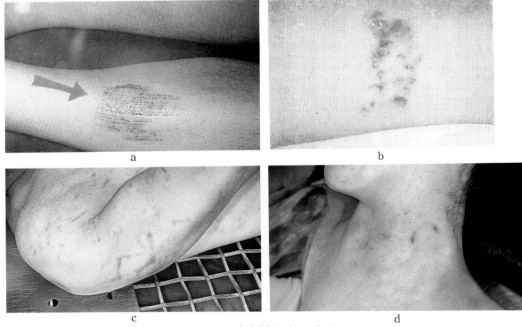

圖 **5-2.** 表皮剝脫(本文 참조)

　　a : 擦過傷　　　　　　　b : 摩擦性表皮剝脫
　　c : 壓迫性表皮剝脫　　　d : 할퀴기

하기 때문에 표피가 박리되며 진피가 노출된 손상으로 진피에까지 달하지 않은 것은 출혈이 없다. 작용된 흉기의 종류 및 작용기전에 따라 다음 4종으로 구분한다.

　1) 擦過傷 *Abrasion*　　표면이 거치른 둔체가 찰과(단 1 회)되기 때문에 야기되는 표피박탈로 자전거를 타고 가다 지면에 쓰러질 때 보는 표피박탈은 좋은 예이다(圖 5-2 a).

　2) 摩擦性表皮剝脫 *Friction Excoriation*　둔체가 마찰(반복찰과)되기 때문에 야기되는 표피박탈로 의흔주위의 표피박탈은 좋은 예이다(圖 5-2 b).

　3) 壓迫性表皮剝脫 *Imprint Excoriation*　피부가 둔체로 압박되어 야기되는 표피박탈로 교흔이 좋은 예이다(圖 5-2 c).

　4) 할퀴기 *Scratch*　　첨단이 비교적 예리하고 가벼운 흉기, 예를 들어 손톱 등으로 할퀴어 야기되는 표피박탈을 말한다(圖 5-2 d).

　(2) 所　見 *Findings*
　표피박탈은 반드시 물체가 작용한 면의 크

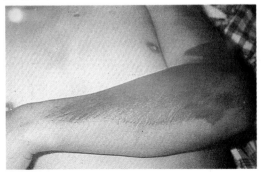

圖 **5-3.** 擦過傷은 물체의 작용 방향을 표시

기와 방향에 일치해서 생기는 것이 특징이다.

　찰과상의 경우는 물체가 작용하기 시작한 부위의 표피박탈은 점차 깊어지기 시작한 경사진 연변을 가지고 있으며(圖 5-3) 물체가 피부에서 떨어진 부위의 표피박탈은 박리된 표피가 瓣狀을 이루고 있다.

　마찰성표피박탈의 경우 작용한 물체의 면이 거칠고 딱딱한 것이라면 선상의 표피박탈이 형성되는데 작용한 면이 부드럽고 연한 경우에는 각질층의 표피만이 박리된 것을 보며 강한 압박이 가하여지면서 마찰된 경우에는 압박성 표피박탈의 성상을 지닌 표피박탈도 함께 보게 된다.

압박성표피박탈의 경우에 그 형태는 작용한 물체의 면과 일치되는 표피박탈이 형성된다. 예로서 역과시에 보는 자동차의 타이어 흔을 들 수 있다.

할퀴기의 경우 손톱에 의하여 반월상의 표피 박탈이 형성되며 긴 손톱의 경우는 꼬리가 긴 표피박탈이 형성되는 것이 특징이다.

(3) 法醫學的 意義 *Medicolegal Significance of Excoriations*

표피박탈은 가피가 형성되었다가 7~10일 후에는 자연 탈락되기 때문에 임상적으로는 치료의 대상이 거의 되지 않는 손상이다. 따라서 임상의는 이 손상을 거의 무시한 가운데 다루기 때문에 표피박탈에 대한 자세한 기록이 없어 여러 가지 종류의 상해 사건이 해결되지 못하는 경우가 있다. 그러나 법의학적으로는 가장 중요한 의의를 지니는 손상의 하나이다.

① 외력의 작용 시발점을 알 수 있다.
② 외력의 작용 방향을 알 수 있다.
③ 성상물체의 작용면의 형상을 알 수 있다.
④ 사인을 설명해 준다(특히 액사의 경우).
⑤ 가해자의 습관을 나타낸다(특히 액사 때 왼손잡이의 경우는 이에 해당된 액흔을 본다).
⑥ 표피박탈내의 이물은 작용흉기를 표시해 준다. 圖 5-4 는 전선으로 가해하였기 때문에 표피박탈내에서 동선을 본다.

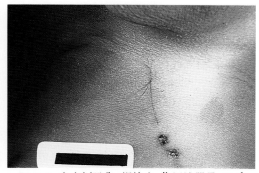

圖 5-4. 表皮剝脫內 銅線은 作用兇器를 표시

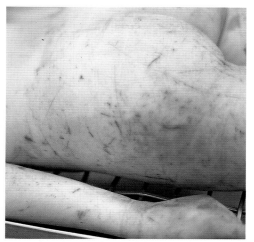

圖 5-5. 女屍體 臀部의 다수의 表皮剝脫은 强姦致死 암시

⑦ 여성 시체에서 둔부 및 요부에 다수의 표피박탈이 있다면 강간치사를 강력히 시사한다(圖 5-5).

2. 皮下出血 *Subcutaneous Bleeding*

둔체가 작용한 경우 피부의 단리됨이 없이 피하에 야기된 출혈을 말하며 일명 **좌상** *contusion*, 타박상 *bruise* 이라고도 한다.

(1) 成 因 *Cause and Mechanism*

a) 외상성으로 야기되는 경우가 가장 많으며 개인에 따라, 신체 부위에 따라, 연령(어린이와 노인은 혈관이 약하여 출혈되기 쉽다)에 따라 그 정도의 차가 있다.

b) 병적으로 괴혈증·자반증 등에 있어서는 외상 없이도 피하출혈을 본다.

(2) 所 見 *Findings*

1) 形 態 피하출혈은 그 크기에 따라 점상으로 출혈된 것을 점상출혈(일혈점) *petechia* 이라고 하며 직경 약 1cm 까지의 것을 일혈 *purpura*(원래 번역은 자반인데 여기서는 일혈로 하는 것이 좋을 것 같다), 그 이상의 것을 일혈반 *ecchymosis* 이라고 하며 출혈량이 많아서 피부면을 융기할 정도의 것을 혈종 *hematoma* 이라고 한다. [2]

2) 發生部位 a) 皮下出血은 외력이 가하여진 그 부위에 야기되는 것이 대부분의

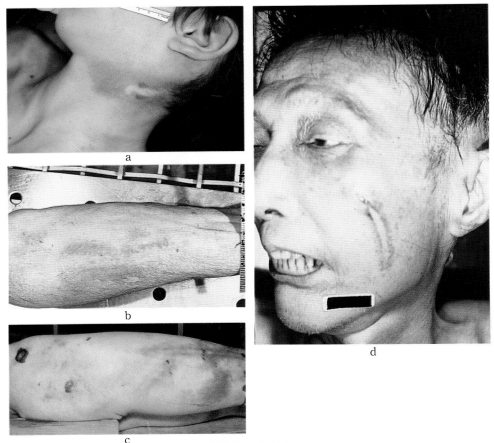

圖 5-6. 重線出血

a : 鐵 파이프에 의한 重線出血   b : 알미늄 파이프의 의한 重線出血
c : 양산대에 의한 重線出血   d : 추락 때 大腿骨과 地面 사이의 異物에 의한 重線出血

경우다.

b) 외력이 가하여진 양측 부위에 형성되는 경우도 있다. 즉 일정한 폭을 지니고 중량이 가벼운 물체, 예를 들어 혁대·대나무자(尺) 또는 알미늄관 등이 작용되면 표재성인 모세혈관만이 파열되어 출혈되며 이때 받은 압력 때문에 출혈된 혈액은 가해받은 양측에 밀리게 되어 즉 가해받은 양측에 피하출혈이 형성되는데 이것은 중선출혈 *double line hemorrhage* 이라고 한다(圖 5-6 a, b, c, d).

c) 때로는 외력이 가하여진 부위와는 전혀 관계없이 다른 부위에서 출혈을 보는 경우가 있다.

피하 조직이 치밀한 부위에서는 비록 출혈이 야기되어도 그 부위에 고일 수가 없어서 조직간격이 성근 부위로 이동하게 되는데 이러한 현상이 잘 일어나는 부위는 안와부·음낭 등이다(圖 5-7 a, b, c).

3) 빛깔의 變化   신선한 피하 출혈은 암적색 또는 자청색을 나타내다가 시간이 경과됨에 따라 hemosiderin, hematin, hematoidin으로 변화됨에 따라서 피부의 빛깔도 갈색, 녹색, 황색조를 띠다가 소실된다.

4) 結 果   단순한 피하출혈만으로 사인이 되는 경우는 별로 없으나 그 범위가 넓고 심한 경우에는 외상성 shock를 일으킨다.

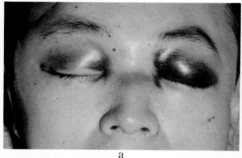
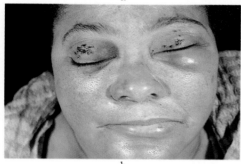
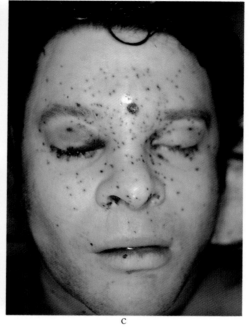

圖 5-7. 眼窩部 出血
a : 頭部損傷으로 인한 眼窩部 出血
b : 반지긴 손으로 眼部 加害에 의한 眼窩部 出血
c : 頭部銃創으로 인한 眼窩部 出血

(3) 감별을 요하는 경우 *Differentiation with the other Conditions*

1) 剖檢時의 出血　피하출혈은 조직에 강하게 교착되나 부검시에 보는 사후의 출혈은 솜으로 쉽게 닦여진다.

2) 屍斑과의 鑑別은 〈表 4-2〉 참조.

3) 病的 皮下出血　패혈증・자반증・혈우병・인중독・급성전염병 등 때는 외력의 작용없이도 피하출혈을 보게 되며 경미한 외력에 의하여서도 심한 피하출혈을 본다.

4) 窒息死에서 보는 溢血點　일혈점도 출혈의 일종이기 때문에 감별하기가 힘들다. 그러나 이때 보는 일혈은 대체적으로 피내에 국한된다.

(4) 剝皮傷 *avulsion*, 데콜만 *décollement*

좌상을 일으킬 수 있는 둔기가 사각을 이루거나 회전되면서 인체에 작용될 때 피부에 단열됨이 없이 피부와 피하 조직이 박리되는 것을 박피상 또는 '데콜만'이라고 하며 사지

가 역과될 때 자주 본다.

(5) 法醫學的 意義 *Medicolegal Significance of Contusion*

피하 출혈이 증명된다는 것은 생활반응이 양성이라는 의미이며 그 손상은 생전에 이루어졌다는 법의학적으로 매우 중요한 의의를 지니게 된다.

3. 挫裂創 *Laceration*

좌창과 열창이 혼합되어 있는 손상 또는 좌창과 열창의 명확한 구별이 곤란한 손상을 좌열창이라 한다. 또 미국계 학자들 간에는 이를 구별하지 않고 일괄하여 laceration 이라고 하는 경향이 있다(圖 5-8 a, b).

(1) 成 因 *Cause and Mechanism*

모든 둔기(돌・망치・삽・각목・주먹 등)가 작용한 부위, 작용각도 및 방향에 따라 이루어진 손상의 형태에는 차가 생긴다.

1) 挫創 *Contused Wound* 　피부를 포함하

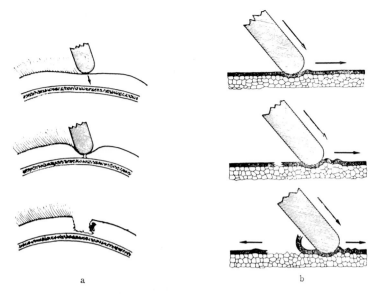

圖 5-8. 挫裂創의 形成過程(a와 b가 합친 것)
a : 挫創의 形成過程　　　　b : 裂創의 形成過程

는 연조직(특히 근육)이 피해자의 골격과 작용한 둔체 사이에서 좌멸되어 야기되는 창을 말한다.

즉 체표면에 작용된 둔기가 골격의 방향으로 힘이 전도되는 경우, 피부 및 피하의 연조직은 강압 때문에 좌멸되는 것이다. 따라서 복벽과 같이 하층에 골격이 없거나 또는 둔부와 같이 하층에 골격이 있다 해도 근육과 피하 조직이 많은 부분에서는 작용된 힘이 흡수되어 좌창이 형성되는 일은 거의 없다(圖 5-8 a).

2) 裂創 Lacerated Wound　　창을 야기시키는 성상둔기가 하나이거나 또는 두 개라 할지라도 그중 하나가 되는 인체 골격이 둔기작용 부위보다 먼 거리에 있는 경우, 또는 많은 연조직이 있어 작용된 힘이 흡수되거나 작용된 둔체의 방향이 사각을 이루어 그 힘이 골격 방향으로 전달되지 않은 상태에서 피부가 과잉하게 견인되므로 그 탄력성의 한계를 넘으면 단열되는데 이때 피부의 할선을 따라 단열되는 것을 열창이라 한다

따라서 열창은 언제나 창연이 피부의 할선

과 일치해서, 즉 평행한 관계를 갖고 형성되는 것이다(圖 5-8 b).

(2) 所　見 Findings

1) 創緣 및 創角　　열창의 창연은 거의 직선상이며 피부할선과 평행하게 형성되며 때로는 어느 한쪽의 창연 주위에서 표피박탈 또는 피하 출혈이 동반된 것을 보며 창각은 예리하다.

좌창은 어느 정도 성상둔기의 형과 관계되며 많은 것은 성상형·분화구형을 보이며 창연 자체는 불규칙하고 분지를 지니는 것이 많으며 창각은 언제나 둔하며 2개 이상인 경우가 많다.

2) 創腔, 創面 및 創底　　창면에서 좌창 및 열창 공히 가교상조직 bridging-over 이 있다. 가교상조직이란 외력으로 연조직은 단열되었으나 비교적 저항이 강한 조직(혈관·신경 등)은 단리되지 않고 남아서 양창면을 다리 놓고 있는 것을 말한다.

창저는 열창의 경우는 낭상을 보이나 좌창의 경우는 잠식상 undermining 을 보인다. 창강내에 열창의 경우는 이물이 없는 것이 통

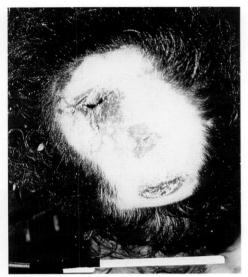

圖 5-9. 돌에 의한 頭部 挫裂創

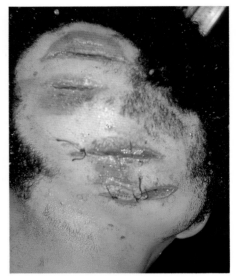

圖 5-10. 角木에 의한 頭部 挫裂創

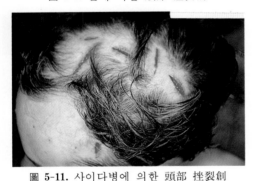

圖 5-11. 사이다병에 의한 頭部 挫裂創

례이나 좌창의 경우는 이물을 보는 경우가
많다(圖 5-9, 5-10, 5-11).

(3) 法醫學的　意義 Medicolegal Significance
of Laceration

좌열창은 자살에서는 거의 볼 수 없으나
두부를 벽에 박치기하고 사망하는 경우에 두
부에 좌열창을 보나 대부분은 타살 또는 사
고사에서 본다. 이 손상은 2차감염을 받는
일이 많고 또 감염을 받지 않고 치유된다 하
여도 반흔을 남기게 된다.

4. 咬　創 Bite Wound

(1) 成　因 Cause and Mechanism

동물 치아의 교합으로 야기되는 개방성손
상을 말하며 만일 가볍게 교합되면 교상 bite

mark 이 형성된다.

齒列·齒列弓 및 치아의 배열 상태에 따라
개인차가 있기 때문에 이 손상으로 개인식
별[3]이 가능하다.

(2) 所　見 Findings

교합력이 약한 경우에는 표피박탈, 피하출
혈 등을 보나 교합력이 강한 경우에는 치아
에 일치되는 창이 치열궁에 일치하게 배열된
다.

대개의 경우는 상악치 및 하악치에 의한
것이 2 열로 형성되나 때로는 상 또는 하악
치만이 단독으로 작용하여 1 열의 교창(또는
상)이 형성되기도 한다. 만일 물고 늘어지는
경우에는 좌열창을 형성하게 된다.

문치에 의한 경우는 열창에 가까운 교창
이, 또 견치에 의한 경우는 자창에 가까운
성상을 보이면 구치에 의한 것은 피하출혈
및 표피박탈로 구성되는 교상을 보는 경우가
많다.

(3) 法醫學的　意義 Medicolegal Significance
of Bite Injury

교창(상)은 살아 있는 사람을 가해하여 형
성되는 경우에는 치아의 형태가 불분명하게
남는다. 그 이유는 무는 순간 저항하기 때문
이다. 따라서 명료한 교창을 본다면 사후 또

는 의식이 없는 가운데 형성된 것으로 보아 반드시 생활반응검사를 하여야 할 것이다.

살아서 저항하는 가운데 형성된 교창(또는 상)의 경우는 치아의 교합혼과 이로부터 조직이 탈출되면서 생긴 특징적인 표피박탈이 형성된다.

약자가 강자에 저항할 때 또 방어의 목적으로 교창이 형성되기도 하며 가학증 *sadism* 과 피학증 *masochism* 의 남녀 사이에서 성적 쾌감을 얻기 위하여 많은 교창혼이 형성된 것을 보게 된다.

교창은 배부와 같이 평탄한 부위에는 형성되기 힘들기 때문에 대부분이 돌출된 부위 즉 혀·코·입술·귀·유방·음경·사지 등에서 본다.

인체 이외에 과일에 형성된 교창으로도 개인 식별이 가능하기 때문에 현장 검증 때 먹다남은 과일이 있으면 빠짐없이 채취하고 또 지체없이 그것을 치과 의사에게 의뢰하여 석고로 그 형을 떠야 할 것이다. 만일 시간이 경과되면 수분증발이 많아서 원형과는 다른 치열의 석고형이 채취되기 때문에 서둘러야 하며 이때 조형전에 타액형검사를 반드시 시도하여야 한다.

Ⅲ 銳器로 인한 損傷
Injuries due to Sharp Objects

1. 切 創 *Incised Wound*

(1) 成 因 *Cause and Mechanism*

날을 지녔거나 또는 날에 비길 만한 예리한 연변을 지닌 흉기를 장축으로 당기거나 밀면 절창이 야기된다. 수술 때에 가하는 절개가 전형적인 절창이다.

(2) 所 見 *Findings*

창연은 직선상으로 규칙적이며 창각은 예리하고 창저는 대체적으로 얕으며 창면은 평활하고 가교상조직이 없으며 창강은 쐐기 모양이며 이물이 없는 것이 통례이다(圖 5 -12).

(3) 法醫學的 意義 *Medicolegal Significance*

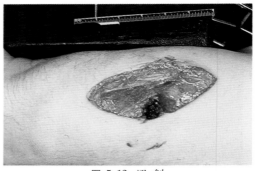

圖 5-12. 切 創

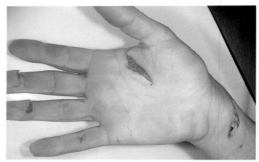

圖 5-13. 防禦損傷으로서의 切創

외견상 작은 절창이지만 부위에 따라서는 사인이 되는 경우가 있다.

사인이 되는 것은 절창을 통한 출혈로 인한 실혈·공기전색, 흡인성질식(출혈 혈의) 및 감염이다.

시체의 다른 부위에 절창 또는 자창이 있고 수장부에 절창이 있다면 이것은 방어손상 *defense injury* 으로 간주하여야 한다(圖 5 -13).

2. 刺 創 *Stab Wound*

(1) 成 因 *Cause and Mechanism*

끝이 뾰족한 흉기의 장축이 인체 내에 자입되어 형성되는 것으로 그 종류에 따라 유첨무인기(송곳·바늘·못·나뭇가지·양산끝 등), 유첨편인기(과도·식도 등의 칼 종류), 유첨양인기(양측에 날이 있는 칼, 또는 비수 등)에 의하는 경우에는 각각 그 자창의 형태가 달라진다.

(2) 所 見 *Findings*

창연의 길이보다 창면의 길이가 긴 것이

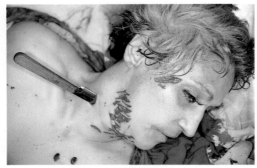

圖 5-14. 頸部刺創

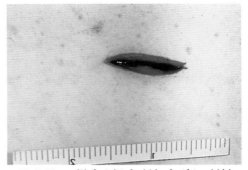

圖 5-16. 一側에 2個의 創角이 있는 刺創

특징이며 때로는 자출구가 있는 경우가 있
다. 그러나 대부분은 자출구가 없는 경우가
많다(圖 5-14).

1) 有尖無双器의 경우　자기의 단면이 원
형인 경우에는 자입구는 방추형을 보이며 그
방추형의 장경은 피부할선과 평행한 방향으
로 흐르게 된다. 단면이 3 각추의 자기에 의
하여서는 3 방사선상, 4 각추에 의하여서는 4
방사선상, 5 각추에 의하여서는 성형의 자입
구가 형성된다.

2) 有尖片双器의 경우　날이 있는 측의
창각은 예각을 보이는 데 비하여 도배부에
의한 창각은 전자보다 둔한 창각을 이룬다
(圖 5-15). 편인기에 의한 경우에는 인측의
창각이 두 개 형성되는 것이 통례이다(圖 5
-16). 그 이유는 자입 때 형성되고 자출 때
또다른 창각을 형성하게 된다. 따라서 자기
를 회전시키는 방향으로 휘두르면서 자입되
었던 것을 자출하는 경우에는 인측창각의 분
기가 더욱 떨어져 마치 2 회 자입한 것 같은

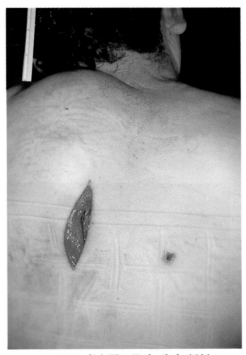

圖 5-17. 有尖兩双器에 의한 刺創

양상을 보인다(圖 5-16).

3) 有尖兩双器의 경우　양창각이 예각을
이루는 것이 특징이며(圖 5-17) 때로는 양창
각에 분기된 창각을 지니는 경우가 있는데
이것은 자입, 자출 때 각각 형성되는 것이
다.

4) 刺器에 자루가 있는 경우　자기에 자루
가 달린 경우에는 이에 해당되는 표피박탈을
창연 주위에서 보게 된다.

5) 實質臟器의 刺創　비록 피부의 자창으

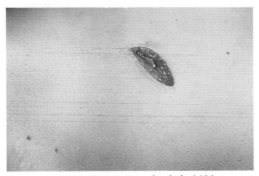

圖 5-15. 有尖片双器에 의한 刺創

로 그 자기의 종류 판정이 곤란한 경우라 할
지라도 간·신·연골 등은 피부와 같은 탄력
성은 지니지 않았기 때문에 인측과 배측, 편
인과 양인의 관계가 비교적 명료하게 감별될
수 있고 성상자기의 단면도 충실히 표현해
준다.

   (3) 法醫學的　意義 *Medicolegal Significance
of Stab Wound*

  자창은 외견상 비록 작은 창이나 심부장기
조직이 손상되기 때문에 치명상이 되는 경우
가 많다. 사인으로는 실혈·공기전색·흡인
성질식·양측기흉 및 감염 등이다.

3. 割　創 *Chopping Wound*

   (1) 成　因 *Cause and Mechanism*

  날을 지녔고 비교적 중량이 있고 자루가
부착된 흉기, 예를 들어 도끼·손도끼·대검
등에 의하여 할창이 형성된다.

   (2) 所　見 *Findings*

  절창과 좌열창의 중간성상을 보이는 것으

로 창연은 비교적 규칙적이며 그 주위에서
표피박탈을 보는데 양창연의 표피박탈의 폭
을 재는 것은 흉기의 작용 방향 및 각도를
결정하는 데 결정적인 근거가 된다.

  만일에 좌우창연 주위의 표피박탈의 폭이
같으면 흉기는 창에 대하여 수직으로 작용한
것이며, 폭이 넓을수록 그쪽으로 더욱더 경
사진 것을 의미하는 것이다.

  창면에는 가교상조직이 없으며 대검에 의
한 창은 절창과 유사한 성상을 보인다(圖 5
-18 a, b).

  또 중량 때문에 골절이 동반되는 경우가
많으며 심한 경우 특히 수지 및 사지에서는
절단되기도 한다.

   (3) 法醫學的　意義 *Medicolegal Significance
of Chopping Wound*

  두부의 할창이 사인으로 작용하는 것은 뇌
의 손상을 동반하는 경우이며 그 외 부위에
서는 실혈·감염 등이 사인으로 작용한다.
할창이 있는 시체는 타살체인 경우가 많다.

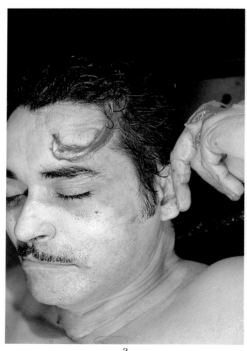 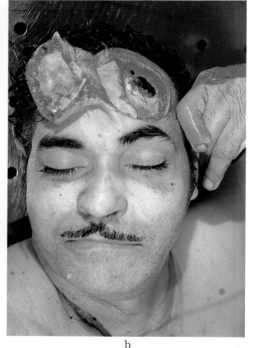

          a   b

圖 **5-18.** 大劍에 의한 割創
a : 外部　　　b : 內面

Ⅳ 發射物로 인한 損傷
Injuries due to Firearms

1. 槪 說 *Introduction*

총기에서 발사된 총탄에 의한 손상을 총창 *gunshot wound* 이라고 하며 여기서는 폭발물에 의한 손상까지도 포함시켜 기술하기로 한다.

발사물로 인한 손상이 법의학적으로 문제되는 경우는 총창 여부, 총기 종류, 발사 거리·방향, 사입구·사출구의 구별, 자타살 및 사고사의 구별, 총기 및 탄환의 이동식별 등이다.

(1) 銃創의 分類 *Classification of Gunshot Wound*

1) 銃器에 의한 분류 권총 총창·소총 총창·rifle총 총창.

2) 銃彈에 의한 분류 圓頭彈 총창·尖頭彈 총창·dam-dam탄 총창·散彈 총창.

3) 銃創의 形狀에 의한 분류 관통 총창·맹관 총창·회선 총창·찰과 총창 및 반조 총창.

4) 發射距離에 따른 분류 접사 *fast contact discharge*(피부에 접한 것), 근접사 *loose contact discharge*(1~3cm 거리), 근사 *near discharge*(권총은 15cm, 장총은 60cm 내외), 원사 *distant discharge*(그 이상의 거리).

2. 銃 創 *Gunshot Wound*

총탄이 신체로 들어간 입구를 사입구, 나간 출구를 사출구, 총탄이 사입구를 통하여 사출구로 나간 길을 사창관이라 하며 사입구 및 사창관만 있는 것을 맹관총창 *perforating gunshot wound* 이라고 하며 삼자가 모두 구비된 것을 관통총창 *penetrating gunshot wound* 이라 한다.

(1) 射入口 *Entrance*

사입구의 형상은 발사 거리에 따라 많은 차가 생기게 된다.

1) 接射의 射入口(圖 5-19, 5-20) 접사의

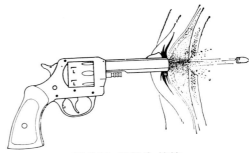

圖 5-19. 接射의 機轉

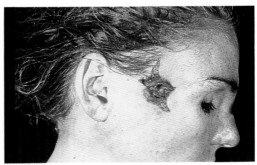

圖 5-20. 接射時의 射入口

사입구는 탄환에 의한 손상보다 총구에서 나오는 폭발 가스에 의하여 피부가 파열되기 때문에 성상형 또는 중심에 총탄에 의한 천공을 중심으로 수개의 피부파열선을 보기도 하며 사입구 총탄보다 크다.

2) 近接射 및 近射의 射入口(圖 5-21, 5-22)

총탄과 폭발 화약의 작용으로 다음과 같은 변화를 보게 된다.

a) 총구의 반동 때문에 사입구 주위에 총구에 의하여 圖 5-22 와 같은 윤상표피박탈을 본다.

b) 사입구 주위 및 내에 미연소화약의 침착 : 이것을 tattooing(화약부착)이라 하며 탄분의 부착으로 검은 색을 보이는 것을 blackening(매연부착)이라 한다(圖 5-23~25).

c) 燒輪 *burning ring* 의 형성 : 근거리에서 발사된 총탄은 열을 지니기 때문에 총탄에 접촉된 피부 부분에는 화상이 형성되어 홍반 또는 수포가 형성되는데 이런 변화가 사입구 창연에 따라 보이기 때문에 이것을

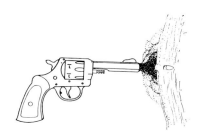

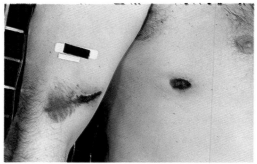

圖 **5-24.** 近射의 射入口(매연이 떨어져 부착)

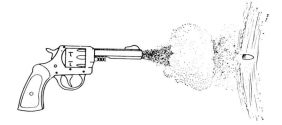

圖 **5-21.** 上 : 近接射(1~3 cm)時 射入口의　形成機
轉.
下 : 近射(권총　15 cm, 장총　60 cm)時　射
入口의　形成機轉.

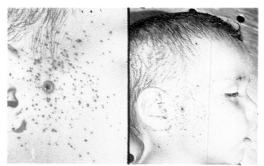

圖 **5-25.** 近射의　射入口(미연소 화약의 沈着, 左는
右의　擴大)

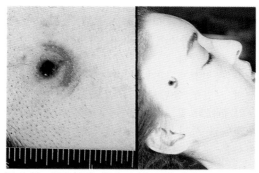

圖 **5-22.** 近接射의　射入口(총구에　의한　輪狀表皮剝
脫, 左는　同射入口의　擴大)

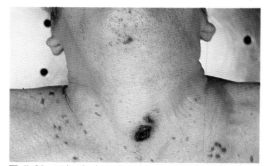

圖 **5-26.** 近射의　射入口(射入口 주위의　燒輪 및 紅
斑)

소륜이라　하며　소륜은　시간　경과와　더불어
건조되어　혁괴상으로　변화된다.　또　그　주변
에는　폭발가스　중에　포함되어　있던　CO가
창연주위로　침투되어　선홍색을　보이기도　한
다(圖 5-26).

　　d) 사입구는　총탄보다　작으며　사출구는
사입구보다　큰　것이　통례이다.

　　3) 遠射의 射入口　　총탄에 의한 변화만을
보게 된다.

　　a) 사입구는　총탄이　직경보다　작으며　총

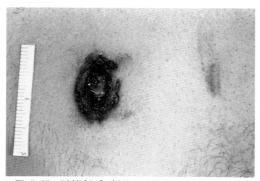

圖 **5-23.** 近接射의　射入口(射入口 주위의　매연)

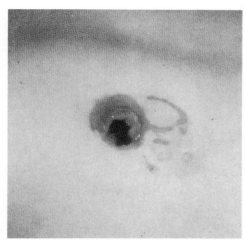

圖 5-27. 斜角으로 射入된 射入口〔挫傷輪(赤), 汚物輪(黑)〕

탄이 신체에 직각으로 들어간 것은 원형을, 사각을 이룬 것은 타원형을 나타낸다(圖 5-26).

b) 汚物輪 *filthy ring* 의 형성: 총탄에 부착되어 있던 기름·먼지·녹(錆) 등이 피부진입시 창연에 부착되어 오물륜이 형성되는데 폭은 대체로 약 1~3mm 이다 (圖 5-27).

c) 挫滅輪 *bruised ring*: 총탄이 피부에 진입될 때 그 주변의 피부는 누두상으로 함몰되어 그 탄력의 한계를 넘으면 사입구가 형성되는 것인데 이때 함몰되었던 피부는 탄환에 의하여 찰과되어 표피박탈과 피하 조직의 좌멸을 초래케 된다. 이것을 좌멸륜이라 한다. 대체적인 폭은 2~4mm 이며 시간이 경과되면 혁피상으로 변화된다.

(2) 射創管, 射導 *Path of Gunshot Wound*
총탄이 신체조직내를 통과함으로써 야기되는 것으로 접사의 경우는 사입구 근처의 사창관내에 화약침착, 화상, 커다란 조직결손 등을 보게 된다. 근접사 또는 근사의 경우는 폭발가스 또는 화열의 작용이 사창관내에 미치는 수가 있다.
원사의 경우는 총탄의 작용만을 받기 때문에 이에 따르는 변화를 보는데 사창관은 사입구측보다 사출구측이 점차 커지게 된다.

그 이유는 총탄은 발사되면 회선운동을 하면서 신체에 들어와 몸 안에서 계속 회선운동을 하기 때문에 단면적은 직진하는 방향에 따라 점차 커지는 것이다.

(3) 射出口 *Exit*
접사의 경우를 제외하고는 사출구는 사입구보다 크다. 만일 총탄이 골과 같은 경조직에 부딪쳐 골절이 야기되면 골편도 사출되기 때문에 2 개 또는 3 개의 사출구를 보는 수도 있다.

1) 伸展輪 *extension ring* 총탄이 사출구를 형성할 때 총탄에 의하여 밖으로 신전된 피부의 각화층이 옷에 찰과되어 각화층의 탈락을 보게 되며 시간과 더불어 혁피상으로 변화되어 마치 사입구의 좌멸륜같이 보여 혼동을 초래하기도 한다.

2) 頭蓋骨의 射出口 두개골 내에 총탄이 들어갈 때는 외판의 구멍은 작고 내판에는 크고 변연이 부정한 총창(사입구)이 생기며 만일 관통되어 총탄이 나갈 때는 내판에 작고 외판에 큰 구멍을 지닌 총창(사출구)이 형성되어 사입구·사출구의 관계가 보다 명

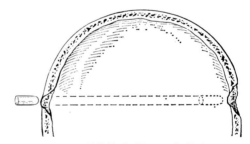

圖 5-28. 頭蓋骨의 射入口와 射出口

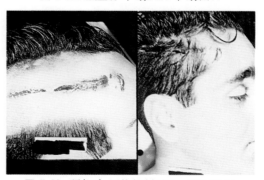

圖 5-29. 頭部의 回旋銃創(左는 右의 擴大)

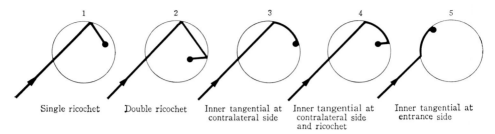

圖 **5-30.** 頭蓋腔內 跳彈 5 型(Freytag)

료한 것이다(圖 5-28). 또 두개골에서는 회
선찰과총창을 보는 수가 있다(圖 5-29). 또
Freytag(1963)는 두부총창으로 사망한 44 예
의 부검례를 통하여 圖 5-30 과 같은 5 형의
조탄 *ricochet shot* 으로 두개골에 맞은 것을
분석 보고하였다.

　(4) 銃創의　현미경검사소견 *Microscopical
Findings of Gunshot Wound*

　총창을 사입구, 사출구 및 사창관의 조직
을 각각 채취하여 조직검사를 하는 경우 그
변화는 두 가지 기전에 의한 것을 보게 된
다. 즉 총탄에 의한 기계적 손상과 폭발열
및 탄환의 열 때문에 보는 열손상을 받게 된
다.

　즉 폭발열을 받은 표피세포는 탄화되어 핵
의 팽화·종창·세포질의 공포 형성이 일어
나며 열이 있는 총탄에 의하여서는 표피가
응고괴사 *coagulation necrosis* 되며 교원섬유들

은 융합되어 균질화된 것을 보게 된다(圖
5-31 a, b). 접사의 경우라면 화약의 미연소
잔사 *powder residue* 로서 圖 5-32와 같은 흑
갈색 또는 녹황갈색의 잔사는 표피보다 사창
관에서 더 많이 보며, 근접 또는 근사의 경
우는 잔사가 표피에서 더 많이 검출되고 원
사의 경우는 사창관내에서 화약잔사를 보지
못하거나 매우 드물게 보게 된다.

　(5) 銃彈檢査 *Examination of Bullets*

　동일 총기에서 발사된 총탄, 즉 탄환 및
탄피에는 동일 발사흔이 남게 되므로 맹관총
창의 경우는 X 선검사(圖 5-33)로 圖 5-34 와
같이 반드시 탄환을 적출하여야 하며 현장부
검이라면 탄피를 찾도록 하여야 할 것이다.
탄환의 종류를 앎으로써(圖 5-35) 총기의 종
류를 알 수 있고, 탄환이 두 개 이상 있을
때 동일 총기에 의하여 발사된 것인지 그렇
지 않으면 두 개 이상의 총기에 의한 것인지

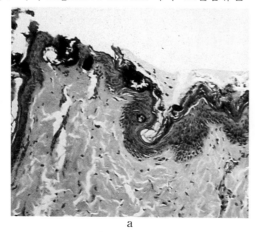

a

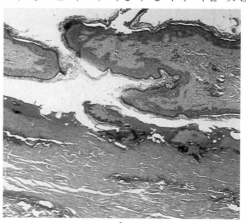

b

圖 **5-31.**
　　a : 射入口의 變化
　　b : 射出口의 變化(a 와 b 는 同一銃器에 의함)

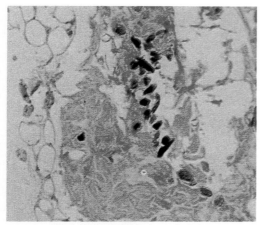

圖 5-32. 射創管內의 火藥殘査

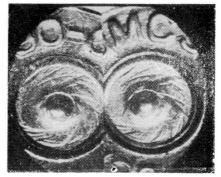

圖 5-36. 彈皮擊針痕의 비교

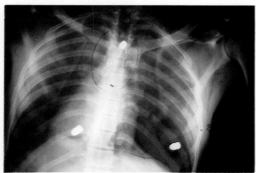

圖 5-33. 盲貫銃創은 X 線檢査로 彈丸의 위치를
　　　파악

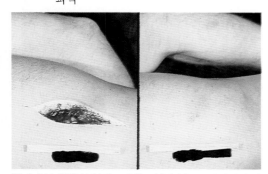

圖 5-34. 盲貫銃創의 彈丸 摘出(左는 右突出部의
　　　切開)

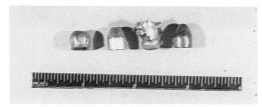

圖 5-35. 적출된 탄환

를 알 수 있다. 용의총기의 시사와의 대조현
미경검사로 圖 5-36 과 같은 탄피의 격침흔
검사와 圖 5-37 과 같은 탄환의 조선검사로
발사 총기를 색출해 낼 수 있다.

3. 霰彈銃創 Shotgun Wound

(1) 成 因 Cause and Mechanism

산탄은 수렵의 목적으로 엽총에서 발사된
다. 산탄 개개의 크기·형태 및 수는 그 목
적에 따라 또 수렵자의 기호에 따라 다른 것
이다.

산탄은 1 회 발사로 다수의 연탄이 동시에
총구를 나오게 되는데 총구를 나올 때가지는
1 단이나 총구를 빠져 나오면 총구를 정점으
로 원추상으로 퍼져 나간다. 따라서 산탄총
창은 발사 거리에 따라 그 소견에 많은 차를
보이게 된다.

(2) 所 見 Findings

발사거리가 1.5∼2.0 m 까지는 산탄이 1 단
을 하고 있기 때문에 이 거리 내의 총창은
보통 총창과 다를 바 없이 하나의 사입구를
만든다(圖 5-38).

대개는 맹관총창이나 사지는 관통하는 수
가 있다. 따라서 총창관내에서 산탄환과 화
약과 산탄의 칸막이 cardboard, wad 의 파편
을 보게 된다(圖 5-39).

발사 거리가 이 이상인 경우에는 산탄은
산개된다(圖 5-40).

자살의 경우 특히 구중부 또는 악하에서

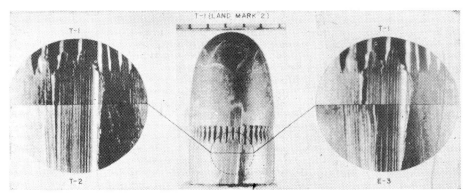

圖 5-37. 탄환의 條線檢査

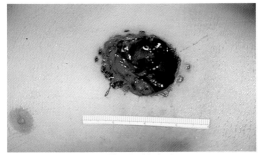

圖 5-38. 霰彈銃創의 射入口

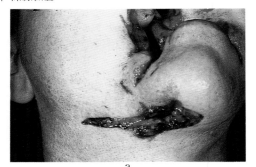

a

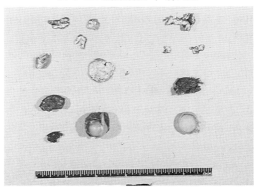

圖 5-39. 摘出된 霰彈 및 Cardboard

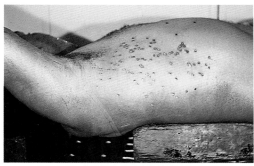

圖 5-40. 散開된 霰彈銃創의 射入口

b

圖 5-41. 霰彈銃創(接射)
a : 頦下部의 射入口(霰彈)
b : 顔面部의 射出口(破壞的)

접사하는 경우에는 圖 5-41 a, b 와 같이 파
괴적으로 작용하게 된다.

4. 爆發物에 의한 損傷 *Injuries due to Explosives*[5], [6]

(1) 成 因 *Cause and Mechanism*

1) 化學的 爆發 폭발이란 화학 반응에 의한 물질이 급격한 팽창을 말하는 것으로 폭발의 결과로 급격한 기압의 변화인 폭풍, 고열과 반응생성물인 일산화탄소의 발생을 보게 되는데 폭풍에 의하여서는 기기적 손상, 고열에 의하여서는 열상을, 일산화탄소에 의하여서는 중독이 야기된다.

2) 物理的 爆發 물리적으로 일정 공간내의 기압이 급격히 변화되는 경우를 말하며, 예를 들어 보일러, 고압솥 또는 텔레비젼의 브라운관 등의 급격한 파괴 때 본다.

(2) 所 見 *Findings*

1) 器機的 損傷 폭발의 결과 발생된 폭풍은 기체와 더불어 파괴된 개체(파편)가 고속도로 신체에 작용하여 손상을 야기시켜 경한 경우에는 표피박탈에서, 심한 경우에는 사지의 단리 및 전신의 좌멸에 이르기까지의 여러 손상을 보게 되는데 이때 손상과 사망이 거의 동시에 일어나기 때문에 생활반응이 결여되는 경우가 있다.

2) 熱에 의한 損傷 화학적인 폭발의 경우는 고열을 발하게 된다. 따라서 고온을 지닌 물체와 접한 부위 및 폭풍과 접한 부위에 화상이 야기되며, 보일러 폭발의 경우는 고온의 수증기에 의하여 탕상이 야기된다.

3) 一酸化炭素中毒 화학적인 폭발의 경우는 언제나 일산화탄소가 생성되기 때문에 즉사한 경우가 아니면 사고 현장에서의 생존 기간이 길수록 혈중 COHb의 농도는 높아진다(특히 탄광폭발의 경우).

(3) 法醫學的 意義 *Medicolegal Significance of Explosion*

폭발 사고는 예기치 못한 가운데 집단적으로 발생되는 경우가 많다. 이때 폭발 지점과 피해자의 거리에 따라서 각각 다른 소견을 보이는 경우가 자주 경험된다. 특히 탄광폭발 때는 폭발 지점에 있는 사람은 열과 기계적인 손상으로 즉사하게 되며 먼 거리에 있던 사람은 일산화탄소 중독으로 사망하는 경향이 있다. 따라서 동일한 사고로 사망하였다 하여도 직접 사인에는 차가 생길 수 있다. 또 이러한 사인으로 폭발의 상황을 추정하는 중요한 자료가 된다.

V 損傷의 部位別 特徵 *Characteristics of Injuries by the Injured Parts*

1. 頭部損傷 *Head Injury*[7], [8], [9], [10], [11]

두부손상은 두부에 직접 또는 간접적으로 가하여진 외력의 결과 또는 2차적으로 발생되는 모든 손상을 말하는 것으로 뇌 및 신경 손상이 그 주체를 이룬다.

(1) 頭部損傷의 發生機轉 *Mechanism of Head Injury*[11]

1) 外力의 分析 두부와 중추신경계는 여러 종류의 그리고 여러 정도의 外力에 의하여 손상을 받는다. 즉 〈表 5-2〉에서 보는 바와 같이 가장 흔한 외력은 저속충격 *low velocity impacts*(추락·차사고 등), 직접타격 *direct blow*(야구공·배트·돌 등) 그리고 고속충격(탄환·파편) 등이다. 흔히 보는 두부외상에서는 다양한 외력이 일순에 다발성충격 *multiple impacts*으로 되기도 한다.

〈表 5-2〉   外力의 分析

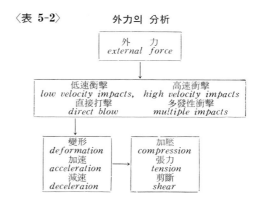

두부와 그 내용물에 작용된 에너지 *energies*의 결과로 두부의 변형 *deformation*, 그리고 두부손상의 상태에 따라 가속 *acceleration*(움직이는 물체가 정지된 두부에 충격할 때) 그리고 감속 *deceleration*(움직이는 두부가 정지된

물체에 충돌할 때) 등의 현상이 나타나게 된다. 가속에는 직선 방향의 선상가속 *linear acceleration* 과 일정한 축의 둘레를 회전하는 각가속 *angular acceleration* 이 있다. 이들 변형, 가속 및 감속 등의 물리적 힘의 결과는 가압 *compression*(물체를 압박하여 집결시키는 것), 장력 *tension*(물체가 찢기어 떨어지는것), 전단 *shear*(한 물체에 다른 물체의 일부가 미끌어 뭉켜지는 것)의 형식으로 두개강내용물(뇌, 혈관 등)은 손상받게 된다.

이와 같은 변형, 가속, 감속, 가압, 장력, 그리고 전단 등의 물리적 현상은 한 손상에서 동시에 또는 연속적으로 가해지고 유발될 수 있다. 이와 같은 충격과 물리적 힘에 더하여 충돌의 지속 시간, 접촉 시간, 충격부위, 충돌면적, 충돌면의 성질, 충격시의 두부의 고정여부 등의 인자들은 두뇌손상의 양상과 정도를 결정지우게 된다.

2) 頭部損傷에 있어서의 外力과 頭部運動과의 相對性 직선적 운동에 의한 선상가속과 감속, 그리고 회전 운동에 의한 각가속과 전단작용, 충격부의 양압 *positive pressure* 과 대측의 음압 *negative pressure* 의 발생 등이 상대적으로 상승작용하여 두부손상을 일으킨다.

서 있던 사람이 콘크리트 바닥에 넘어지면서 두부를 충돌(감속적 외상)하였거나, 서있던 사람이 몽둥이로 머리를 강하게 타박(가속적 외상)받는 등으로 힘이 두개골과 그 내용물에 미치는 경우를 생각해 보자. 외력에 의하여 두개골은 국소적 변형과 아울러 외력에 상응하는 두개골골절을 일으킨다. 이때 외력의 압파 *pressure wave* 는 가속도 때문에 압의 전달을 일으키며 따라서 외력이 강력하면 충격부에 양압을, 그리고 압파가 통과하는 바로 그 대측에 음압을 유발하게 된다. 이 음압부가 기화압 *vapor pressure* 에 이르면 그 부위에 공동 *cavity* 이 생기며 조직의 파탄 *tear of tissue* 이 초래된다.

이와 같은 음압은 두개골의 변형으로 더 상승될 수 있다.

뇌는 단순한 한 덩어리는 아니다. 뇌양 전 및 후교연과 중뇌에 의하여 좌우, 상하가 연결되어 있으며 또 뇌와 두개골 사이에도 일정한 간극이 있다. 따라서 뇌 전체가 두개를 상대하는 운동, 그리고 뇌 전체에 대한 뇌 일부분의 상대적 운동이 일어난다. 그러므로 회전가속인 각가속에 의한 압파의 통과로 전단변형이 일어난다.

이와 같은 전단변형의 효과는 척수와 접한 뇌간부에 뚜렷하다(힘의 에너지가 대후두공 쪽으로 출구를 찾아 빠져나가기 때문에). 동시에 이와 같은 회전운동(뇌와 두개골, 그리고 뇌와 경막 및 혈관상호간의 상대적 운동성)은 뇌손상과 혈관파열을 초래한다.

(2) 頭皮損傷 *Scalp Injury*[9]

두피는 다른 부위의 피부와 달리 그 밑에 모상건막 *epicorneal aponeurosis, galea aponeurotica*, 결체직 및 골막 등으로 구성되는데 두피는 조직이 치밀하며 모상건막하결체직은 성글기 때문에 혈종은 모상건막하에 생긴다 (圖 5-42).

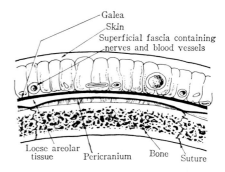

圖 5-42. 頭皮의 構造(Gordon)

두피에는 혈관이 많고 혈관벽은 피하 조직과 밀착되어 있기 때문에, 혈관손상시에 수축 작용이 일어날 수 없기 때문에 출혈량이 많다. 또 두피 밑에는 두개골이 있기 때문에 좌창형성이 다른 부위보다 용이한 것이며 두피는 신축성이 없기 때문에 둔기에 의하여서도 절창에 가까운 열창이 형성된다.

두발로 가려 있어 두피손상을 놓치는 수가 있기 때문에 각별한 주의를 요한다.

(3) 頭蓋骨 骨折 *Skull Fracture*[12]

1) 頭蓋骨 骨折의 特性　두개는 몇 개의 뼈가 봉합 *suture* 으로 연속성이 유지되고 있으며 이 연속성을 포함한 골질의 연속성의 소실이 바로 골절인 것이다(圖 5-43).

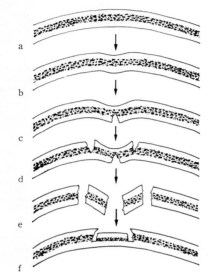

圖 **5-43.** 外力의 强度와 骨折發生機轉
a : 正常骨　b : 骨의 變形　c : 內板의 骨折
d : 內外板의 骨折　e : 開放性陷沒骨折
f : 非開放性陷沒骨折

두개골은 두개관과 두개저로 대별되는데 전자는 반구상, 후자는 단계적으로 전·중·후두개와로 3등분된다. 또 두개골을 구성하는 뼈의 두께는 일정하지 못하기 때문에, 또 두개저에는 신경·혈관 등이 통과되는 구멍이 많기 때문에 외력에 대한 저항에는 많은 차이를 보이게 되어 외력에 대하여 단일한 골절이 야기된다는 보장이 없고 외력의 종류, 방향 및 강도에 따라 나타내는 골절의 형태 및 정도는 다양한 것이다.

두개에 대한 직달외력은 두개관에 작용되는 수가 많고 두개저골절은 간접적인 외력에 의하게 된다.

두개저골절 *cranial base fracture* 은 외력의 방향 및 강도에 따라 종골절 *length fracture* 과 횡골절 *transverse fracture* 로 나누게 되는데 전자는 시상봉합방향으로, 후자는 전두면에 평행한 골절선을 보이는 것이다(圖 5-44 a, b).

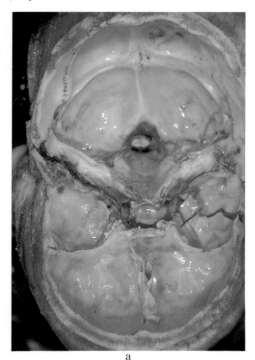

a

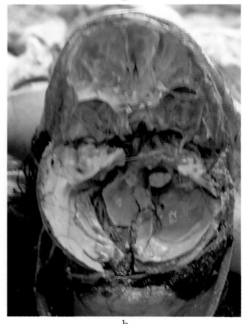

b

圖 **5-44.** 頭蓋底의 骨折
a : 橫骨折　b : 縱骨折

2) 外力과 骨折의 程度 비교적 경한 타격에 의하여서는 선상골절이 야기되며 타격이 강하여지면 국소의 선상골절이 저항이 약한 골부분을 통하여 두개저에 이른다. 작용면이 넓은 둔체, 예를 들어 지면에 넘어지는 경우, 또는 벽에 머리가 부딪히는 경우 등에서 자주 경험된다.

단일 선상골절인 경우에는 외력의 작용점은 그 골절선상의 어느 부위 또는 그 연장선상의 어느 부위에 있게 된다(圖 5-45).

외력이 강하여지면 외력이 작용한 국소를 중심으로 방사선상으로 골절이 야기되어 성상골절을 이룬다(圖 5-46).

더욱 강한 외력이 작용되는 경우에는 국소에 분쇄골절이 야기되는데 작용된 물체가 각이 있고 작용 면적이 작은 경우(예 ; 망치)에는 뼈의 탄성보다 강하게 작용되어 그 국소에 함몰골절이 야기되며 작용 물체의 형상이 그대로 남게 된다(圖 5-47). 만일 고에너지의 물체(예 ; 총탄)가 두개골에 작용된다면 분쇄골절을 일으키며 때로는 두개가 관통되어 관통골절을 일으킨다.

봉합이개성골절은 외력의 방향이 봉합과 일치되거나 선상골절이 도중에 봉합과 교차되면 골절선은 그 봉합선을 따르게 된다.

두개골 골절과 외계의 교통 유무로 폐쇄성 또는 비개방성골절 *closed or non-open fracture* 과 개방성골절 *open fracture*(圖 5-48)로

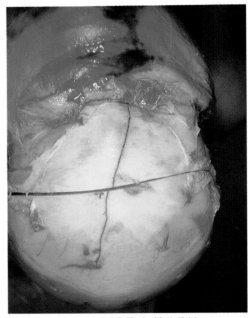

圖 5-46. 頭蓋骨의 星狀骨折

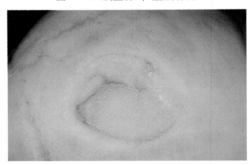

圖 5-47. 頭蓋骨의 陷沒骨折

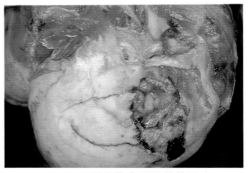

圖 5-48. 頭蓋骨의 開放性骨折

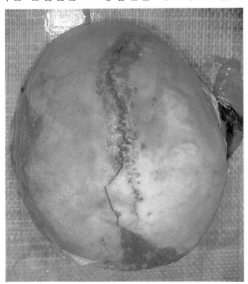

圖 5-45. 頭蓋骨의 線狀骨折

나누게 되고 또 골절의 부위에 따라 분류된
다(예 ; 전두골골절, 후두골골절 등).

두개골골절 중 특징적인 것은 후두개와환
상골절 circular fracture around the foramen
magnum 은 높은 곳에서 떨어지는 경우 둔부
가 땅에 닿을 때 척추에 의해 후두공 주위에
환상으로 골절이 야기된다.

2회 이상의 골절이 각각 독립적으로 야기
되며 그 골절선이 교착되는 경우 두번째 타
격으로 야기된 골절선은 첫번째 타격으로 야
기된 골절선을 넘지 못한다.

이것은 마치 유리에 2회 타격을 가할 때
1차에 형성된 깨진 금을 2차의 타격으로 형
성된 깨진 금이 넘지 못하는 것과 같은 현상
으로 圖 5-49 와 같은 소견을 두개골에서도
본다.

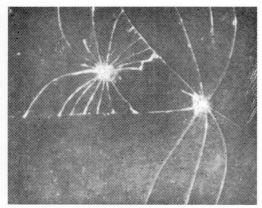

圖 5-49. 유리의 깨짐과 打擊의 順序
　1次打擊으로 생긴 금을 2次로 생긴 금이 넘지 못
한다.

**3) 頭蓋骨骨折에 따르는 2차적인 치명적 변
화**

　a) 외상성종류 :　　① 수막류(외상성위뇌
막설) ② 외상성기종 pneumoencephalus ③ 뇌
탈

　b) 수액루 :　　① 비수액루 cerebrospinal
fluid rhinorrhea　　② 이수액루 cerebrospinal
fluid otorrhea

　c) 감 염 :　　두개골염·두개골막뇌염·
수막염·뇌염·뇌농양 등

　d) 뇌신경외상 :　　안면신경 또는 삼차

신경마비, 시각·청각 및 후각의 장애

　**(4) 腦震盪 Cerebral Concussion, Commotion
Cerebri**[13), 14), 15), 16)

뇌진탕에 대한 정의는 아직 통일되지 않은
상태이다. 그러나 확실한 것은 의식 소실·
서맥 및 구토(trias 라고 함)를 보이는 외력에
의한 뇌 기능의 장애를 말하며 형태학적인
변화를 남기지 않는 것이 특징이다.

그 기전은 아직 불명이나 뇌의 혈액순환장
애, 신경 세포의 기능 장애, 특히 뇌간부(망
양체)의 장애, 전단적 충격에 의한 뇌조직과
혈관 사이의 전단 때문이라는 주장들이 있
다.

　1) 法醫學的 意義　　의식 회복 후에 건망
증이 출현하는데 2가지 종류의 것을 본다.

　a) 역행성건망증 retrograde amnesia :
수상 이전의 것을 기억하지 못하게 된다.

　b) 선행성건망증 anterograde amnesia :
수상 후 곧 회복되어 정상 행동을 하지만 후
에는 그 당시의 기억을 전혀 하지 못하는 것
을 말한다. 이 두 종류의 건망증 때문에 상
해 사건이나 교통 사고 당시의 사항을 정확
히 진술하지 못하는 경우가 있다.

　c) 명정 drunkenness 과의 감별 :　　① 맥
박은 뇌진탕은 느리나 명정 때는 빠르다. ②
안면이 뇌진탕 때는 창백하나 명정 때는 충
혈로 조홍. ③ 안결막은 뇌진탕 때는 빈혈상
이나 명정 때는 울혈상. ④ 동공은 뇌진탕
때는 산대되고 반사가 소실되나 명정 때는
그렇지 않다.

　(5) 뇌좌상 Cerebral Contusion[17), 18), 19)

　1) 定 義　　뇌좌상이란 주로 뇌피질표면
에서 보는 형태학적인 변화로 그 변화의 주
된 것은 출혈 및 괴사이며 출현되는 부위는
뇌회정부에서 보며 두개골 골절을 야기시키
는 직달외력은 물론이고 골절을 동반치 않는
동측충격 coup 및 대측충격 contrecoup 에 의
하여 야기되며 뇌조직의 단열은 없어 연속성
은 유지된다. 만일 뇌조직의 단열을 동반하
는 경우에는 뇌좌열창 cerebral laceration 이라
고 한다.

2) 同側衝擊 및 對側衝擊 *Coup and Contre-coup* 두부에 외력이 가하여지면 손상은 그 외력이 가하여진 부위와 그 반대측, 즉 2개소에서 보는 경우가 있는데 외력이 가하여진 부위의 뇌좌상을 동측충격이라 하며 그 반대측의 뇌좌상을 대측충격이라 한다(圖 5-50, 5-51).

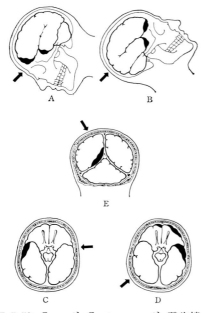

圖 **5-50.** Coup 와 Contrecoup 의 發生機轉
(Gradwohl)

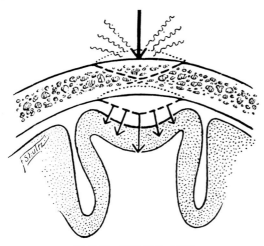

圖 **5-51.** 腦挫傷의 機轉

a) Coup 및 Contrecoup 의 발생기전

① 空洞現象 *cavitation* 에 의한 손상 : 두부에 외력이 가하여지는 경우 두개골은 움직이지만 뇌는 움직이지 않기 때문에 양자간에는 전단이 생겨 그 결과로 외력이 가하여진 부위에는 양압이, 그리고 그 반대측에는 음압이 생기는데 뇌조직 및 뇌혈관은 양압에서보다 음압에 약하기 때문에 뇌조직은 파괴되어 대측충격이 생기는 것이다.

② 뇌의 변형에 의한 손상 : 두부에 외력이 가하여지면 두개내의 뇌에는 변형이 야기되는데 이것 때문에 조직 내에 전단 현상이 일어나, 특히 뇌조직과 혈관 사이에 전단으로 혈관과 신경 조직이 파괴된다는 것이다.

b) 외력의 작용방향과 Coup 및 Contrecoup 의 발생부위 및 그 빈도(〈表 5-3〉)

〈表 **5-3**〉 外力의 作用方向과 **Coup** 및 **Contrecoup** 의 發生部位 및 그 頻度

加害部位	Coup	Contrecoup	兩者(%)
前頭部	79	7	14
後頭部	10	83	7
側頭部	40	50	10

3) 腦皮質挫傷 *Contusion of Cerebral Cortex*[20]

a) 所見 : 뇌회 *gyrus* 의 정점에 일혈점이 형성되며 이것이 모여서 일혈반을 일으키게 된다. 손상이 심하면 뇌조직은 좌멸되어 혈액과 혼합되어 죽 모양으로 된다.

일혈은 뇌회에는 보이나 뇌구 *sulci* 에는 없는 것이 통례이다. 그 부위의 횡단면을 보면 돌부가 내부를 향한 쐐기모양 *wedge shape* 의 경계가 명료한 손상부위로 보인다.

피질좌상이 잘 생기는 부위는 측두부·전두부·소뇌·두정부 및 후두부의 순이다. 두개저에서는 후두개와는 골표면이 비교적 평활하기 때문에 좌상이 적게 발생되는데 비하여 전두개와 및 중두개와에는 골 표면이 평활치 못하며 돌기, 예리한 연변 등을 지녔기 때문에 뇌는 두개골에 용이하게 충돌되어 좌상이 야기되기 쉽다. 따라서 전두부와 측두부의 전극과 하면에서 특히 많이 보게 되고 소뇌천막, 대뇌겸에 접한 海馬回 또는 帶狀回에서도 많이 본다.

b) 뇌의 1차 손상과 2차 손상의 구별[21], [22] :　뇌좌상후 생존례에서는 파괴된 피질이 흡수되고 신경교세포에 의한 반흔이 형성되고 출혈된 혈액의 혈색소가 hemosiderin으로 변화되고 이것이 침착되어 황적갈색의 불규칙한 斑을 이루게 된다.

외상에 의하여 직접 발생된 1차성의 연화 *softening* 와 혈관장애의 결과 2차적으로 발생된 연화와는 구별이 가능하다. 즉 1차성 연화는 비록 좌상이 넓은 부분에 걸쳐 야기되었다 하여도 출혈은 뇌회의 정점에 국한되며 그 손상부위에 포함되는 뇌구에는 변화가 없는 것이 통례이며, 2차성 연화의 경우는 뇌구에까지도 변화가 일어나 있으며, 1차성의 연화는 연막이 동시에 손상되나 2차성의 것은 연막은 손상없이 그대로 남게 된다.

또 2차성 연화는 피질의 최상층에는 연화되지 않기 때문에 신경교세포의 증식이 이곳에서부터 시작되나 1차성의 것은 이런 것을 보지 못한다.

피질좌상만으로는 사인이 될 수 없다.

4) 腦髓質挫傷 Contusion of Medulla　수질의 좌상은 외력이 강할 때 보며 contrecoup에 의한 것보다 직달적인 외력으로 오는 경우가 많으며 수질내 출혈과 신경섬유계의 단열이 주 변화이다. 출혈은 처음에는 혈관의 파열로 야기되는 출혈이지만 후에는 2차적인 순환 장애에 의한 혈관투과성의 변화로 출혈은 더욱 증가된다.

수질좌상은 수상후 장시일이 경과된 후에 2차적인 대출혈이 야기되는 경우도 있다. 수질좌상이 사인으로 되는 경우는 뇌실질내 출혈로 인한 뇌압항진보다도 각생활중추의 직접적인 파괴가 더 중요한 기전이 된다.

5) 腦幹部挫傷 Contusion of Brain Stem[23], [24]
뇌간부좌상의 임상증상을 보이던 예도 사후 부검하면 뇌간부에는 아무런 변화를 보지 못하는 경우가 적지 않다. 비개방성뇌손상의 9~12%가 뇌간부좌상이라고 한다.

뇌간부좌상의 주소견은 출혈이며(이것을 Duret-Berner 형 출혈이라고 함) 이 출혈은 직접 외력에 의한 혈관 파열이며 출혈은 선상(신경섬유의 주행 방향을 따라) 또는 원형인 경우가 많다.

재발부위는 뇌각·제3뇌실저·脚間窩·활차신경근 등이다.

(6) 外傷性頭蓋內出血 Traumatic Intra-cranial Hemorrhage[25]

두부외상에 기인하는 두개강내출혈은 혈종이 형성되기 쉬워 외상성뇌압박을 일으켜 호흡마비로 사망하는 경우가 대부분이다. 해부학적 구조에 따라 다음과 같이 분류된다(圖 5-52).

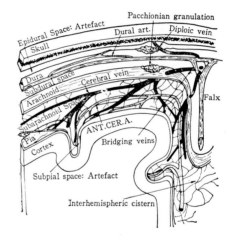

圖 5-52. 腦膜의 構造

1) 硬膜外出血 Epidural Hemorrhage[26]　경막은 비교적 두텁고 강인하며 평활한 면을 가진 막으로 두개골 밑에 있다. 성인에서는 궁륭면 *convexity* 에서 뼈와의 사이에서 다소의 이완이 있으며(신생아나 어린이에서는 밀착하고 있다) 두개저에서는 양자가 밀착하고 있다. 경막은 또 대뇌겸 *falx cerebri* 과 소뇌천막 *tentorium cerebelli* 을 형성시키고 있다. 또 시상선에서 상시상정맥동을 형성하고 뇌의 궁륭면에서의 정맥유입을 받고 있고 뇌저부에서는 뇌신경이나 결합직으로 결합되어 있다.

경막에는 굵은 동맥이나 정맥이 포함되어 있다. 외상과 특히 관계가 깊은 것은 중경막동맥 middle meningeal artery 이다.

중경막동맥은 꽤 강력한 혈관이나 뼈의 구속에 끼어 있기에 外力으로 골절이 일어나면 그 골절편에 의하여 경막이 파열되고 따라서 동맥도 찢어진다(圖 5-53).

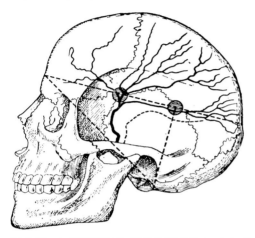

圖 5-53. 中硬膜動脈의 側頭骨(頭蓋骨中 가장 얇은)의 분포

경막은 뼈쪽에서 찢어지기 때문에 출혈된 혈액은 뼈와 경막과의 사이에 고이며 따라서 경막외혈종이 형성된다. 골절편에 의하여 경막의 전층이 파열되면 출혈액은 경막하로 유입되어 경막하출혈을 동반하게 된다. 측두부에서의 빈도가 가장 높으며 또 가장 위급을 요하는 외과적 조처를 필요로 한다. 측두부는 뼈가 가장 얇아 외력에 의하여 골절파괴되기 쉬운 곳이며 이곳을 중경막동맥의 주간이 달리고 있기 때문에 그만큼 위험도도 크다고 할 수 있고 거대한 혈종을 형성한다. 경막외혈종의 거의 전례에서 측두부에 즉 중경막동맥의 주행을 가로지르는 골절이 있다(X-선상에서 골절선이 안 보이는 예들에서도 수술이나 해부에서는 골절선이 발견되는 경우가 대부분이다)(圖 5-54 a, b, c). 빈도는 훨씬 낮으나 경막외혈종은 그 외에 정맥동이나 대정맥의 파탄, 판간층에서의 출혈로도 일어날 수 있다.

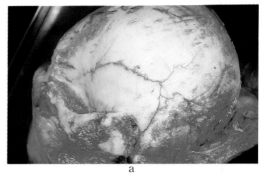
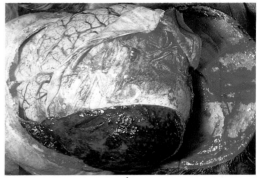
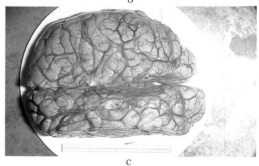

圖 5-54. 側頭骨 骨折과 出血 및 腦의 變化
a：側頭骨의 線狀骨折　b：同 骨折로 인한 硬腦膜上出血　c：同 出血로 인한 腦의 심한 압박

중경막동맥의 말초지들의 파열에서는 소량의 출혈로 머물기도 한다.

임상증상으로 중요한 것은 수상후에도 출혈량이 적은 기간 동안은 의식의 장애가 없는 것이 특징인데 약 1~20 시간 후에 의식장애가 오게 된다. 그렇기 때문에 수상후 의식이 청명한 기간을 의식청기 lucid interval 라고 한다.

출혈량이 점차 증가되면 뇌압박증상(두통·서맥·유두부종·동공부동 등)이 나타나며 방치하면 뇌압박으로 사망하게 된다.

　출혈량과 임상증상의 관계는 70 gm 이상으로 뇌압박증상이 출현되고 100〜180 gm 이면 사망하게 된다는 것이다.

　부검소견으로는 혈종이 한 부위에 국한되고 있는 것이 특징이며 대체로 방추형을 하고 있으며 경막과 부착되어 있으며 혈종 밑의 뇌는 함몰되어 있는 것이 통례이다(圖 5 -54 b, c).

　2) 硬膜下出血 Subdural Hemorrhage[27], [28]
경막하에는 연막 leptomeninges 이 있다. 연막은 유막 pia mater 과 지망막 arachnoid membrane 의 내외 2 엽으로 구분된다. 경막과 지망막 사이의 경막하강에는 정맥동에 가까운 부분에서 지망막에서 정맥동으로 유입되는 정맥, 즉 교상정맥 bridging vein 이 다리를 가로놓은 듯이 뻗쳐 있다. 이것이 흔히 외상에 의한 경막하 출혈의 출혈원이 된다. 상시 상정맥동으로 유입하는 정맥에서의 출혈이 대부분이고 따라서 두정부에서 흔히 보며 그 외에 접형두정정맥동으로 들어가는 것, 뇌표의 정맥이 찢어져서 오는 것이 20〜30 %의 빈도를 나타낸다. 죽음에 이를 정도의 큰 것으로부터 소량의 것, 심한 외상의 병력이 뚜렷한 것부터 기억에 없을 정도의 경한 외상에서도 초래된다. 경막하혈종의 거의 모두를 외력성으로 보아도 좋다. 그러나 외상과 무관한 기원도 있음을 잊어서는 안 된다(圖 5 -55).

　신생아에서 보는 만성경막하혈종은 70 % 이상이 양측성이며 이는 출산시 산도에서 받는 외력에 의한 분만손상과 관계된다. 성인에서의 경막하혈종은 임상적으로 또 병리학적으로 급성, 아급성 그리고 만성으로 구분된다.

　만성경막하혈종은 혈종의 주위에 신생막 neomembrane 이 형성되며 혈종의 용혈로 삼투압이 높아지면서 주위에서 조직액이 흡수 유입되면 그 자체의 용적이 증대된다. 지망막의 파손과 투과성의 항진으로 수액 cerebrospinal fluid (C.S.F.)이 유입되며 또 신생막에서의 재출혈이 온다.

　상술한 여러 기전으로 혈종의 용적 증대와 조장이 이루어진다. 혈종을 둘러싸고 있는 신생막은 외막(경막쪽)과 내막(지망막쪽)으로 구분되며 외막은 두텁고 불투명하고 혈관이 많고 경막에 밀착되어 있으며 내막은 얇고 투명하며 지망막과의 밀착은 덜하다.

　위와 같은 기전으로 소량의 출혈이 만성경과를 밟으면서 만성혈종이 형성되는 고로 신경학적 이상소견도 미미하거나 결여되며 따라서 수상 후 수주 혹은 수개월에야 증상이 나타날 수도 있다.

　3) 蜘網膜下出血 Subarachnoid Hemorrhage (S.A.H.)　유막과 지망막 사이의 강에 생

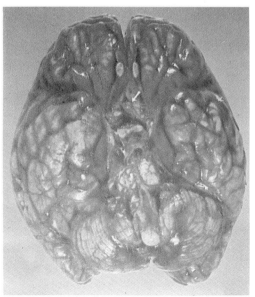

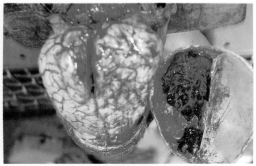

圖 5-55. 硬腦膜下出血　　　　　　圖 5-56. 蜘網膜下出血

기는 출혈을 말한다(圖 5-56). 전적으로 외
력에 원인되는 것은 그 출혈 정도가 심하지
않은 경우가 흔하다. 따라서 그 사인은 그
출혈자체보다는 동반된 뇌좌상이나 뇌막손상
인 경우가 많다.

또 다른 원인은 자연적 즉 병으로 발생되
는 특발성지망막하출혈 *essential or spontane-
ous S.A.H.*이다. 이는 그 원인의 대부분(약
80 %)이 동맥류(일부는 혈관종)의 파열이다.

동맥류는 대체로 뇌저의 동맥륜(윌리스륜)
circle of Willis 의 전반부에 많다. 강력한 외
력은 동맥류의 파열을 초래할 수 있다.

특발성출혈과 외상성출혈의 구별은 그 혈
관에 병적 변화의 유무가 관건인데 병변이
있는 혈관에 외력이 가하여진 경우에 그 출
혈을 특발성으로 보아야 할 것인가 아니면
외상성으로 보아야 할 것인가가 문제된다.
그 판단에 있어서 중요한 기준은

① 병변의 정도가 그 당시의 외력 없이도 특
   발성으로 파열될 수 있을 정도였는지 ?
② 파열된 혈관이 외력의 작용점 또는 작용
   방향과 일치되는지의 여부
③ 외력이 작용한 시기가 발병 및 경과와 시
   간적으로 모순이 없는지의 여부

등이 고려되어야 할 것이다.

**4) 腦實質內의 出血 *Intracerebral Hemor-
rhage*[29),30)** 출혈의 크기는 여러 정도이며
뇌조직에서는 5 mm 이하의 것을 점상출혈,
그 이상의 것을 혈종이라 하며 외과의 대상
이 된다. 뇌실질내의 출혈은 백질 혹은 기저
핵 *basal ganglia* 가까이에서 보는 것과 뇌간
부에 나타나는 것으로 대별할 수 있으며 이
들의 성인은 외력성과 특발성이다. 자연적
원인에 의한 출혈에서는 출혈량 그 자체가
사인과 직결되나 외력성인 경우는 출혈량보
다 그 외력이 뇌간에 여하한 정도로 장애를
주었는가가 문제된다(圖 5-57).

직달외력에 의한 혈관파탄에 의한 출혈외
에 외력이 혈관에 작용하여 순환 장애를 일
으켜 이로 인한 혈관투과성의 증대로 출혈,
또 뇌부종, 종창에 의한 혈관 압박으로 그

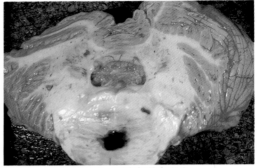

圖 5-57. 腦橋實質內出血

관류역에 2차성 연화출혈소가 형성될 수 있
다. 두부외상과 간접적으로 관련성이 있는
것은 뇌지방전색 혹은 뇌공기전색에 의한 백
질내의 점상출혈들이다.

출혈의 또다른 형태로서 외상성 만발후기
졸중 *traumatic late apoplexy* 이 있다. 외력에
의하여 뇌저의 동맥벽이 손상되고 이것에 기
초되어 전색이 만들어지고 여기서 뇌실질의
연화 등의 변화가 유발되거나, 혹은 동맥류
가 형성되고 이것이 수상후 수일 후에 수주
후에 출혈로 변하면서 환자는 혼수 상태에
빠진다. 따라서 출혈은 낡은 뇌좌상소가 있
었던 부분에 형성된 반흔조직 속의 혈관에서
출혈되는 결과이다. 외상성 만발후기졸중의
성인에 대하여서는 아직 정설이 없으나

① 뇌실질내의 응혈이 좌멸된 뇌실질을 통하
   여 경막하에 이른다는 설
② 외상의 영향을 받은 혈관이 후에 파열되어
   출혈이 야기된다는 설
③ 뇌실질에 연화소가 형성되고 2차적으로
   혈관의 변화가 야기되어 출혈된다는 설

등이 있다.

또 뚜렷한 두개골골절이 없고 뇌에 큰 손
상도 없는데 내경동맥 기타의 대혈관이 손상
되는 경우가 있는데 두개저의 작은 골절편
(특히 터키鞍 *sella turcica*)이 내경동맥벽을 손
상하여 해면동 *cavernous sinus* 속에 동맥류를
만들며 파열되면 내경동맥해면동루*caratico-
cavernous sinus fistula, c-c fistula* 가 형성된
다. 즉 박동성 안구돌출 *pulsating exophthal-
mus* 이 초래된다. 또 두개저의 예리한 골연

에 충돌되어 내경동맥, 중대뇌동맥 등의 손
상이 초래될 수 있다. 특히 추골동맥 *verte-
bral artery* 은 사대 *clivus* 와 뇌교 *pons* 사이에
서 손상받아 혈전이 형성되며 이로 인하여
사망하기도 한다. 그러나 뇌저에서의 대동맥
들의 파손은 어렵고 드물다.

**5) 腦損傷의 第二次性變化 Secondary Changes
of Brain Injury**[31), 32]

a) 腦壓迫 *Compressio cerebri*

① 발생기전 : 손상을 받은 뇌는 그 국
소 및 전체에 걸쳐 수종상으로 되는데 그 이
유는 다음과 같다 (〈表 5-4〉).

〈表 5-4〉 頭蓋內壓亢進과 腦水腫의 發生機轉

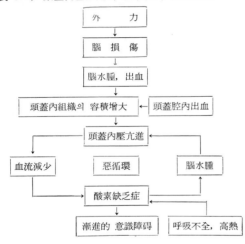

ⅰ) 맥락총 *choroidal plexus* 자극에 의한 수
　액의 증가
ⅱ) 뇌울혈 때문에 수액의 흡수장애
ⅲ) 수액중의 단백의 증가
ⅳ) 뇌순환부전에 의한 산소 결핍

② 소 견 : 대뇌의 뇌회는 편평하게
되고 뇌실은 협소해진다. 뇌의 정중선은 편
위되는 경우가 많고 뇌헤르니아 *cerebral
herniation* 를 형성하게 되며 다음과 같은 것
을 본다.

ⅰ) 대상회헤르니아 *cingular herniation* :
　대뇌종열 및 대뇌겸 밑에서 종창이 심한 측
　의 대상회가 반대측으로 이동되게 된다.
ⅱ) 안와회헤르니아 *sphenoidal herniation* :
　전두엽하면후부가 접형골릉을 지나 중두개

와에 이동되게 된다.

ⅲ) 천막절흔헤르니아 *tentorial herniation* :
　㉠ 해마헤르니아 *hippocampal herniation* :
측두엽내하면의 海馬旁回·鉤 *uncus* 가 천
막 연변에 감입되어 대뇌각을 압박하게 된
다. ㉡ 전유공질헤르니아 *central hernia-
tion* : 전유공질이 천막폐구부에서 하방으로
돌출되는 것을 말하며 뇌간부의 하방편위를
동반하게 된다.
ⅳ) 소뇌편도헤르니아 *tonsillar herniation* :
소뇌편도가 대후두공에서 하방으로 돌출되
어 연수를 압박하게 된다.
ⅴ) 소뇌상행성헤르니아 *cerebellar upward
herniaiton* : 후두개와의 압상승으로 소
뇌중심소엽이 천막폐구부를 지나서 상방으
로 돌출된다.

b) 뇌실질내의 2 차성출혈 : 뇌수종 때
문에 그 표면의 혈관은 두개골내면에 의해서
압박되어 그 혈관의 혈액공급영역에 괴사 및
연화가 일어나고 그 결과 출혈이 야기된다.
최초의 외력은 적으나 2 차성 출혈이 크기
때문에 심한 외상으로 오관되기 쉽다.

c) 뇌 이외 장기의 변화
① 폐출혈
② 소화관의 출혈 및 궤양 : 식도·
위·십이지장·소장하부 등에 점상점막하출
혈 또는 급성소화성궤양, 심한 경우에는 천
공을 본다.
③ 중추성고열 : 두부외상후 단시간 내
에 40~41℃의 고열로 급사되기도 한다.

6) 頭部損傷과 死因[9), 29]

a) 직접사인

① 뇌간손상 또는 광범한 뇌손상 : 강
력한 충격, 충돌에 의하여 여러 정도의 두개
골골절이 있고 대뇌나 뇌간이 심히 손상되는
경우에 피해자는 거의 즉사한다. 외상후 1
시간 이내에 사망하는 경우가 흔히 이에 속
한다.

② 두부손상에 의한 대출혈 : 두피·두
개골이 파열되고 뇌표의 두꺼운 혈관이나 정
맥동이 파열되어 외부를 향하여 대량의 출혈
을 일으키는 경우이다. 방치하면 출혈에 의
한 shock 로 사망한다. 두개강 및 뇌실질시

출혈로 뇌압박을 일으켜 사망한다.

  b) 간접사인

  ① 흉곽 및 폐손상

   ⅰ) 다발성늑골골절에 의한 연타흉 *flail chest*

   ⅱ) 기흉 *pneumothorax*

   ⅲ) 혈흉 *homothorax*

   ⅳ) 호흡정지 (상위경수손상)

   ⅴ) 흡인성폐렴

   ⅵ) 폐전색

   ⅶ) 무기폐

  ② 심장혈관손상

   ⅰ) 심장손상 ⅱ) 심장의 기능장애

  ③ 골절과 지방전색

  ④ 분쇄손상 *crush injury*：   사지의 심한 분쇄손상으로 마이오글로빈뇨 *myoglobinuria* 가 발생되어 심부전증으로 사망한다.

  ⑤ 급성신부전증

  ⑥ 스트레스궤양 *stress ulcer*

  ⑦ 감염 (농양, 정맥동혈전, 수막염, 뇌염, 패혈증)

  ⑧ 기타 (외상성전간의 발작에 의한 사고사, 뇌종양)

  (7) 腦損傷의 經過時間 *The Lapsed Time of Cerebral Injuries*[21], [22], [23]

  뇌손상의 경과 시간이라 함은 즉 수상후의 생존 기간을 말하는 것이다. 시체에서, 조직에서, 병상소에서, 이 시간 경과에 따르는 여러 변화들을 관찰 추구하여 그 사망 시기를 결정하는, 또 사망후의 시간 경과를 측정 진단하는 일은 학문적으로는 물론 사회학적으로도 극히 긴요하고 중요하다.

  1) 硬膜內外出血   경막하혈종이나 경막외혈종에서 출혈은 생존 동안 혈종을 만들며 이 혈종을 둘러싸고 주위에 점차 피막이 만들어진다. 극소량의 출혈은 피막이 형성될 사이도 없이 그대로 흡수되어 다만 경막이 경하게 착색되기만 한다.

  반면에 상당량의 출혈은 피막으로 둘러싸이게 되며, 이 피막의 발전과 성장하는 정도를 자세히 검사하면 그 출혈이 언제쯤의 외력으로 초래되었던 것인가를 알 수 있게 된

다.

  경막하혈종은 3~4일에서 1주일 전후의 것을 급성, 1~2주일 전후의 것을 아급성, 그리고 2주일 이상 경과된 것을 만성경막하출혈이라고 정의 분류한다. 이 피막의 형성은 2주간 이내에 사망한 혈종에서는 없으며 만성 즉 3주간 이상이 경과한 혈종의 전면은 피막으로 덮여 있다.

  경막하에 출혈한 혈액은 수시간 내에 응고되나 유착은 없으며 따라서 뇌척출시 쉽게 혈종이 탈락하며 물로서 쉽게 씻겨 떨어진다. 또 출혈의 원인이 된 교상정맥의 파열부에 응혈이 꼭 부착되어 있는 것을 볼 수 있기도 한다. 제 2일경이면 침출된 혈청이 경막을 염색하기 때문에 미약하지만 착색이 된다. 제 3일경부터 혈종은 겨우 주위와 고착되기 시작하며, 제 4일경부터는 응혈중에 괴사가 일어나기 시작한다. 이런 자가융해의 진행으로 혈종중에 원형 또는 타원형의 공동이 나타난다. 즉 이때부터 혈구가 용해되기 시작한다. 이 제 4일경부터 이후를 흡수기 또는 조직화기라고도 한다.

  경막의 세포들이 조직화에 참여한다. 즉 혈종이라는 이물에 대한 배제청소 또는 이들을 둘러싸는 작업이 곧 혈종을 둘러싸는 섬유성의 피막형성이다.

  적혈구는 식세포에 먹힌 후 그 속의 헤모글로빈은 헤모시데린으로 되면서 갈색의 색소로 된다. 고로 경막의 내면이 갈색으로 착색된다.

  제 1주간의 전후면 헤모시데린 때문에 철을 증명하는 반응이 양성이 된다. 현미경 표본에서 철반응을 보는 것으로 출혈후 며칠이 경과하였는지 추정이 가능해진다. 이 철색소 세포의 출현은 1주일 전후이다.

  제 2주가 되면 응혈은 경막내면에 꽉 고착된다. 물로 쉽게 씻겨 떨어지지 않으며 손가락 끝으로 긁어당기면 박리된다. 연막측은 조직화가 없어 혈종과 연막과의 유착은 일어나지 않는다. 그러나 연막의 손상이 있었으면 조직화의 변화가 일어난다. 즉 경막측에

먼저 피막이 생긴 후 비로소 연막측에도 피막이 생기며 이것은 외상시기 판정에 중요하다. 피막의 부분에는 상기한 철색소 헤모시데린 세포가 특히 다수 출현하며 혈종내부에도 그 시기에 상응하여 여러 밀도로 출현한다.

뇌의 표면 즉 지주막의 표면은 혈종과의 사이에 유착이 없다. 그러나 혈종에 의한 착색은 보인다. 물론 이 착색을 육안적으로 관찰하도록 유의하여야 하며 또 현미경에 의한 철반응표본으로 청색의 착색변화를 관찰함으로써 외력작용시기를 추정할 수 있다. 어디에서도 철반응이 음성인 출혈이면 이 출혈은 1주간 이상 경과하지 않은 것으로 추정될 수 있다. 완전히 헤마토이딘이 되면 철반응은 음성이 되며 뚜렷한 황색의 착색을 보여준다.

혈종을 피포하는 피막형성의 시간 경과를 추구하여 보면, 그 소견에 따라 피막의 형성과정을 단계적으로 알 수 있고 이로 미루어 혈종형성후의 시간 경과를 추정할 수 있다. 이리하여 1개월 정도까지의 경과는 대략 정확하게 그 시간을 추정할 수 있다. 그 후는 피막형성의 속도도 혈종의 크기나 위치에 따라 차가 있고, 변화도 일단 고정되어지나 2, 3개월쯤, 반년쯤, 1년쯤 혹은 3년 정도의 경과를 대략 전술한 피막의 성상검사로써 알 수 있다.

혈종의 주내용인 적혈구는 용해된다. 고로 분자량이 큰 단백질이 진한 액체로 낭이 충만되게 되면 삼투압이 외부보다 높기 때문에 외부로부터 액이 유입되고 따라서 혈종낭의 용적이 증대된다. 조직화 과정에서 생긴 모세혈관은 출혈되기 쉽고 특별한 외상없이 혈종내에서 또다시 출혈할 수 있다. 이 출혈은 때로는 대단히 커서 증상이 급히 악화되어 사망의 원인이 되기도 한다. 그렇기 때문에 낡은 혈종 속에 새로운 출혈액이 혼재하는 수도 있다.

낭의 내용은 시기에 따라 갈색의 찐득찐득한 액일 수도 있고 시간이 경과됨에 따라 황색, 더 오래된 낡은 것은 맑은 물일 수도 있다. 때로는 실질성 또는 석회화되어 아주 딱딱하기도 하다.

혈종으로 뇌는 압박을 받는다. 따라서 그 부위에 순환장애가 오고 결과로 뇌연화가 일어날 수 있다. 때로는 뇌감입 cerebral herniation 의 결과로 뇌간부가 압박을 받으며 뇌간출혈이 초래된다. 이와 같은 연화소 내지 출혈소는 외력에 의한 일차성병소인 좌상소와 구별되어야 함은 극히 중요하다.

2) 腦實質損傷   외상성출혈, 뇌출혈과 뇌전색(뇌졸중성) 또는 중독 등이 중추신경계를 침범하면 그 후에 부분적으로 괴사를 일으켜 연화소를 만든다. 이 연화소의 주위에 많은 지방과립세포가 나타난다. 이 세포는 원형질 속에 미량의 지방적을 갖고 있어 수단 Ⅲ Sudan III 이라는 색소로 적염되기 때문에 볼 수가 있다. 그러므로 이 지방과립세포가 출현하는 모양에 따라 원인된 외상 혹은 순환장애가 있고 나서 어느 정도의 일수가 지나갔는지를 추정할 수 있다. 이 세포의 출현은 최소한 10일 대개는 2주간 전후의 시간 경과를 말해 준다. 또 물론 출혈이 있은 부위에는 상술한 헤모시데린세포의 출현이 있으며 이것에 대한 검사는 경과시기결정에 주요한 참고가 된다.

좌상소를 현미경적으로 검사하면 쐐기모양의 좌상소는 뇌회의 정상에 있으며 그 상층의 피질층 및 유막은 파탄되어 있는 것이 보통이다. 좌상소 속의 신경세포는 위축되어 있다. 그러나 이 巢 이외의 곳에서는 사후변화로 오히려 신경 세포가 종대되어 있다.

3~4시간 이상 생존한 예에서는 신경세포는 위축되고 빛깔은 엷어지고 핵은 작고 진하게 보인다. 이런 변화는 그 후 약 1주간 정도 지속된다. 이와 같은 세포 변화와 더불어 여러 조직 변화들은 생존했던 기간 즉 시간 경과에 따라 4~7일, 제2주, 제3주, 그리고 제4주들에 해당하는 소견들을 보여주며 3개월 이상 생존에서는 괴사조직은 대개 제거되어 속이 공동화되고 주변에 벽이

만들어진다. 여기에 많은 과립세포가 모여 있다. 6개월이 된 것에서는 이 부분에 혈관이 많이 생겼음을 본다.

2. 頸胸腹部 및 四肢損傷 Injuries of the Neck, Chest and Abdomen

(1) 脊椎 및 脊髓損傷 Spine and Spinal Cord Injury[34]

1) 骨折 및 脫臼 Fracture and Dislocation

골절은 극돌기·추궁·횡돌기·관절돌기·추체 등에 단독으로 또는 병합되어 야기된다.

극돌기 골절은 경추 및 상부흉추에 많고 추궁 골절은 제 1, 2 경추에, 횡돌기 골절은 요추에, 그리고 추체 골절은 흉추 및 요추에 많이 야기된다.

탈구는 단독보다는 골절과 같이 야기되는 경우가 많다. 경추는 두부에 작용한 외력에 의하여 간접적으로 제 1 및 제 2 경추간에서 단독 탈구가 야기되며 경부에 강한 압축력이 작용되면 경추전굴 때문에 제 4~6 경추에 탈구 및 골절이 야기된다. 제 11, 12 흉추, 제 1, 2 요추는 강한 전굴로 추체가 압박되어 추체골절이 야기되기 쉽다.

2) 鞭打損傷 Whiplash Injury　　체간부와 두부의 심한 전단현상이 일어나면 경부는 과도한 신전과 굴곡이 전후로 일어나 마치 채찍질을 하여 마차가 갑자기 출발할 때처럼 두부가 전후로 과신전 및 굴곡되는 것을 편타손상이라 하는데, 때로는 같은 기전에 의하여서 야기되는 경추의 탈구·골절 및 척수손상과 같이 손상이 심한 것은 편타손상이라 하지 않고 단순한 경추의 염좌만을 협의로 편타손상이라고 하는 경우도 있다.

(2) 外傷性氣胸 Traumatic Pneumothorax[35]

흉벽의 개방성손상으로 흉강과 외계가 교통된 것을 개방성기흉이라 하며 개방성손상이 야기되었으나 근육의 탄력 때문에 공기의 침입은 가능하나 유출이 방지되는 경우가 있는데 이때는 침입 일방적으로 작용하여 흉강 내압이 대기압보다 높아진다. 이런 경우를 긴장성기흉 tension pneumothorax 이라고 하며

혈액·장액·농즙 및 세균성 부패 gas 등이 고여서 긴장성기흉의 형성에 가담하는 수도 있다.

흉벽의 개방성손상 없이 늑골의 골절단에 의하여 폐가 손상되어 폐의 공기가 흉내에 침입된 것은 폐쇄성기흉 closed pneumothorax 이라고 한다. 때로는 기관 및 기관지의 파열로 오는 경우도 있다.

양측성으로 급속히 형성되는 기흉은 호흡부전으로 사망의 원인이 된다.

(3) 腹部挫傷 Contusion of Abdomen

복부의 전면에서 외력이 작용되는 경우에는 척추와의 사이에서 장기가 손상되기 때문에 측방에서 작용한 외력의 경우보다 손상은 더욱 심하게 된다. 복부좌상은 압박 및 견인으로 장기의 파열이 야기된다. 압박에 의한 경우는 배후에 척추 및 골반골이 있는 부위에서, 견인에 의한 경우는 장기가 고정되어 있는 부위에서 특히 장기의 혈액함량이 많고 연한 경우에 장기의 파열이 보다 용이하게 야기된다.

(4) 四肢損傷의 死因과의 關係 Injuries of Extremities and Cause of Death

사지손상이 사인이 되는 경우는 드문 편이나 전혀 없는 것은 아니다. 사인으로서는 다음과 같은 것을 들 수 있다.

1) 失 血　　사지절단의 경우는 물론이고 중등도의 동맥(예 요골동맥 등)이 절단되어 실혈이 야기되기도 한다.

2) 脂肪栓塞

3) 筋肉의 廣範한 挫滅로 인한 Crush Syndrome

4) 創傷을 통한 感染

(5) 臟器損傷 Injuries of Organs

1) 心 臟[37), 38]　　심장에 기질적인 변화없이 일과성인 기능 장애가 야기된 것을 심장진탕 commotio cordis 이라고 한다.

심근·유두근·심중격 또는 판막에 단열을 보기도 하며 심한 경우에는 파열로 심장 탐포나데 cardiac tamponade 가 형성되기도 한다. 때로는 심장이 다른 부위로 轉位되기도

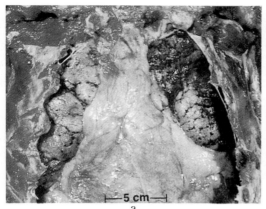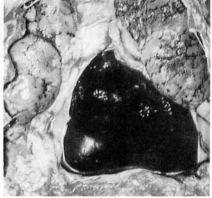

圖 5-58. 心臟 tamponade
a : 心囊內에 고인 血液
b : 心囊을 切除 때 보이는 血液

한다.

2) 心臟탐포나데 *Cardiac Tamponade* 심장의 파열 또는 자창 등으로 출혈된 혈액이 심낭내에 저류되어 심장의 박동이 제한되는 상태를 말한다.

심장에 너무 큰 창이 형성되면 심낭내로 나왔던 혈액이 다시 심장으로 되돌아가기 때문에 일정한 압에 달하기에는 상당한 시간을 요하기도 한다.

심낭내에 100~300 ml 의 혈액이 고이면 내압항진으로 치명적인 압력으로 작용하게 된다(圖 5-58 a, b).

3) 肺[39] 폐도 실질장기이기 때문에 두 개부손상의 경우와 같이 동측 및 대측충격에 의한 손상이 야기될 수 있는데 흉강은 워낙 넓기 때문에 뇌에서와 같은 전형적인 것은 드물게 보게 된다.

혈액흡인으로 폐에 혈액이 고인 경우와 외상성출혈이 혼동되기도 한다.

4) 脾[40] 병적 상태 특히 말라리아·백혈병·장티푸스 또는 아편 중독 등 때는 비종 *splenomegaly* 을 보기 때문에 적은 외력에 의해서도 용이하게 파열이 초래된다.

외력에 의한 경우는 전방에서보다 좌측방에서의 외력에 의하여 파열은 보다 용이하며 장축으로 파열되는 것이 많으며 때로는 피막만 박리되는 것으로 그치는 경우도 있다.

5) 肝[41] 간은 인체 중 가장 큰 장기이며 탄력성과 이동성이 적은 장기이기 때문에 손상이 가장 잘 야기되는 장기이다.

손상은 3 가지 형태의 것을 본다.

a) 중심성파열 : 실질심부에만 국한되어 단열되는 것으로 단열부의 출혈로 주위 간조직에 괴사를 일으킨다.

b) 피막하파열 : 피막은 보존되고 피막하 실질만이 단열되는 것으로 피막하혈종이 형성된다.

c) 진성파열 : 피막과 실질이 동시에 파열되는 것으로 우엽상면에서 많이 본다.

간손상후 72 시간 내에 사망하는 것은 그 사인이 실혈과 쇼크인 경우가 많으며 4 일 이후의 사망은 담즙성 또는 화농성복막염에 의한 경우가 많다.

그외에 드물기는 하나 색전·혈전·간농양 등이 사인이 되기도 한다.

6) 腎, 膵, 膀胱 및 胃腸管[42] 신은 늑골궁과 두터운 지방층으로 둘러싸여 있고 가동성이 좋기 때문에 손상이 비교적 드물다. 만일 있다면 피막에만 손상이 국한되는 것, 신우에까지 달하는 실질의 단열, 신문혈관의 단열 등을 보는데 손상이 심할 때는 신주위에서 혈종을 보며 더 심한 경우에는 골반강에까지 달하고 신우까지 손상되었을 때는 혈뇨를 본다.

췌는 복강심부에 위치하기 때문에 손상이 적게 일어나는 편이며 둔기에 의하여 췌체부의 끝에 일어나는 경우가 있다. 손상의 정도는 피막하출혈에서 조직의 좌멸에 이르기까지 여러 정도이다.

방광 및 위장관의 손상은 공허상일 때보다도 내용이 충만되었을 때에 파열을 쉽게 일으킨다.

Ⅵ 交通事故損傷의　特徵 *Characteristics of the Injuries by Traffic Accidents*

현사회는 인류 사상 최고로 교통 수단이 발달되어 많은 문명의 이기를 주고 있는 반면에 이에 못지 않게 많은 교통 사고의 희생자를 내고 있다.

교통 사고 자체는 분명히 질환은 아니다. 그러나 사고로 야기되는 인명의 피해는 막심한 것이며 그 중에서도 중심이 되고 있는 것은 자동차 사고로서 발생되는 피해자의 치료 및 처치는 물론이고 도의적 또는 법적 사건 해결에 의학지식이 직접 또는 간접으로 중요한 역할과 영향을 주는 것은 사실이다.

따라서 자동차 사고 때 보는 손상형성의 기전과 특징을 정확히 파악하는 것은 사고환자 치료뿐만 아니라 시체를 감정하는 데 많은 참고가 될 것이며 특히 무고한 피해자의 입장을 밝혀 인권을 옹호하고 뺑소니사건의 경우 가해차륜의 종류, 가해방향 등을 구명하는 데 유력한 근거가 되는 손상의 법의학적 소견에 대해서 기술하기로 한다.

1. 自動車事故時　보는　損傷의　特徵 *Characteristics of the Injuries by Automobile Accidents*[43]

자동차 사고의 경우 이것이 발생한 장소에 따라 즉 차내에서의 손상과 차외에서의 손상으로 나누어 생각할 수 있고, 이 때 차내에서의 피해자는 운전자와 동승자 등이 해당되고 차외의 경우는 보행자가 이에 해당되며 각 피해자의 경우에 따라 각각 특유한 손상

을 보게 된다.

이때 보는 손상은 일반외상과 달리 특유한 작용면과 고도의 외력이 작용하여 복잡한 경우로 형성되기 때문에 다종다양한 형태의 손상을 나타내며 또 그 성인분석이 어려울 것 같이 생각되지만 손상의 배열 형상은 차의 작용면의 구조 형태와 일치되기 때문에 피해자 손상의 분포 배열 형상을 정확히 검사함으로써 사고 발생 당시의 피해자와 차와의 상호 관계를 추리할 수 있고 가해 차량 추정에 유력한 근거가 되는 것이다.

자동차 사고는 그 발생과정으로 보아 차량과 차량의 충돌, 차량과 다른 물체와의 충돌, 그리고 차량와 사람의 충돌 또는 역과 등으로 나눌 수 있으며 이때 그 방향과 위치에 따라 세분할 수 있다. 그러나 인체와 차량의 사고로 발생되는 손상에는 공통되는 현상이 있기 때문에 손상을 다음과 같이 가름할 수 있다.

제일 먼저 차체와 충돌되어 생긴 손상을 제 1 차　충돌손상 *primary impact injury* 이라 하고 제 1 차 충돌손상 후 신체가 차체에 부딪히거나 쓰러져 생기는 손상을 제 2 차 충돌손상 *secondary impact injury* 이라고 하며 피해자가 대지에 부딪히거나 차체에 충돌 후 공중에 날렸다가 대지에 떨어져 생기는 손상을 제 3 차 충돌손상 *tertiary impact injury* 또는 전도손상 *overturn injury* 이라고 하며, 차량에 역과되어서 발생되는 손상을 역과손상 *runover injury* 이라고 한다.

(1) 運轉者　및　同乘者　損傷의　特徵 *Characteristics of the Injuries of Passengers and Driver*

자전차 또는 오토바이 *motorcycle* 등과 같은 이륜차의 사고일 때는 충돌흔이 차체 또는 앞바퀴에 형성되고 피해자에게는 제 1 차 충돌손상이 흉부(특히 양측흉부) 및 복부에 형성되며 전도손상이 두부, 안면부 및 견갑부에 형성되고 옆으로 쓰러질 때 손상으로 자전거의 경우는 대퇴골의 골절을, 오토바이의 경우는 하퇴골의 골절을 보는 것이 이륜

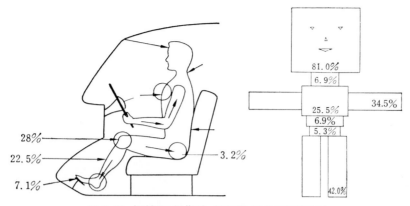

81.0%
6.9%
25.5%   34.5%
6.9%
5.3%
3.2%
28%
22.5%
7.1%
42.0%

圖 5-59. 運轉者 損傷의 部位別 發生頻度(石山)

차 사고 때 보는 손상의 특징이다.[43]

삼륜차 또는 사륜차 사고시는 운전자 손상은 주로 전흉복부 및 하지에 제1차 충돌손상이 형성되는 것이 특징인데 이 때 차의 작용면은 주로 핸들 *streering wheel & column* 및 계기반 *dashboard*에 해당되며 제2차 충돌손상은 앞창유리 *windshield*에 의해 두부 및 안면부의 손상이 형성된다.

핸들에 의한 손상의 특징은 전흉부에 윤상의 표피박탈 또는 좌상을 보는데 겨울철과 같이 옷을 두껍게 입는 경우에는 외표손상이 전혀 없는 수도 있다. 그러나 흉골 또는 늑골의 골절을 보며 이로 인해서 심장 및 폐 때로는 간 및 비에 좌상에서 장기파열에까지 이르는 다양한 손상을 보게 된다. 운전자손상의 부위별발생빈도는 圖 5-59와 같다.

이때 보는 장기파열은 특정한 부위에서 자주 보는데 심장의 경우는 우심방 후벽, 간의 경우는 좌엽상연, 비의 경우는 내측상연, 폐의 경우는 상하엽 내면에서 파열창을 많이 본다.

차사고시 흉부에 하등 손상을 남기지 않고 동반되는 심장좌상(심좌상)[44), 46), 50), 51)]은 법의학적으로 매우 중요하며 즉사하면 별문제이지만 심좌상이 일단 치유되었다가 사망하는 경우에는 심근내의 출혈이 기질화되어 마치 심경색증[52)]이 기질화된 것과 구별이 곤란하며 따라서 교통 사고 환자가 2~3개월 후에 사망하는 경우 그것이 외상과 관계되느냐 하는 문제가 가끔 야기되는 경우가 있는데 이때는 반드시 부검을 실시하여야 하며 만일 관상동맥 및 혈관계에 하등의 병변이 없는데 섬유결체직으로 기질화된 부위가 발견된다면 이것은 심좌상으로 손상되었던 부위가 기질화된 것이 아닌가 검토하여야 할 것이다.

Lasky[46)] 및 Sagall[44), 45)]에 의하면 이때 보는 모든 임상증상 및 각종 임상검사소견[53)] 또한 심경색증과 유사하다는 것이다.

경부의 손상은 차체가 전방 또는 후방에서 충돌될 때 잘 야기되는데 즉 경부의 지나친 신전 또는 굴곡 때문에 야기되는 것으로 제6 및 7 경추골 높이에서 골절, 탈구 또는 출혈 및 연조직의 손상 등을 본다. 또 때로는 환추후두관절에 손상 특히 탈구를 가져 오기도 한다(p.88. 편타손상 및 圖 5-60).

앞창유리에 의한 손상은 안면·두부 및 경부에서 보는데 최근에 와서는 안전 유리가 개발되어 손상의 양상이 점차 달라지고 있다. 즉 1970년도 이후에 생산된 외국제 차량에는 안전 유리 *safety tempered glass*를 사용하기 때문에 그 손상에서 주사위 모양 *dicing pattern*을 보이기 때문에 주사위 손상 *dicing injury*이라고 한다(圖 5-61 a, b).

계기반에 의한 골절은 주로 대퇴골 하단에 쐐기모양의 골절을 보는 것이 특징인데 이것은 좌위에서 슬개골이 대퇴하단과 계기반 사

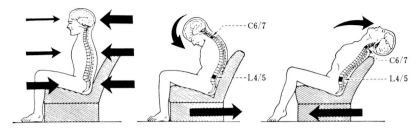

圖 5-60. 鞭打損傷의 發生機轉(石山)

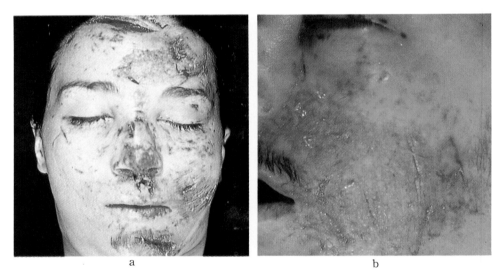

a 　　　　　　　　　　　　　　　b

圖 5-61. 車輛 앞유리에 의한 損傷
a : 一般유리에 의한 切創
b : tempered glass 에 의한 주사위 損傷

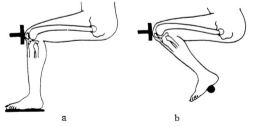

a 　　　　　　　　 b

圖 5-62. 計器盤에 의한 大腿骨하의 骨折(石山)
a : 膝蓋骨骨折 　　　　b : epicondyle 折骨

이에서 골절이 야기되기 때문이다(圖 5-62, a, b).

그 외에 운전석에 있는 브레이크 또는 클러치 페달 등에 의해서 피해자의 하퇴 및 족관절부에 손상이 야기된다.

동승자 즉 승객의 손상은 핸들에 의한 손상 이외의 것은 운전자와 대동소이하기 때문에 생략하기로 한다.

　(2) 步行者 損傷의 特徵 Characteristics of the Injuries of Pedestrians

사륜차는 그 차종을 막론하고 대체적으로 일정한 외부 구조를 지녔으며 손상 형성에 관여하는 부분인 외부로 돌출된 특정된 부분에 의해서 보행자의 특정한 부위에 국한된다는 것이 특징이라 하겠다.

즉 차체의 범퍼, 보닛, 펜더, 백미러, 도어, 핸들, 라디오 안테나, 앞창유리에 의해서 충돌손상이 야기된다.

　1) 제 1 차 衝突損傷 The Primary Impact Injury 차체의 여러 돌출부중 보행자 손상에 있어서 가장 많이 보는 것은 범퍼

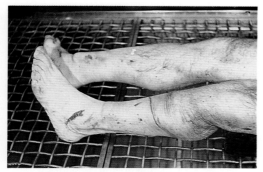

圖 5-63. 下腿部의 非開放性 '범퍼' 損傷

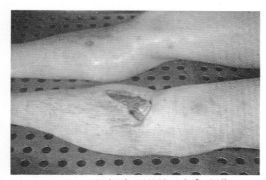

圖 5-64. 下腿部의 開放性 '범퍼' 損傷

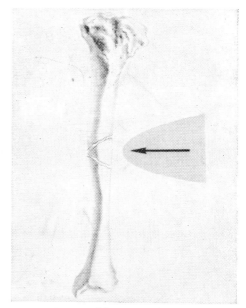

圖 5-65. Messerer's fracture

bumper 에 의한 것이기 때문에 일명 범퍼손상이라고도 한다. 범퍼는 차종을 막론하고 차체의 최전방에 있기 때문에 사람과 충돌시에는 보행자의 하지에 손상을 주게 된다. 트럭 또는 버스 등과 같은 대형차에 의해서는 대퇴부, 또 승용차와 보통 소형 화물차에 의해서는 하퇴의 상부에, 그리고 소형승용차에 의해서는 하퇴의 하부에 각각 피하출혈, 표피박탈, 좌창 등의 손상을 보는데 다음과 같은 특징이 있다.

a) 범퍼손상의 특징

① 시속 50 km 내외의 사륜차와 충돌 때 그 충돌이 피해자의 전방 또는 측방일 때 골절을 동반하지만 후방으로부터의 충돌일 때는 골절은 거의 야기되지 않는다. 그러나 시속 100 km 이상일 때는 후방에서의 충돌이라 할지라도 골절이 야기된다(圖 5-63).

② 골절은 주로 비골에서 많이 보는데 골절은 충격이 가하여진 방향의 반대측으로 이

동되며 심한 경우에는 열창이 형성된다. 따라서 범퍼손상 때 열창을 본다면 충격은 그 반대에서 가하여졌다는 것을 알 수 있다(圖 5-64).

③ 이때 보는 비골골절의 특징은 쐐기모양 wedge shape 을 보이며 그 형성된 삼각의 저면에 해당되는 부위가 충격이 가하여진 부위이며 즉 저면에서 첨부로 향하는 힘에 의해서 골절이 야기된 것을 의미한다. 이런 골절을 Messerer 씨 골절 Messerer's fracture 이라고 한다(圖 5-65).

④ 양하퇴의 측면에서 보는 충돌손상은 보행자가 보행중 야기된 것을 의미한다.

⑤ 범퍼의 형상 및 높이는 차량 고유의 것이기 때문에 이것으로 야기되는 손상의 형상 및 족척으로부터의 거리는 차종 추정에 도움이 된다.

그러나 운행 중의 차는 전후단이 항시 상하로 움직이게 되므로 정지시 범퍼의 지상으로부터의 높이가 반드시 충돌시의 높이를 나타내는 것은 아니다.

실험[47)에 의하면 액셀러레이터에 의한 가속 때 범퍼는 최고 4.0~5.0 cm 의 상방으로

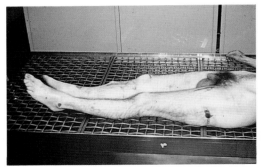

圖 5-66. 大腿部의 '보닛'에 의한 1차 衝突損傷

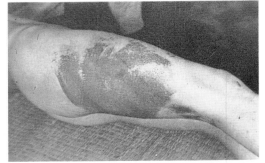

圖 5-67. 大腿部의 2차 衝突損傷

이동하며 브레이크를 급히 작용시켜 감속 급
정지할 때는 최고 10.0 cm 까지의 하방 이동
을 보는 것이다.

　⑥ 1차충돌이 강한 때는 피해자의 경부가
후방으로 과신전되며 경추골의 탈구 또는 골
절로 척추의 손상으로 사인이 되는 수가 있
다.

　⑦ 어린이의 1차충돌 손상은 상반신 때로
는 경부에서 보는 경우도 있다.

　b) 보닛 *bonnet*·프런트 라이트 *front light*
및 펜더 *fender* 에 의한 제1차충돌손상의 특
징 : 　범퍼 다음으로는 보닛·프런트 라이
트 및 펜더에 의한 충돌손상이 많은데 이때
보는 특징은 다음과 같다.

　① 보닛 및 펜더 전단은 대퇴상부에서 둔
부, 요부 또는 하복부 높이에 해당되는데 이
런 부위는 외부는 연조직이 많고 그리고 내
부는 뼈라는 경조직이 적기 때문에 외력흡수
가 좋아 외표손상이 경한 것같이 관찰되지만
내부손상은 심하여, 심부, 근육의 단열, 고

도의 출혈, 복강장기의 파열, 골반골 및 요
추골의 골절을 보게 된다(圖 5-66).

　② 프런트 라이트에 의한 손상은 윤상 또
는 반월상의 피하출혈 또는 표피박탈을 보는
것이 특징이다.

　2) 제2차 衝突損傷 *The Secondary Impact
Injury* 　범퍼, 보닛, 프런트 라이트 및 펜
더 등은 모두 성인의 중심보다 낮기 때문에
충돌 후 보행자는 보닛 및 펜더 위에 쓰러지
게 되며, 이때는 주로 흉부, 배부, 안면부
및 두부가 보닛 상면 또는 앞창유리 및 와이
퍼 등에 의해서 손상받게 되는데 이것을 제
2차 충돌손상이라 하며 특징은 圖 5-67과
같은 광범한 표피박탈을 보는 것이며 안면부
및 두부에 개방성손상과 골절이 동반되는 수
가 많으며 이것이 치명상이 되는 경우가 많
다.

　고속으로 주행하던 차에 의한 충돌인 경우
에 보행자는 차체의 상방보다 전방 또는 측
면으로 던져지기 때문에 전도손상은 물론이

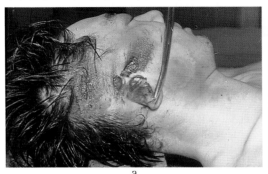

a

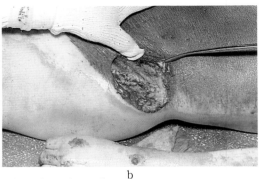

b

圖 5-68. 콘크리트 위에서 형성된 轉倒損傷
　　　　　a : 顏面部　　　　　b : 側胸腹部

고 역과손상을 야기시킬 가능성이 많은 것이다.

3) 제3차 衝突損傷 또는 轉倒損傷 The Tertiary Impact Injury[48]　　보행자의 자동차 사고에 있어서 전도손상은 반드시 형성된다. 즉 충돌 후에는 어떤 경과를 취한다 할지라도 최후에는 지상에 전도되기 때문인 것으로, 이때 지면과 부딪쳐 야기되는 손상을 제3차 충돌손상 또는 전도손상이라 한다. 전도손상이 많이 형성되는 부위는 두부, 안면, 肩峰, 後肘, 手背, 슬개, 족배 등의 신체의 돌출부 또는 노출부에 손상을 보는데, 이때 손상의 심한 정도는 차속도에 비례해서 심한 결과를 가져온다. 특징적인 것은 손상내에서 토사 등의 이물을 보는 것이다(圖 5-68 a, b). 그 후에 충돌차 자체 또는 뒤에서 오던 차량에 의해 역과되는 경우가 있다.

4) 轢過損傷 Runover Injury　　보행자가 전도되면 노면에서 신체상을 통과하는 타이어에 의해 타이어紋이 형성되는 특유의 역과손상을 보게 된다. 이 손상은 역과 개시부와 종지부에서 언제나 심한 것을 본다.

이때 형성되는 타이어문은 차종·연식·타이어 제조회사에 따라 다종 다양한데 기본적인 것은 트럭이나 버스에 사용되는 러그형, 승용차 또 삼륜차에 사용되는 리브형, 승용차 또는 이륜차에 사용되는 블록 block 형 및 이상의 혼합형의 4형으로 대별되는데 신체를 역과할 때 문중 구상부(凹部)에 의해서도 피하출혈로 타이어문의 손상이 형성되고 돌출부(凸部)에 의해서는 표피박탈로 타이어문의 손상이 형성되며 타이어 측면에 의해서는

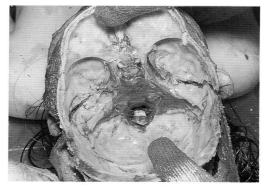

圖 5-70. 轢過 때 보는 頭蓋底의 橫骨折

돌출부에 해당되는 표피박탈이 형성된다(圖 5-69).

a) 두부, 역과손상의 특징

① 두부는 좌우 어느 쪽이 하방을 향한 위치로 역과되는 경우가 많은데 속도의 고저를 막론하고 보통 승용차 이상의 차량에 의해서는 두개골의 전형적인 파열골절을 가져 온다. 즉 두개골의 좌우를 지나가는 특유한 골절선을 보며 두부의 변형을 초래한다(圖 5-70).

② 역과 때 차륜은 회전작용에 의해서 분쇄하는 작용이 있는데 특히 브레이크가 경부를 통과할 때 걸린다면 두부절단 decapitation 을 초래하게 된다.

③ 이개부를 역과할 때는 이개가 박탈 avulsion 되는 수가 있는데, 후방에서 전방으로 향하는 차에 의한 것이라면 이개후연에서 열창을 보고 만일 반대 방향일 때는 이개의 전연에서 열창을 본다.

b) 흉부 역과손상의 특징[49]

① 외표에는 타이어 답면과 노면에 의한 피하출혈·표피박탈 등의 손상이 형성되고 흉곽은 탄력성이 풍부하고 또 착의로 보호되기 때문에 개방성손상은 그리 많이 보지 못한다.

② 소형 승용차 이상의 차량에 의한 역과 때는 늑골·흉골의 골절을, 그리고 대형 차량에 의해서는 1개 늑골에 전·측·후의 3개소골절을 보는 경우가 많고 이것 때문에 흉곽이 편평화된 것을 본다.

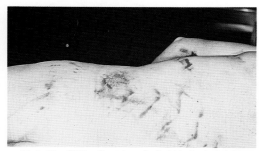

圖 5-69. 轢過 때 보는 타이어紋의 表皮剝脱

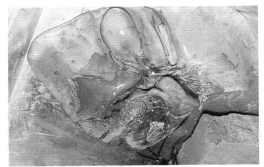

圖 5-71. 肝의 輾過 때 보는 파열

③ 흉강내 장기의 파열을 동반하는데 특히 심장은 흉골과 흉추의 사이에서 압박되어 파열되기 쉽고 또 외표에는 아무런 손상이 없으나 심장에 좌상을 야기하여 심경색증과 유사한 임상소견을 보이게 되고, 또 이것이 기질화되면 부검소견에서도 심경색의 기질화와의 구별이 곤란한 것이다.

c) 복부 역과손상의 특징

① 복부 역시 탄력성이 많은 부위이기 때문에 외표손상은 없거나 경함에도 불구하고

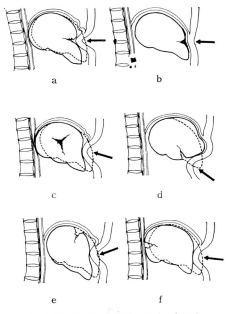

圖 5-72. 힘의 방향과 肝의 破裂像
a：外力直下部의 破裂　b：外力直下部의 被膜下血腫
c：中心性 破裂　　d：肝下面의 破裂(膽管損傷同伴)
e&f：外力이 가해진 上 및 後部의 破裂

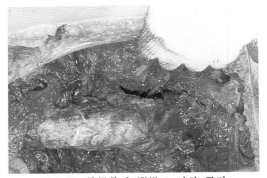

圖 5-73. 骨盤骨의 輾過로 인한 골절

내장에는 고도의 손상이 야기되어 장, 간, 비, 신 등의 파열을 본다(圖 5-72).

② 골반과 요추의 골절을 자주 본다(圖 5-73).

③ 복벽이 단열되어 장기가 노출되는 경우 단열선은 항상 장골릉과 치골상연을 연결하는 부위에서 보는데 이것은 골릉에 의해 내부에서 절단되기 때문이다.

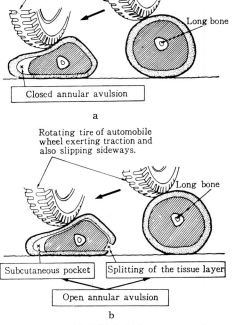

Rotating tire of automobile wheel exerting traction and also slipping sideways.

Long bone

Closed annular avulsion

a

Rotating tire of automobile wheel exerting traction and also slipping sideways.

Long bone

Subcutaneous pocket　Splitting of the tissue layer

Open annular avulsion

b

圖 5-74. 剝皮損傷의 機轉(Watanabe)
a：剝皮傷의 기전　b：剝皮創의 기전

④ 복부역과 때 항문 또는 질부를 통하여 장기 또는 장이 탈출된다.

d) 사지 역과손상의 특징

① 사지는 근육과 골조직으로 구성되는 비교적 경한 부위이기 때문에 형성된 표피박탈, 열창 등의 손상도 중증이며 특히 뼈에 가까운 근육의 좌멸과 출혈이 심한 경우가 많다.

② 사지에 특유한 손상은 박피손상 *annular avulsion of skin* 으로 표면을 타이어가 통과할 때 그 견인력과 마찰력에 의해 피부와 근막과의 결합이 단리되어 피부는 넓게 박리된다. 이때 피부의 개방 여부에 따라 박피창 또는 박피상이라 불리게 된다(圖 5-74 a, b).

③ 이러한 박피손상은 두부와 구간의 역과 때에도 보며 그 손상의 폭은 타이어의 노면 폭과 일치된다.

5) 伸展損傷 *Epidermal Tears*　　자동차 사고와 같은 고도의 에너지가 작용한 경우 직접 외력이 작용한 부위보다 떨어진 피부가

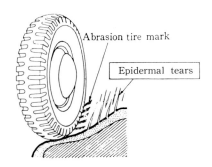

圖 5-75. 伸展傷의 機轉(Watanabe)

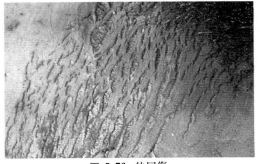

圖 5-76. 伸展傷

고도로 신전되어 피부표면에 다수의 특이한 균열군이 형성되거나 또는 커다란 열창이 형성되는데 이것을 신전손상이라 한다(圖 5-75, 5-76).

따라서 신전손상은 자동차 사고 때 보는 특징적인 손상의 하나이며, 주로 서혜부, 전경부, 하복부, 유부와 상완의 이행부, 슬와부에 국한해서 형성되며 피부 할선방향과 일치해서 평행하게 형성된다.

실험에 의하면 이 손상이 형성될 때 요구되는 최소견인중력은 서혜부에서는 $14.6 \mathrm{~kg}/\mathrm{cm}^2$, 경부에서는 $20.5 \mathrm{~kg}/\mathrm{cm}^2$이다. 조직상으로 이 형성 과정을 관찰할 때 균열은 표피에서 시작되는 것이 아니고 우선 표피하에서 소균열로 시작해서 상하방으로 확대되어 표피의 균열을 보게 된다는 것이다. 하부의 진피층에서는 탄력섬유의 일부가 단열된다.

이런 손상은 신체의 다른 부위에서는 형성되지 않으며 하중이 증가되면 표피의 균열없이 열창이 형성된다.

2. 鐵道事故時 보는 損傷의 特徵[54] *Characteristics of the Injuries by Railway Accidents*

철도 차량에 의한 인체 손상도 그 수상기전의 본질은 자동차에 의한 손상과 다를 바 없으나 철도 차량은 무겁고 고속이기 때문에 '운동에너지'가 보다 크며 차체가 크고 기계의 노출 부분이 더 많은 등의 특수성을 지녔기 때문에 그 손상에 다소의 차를 보게 된다.

(1) 轢過損傷 *Runover Injury*

역과의 과정이 자동차의 경우와 같이 선두차에 충돌 후 야기되는 경우와 처음부터 철로위에 있다가 역과되는 경우, 달리는 차량의 철로 위에 뛰어 들어 역과손상이 야기된다.

1) 所 見

a) 轢 斷:　　이때 보는 역과의 특징은 철로와 차량이 모두 철제이며 폭도 좁고 상당한 중량이 하중되기 때문에 그 해당부위의 인체 조직은 좌멸되어 두 부분으로 단리된

다.

만일 인체가 차량에 끌려 가면서 몇 번이고 차량에 의하여 역과된다면 여러 부분이 역과되어 인체는 여러 토막으로 나뉘게 되며 그 단리된 인체 부분이 수백 미터에 걸쳐 분산된 것을 본다.

轢斷端에서의 출혈 여부가 철도 손상 때는 매우 애매한 경우가 있다.

즉 생전시의 손상이라면 출혈이 증명되는 것이 일반적인 손상에서 보는 현상이다. 그러나 철도역과 때는 비록 생전의 손상이라 할지라도 출혈이 현저치 않는 경우가 적지 않다. 이런 사실은 역단후 생존자의 손상을 보면 알 수 있다.

대퇴부가 단리되는 경우 대퇴동맥이 단열되어서도 수상후 얼마 동안은 출혈이 없는 경우가 있다. 이것은 조직이 강한 힘으로 좌멸되는 경우 단리단의 혈관, 근육 등은 반사적으로 수축되기 때문이라고 해석된다. 따라서 이러한 현상이 즉사에 가까운 죽음의 방식을 취하는 경우 단리단에 출혈이 없는 것은 당연하다 할 것이다.

때로는 단리단에서 다소 떨어진 조직 내에 출혈을 보는 경우가 있다. 이것은 단리부가 강압되면서 혈관 내의 혈액이 가까운 부위의 혈관으로 순간적으로 역류되어 혈관내압이 상승되어 저항이 약한 부분에서 혈관이 파열되어 야기된 출혈로 해석된다.

단리단 이외의 부위의 손상에서도 출혈이 결여되는 경우가 있다. 이것은 심한 충격과 거의 동시에 심정지가 일어나는 경우에 보는 현상으로 폭발로 즉사한 시체에서 보는 현상과 같이 해석하면 설명이 되는 것 같다.

따라서 철도역과손상의 생전 및 사후 감별은 신중을 요하여야 할 것이다.

3. 航空機事故時 보는 損傷의 特徵 Characteristics of the Injuries by Airplanes Accidents[55]

우리나라에는 아직 항공기 사고가 문제되고 있지 않으나 외국의 경우는 상당한 횟수가 보고되어 법의감정의 중요한 과제의 하나로 등장되었다.

법의학적인 감정사항의 중요한 것은 다음과 같다.

(1) 항공기 사고 때의 주요 감정사항 *Examination of Airplanes Accident*

1) 爆發, 火災의 痕跡 사고의 원인이 기체의 화재 또는 기체에 신고 있던 폭발물의 폭발에 의한 것인가를 구별하기 위하여 시체에 고열이 작용한 흔적, 혈중 COHb의 농도, 또는 파편 등이 인체에 박힌 흔적의 유무를 검사하여야 한다.

2) 損傷의 部位, 性狀 및 程度 손상의 부위 및 성상을 정확히 파악함으로써 기체의 어느 부분이 인체에 작용되었는가를 알아 조종사의 행위를 추측할 수 있다. 즉 승객이 어떠한 태세(이착륙태세)로 사고를 당한 것인지를 감별할 수 있으며 그 정도로 보아 사고의 양상을 추리할 수 있다.

3) 血中 알콜 濃度 특히 조종사의 음주 여부가 사고의 원인이 되는 경우가 있기 때문에 조종사의 알콜 검사는 반드시 실시하여야만 한다.

4) 個人識別 항공기가 추락되면 그때의 충격 때문에 착의는 거의 벗겨져 나체상에 가까워지고 심한 인체의 손괴 때문에 신체적 특징을 거의 찾아볼 수 없게 된다.

특히 여객기의 경우는 100명 이상의 다수의 피해자가 동시에 발생되는 것이므로 개인식별이 중요한 검사 대상이 된다.

따라서 지문, 치아, 혈형 등은 반드시 채취, 검사하여야 한다.

Ⅶ 損傷과 死因
Injury and Cause of Death[36]

손상이 있는 시체의 경우에 손상과 사인과의 관계를 분명히 하여야 할 필요가 있다. 즉 손상 자체가 사인이 될 정도이고 신체의 다른 부위에 사인이 될 만한 병변이 없는 경우라면 그 손상을 사인이라고 인정할 수 있으나 만일 손상과 질병을 모두 지녔다면 손상이 사인으로 역할한 비중을 판단하여야 하며 특히 손상과 질병이 각각 독립적으로도 사인이 될 정도의 것이라면 사인과 손상과의 인과관계의 판단은 한층 더 어려워지는 것이다(p. 384. 사인의 우선 항 참조).

따라서 이런 경우 손상이 직접 사인인지 그 여부를 반드시 논하여 법률을 집행하는데 도움이 되어야 할 것이다.

또 수상후 일정 시간이 지난 후에 발생된 합병증으로 사망하는 경우에 손상은 간접사인이 될 것이다.

손상의 직접사인과 간접사인은 다음과 같다.

1. 直接死因 Direct Cause of Death

(1) 失 血 Exsanguination, Blood Loss

실혈이란 체내외를 막론하고 다량의 출혈로 고도의 빈혈이 야기되어 사망하는 것을 말한다.

인체혈량의 1/4 이내의 출혈은 자연 회복이 가능하나, 1/3 이상의 출혈은 위험하며, 1/2 이상의 출혈은 사망하게 되며 출혈 속도가 빠른 경우에는 혈관외체액의 혈관 내로의 이동으로 혈장보충의 시간적인 여유가 없기 때문에 출혈이 느린 경우에 비하여 소량의 출혈로도 사망하게 된다. 또 신생아나 노인은 출혈에 대하여 저항이 약하다.

1) 失血屍體의 所見

① 출혈혈액이 사건 현장 또는 체강내에 다량 저유된 것을 본다.

② 출혈의 출처인 혈관 또는 장기의 손상을 본다.

③ 시반은 결여되거나 약한 것이 통례이다.

④ 각 장기 조직은 고도의 빈혈상을 보인다.

⑤ 좌심실중격부 심내막하에 출혈을 보는 경우가 있다.

⑥ 장관의 수축을 본다.

내출혈의 경우 특히 체강 및 심낭내 출혈의 경우는 실혈의 소견이 출현되기 이전에 출혈이 장기를 압박하여 그 장기의 기능장애(예, 심장 tamponade)로 사망하게 된다.

(2) 쇼 크 Shock

쇼크는 여러가지 원인으로 야기되는 급성 순환장애로서 신경계가 관여된다.

즉 부교감신경 긴장을 주인으로 하는 신경성, 반사성변화를 특징으로 하는 1 차성 쇼크와 외상 때의 조직파괴로 생성된 히스타민양물질을 중심한 말초순환의 허탈을 특징으로 하는 2 차성 쇼크로 구분된다.

1) 1次性 쇼크 Primary Shock
일명 신경성 쇼크 neurogenic shock 또는 정신성 쇼크 psychogenic shock 라고도 하며 격렬한 돌발적인 정신적 동요, 지각신경 말단의 기계적 자극, 물리 화학적 자극(高溫冷寒)에 의한 반사적 심정지 cardiac arrest 를 말하는 것으로 인두·후두·점막·흉막·복막의 자극, 두부 압박·미주신경 자극에 의한 반사적 심정지 vagal inhibition, 개체의 과민성 hypersensitivity 등이 중요한 인자로 작용되는데 특히 심장의 변성 질환이 있는 경우에는 정상인으로서는 문제시되지 않는 매우 작은 외력에 의하여서도 쇼크가 유발된다. 특징은 외부 자극 직후에 야기되어 가역적인 경우가 많으나 때로는 사망하는 경우도 있다.

2) 2次性 쇼크 Secondary Shock
일명 외상성 쇼크 traumatic shock 라고도 하며 외상의 결과로 많은 근육의 좌멸로 수상 수시간 내지 24 시간 후에 야기되는 것으로 파괴된 근조직에서 모세혈관확장성물질(예 histamine 양 물질, catecholamine 등)이 생성되어 쇼크가 유발되는 것으로 급성하부신기능부전의 증상을 보이고 사망하게 된다. 따라서 부검 소견으로 급성뇨관괴사 acute tubular necrosis 의 소견과 마이오글로빈 원주 myoglobin cast 를 보는 경우가 많다. 이런 상태를 좌멸증후군 crush syndrome 이라 한다. 2 차성 쇼크는 일정한 시간 후에 야기되어 불가역적인 경우가 많다.

(3) 공기전색 Air Embolism

큰 정맥, 특히 경부동맥·시상정맥동 등의

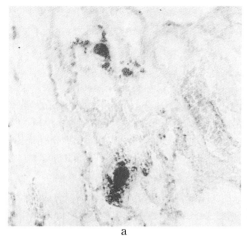 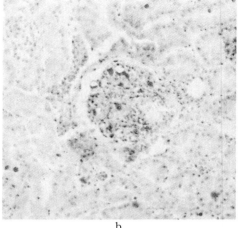

a   b

圖 5-77. 肺 및 腎의 脂肪栓塞(Sudan Ⅲ, Gradwohl)
a : 肺(200×)   b : 腎(300×)

좌상, 폐의 개방성손상, 낙태시의 자궁혈관의 손상 등으로 공기가 혈류내로 흡입되어 전색이 야기되는 것으로 그 사망 기전은 정맥 내에 들어간 공기는 우심실로 모이게 되고 혈액과 혼합되어 포말을 형성하여 폐로 운반되어 폐·모세혈관에서 전색을 형성하게 된다. 이 경우 심장의 피로를 초래하여 사망한다는 주장과 폐전색 때문에 폐내 가스 교환이 불충분하여 질식하여 사망한다는 설이 있다.

만일 난원공 foramen ovale 이 개방되어 있다면 공기가 우심방에서 좌심방으로 직접 들어가 심장 및 뇌동맥의 전색을 일으킨다.

폐의 개방성손상의 경우는 공기는 폐의 정맥에서 좌심실로 들어가 뇌 및 심장의 동맥이 전색된다.

치사 공기량은 70~130 ml (Werkgartner)라고 하며 위암환자(41세, 男)에게 안락사의 목적으로 300 ml 의 공기를 정맥으로 주입하여 비로서 사망하였다는 보고가 있고, 사망에 소요되는 시간은 수분에서 20 분 정도라고 한다.

(4) 脂肪栓塞 Fat Embolism

손상으로 좌멸된 조직 중의 지방, 또는 골절에서 유동성으로 된 지방적이 파괴된 혈관을 통하여 혈류에 들어가 전색이 형성된다는

설. 즉 인체의 지방은 융점이 17.5℃이기 때문에 체온에서도 능히 적화되어 외상의 경우 혈류로 들어갈 수 있으며 0.5~30 gm 으로 전색이 형성된다는 설과, 혈액 자신의 변화로 혈중지방이 지방적화되어 이것이 전색을 형성한다는 설이 있다.

사망의 기전은 폐 모세혈관을 지방적이 메우면 고도인 경우에는 가스 교환장애 및 쇼크 폐로 사망하게 되고 지방적이 폐 모세혈관을 통과하는 경우 좌심실에 들어가 전신성지방전색 systemic fat embolism 이 형성되는데 특히 심, 뇌 및 신 등의 동맥의 전색으로 사망하게 된다.

지방전색자신은 경도 내지 중등도이나 심폐기능에 이상이 있는 경우에는 용이하게 사망하게 된다(圖 5-77 a, b).

그 외 외상의 경우, 골수전색증 bone marrow embolism, 실질조직전색증 tissue embolism, 이물전색증 foreign body embolism, 양수전색증 amniotic embolism 등이 사인으로 작용하기도 한다.

(5) 窒 息 Asphyxia

외상에 기인되는 질식으로서 두개저골절, 안면, 구강내 또는 경부의 손상 때 출혈된 혈액이 흡인되어 질식이 오게 되며 흉부손상 때는 기흉, 경부손상 때는 후두수종 등에 의

한 기도폐색 또는 호흡운동 장애로 사망하게
된다.

2. 間接死因 Indirect Cause of Death

(1) 感染症 Infections

손상 후 감염이 문제시되는 경우는 다음과
같은 것들이다.

1) 破傷風 Tetanus　　창상감염의 대표적인
것으로 특히 안면 및 두부의 감염 때는 잠복
기가 짧고 중증이라고 한다.

2) 腹膜炎 Peritonitis　　복부의 자창, 절창
때 특히 장관손상의 경우는 거의 필발되는
경향이 있다.

3) 膀胱炎 Cystitis　　노인에 많고 상행성으
로 특히 신우신염이 합병되기 쉽고, 척수손
상에 합병되기도 한다.

4) 髓膜炎 Meningitis　　두부외상, 특히 개
방성 골절 때 많이 본다.

5) 肺炎 Pneumonia　　장기간 누워 있는
경우에는 취하성폐렴이 야기되며 특히 두부
외상 때는 가장 중요한 합병증의 하나이다.
특히 노인에서는 두부 외상과 관계없이 병발
된다.

(2) 非感染性疾患 Noninfectious Diseases

1) 外力이 作用된 局所　　외상성 후발성
뇌출혈, 두부손상 후의 정맥동혈전, 외상성
심판막증.

2) 外力 作用部位에서 떨어진 部位의 疾患
좌멸증후군 crush syndrome, 외상성당뇨병, 신
손상에 의한 요독증, 간손상에 의한 高빌리
루빈혈증.

Ⅷ 損傷의 生前 및 死後 鑑別 및 受傷後 經過時間 Differentiation between Antemortem Injury and Postmortem Injury

1. 死戰期와 生死中間期 Agonal Stage and Intermediate Stage of Life

손상의 생전 및 사후 감별은 법의학적으로
매우 중요한 의의를 지닌다. 즉 손상이 생전
에 형성된 것이라면 살인과 관계를 갖고 생

각하여야 하며 사후에 형성된 것이라면 손상
으로 인한 타살과는 거리가 멀어진다는 이야
기가 된다. 따라서 그 손상의 생전, 사후의
감별은 당연히 인간의 죽음을 한계로 하여
구별되어야 할 것인데 인간이 죽음에 이르기
에는 돌발적인 사태가 가하여지지 않는 한
서서히 진행되어 마치 밀물이 밀려오듯이 죽
음이 다가온다. 이러한 시기를 사전기 agonal stage 라고 하며 이 시기에는 인체의 모
든 기능이 저하하게 되어 마침내는 사망하게
된다. 사망의 정의가 아직은 심폐기능의 정
지에 그 기준을 두고 있는 이상 호흡 운동과
심장박동이 정지되는 시점을 그 개체의 죽음
somatic death 의 시작이라고 하여야 할 것이
다.

죽음과 동시에 인체 모든 세포가 사멸되는
것은 아니며 사후 일정한 시간 동안은 세포
의 생활이 계속되다가 마침내는 모든 세포의
죽음 death of cells 이 일어나게 되는데 이것
이 인간의 완전한 죽음이 될 것이다. 따라서
개체의 죽음에서 세포의 죽음까지 일어난 완
전한 죽음에 이르기까지의 기간은 생사중간
기 intermediate stage of life 라고 하며 이 시
기에 일어나는 반응은 초생반응 supravital reaction 이라 한다.

생체에 외력이 가하여졌을 때 야기되는 반
응을 생활반응 vital reaction 이라 하는데 개
체의 죽음 이후에 일어나는 초생반응은 엄격
한 의미에서는 생활반응과 구별되어야 하는
데 양자의 명확한 구별은 곤란하므로 어떤
때는 생활반응에 초생반응까지를 포함시키게
된다.

(1) 超生反應 Supravital Reaction

1) 腸의 蠕動運動　　사후 수시간 지속된
다.

2) 氣管粘膜의 纖毛運動　　사후 10~30 시
간 지속된다.

3) 白血球의 喰菌作用　　사후 68 시간까지
일어난다는 보고가 있다.

4) 藥物에 대한 혈관의 수축 作用　　사후 2
~3 일까지 지속된다.

5) 精子運動   사후 평균 30~70 시간까지 지속되나 127 시간까지 운동이 지속되었다는 보고가 있다.

또 비록 생전에 사망하였지만 사전기가 없거나 매우 짧은 경우에는 생활반응이 야기될 시간적인 여유가 없기 때문에 생활반응이 결여되는 수가 있다. 예를 들어 폭발사, 심한 교통사고사 또는 추락사 등에서는 생활반응이 결여되거나 매우 경미한 것을 본다.

그러나 생활반응의 증명이 곧 손상의 생전 및 사후감별의 기준이 되는 것이다.

(2) 生活反應 Vital Reaction[17), 62)

생활반응이란 외부 자극에 대한 생체의 병태생리학적 반응이며 외부 자극이 생존중에 가하여졌다는 증거가 되는 것이다. 따라서 손상의 생전 및 사후 감별에 응용되기 때문에 법의학적으로 매우 중요한 의의를 지니는 것이다.

1) 局所性 生活反應 Local vital Reaction

① 出血 Hemorrhage 및 凝血 Coagulation 손상은 항시 혈관의 파열이 동반되기 때문에 생존중의 창은 출혈을 동반하게 되며 출혈된 혈액은 응혈이 형성된다.

그러나 사후의 손상은 비록 혈관의 파열이 야기되어 그 혈관에 함유되어 있는 혈액이 유출된다 하여도 이를 닦아버리면 다시는 혈액의 유출이 없고 응혈 현상은 전혀 볼 수 없다.

또 비록 생존 기간 중에 손상이 가하여졌다 할지라도 그 개체의 혈압이 정상 혈압의 1/2 이하로 떨어진 상태이거나 심한 빈혈에서는 말초 혈관에서의 출혈은 보지 못한다 (圖 5-78).

그러나 파열된 혈관외벽에 혈소판 또는 섬유소가 침착되어 있거나 또는 vasa vasorum 의 손상으로 혈관벽내에 출혈이 있거나 피부의 유두층의 모세혈관에 출혈이 있다면 이것은 생활반응으로 인정하게 되는 것이다.

② 創緣의 外飜 Extraversion of Wound Margin   생존중의 창은 피부·근육 및 연조직 등의 수축 때문에 창연이 외번된다. 그러나

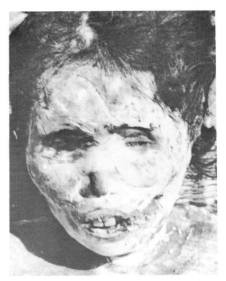

圖 5-78. 死後의 動物에 의한 咬創

사후의 손상에서는 이런 변화를 보지 못한다.

③ 炎症性變化   수상 후 30 분경에서 시작하여 염증성발적, 종창, 화농, 육아조직 형성, 가피형성 등을 본다면 그것은 생존중의 손상이라는 유력한 증거가 된다.

④ 火傷   홍반 또는 수포 형성이 있다면 생활 반응인 것이다.

⑤ 局所性 貧血   생존중의 2 중조흔의 출혈이 형성되는 것과 같은 현상이 추락, 또는 수중에 뛰어들 때 대퇴부에서 뼈의 장축과 일치해서 국소성 빈혈을 보는데 이것은 생활반응의 한 예라 하겠다.

2) 全身性 生活反應 Systemic Vital Reaction[56)]

① 全身性 貧血   창을 통한 체외 및 체내에 출혈이 야기되는 경우 빈혈이 오게 된다. 만일 수상시에 심장 박동이 없었다면 전신성 빈혈은 오지 않는 것이다.

② 全身性 感染症   균혈증, 패혈증 및 이에 대한 조직의 반응에는 혈액 순환이 필요한 것이다.

③ 栓塞   공기·지방 및 조직 등의 전색에도 순조로운 혈액 순환이 필요한 것이다.

④ 혈액 또는 組織片의 氣道內吸引　　이러한 이물의 기도내 흡인에는 순조로운 호흡 운동이 필요한 것이다.

⑤ 全身性 COHb 形成　　전신성 COHb 형성에는 호흡 및 순환의 공동 작용이 필요한데 특히 소사 때는 중요한 것이다.

⑥ 全身臟器에 plancton 分布　　전신 각 장기에 plancton이 분포되는 데에는 순조로운 호흡과 순환이 필요한 것이다.

⑦ 失血後의 水血症 hydremia　　실혈에 대한 대상성반응으로 수혈증이 오게 되는 것은 생체에서만 보는 중요한 생활 반응이다.

2. 受傷後經過時間 Timing of Wound

손상으로 사망한 예를 검사하여 그 특징, 정도, 부위, 수 및 방향 등을 자세히 검사하여 자타살의 구별, 사용한 흉기의 종류관정 등은 법의학적 손상 검사에서 매우 중요한 과제이다. 때로는 이러한 것을 결정하는 일보다도 손상의 형성 시간이 더 큰 의의를 지니는 경우가 있다. 예를 들어 역과손상이 있는 시체가 발견된 경우 그 손상이 생존시의 것인가 또는 사후의 것인가에 따라 살인이 운전자에 의하여 이루어졌는지 그렇지 않으면 다른 방법에 의하여 살해된 후 길에 유기한 것을 역과하였는가에 따라 범인이 누구인지의 과학적인 근거가 달라지게 되는 것이다. 따라서 손상의 경과 시간을 결정하는 문제는 인권과 밀접한 관계가 있는 것이다.

최근 효소학이 발전됨에 따라 손상의 경과시간을 조직 내 각종 효소의 변동을 증명하여 수상후 경과 시간을 보다 정확히 알 수 있는 방법들이 모색되어 많이 활용되고 있는 실정이다. 따라서 현재까지 알려진 수상조직의 각종 효소의 시간적인 변동과 기전을 간략하게 기술하기로 한다.[57]

(1) 損傷의 形態學的 變化와 經過時間 Timing of Wound and Morphological Changes of the Injury

손상을 육안적으로 검사하여 생전 또는 사후의 손상인 것을 알 수 있는 경우도 있다.

즉 창연은 수상후 12시간 정도까지는 발적과 종창을 보이며 작은 창상인 경우도 24시간 후에 가피가 형성된다. 36시간 정도 경과하면 창연은 상피의 증식을 보이며 감염이 없는 한 작은 창은 4~5일 후에 상피로 피복되는 등의 일련의 변화를 보인다. 그러나 수상후의 경과시간은 육안적인 검사만으로써는 정확을 기하기 어렵고 이를 조직학적인 현미경검사를 실시하여야 하는 것이다.

손상을 조직학적 검색에 의하여 다음의 4기로 나누게 된다.[58~60), 62]

第1期　　제1기는 외상성 염증을 일으키는 시기로 대체적으로 수상 제1일로부터 3일까지 사이로 섬유소의 삼출과 모세관의 확장이 현저한 시기이다.

第2期　　제2기는 조직의 파괴와 백혈구 및 대식세포의 침윤이 현저한 시기로서 수상후 4~6일경에 보는 현상이다.

第3期　　제3기는 증식기로서 수상후 제4~14일경에 보는 현상으로 주된 변화는 섬유아세포의 혈관주위에 출현, 그리고 조직기질의 변염 metachromasia 등이다.

第4期　　제4기는 성숙기로서 수개월간에 걸쳐서 서서히 섬유아세포의 숫적 감소, 그리고 교원섬유의 증가 및 신생모세관의 소실 등으로 치유된 손상조직의 tensile strength가 점차 높아진다.

이상은 대체적으로 창상이 치유되는 공통적인 변화를 약술하였다.

Raekallio[61]는 이상의 변화를 손상부위를 중심대 central zone와 주변부 peripheral zone의 2층으로 나누어 중심대에서는 세포의 진행성변화 내지 괴사를 보게 되는데 이러한 변화는 32시간에 더욱 현저하게 된다는 것이며 백혈구가 침윤되는 것은 수상후 8시간 (4~24시간) 정도이며 그 후에는 대식세포와 활동적인 섬유아세포가 창상의 주위에 명료한 영역을 형성하게 된다. 이 시기에는 중성 다형핵백혈구가 대식세포보다도 많고 비율은 5:1 정도이며 그 후에도 점차 대식세포가 증가되어 16~24시간이 지나면 그 비율은

0.4 : 1.0 으로 반전된다는 것이다.

이러한 조직학적인 연구는 수상후 경과 시간을 결정하는 데 매우 유리한 근거가 되는 것은 사실이다. 그러나 이러한 조직검사로써 손상의 생전 또는 사후의 형성 여부를 결정짓는데 4~8 시간의 잠복기가 존재한다는 것이며 이러한 현상이 손상의 생전, 사후 감별에 커다란 장해라 하겠다.[62]

그러나 수상후 조직내 각종 효소의 변동은 비교적 조기에 일어나기 때문에 많은 참고가 된다. 우선 각종 효소의 피부조직내의 분포[59]를 간략하게 기술하면 다음과 같다.

(2) 損傷內酵素變化와 經過時間 Timing of Wound and Changes of Enzymes in the Wound

Acid phosphatase : 상피 특히 편평상피 및 각화층에는 결여되어 있고 모낭, 피지선 및 진피(섬유아세포가 있을 때)에서는 약하게나마 반응한다.

Alkaline phosphatase : 정상피부에서는 염색되지 않고 모세관에서 증명된다.

Esterase : 편평상피 및 기저층에 있으며 특히 각화층에 많다. 진피에서는 한선, 피지선의 기저부에서 반응한다.

Cytochrome oxidase : 기저 및 편평상피의 하층에 중등도로 분포되며 과립층에는 없고 진피내의 섬유아세포에서 경한 반응을 보인다.

Dehydrogenase : 정상상피에서 기저층에는 중등도로 분포되는데, 표피로 감에 따라 그 강도는 떨어져서 외표에 이르면 반응은 없어진다.

이렇게 정상 조직에 분포되어 있던 각종 효소가 손상을 받으면 일정한 양상으로 변화하는데 Raekallio[63]에 의하면 손상의 중심대에는 수상 2~3 시간 후에는 효소를 증명할 수 없으나 8~16 시간이 경과되면 다시 회복된다는 것이다. 이러한 중심대의 일시적인 효소의 소실현상은 imminent necrosis 에 의한 조기증상으로 효소활성이 일시적으로 감소되는 것으로 해석된다.

반면에 손상의 주변부에는 효소가 증가되는데 이것은 매우 규칙적이어서 수상 후 1 시간에는 esterase 와 adenosine triphosphatase(ATPase)가 증가되며, 2 시간 후에는 aminopeptidase가, 4 시간 후에는 acid phosphatase 가, 8 시간 후에는 alkaline phosphatase가, 그리고 16시간 후에는 mononuclease 가 증가되는 등의 변화를 보인다. 이러한 변화는 수상후의 시간을 결정하는 데 매우 유익하게 사용된다. 따라서 최근에 와서는 이것을 생물학적 시간표 *biological time table* 라고 한다.

법의실무자가 수상후의 시간을 결정하여야 할 필요에 직면하는 경우 조직화학적 소견은 매우 중요한 의의가 있으며 때로는 결정적인 역할을 하는 경우가 있다.

또 이런 조직화학적 소견은 사후 수일이 경과하여도 기명할 수 있기 때문에 실제로 활용할 수 있는 좋은 방법이라 하겠다.

사후에 형성된 손상은 효소활성의 증가를 볼 수 없다.

손상 특히 혈종이 형성된 경우에 있어서도 그 효소활성의 변동에서 가장 속히 일어나는 것은 ATPase 로서 수상후 약 2 시간 30 분에 증가되고 aminopeptidase 및 esterase 는 7 시간에 증가된다. 중성다형핵백혈구는 4 시간 내외, 단핵구는 9 시간 전후에 증가되며 90 시간에는 hemosiderin 을, 그리고 hematoidin 이 증명되는 것은 수상후 9 일 내외이다.

혈종내에서의 이러한 효소들의 변화 역시 손상부위에서 조직의 좌멸, 혈액 및 혈장 성분이 보이기 때문에 조기에 효소의 변동을 보게 되며 시간이 더욱 경과되면 염증세포의 침윤, 그 후에 보는 섬유아세포의 출현 등에 관한 것이며 또 주위지방조직의 괴사도 상당한 영향을 미친다는 것이다. 즉 중성다형핵백혈구 및 대식세포에 의하여서는 acid & alkaline phosphatase 가 강하게 그리고 aminopeptidase, esterse 및 oxidative enzyme 이 약하게나마 반응을 일으키게 된다.

섬유아세포에 의하여서는 acid & alkaline phosphatase, aminopeptidase, ATPase, esterase, aminopeptidase 및 dehydrogenase 의 활성이 증가된다.

lipase 반응은 중성다형핵백혈구 및 섬유아세포에 의하여 약하게 나타난다.

따라서 조기에 acid phosphatase 의 활성이 증가한다는 것은 상피와 조직기질의 평형이 장해되었다는 것으로 癌의 조기 변화에서도 이러한 현상을 볼 수 있는 것이다.

재생기에 있는 상피세포에 의하여서는 acid phosphatase, esterase, cystine desulpharase 의 활성이 증가된다.

창상치유에 있어서 치유기에 있는 미성숙피부에 있어서는 DPNH diaphorase, lactic dehydrogenase 가 증가하며 후기로 들어서면 즉 각화가 형성되기 시작하면 dehydrogenase 가 증가된다.

이상과 같이 효소조직화학에 의한 수상경과시간의 판정이 불가능한 잠복기간은 1 시간으로 수상조직의 조직화학검사 방법보다 그 잠복기를 훨씬 단축시킬 수 있는 검사방법이라 할 수 있다. 따라서 사직전 1 시간에 대하여서는 추구되어야 할 문제가 남아 있는 것이다. 그런데 Raskallio[64]에 의하면 histamine 과 serotonin(5-hydroxy tryptamine)은 급성염증에 있어서 조기의 염증에 관여하는 chemical mediator 로서 이러한 amine 들은 형광분광법에 의한 생물학적 방법에 의하여 용이하게 정량된다는 것이며 실험적 연구에 의하면 수상후 serotonin 은 10 분 내에, 그리고 histamine 은 20~30 분 이내에 최고치에 달한다고 보고하고 있다.

실제 해부검례에 대한 연구에 의하여 serotonin 과 histamine 량의 증가는 생존중에 야기된 손상인 것을 의미한다는 것이 증명되었으며 또 생존중의 손상이라는 것을 확신을 갖고 이야기하려면 손상조직과 주위의 건강한 피부조직을 비교하여 serotonin 량이 적어도 2 배, histamine 량이 1.5 배 이상 증가되어 있다는 것을 필요로 한다는 것이다.

serotonin 과 histamine 을 생화학적으로 정량하여 그 결과와 대조 비교하면 보다 정확하게 수상시간을 결정할 수 있다는 것이다. 이러한 방법을 법의학의 실제감정례에 응용한 예는 허다하며 특히 살인과 교통 사고사를 법의학적으로 검사하는 데 있어서 serotonin 과 histamine 의 정량이 크게 유효한 것이다. 즉 교통사고사에 있어서 운전자나 보행자가 사망한 경우 내인적 급사에 의한 것인지 범죄에 의한 것인지 또는 창상이 동시에 생긴 것인지의 구별을 요하는 예에 응용할 수 있다.

따라서 금일에 이르러서는 사망 전 1 시간 이내의 손상에 대하여서도 5 분 이내의 것인지 5~15 분 사이에 또는 15~60 분 사이에 생긴 것인지를 정확히 구별할 수 있다는 것이다.

Ⅸ 損傷으로 본 自他殺의 區別
Differentiation between Suicide and Homicide by Injuries[65]

손상이 있는 시체가 발견되는 경우 수사관들에게 있어서 가장 알기를 원하는 것이 자타살의 구별이다. 즉 타살이라면 지체없이 범인 수사를 하여야 하기 때문이다. 따라서 검시에 임한 의사도 이 점을 충분히 이해하여 가능한 한 신속히 그리고 정확하게 자타살을 판단하여야 할 것이다.

물론 정확한 소견은 부검으로 밝혀지겠지만 우선 사건을 지휘하는 수사관들이 사건 수사방침을 정하는 데 도움이 될 수 있을 정도의 판단을 내리는 데 참고될 사항을 기술하기로 한다. 따라서 다음의 사항은 자타살 구별의 결정적 사항이 아니라 경험과 통계로 보아 그러한 경향이 있다는 것임을 미리 강조하고 싶다.

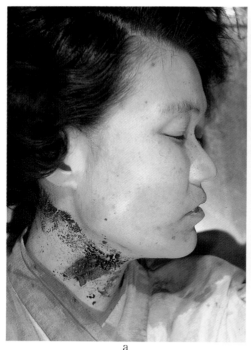
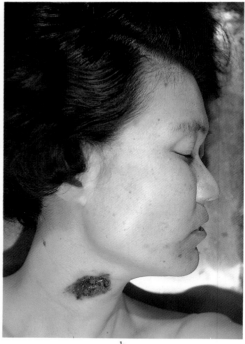

a   b

圖 5-79. 頸部切創(自殺)
a : 頸部 切創으로 인한 血痂 b : 血痂除去後

1. 一般損傷의 自他殺의 區別 *Differentiation between Suicidal Injury and Homicidal Injury*

(1) 損傷의 部位 *The Location of Injury*

1) 自殺의 경우   손상을 자기 몸에 가하고 자살하는 사람의 대부분은 사전에 가해할 부위에 대하여 생각하고 선택하게 된다. 또 공통점은 고통을 적게 당하고 속히 죽을 것을 원하는 것이다. 또 그 사회의 습관에 따라 택하는 부위는 일정한 경향을 보이는 것이다.

우리나라의 경우는 경부에 절창을 가하여 경동맥을 절단하는 방법이 예로부터 행하여지고 있다. 이것을 뒷받침하는 말로 어린이들이 자기의 말이 진실이라는 것을 표현하는 말로 "내가 만일 이것이 거짓이라면 목따고 죽겠다"라는 것이 있다. 아직도 시골 아낙네들은 부엌의 식칼로 목을 따고 죽는 것을 본다(圖 5-79 a, b).

일본의 경우는 무사도의 전통을 이어받아 할복을 하는 경향이 아직도 있다. 따라서 과

거 일본에 유학한 일이 있는 사람, 또는 일본 서적을 즐겨 읽는 사람들 중에는 할복 자살이 많이 이루어진다. 그런데 할복 자살이란 가장 졸렬한 방법이며 실제에 있어서는 미수에 그치는 경우가 많다. 그 이유로는 할복하기 위하여 복부에 절창 또는 자창을 가하는 경우 아무리 강한 마음으로 손상을 가한다 할지라도 자기 몸이기 때문에 그리 큰 손상을 가할 수 없고 많이 가해한 것 같아도 복막까지 겨우 달하는 것이 통례이고 좀 심한 사람이 장 또는 장간막을 손상시키게 된다. 원래 할복을 자살의 방법으로 택하게 되는 것은 칼을 깊숙히 넣어 복대동맥을 절단하는데 그 목적이 있는 것인데 범인으로서는 좀처럼 힘든 것이다. 따라서 할복 자살을 시도한 현장에는 마치 다른 사람과 격투라도 한 것 같은 양상을 보이는 경우가 대부분이다. 즉 할복은 하였으나 사망하지는 않고 고통은 심하고, 그러다 보면 사방에 피가 튀게 되고 현장에서 뒤척거리며 헤매게 되기 때문

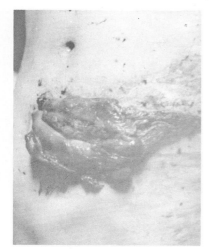

圖 5-80. 割腹自殺

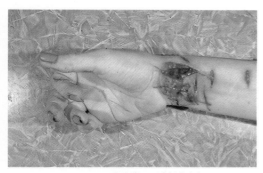

圖 5-81. 手頸部 切創(自殺)

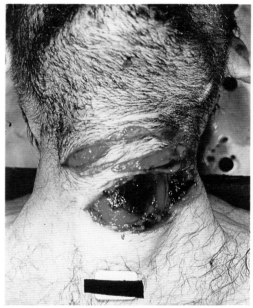

圖 5-82. 項部의 切創(他殺)

에 마치 다른 사람과 격투한 것 같은 흔적을 남기게 되는 것이다(圖 5-80). 이러한 사실을 잘 아는 일본의 '사무라이'(武士)들은 그 추잡한 꼴을 보이지 않기 위하여 자기가 배를 가르면(切腹) 옆에 있던 동료가 칼로 목을 치게 하는 것(카이샤쿠)이다. 따라서 엄격한 의미에서는 위탁살인인 것이다.

구미 제국에서는 완관절내면을 절개한다. 즉 요골동맥을 절단하면 여기서 흐르는 출혈은 많지도 않고 적지도 않아 죽음으로 이끄는데 최적량의 출혈이 일어나기 때문에 매우 기분 좋게 사망할 수 있다는 것이다. 그런데 장애는 동맥이 그리 크지 않기 때문에 자연지혈이 되는 것으로 자살자는 이를 방지하기 위하여 목욕조내 또는 세면기 물에 손을 담그고 사망한 것을 보게 된다(圖 5-81).

이렇듯 습관에 따라 자살자는 택하는 부위가 있는데 이 이외 자주 보는 부위로는 심장부이다.

2) 他殺의 경우　　일정한 부위가 없다. 특히 후두부・항부(圖 5-82)・배부 등에 손상이 있는 경우라면 일단 타살을 고려하여야 할 것이다.

(2) 損傷의 數 The Number of Injuries

손상수를 헤아린다는 것은 자타살의 구별을 논하는 데 있어서 매우 중요한 비중을 차지한다. 즉 여기서 논하는 수란 표재한 손상의 수와 더불어 치명상의 수를 말하는 것이다.

자살의 경우는 특수한 경우를 제외하고는 치명상을 하나 이상 있을 수 없는 데 반하여 타살의 경우는 치명상이 한 개 이상 있는 경우가 많은데 그것을 죽음을 확인하기 위함이고 또 하나의 이유는 칼을 휘둘러 사람에게 가해하여 피를 보면 마치 미친 사람이 날뛰듯이 마구 찌르는 것이 살인 심리인 것이다.

(3) 躊躇損傷 Hesitating Injury 의 有無

주저손상이란 자기가 자기를 가해할 때 제아무리 의지가 강한 사람이라도 한 번에 치

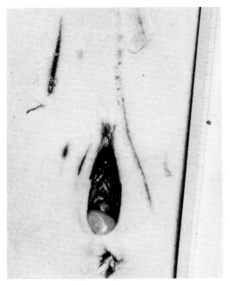

圖 5-83. 腹部의 刺創(周圍의 躊躇損傷, 자살)

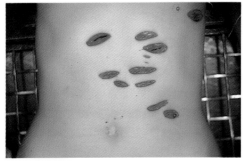

圖 5-84. 腹部刺創(損傷이 서로 平行하게 形成,
致命創 1 個, 自殺)

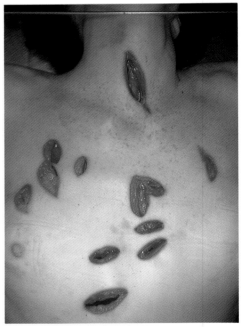

圖 5-85. 頸胸腹部 刺創(損傷이 多方向으로 形成,
致命創 3 個, 他殺)

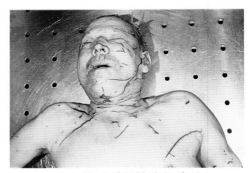

圖 5-86. 自爲切創(本文 참조)

명상을 가할 수는 없고 자기로서는 강대한 힘을 주어 가해하였지만 실제로는 조그마한 손상으로밖에 작용되지 않는 것이다. 이때 보는 조그마한 손상, 이것을 주저손상이라 하며 자살의 경우는 치명상 주위에서 발견된다. 그러나 타살 때는 이를 보지 못한다(圖 5-83).

(4) 損傷의 方向 Direction of the Injuries

자살의 경우는 비록 주저손상이 가하여졌다 할지라도 한번 죽음을 결심한 이상 그것을 관철하기 위하여 점점 큰 손상 또는 점점 깊은 손상을 가하는 것이 통례이다. 동시에 이 손상들 간에는 서로 평행한 관계 parallelism 를 유지하게 된다(圖 5-84). 그러나 타살의 경우는 손상내의 평행 관계가 없고 여러 방향으로 제멋대로 형성된 것을 본다(圖 5-85).

(5) 損傷의 性狀 The Nature of Injury

자살의 경우는 대체로 유인기 또는 자기를 사용하기 때문에 절창 또는 자창을 보게 되며 타살의 경우는 그러한 흉기 이외에 둔기도 사용되기 때문에 좌열창·할창 등의 손상을 보게 된다.

圖 5-86 은 우체부인데 우편 송금을 가로채고 강도당하였다고 허위 진술, 강도에게

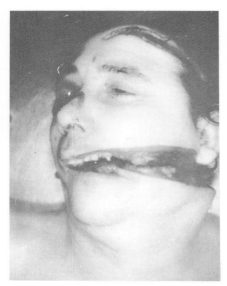

圖 5-87. 他爲切創(本文 참조)

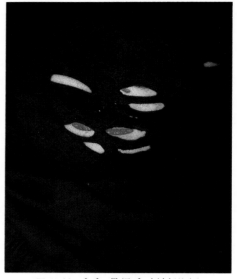

圖 5-88. 옷을 貫通한 刺創(他殺)

받은 손상임을 주장하였으나 손상 감정 결과 자위에 의한 손상으로 판명되자 음독 자살한 예인데 특징은 자위 손상이기 때문에 전부가 얕은 손상이다. 즉 손상 전체가 주저 손상에 해당된다. 이러한 자위상에 비하여 圖 5-87 은 손상은 비록 절창이나 크고 깊은 성상은 圖 5-86 과 대조적이다. 허위 진술 때문에 옥살이를 하고 나온 친구가 "너의 입 때문에 나는 신세를 망쳤다"고 입을 칼로 찢고 살해 한 타살례이다.

(6) 着衣와의 關係 *The Relation with Clothing of Victim*

자살자의 공통된 심리는 자기가 가해한 부위를 일단 확인하게 된다. 따라서 옷을 벗거나, 입고 있는 경우에는 말아올리게 된다. 따라서 옷에는 손상이 없고 몸에만 손상이 있게 된다. 그러나 타살의 경우는 옷을 관통한 몸의 손상을 보게 된다. 따라서 손상의 자타살의 구별을 논할 때는 반드시 그 손상과 옷의 손상의 유무를 검사하여야 할 것이다(圖 5-88).

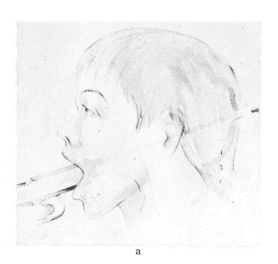

a

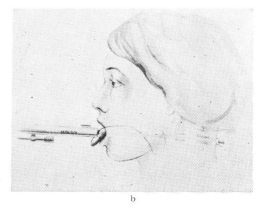

b

圖 5-89. 口中에서의 發射(Fatteh)
a : 自殺, 방향에 注意　b : 他殺, 방향에 注意

2. 銃創의 自他殺의 區別 *Differentiation between Suicide and Homicide of Gunshot Wound*[65]

총창의 경우도 일반 손상의 경우와 같은 사항을 검사하여 자타살의 구별을 논해야 하며 더 첨가하여 고려해야 할 사항은 다음과 같다.

(1) 被害者의 職業 *The Occupation of the Victim*

피해자가 총기를 용이하게 입수할 수 있는 직업인가의 여부, 만일 총기와는 거리가 먼 직업의 사람이라면 자살로 생각하기는 곤란할 것이다.

(2) 손상의 부위 *The Location of the Injury*

일반손상의 경우와는 달리 총기로 자살할 때 잘 택하는 부위는 측두부·전두부·측경부·구중부·심장부 등을 택하는 경우가 많다. 구중부이지만 자살 및 타살에 따라 방향이 달라진다고 한다(Fatteh ; 圖 5-89).

(3) 發射距離 *Shooting Distance*

자살의 경우 권총을 사용하면 15 cm 이상을 자기 몸에서 떨어져 발사하기 곤란하며 장총의 경우라면 60 cm 이상을 떼어서 발사하기 곤란하다. 따라서 발사 거리가 권총의

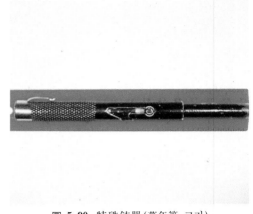

圖 5-90. 特殊銃器(萬年筆 크기)

경우 15 cm, 장총의 경우 60 cm 이상이라고 추단되면 일단은 타살을 의심하여야 할 것이다. 그러나 圖 5-90 과 같은 특수총(만년필 크기의 총)으로 살인하는 경우에는 圖 5-91, a 에서와 같은 콧수염 위에서 발사하면 총탄은 위를 향하여 두개강으로 들어간다. 콧수염을 깎고 보아야 사입구(圖 5-91, b)가 겨우 보인다. 이런 것은 살인청부업자들이 행한다.

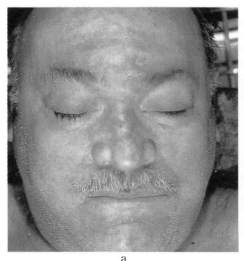
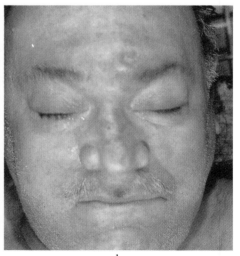

a   b

圖 5-91. 特殊銃器(圖 5-90)로 인한 銃創
a : 콧수염 때문에 射入口가 안 보인다.
b : 콧수염을 깎은 후 보이는 射入口.

◇ 參 考 文 獻 ◇

1) 文國鎭, 李旼圭, 鄭炳浩, 洪錫宰, 金象皓, 徐在冠, 蘇炳國 : 〈韓國法醫剖檢의 統計的 考察〉, 「韓法醫誌」, 第 2 卷, 第 1 號, 5, 1978

2) Robbins, S.L. and Cotran, R.S. : *Pathologic Basis of Disease*, 2nd Ed., W.B. Saunders Co., Philadelphia, 114, 1979

3) 김종열, 문국진 : 〈교혼의 개인 식별 감정 2 예〉, 「국과수연보」, 제 8 권, 197, 1969

4) Fatteh, A. : *Medicolegal Investigation of Gunshot Wounds, J.B.* Lippincott Co., Philadelphia, 1976

5) Cook, M.A. : *The Science of High Explosives*, New York, Reinhold Book Corp., 1958

6) Amas, S.A.H. and Yallop, J. : The identification of industrial blasting explosives of the gelignite type, *J. Forensic Sci. Soc.*, 6 : 185, 1966

7) Lindenberg, R. and Freytag, E. : The mechanism of cerebral contusions ; a pathologic, anatomic study, *Arch. Pathol.*, 69 : 440, 1960

8) Jackson, F.E. : The pathophysiology of head injuries, *Ciba Clinical Symposia*, 18 : 67, 1966

9) 上野正吉 : 「頭部外傷の法醫學」, 初版, 現代書房, 東京, 1968

10) Tedeschi, C.G. (Ed) : *Neuropathology ; Method and Diagnosis*, Boston, Little Brown and Co., 1970

11) Evans, J.P., Mullan, S., Hekmatpanah, J., Moody, R.A. and Ishii, S. : A summary of current concepts of the dynamics of head injury, *Trans. Am. Neurol. Assoc.*, 94 : 256, 1969

12) Gurdjian, E.S., Webster, J.E. and Lissner, H. R. : The mechanism of skull fracture, *J. Neurosurg.*, 7 : 106, 1970

13) Courville, C.B. : *Forensic Neuropathology ; Lesions of the Brain and Spinal Cord of Medicolegal Importance, Mundelein Ill.*, Callaghan & Co., 1964

14) Walker, A.E., Kollros, J.J. and Gase, T. : The physiological basis of concussion, *J. Neurosurg.*, 1 : 103, 1944

15) Gross, A.G. : A new theory on the dynamic of brain concussion and brain injury, *J. Neurosurg.*, 15 : 548, 1958

16) Denny-Brown, D. and Russell, W.R. : Experimental cerebral concussion, *Brain*, 64 : 93, 1941

17) Moritz, A.R. : *The pathology of Trauma*, Philadelphia, Lea & Febiger, 1942

18) Tedeschi, C.G. : Cerebral injury by blunt mechanical trauma, *Review of Literatures, Medicine*, Baltimore, 24 : 339, 1945

19) Lindenberg, R. and Freytag, E. : The Mechanism of cerebral contusions ; A pathologic, anatomic study, *Arch. Pathol.*, 69 : 440, 1960

20) Lindenberg, R. and Freytag, E. : Morphology of cortical contusion, *A.M.A. Arch. Pathol.*, 63 : 23, 1967

21) Oppenheimer, D.R. : Microscopic lesions in the brain following head injury, *J. Neurol. Neurosurg. Psychiatry*, 31 : 299, 1968

22) Strassmann, G. : Hemosiderin and tissue iron in the brain, its relationship, occurrence and importance. A study of ninety-three human brain, *J. Neuropathol. Exp. Neurlo.*, 4 : 393, 1945

23) Friede, R.L. : Specific cord damage at the atlas level as a pathogenic mechanism in cerebral concussion, *J. Neuropathol. Exp. Neurol.*, 19 : 266, 1960

24) Rao, D.B., Rao K.S., Subrahmanyan, M.V. and Tirupathiah, K. : On the incidence of craniocervical injuries, *Neurol. India*, 17 : 73, 1969

25) Browder, J. and Turney, M.F. : Intracerebral hemorrhage of traumatic origin, New York, *J. Med.*, 42 : 2230, 1942

26) Carapbell, J.B. and Cohen, J. : Epidural hemorrhage and the skull of children, *Surg. Gynec.*, 92 : 257, 1951

27) Echlin, F. : Traumatic subdural hematoma acute, subacute and chronic ; analysis of 70 operated cases, *J. Neurosurg.*, 6 : 294, 1949

28) Drake, C.G. : Subdural haematoma from arterial rupture, *J. Neurosurg.*, 18 : 597, 1961

29) 朱正和 : 〈頭部外傷과 죽음〉, 第 3 回法醫學 세미나要旨, 107, 1975

30) Moritz, A. R. and Wortman, W. B. : Post traumatic internal hydrocephalus, *Am. J. Med. Sci.*, 195 : 65, 1938

31) Luse, S.A. and Harris, B. : Electron microscopy of the brain in experimental edema, *J. Neurosurg.*, 17 : 439, 1960

32) Klatzo, I. : Neuropathological aspects of brain edema, *J. Neuropathol. Exp. Neurol.*, 26 : 1, 1867

33) 朱正和 : 〈腦損傷의 經過時間〉, 第 4 回 法醫學세미나要旨, 25, 1976

34) Shapiro, S.K. and Torres, F. : Brain injury complicating whiplash injuries, *Minn. Med.*, 43 : 473, 1960

35) Cordice, J.W.V., Jr. and Cabezon, J. : Chest trauma with pneumothorax and hemothorax, *J. Thorac. Cardiovasc. Surg.*, 50 : 316, 1965

36) Huller, T. and Bazini, Y. : Blast injuries of the chest and abdomen, *Arch. Surg.*, 100 : 24, 1970

37) Bogedain, W., Carpathios, J., Van suu, D. and Mocts, M.F. : Traumatic rupture of myocardium, *J.A.M.A.* 197 : 1102, 1966

38) De Muth, W.E. Jr., Baue, A.E. and Odom, J. A.Jr. : Contusion of the heart, *J. Trauma*, 7 : 443, 1967

39) Alfano, G.S. and Hale, H.W. Jr. : Pulmonary contusion, *J. Trauma*, 5 : 647, 1965

40) Shirkey, A.L., Wukasch, D.C., Beall, A.C. Jr., Gordon, W.B. and De Bakey, M.E. : Surgical management of splenic injuries, *Am. J. Surg.*, 108 : 630, 1964

41) Aekroyd, F.W. : Mechanical injury ; the liver, pancreas, spleen and gallbladder, *In Forensic Medicine* (edited by Tedeschi, Eckert, Tedeschi), W.B. Saunders Co., Philadelphia, 210, 1977

42) Hechtman, H.B. : Mechanical injury ; gastrointestinal tract (edited by Tedeschi, Eckert, Tedeschi), W.B. Saunders Co., Philadelphia, 215, 1977

43) 文國鎭 : 〈交通事故의 法醫學的 問題點〉, 광복 30주년 기념, 제 21차 종합 학술대회 특별학술 강연집, 40, 1975

44) Sagall, E. L. : Newer concepts of heart injury, *Legal Medicine Annual*, 137, 1972

45) Sagall, E. L. : Contusion of the heart, *Legal Medicine Annual*, 185, 1973

46) Lasky, I. I. : Traumatic nonpenetrating cardiac disorders, *Legal Medicine Annual*, 159, 1972

47) Miauchi, Y.S. : Medicolegal study of Traffic accidents, *Jap. J. of Legal Medicine*, 20 : 4, 329, 1966

48) Committee on medical aspects of automotive Safety, *A.M.A., J.A.M.A.,* 205, 1968

49) Smith & Dehner : Most fatal motorcycle accidents found result of trauma to chest, *Med. Tribune, Jan.*, 29, 13, 1970

50) Lasky : Forensic Aspects of Traumatic penetrating heart disease, *Med. Sol. & Law*, 1966

51) Potter, et al. : Blunt cardiac trauma, a pathophysiological study, *Ann. Thoracic Surg.*, 432, 1965

52) McGill : Cardiac contusion differentiation from infarction, *Lancet*, 997, 1952

53) Coodley : Enzymes in myocardial infarction. *Hosp. Prac.*, 66, 1967

54) 錫谷徹 : 「法醫診斷學」, 二版, 南江堂, 東京, 1975

55) Reals, W.I. : Airdisaster trauma, *In : Forensic Medicine* (edited by Tedeschi, Eckert, Tedeschi), W.B. Saunders Co., Philadelphia, 875, 1977

56) Hechtman, H.B. and Tedeschi, L.G. : Systemic responses to trauma, *In: Forensic medicine* (edited by Tedeschi, Eckert, Tedeschi), W.B. Saunders Co., Philadelphia, 386, 1977

57) 文國鎭 : 「受傷組織의 酵素檢査에 의한 受傷經過時間」, 第 4 回法醫學세미나, 21, 1977

58) Adelson, L. : A microscopic study of dermal wounds, *Am. J. Clin. Pathol.*, 35 : 393, 1961

59) Pullar, P. : *The Histopathology of wounds,* Butterwuth, London, 1973

60) Moritz, A.R. and Morris, R.C. : *Legal medicine,* 4th Ed., Saint Louis, The C.V. Mosby Co., 1975

61) Raekallio, J. : Histochemical studies and vital and postmortem skin wounds, *Am. Med. Exp. Fenn.*, 39 (suppl. 6):1, 1961

62) Fatteh, A. : Histochemical distinction between antemortem and postmortem skin wounds, *J. Forensic Sci.*, 11 : 17, 1966

63) Raekallio, J., Kovacs, M. and Makinen, P. L. : Enzyme histochemistry of wound healing,

Acta. Path. Microbiol. Scand., 78 : 658, 1970

64) Raekallio, J. : *Timing of wounds in forensic medicine,* The 60th congress of the Japan medicolegal society, 3, 1976

65) 文國鎭 : 〈損傷으로 본 自他殺의 區別〉, 「檢事一般研修敎材」, 法務研修院 發行, 37, 1977

第6章 窒 息

Asphyxia

I 槪 論 *Introduction*

1. 窒息의 定義 *Definition of Asphyxia*

질식이란 생체에 필요한 산소 섭취와 탄산가스의 배출, 즉 호흡에 의한 가스 교환이 어떤 원인으로 장애된 상태를 말하며 이로 인한 사망을 질식사라 한다.

질식은 외호흡(폐호흡)과 내호흡(조직호흡)의 장애를 총칭하는 것이며, 외호흡만의 장애에 의한 것을 외질식, 내호흡의 장애에 의한 것을 내질식이라 한다.

질식의 본태는 의학적으로는 무산소증 *anoxia* 또는 저산소증 *hypoxia* 의 상태이다. 따라서 엄격한 의미에서는 모든 죽음이 무산소증 또는 저산소증에 기인하기 때문에 질식에 의한다고 할 수 있을 것이다.

2. 窒息의 分類 및 機轉 *Mechanism and Classification of Asphyxia*

(1) 外呼吸障碍에 의한 窒息 *Asphyxia by Disturbances of External Respiration*

1) 外氣의 異常 산소결핍공기의 흡입, '비닐' 주머니를 쓰는 경우, 송기 '모터'의 고장으로 공기 공급의 중단, 잠수 중의 산소통의 산소 결핍.

2) 공기의 氣道通過障碍에 의한 질식

a) 외호흡구의 폐색 : 비구폐쇄 *smothering*

b) 외부로부터의 기도압박 : 교사·의사·액사

c) 고형물에 의한 기도폐색 : 식물·의치 등의 오연으로 인한 이물흡인

d) 액체에 의한 기도폐색 : 익사

3) 호흡 운동 장애에 의한 질식

a) 흉곽 압박에 의한 호흡 운동 장애

b) 호흡근강직에 의한 호흡 운동 장애 : 파상풍, strychnine 중독

c) 호흡근 마비에 의한 호흡 운동 장애 : 소아마비에 의한 늑간신경 또는 횡경막 신경의 마비

4) 肺의 호흡운동 저지에 의한 질식 양측기흉·고도의 혈흉·수흉·농흉

5) 肺의 gas 교환 不全에 의한 질식 폐결핵·폐렴·폐수종 등

6) 呼吸中樞痲痺에 의한 호흡운동 장애 두부 외상·중독·마취·감전 등

(2) 循環停止性窒息 *Asphyxia due to Circulatory Arrest*

쇼크, 심실세동 등의 전신적인 혈액순환 장애는 산소 결핍에 예민한 뇌에 비가역적인 장애를 일으킨다.

(3) 貧血性窒息 *Asphyxia due to Anemia*

고도의 빈혈은 혈액의 산소운반능력의 저하를 초래하여 질식을 일으키게 된다.

(4) 組織毒性窒息 *Histotoxic Asphyxia*

산소가 혈류내에서는 자유롭게 존재하지만 조직독으로 손상받은 조직에서 산소를 이용할 수 없는 저산소증 *hypoxia* 을 일으켜 결국은 질식이 초래된다.

1) 細胞外組織毒性低酸素症 *Extracellular Histotoxic Hypoxia* 체내의 조직산소효소계 *tissue oxygen enzyme systems* 가 장애를 받은 것으로 전형적인 예로는 청산염중독인데, 이것은 cytochrome 효소계가 파괴되어서 세포의 즉사를 초래하게 되는 것이다. 대부분의 최면약과 마취약의 작용도 역시 이 群에 포함

되는데 그 이유는 이러한 약들이 세포의 효소의 활성을 저하시키기 때문이다.

2) 細胞周圍組織毒性低酸素症 *Pericellular Histotoxic Hypoxia*   세포막투과성의 저하 때문에 산소가 세포내로 들어가지 못하는데 halogen 화탄화수소, 예를 들면 chloroform, halothane 혹은 사염화탄소 등과 같은 지용성마취제는 세포막의 투과성을 저하시키게 된다.

3) 基質組織毒性低酸素症 *Substrate Histotoxic Hypoxia*   조직독의 작용으로 세포가 효과적인 신진 대사를 영유하기에는 영양소가 불충분하여 야기되는 저산소증으로 예를 들어 저혈당증에서 본다.

4) 新陳代謝産物組織毒性低酸素症 *Metabolite Histotoxic Hypoxia*   요독증 또는 이산화탄소중독에서와 같이 세포호흡의 종말산물 *end-product* 이 제거되지 못하여 그것 때문에 더 이상의 신진 대사를 못하게 되므로 야기되는 저산소증을 말한다. 신체가 한 가지 형태의 저산소증만을 겪고 있는 경우는 좀처럼 드문 것이다. 예를 들면, 심정지에서는 여러가지 인자가 합동으로 작용하게 된다. 즉 순환이 안 되기 때문에 혈액의 정체 *stagnation* 로 노폐물이 축적되고 신진대사 산물이 유적되며 만약 전신 마취하에서 수술하는 동안에 발생되는 심정지라면 세포외조직독성저산소증 *extracellular histotoxic hypoxia* 도 가담하게 될 것이다.

저산소증은 확실한 정의를 내릴 수 있는 반면에, 질식이란 술어는 여러가지 다른 의미가 주어질 수 있다. 가장 광범위한 의미로는 호흡 가스의 정상적인 교환이 이루어지지 않는 수많은 상태들을 나타내기 위하여서 사용된다.

질식의 주된 기전은 호흡폐쇄 *respiratory obstruction* 와 순환정지 *circulatory arrest* 라 할 수 있다. 양자 모두에서 혈액의 이산화탄소 함유량의 상승 *hypercapnoea* 과 산소 함유량의 감소 *hypoxia* 가 초래된다. 사후에 채취된 혈액을 분석함으로써 이 두 가지 기전 중

어느 것에 기인된 것인지의 구별이 가능하다 (Mithoefer et al., 1967).[1] 즉 동맥혈 또는 정맥혈에서 산소분압 *oxygen tension* 이 25 mmHg 를 넘는 경우에는 호흡이 정지되기 전에 순환 정지가 일어났음을 의미하는 것이다.

즉 개체가 질식사하는 기전은 연수의 호흡중추의 신경 세포가 산소 결핍 때문에 장애되어 호흡 마비를 일으키는 것이라 할 수 있다.

3. 窒息의 經過 *Process of Asphyxia*

전형적인 급성질식의 경과에 따르는 증상은 다음과 같다.

第 1 期, 呼吸困難期 *stage of dyspnea* (1~1/2 분간)   질식의 원인이 발생되면 산소의 결핍과 CO_2 의 축적 때문에 CO_2 에 의한 호흡 중추자극의 영향을 받아 호흡 운동은 현저히 증가된다. 호흡 곤란은 처음에는 흡기성이던 것이 나중에는 호기성으로 변한다. 속맥, cyanosis, 혈압 상승을 보이며 뇌의 산소 결핍 때문에 의식 소실이 야기된다. 질식감이 동반되기 때문에 자력에 의한 구출이 가능한 시기이다. 만일 이 증상이 산소 결핍성 공기의 흡입에 의한 것이라면 CO_2의 축적이 동반되지 않기 때문에 호흡 곤란도 경하며 질식감이 현저치 않기 때문에 자기 구출의 능력이 상실된다.

第 2 期, 痙攣期 *stage of convulsion* (1/4~2 분간)   산소의 결핍 때문에 경련이 일어나는데 처음에는 간대성 *clonic* 이던 것이 강직성 *tonic* 으로 변하기 때문에 후궁반장 *opisthotonos* 과 같은 증상을 보게 되며 혈압상승, 서맥, 동공이 산대되고 호흡 중추의 흥분성의 감퇴 때문에 호흡 운동은 점차 약하여진다.

第 3 期, 無呼吸期 *stage of apnea* (1~2 분간) 일명 가사기라고도 하며 호흡 중추가 마비되어 호흡 운동은 정지된다. 혈압은 하강되고 미주신경마비 때문에 맥박은 빨라진다.

第 4 期, 終末呼吸期 *final stage* (1~4 분간)

깊은 흡기성 호흡 운동이 간격을 두고 몇 번 일어나고 마침내는 정지된다. 동공은 산대되고 반사는 소실된다.

호흡 운동이 정지된 후에도 심장은 계속 10분 정도는 박동하게 된다.

제1기에서 제4기까지의 전경과는 3~5분이며 제1기 전에 20~30초간의 아무런 증상이 없는 전구기가 있다.

4. 窒息屍體의 所見 Findings of Asphyxia

전형적인 질식사의 경우는 소위 질식사의 3대 징후가 출현된다.

(1) 窒息死의 3大 徵候 Triad of Asphyxia

1) 暗赤色 流動血 Dark Red and Liquid Blood 혈액이 암적색인 것은 다른 급사의 경우에서와 같이 사망 후에도 조직 호흡은 계속되기 때문에 혈액 중의 산소는 소모되고 탄산가스가 고이게 되기 때문에 CO_2Hb 이 형성되어 정맥혈과 같이 되며 특히 질식의 경우는 저산소혈증 hypoxemia 이 초래되어 동맥혈도 정맥혈과 같은 상태로 되어 암적색을 보이게 된다.

혈액이 유동성인 것은 질식 때는 혈중에 fibrinolysin 이 증가되어 섬유소의 용해가 일어나 혈액 중에 섬유소가 석출되어도 용해되기 때문에 혈액의 응고기전이 진전되지 않으며, 사망 후 응혈이 되어도 응혈 중의 섬유소가 점차 용해·소실되어 혈액이 다시 유동성으로 된다.

그러나 지연성 질식 또는 한랭시의 질식의 시체에 있어서는 응혈되는 수가 있다.

2) 溢血點 Petechia 일혈점은 외부에서는 안검 및 안구결막·피부, 내부에서는 점막하 또는 장막하에서 보는데 특히 흉선피막·심외막·폐흉막에서 현저하다. 일혈점도 질식의 특이적인 것이 아니며 다른 원인으로 인한 급사에서도 본다.

일혈점의 성인으로는 질식 때문에 자극된 혈관 운동신경에 의한 모세혈관이 수축과 혈압 상승 때문에 오는 모세혈관의 파탄, 그리고 산소 결핍으로 인한 혈관벽의 장애 등으로 생각하고 있다. 따라서 일혈점은 혈관이 약한 여자 및 어린이에서 강한 경향이 있다.

3) 臟器의 鬱血 Congestion of Visceral Organs 울혈은 뇌·폐·우심방·간·신 등에 현저하며 점막 또는 장막의 혈관은 충혈되어 있다. 반면 비는 빈혈인 경우가 많다.

이상의 소견은 질식에 특이한 소견이 아니며 급사의 경우에 볼 수 있다. 그러나 다른 원인으로 인한 급사 때보다도 질식사의 경우는 이들의 소견이 동시에 야기되므로 강하며 대부분의 예에서 동반되는 경향이 있기에 질식사의 3대 징후라 한다.

(2) 외부소견 External Findings

a) 안면의 종창 및 cyanosis : 때로는 혈액취하로 cyanosis 가 소실되는 경우가 있다.

b) 일혈점 petechia 및 일혈반 ecchymosis

c) 저명한 시반 : 혈액이 유동성이기 때문에 시반도 빠르고 저명하다.

d) 시강의 조기출현 : 경련 및 체온 상승 때문에 시강의 출현은 빠르다.

e) 설첨의 치열외 돌출 : 반드시는 아니나 설근부의 압박시에 본다.

f) 정액·대소변의 누출

g) 종말성구토 terminal vomiting 때문에 시체의 주변에서 토물을 본다.

(3) 내부소견 Internal Findings

a) 전술한 3대 징후 외에

b) 우심실의 확장, 심근의 공포변성, 호산성농염 등의 핍혈성변화.

c) 간세포의 공포변성(지연성일수록 심하다).

d) 횡격막 : 강한 호흡운동 때문에 점상출혈, 근섬유의 종창 및 염색성이 약해진다.

(4) 질식의 원인으로 작용한 수단 및 방법의 흔적이 남는다(각론에 기술).

5. 大腦低酸素症의 病理學的 變化 Pathological Changes of Cerebral Hypoxia[2), 3)]

대뇌의 저산소증은 질식 때에도 보지만 그

밖에 응급을 요하는 많은 질환, 특히 심한 저혈압, 저혈당성혼수, 일산화탄소 또는 수면제 중독 때에도 보게 된다.

즉 법의학적으로 문제되는 일이 많은 급사 례에서 자주 경험된다. 따라서 뇌의 저산소 성 손상 *hypoxic damage* 은 법의병리와 깊은 관련이 있다 할 것이다.

광범한 저산소성 뇌손상의 결과로 사망한 환자의 뇌에서 육안적으로 아무런 변화를 보 지 못하는 경우가 있으며 조직학적인 검사로 비로소 광범하고 심한 neuron 의 괴사를 보 기도 한다(圖 6-1).

즉 매우 큰 경색도 24~36 시간 이내의 것 이라면 고정되지 않은 뇌에서는 이를 식별하 지 못하는 경우가 자주 있다.

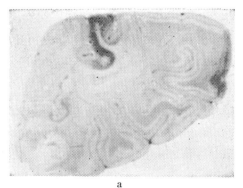

a

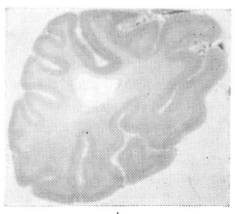

b

圖 **6-1.** 正常腦와 窒息死腦의 比較 (cresyl violet, ×2, Adams)
　　a : 正常對照腦 (後頭葉)
　　b : 窒息死腦 (後頭皮質의 壞死로 非染色)

그러나 절개에 앞서 뇌를 적절히 고정한다 면 약 12 시간 정도 경과된 경색이라 할지라 도 인지할 수 있고 만일 경색이 출혈성 경향 이 있다면 그보다 더 짧은 시간내의 것이라 도 식별하기 용이한 것이다. 그러나 때로는 경험있는 신경병리학자라 할지라도 그 기간 이 3~4 일 이내의 것이라면 육안적으로 저 산소성 뇌손상을 식별하지 못하는 경우가 있 다.

따라서 이를 정확히 식별하고 그 분포를 분석할 수 있는 것은 뇌의 수많은 조직절편 을 채취하여 현미경적인 검사를 하는 것만이 현재로서는 유일한 방법인 것이다.

저산소증으로 인한 뇌손상은 광범한 경우 도 있겠으나 국소성인 경우도 있다. 그러나 침범받은 부위에서 손상의 정도는 상당한 차 가 있는 것으로 그것은 신경계통의 구성 성 분의 저산소증에 대하여 그 취약성이 다르기 때문인 것이다.

가장 경한 변화는 선택적인 neuron 의 괴 사이지만 이것도 광범위하게 일어난다면 뇌 의 기능 장애를 초래하게 되는 것이다.

만일에 저산소증이 더 심하면 신경교세포 *neuroglial cells* 가 침범되어 경색을 형성하게 된다. 여기에 혈관벽의 괴사가 가담된다면 경색의 일부 혹은 전체는 출혈성으로 되는 것이다.

이러한 변화는 주로 해마 *hippocampus*, Am- mon's horns, 대뇌피질, 대뇌기저핵 *basal- ganglia*, 그리고 소뇌의 Purkinje 세포들이 침범받기 때문이다.

인체에 있어서 단시간내에 야기된 저산소 성 neuron 손상은 사후에 보는 뇌의 자가용 해와 구별이 곤란한 경우가 있다. 그 이유는 사후에 보는 자가용해 때도 핵의 염색성의 이상, 세포질의 팽창 또는 공포변성 및 니슬 소체과립의 소실 *loss of Nissl granules* 등의 변화를 보기 때문이다.

국소빈핍혈성 세포 손상의 가장 초기의 확 실한 변화는 결가 *incrustation*, neuron 주위에 서 보는 작고 조밀한 과립들이다(圖 6-2, 6

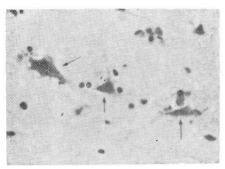

圖 6-2. 神經細胞의 結痂(H & E, ×320, Adams)
3個의 화살표의 neuron 은 그 表面에 작은 顆粒
을 본다.

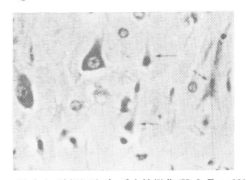

圖 6-4. 神經細胞의 乏血性變化(H & E, ×320,
Adams)
3個의 화살표의 neuron 은 축소, 核濃縮, 細胞
質 은 eosin 嗜好染色性을 보인다.

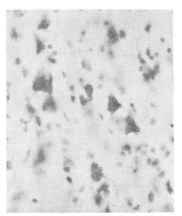

圖 6-3. 神經細胞의 乏血性變化(結痂, cresyl
violet, ×320, Adams)

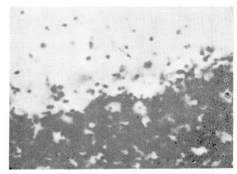

圖 6-5. 神經細胞의 均質化(Adams)
화살표의 Purkinje 세포는 細胞質의 균등화가
일어나고 핵은 濃染色性을 보인다.

-3). 또 이 시기에는 neuron 은 약간 줄어들
기도 하고 몇몇 핵의 내부 구조는 보존되기
도 한다. 병변이 진행됨에 따라 neuron 은
현저히 그 크기가 줄어들며 삼각형 모양은
그 정도가 더욱 심하게 되고 핵은 위축되며,
세포질은 비정상적인 염색성을 보이게 된다.
즉 eosin 기호염색성을 보이거나(圖 6-4) 혹
은 cresyl violet 에 의하여 심청색을 보이게
된다(Adams and Miller, 1970).[4]

그 다음 단계에 보는 변화는 세포의 균질
화인데 이때에는 세포질이 점차 창백해지며
균질화되고 핵에는 농축이 일어난다. 이러한
변화는 특히 Purkinje 세포에서 현저하다(圖
6-5).

만일 환자가 24~36 시간 이상 생존한다면
그 변화는 더욱 뚜렷하게 되어 neuron 의 변

화는 더욱 진행되며 성상세포, microglia,
내피세포 endotherial cells 등에 변화를 가져
온다. 수일이 경과되면 괴사에 빠진 neuron
은 사라지고 lipid phagocytes 가 형성된다.
만일 손상이 neuron 에만 선택적으로 일어나
는 경우라면 lipid phagocytes 는 형성되지
않는다.

환자가 수주 이상 생존한다면 myelin 의
소실 때문에 그 변화는 희미하게 된다.

Ⅱ 各 論 *Consideration in Detail*

법의학적으로 문제되는 질식은 주로 외력
에 의한 호흡 장애이며 그 중에서도 의사·
교사·액사·익사·비구폐쇄 및 외상성질식
등은 중요한 감정 대상이라 할 수 있다.

1. 縊 死 *Hanging*[5]

(1) 定 義 *Definition*

의사란 목에 감겨진 끈(색상물) *loop, liga-ture*에 자기 체중의 전부 또는 일부가 작용하여 경부에 압박이 가하여짐으로써 야기되는 죽음을 말한다.

(2) 分 類 *Classification*

1) 體位에 따르는 分類

a) 완전의사 *Complete Hanging* : 전체중이 목을 조이는 데 이용되는 경우로서 신체의 일부가 지상 또는 벽 등의 주위 물체에 지지됨이 없이 신체가 완전히 대기중에 부상된 상태에서 이루어진 의사.

b) 불완전의사 *Incomplete Hanging* : 체중의 일부만이 목 매는 데 이용되는 것으로 신체의 일부가 지상 또는 주위의 물체에 지지된 상태에서 야기된 의사를 말한다.

2) 結節의 位置에 따르는 分類

a) 전형적 의사 *Typical Hanging* : 결절(매듭지) 또는 지점(개방성계제 때)이 후두부 정중선 위에 위치하여 끈은 좌우 대칭으로 설골과 갑상연골 사이를 지나가게 된다. 이런 상태에서 경부혈관의 혈류차단이 가장 효과적으로 이루어지게 된다(圖 6-6 a, b).

b) 비전형적 의사 *Atypical Hanging* : 결절 또는 지점의 위치가 후두부 정중선상에 있지 않으며 끈이 비대칭성으로 지나가게 된다(圖 6-6 c, d).

3) 매는 方法에 의한 分類

a) 개방성계제 *open loop* 에 의한 의사 : 끈이 경부를 일주하지 않고 그 일부분(約半周)에만 밀착되어 있는 상태로 의사한 것. 목을 매기 위한 끈이 물체에 고정한 점을 지점이라 하는데 이 지점에는 끈의 양단이 매어지게 된다(圖 6-6 a).

b) 결절성계제 *closed loop* 에 의한 의사 : 끈이 경부를 거의 일주하여 밀착된 상태로 의사한 것으로, 목을 매기 위하여 끈의 일단에 올가미를 만들고 다른 일단은 올가미를 통하여 물체에 고정되기 때문에 지점에는 언제나 끈의 일단만이 매어지게 된다(圖 6-6 b,

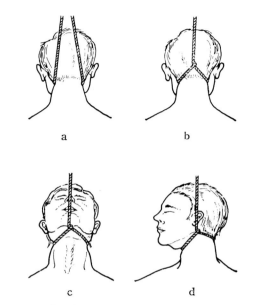

圖 6-6. 典型的 縊死(a,b)　　非典型的 縊死(c,d)
　　　　 開放性係蹄(a)　　　　結節性係蹄(b,c,d)

c, d).

(3) 縊死의 機轉 *Mechanism of Hanging*

1) 腦의 급격한 低酸素症　　완전형이고 전형적인 형의 의사의 경우는 총경동맥뿐만 아니라 추골동맥까지 폐쇄되어 뇌로의 혈류는 완전히 차단되기 때문에 급격한 저산소증이 초래되며 동시에 의식소실이 오게 된다(圖 6-7).

2) 氣道 閉鎖로 인한 窒息　　경부의 압박

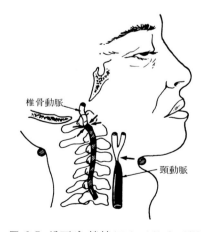

椎骨動脈

頸動脈

圖 6-7. 縊死의 機轉(굵은 血管의 遮斷)

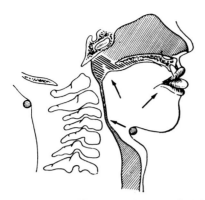

圖 6-8. 縊死의 機轉(舌根部 擧上으로 氣道閉鎖)

으로 설근부가 거상되어 기도가 폐쇄된다(圖 6-8).

3) 心停止　　미주신경(상후두신경)·경동맥 동의 압박 및 견인으로 반사적으로 vagal inhibition에 의하여 심정지가 초래된다.

4) 頸部損傷　　높은 곳에서 뛰어내리며 의사한 예에서는 경부손상 특히 척추 또는 뇌간부의 손상을 보게 되며 심한 경우에는 단두되기도 한다.

(4) 縊死와 體位의 關係 *Hanging and Postures*

의사례는 여러 체위로 발견되어 과연 이러한 체위로 의사가 성립될 수 있을 것인지를 의심케 하는 경우가 적지 않다. 의사가 성립될 수 있는 경부의 압박의 정도는 끈이 좌우 대칭으로 작용하고 혈압이 120 mmHg인 것을 전제로 경정맥에는 2 kg, 경동맥에는 3.5 kg, 추골동맥에는 16.6 kg, 그리고 기관의 폐쇄에는 15 kg 무게의 압박이 가하여지면 혈류 및 폐호흡은 차단되게 된다. 따라서 성인 체중의 약 1/3~1/4만 끈에 작용된다면 의사는 성립될 수 있는 것이다.

또 물체에 끈을 매는 지점의 선택에 따라 의수 후 인체의 위치 및 자세는 많이 달라지게 되며 이것이 경부를 압박하는 끈에 작용하는 힘의 강도를 결정짓게 된다.

a) 전신이 지면 또는 주위의 벽에 지지됨이 없이 대기중에 완전히 부상된 경우는 체중이 100% 끈에 작용된다.

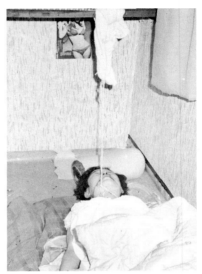

圖 6-9. 縊死例(불완전, 비전형적, 結節性)

b) 무릎을 구부리고 발이 지면에 닿은 자세라면 체중의 70~80%가 끈에 작용된다.

c) 상반신을 높이 하고 무릎이 지면에 닿지 않은 복와위라면 체중의 40%가 끈에 작용된다.

d) 두 무릎이 지면에 닿는 자세라면 체중의 20%가 끈에 작용된다.

圖 6-9의 예는 폐결핵(양측성) 환자가 병고에 시달리다가 누운 자세의 의수로 자살한 예인데 불완전, 비전형적 의사이나 폐질환이 심한 경우에는 이런 체위로도 의사가 가능하다.

(5) 剖檢所見 *Autopsy Findings*

1) 外部所見

a) 색흔 *ligature mark, furrow* :　끈에 의하여 경부가 압박받을 때 야기된 피부의 압박성 표피박탈 및 압흔을 색흔이라 하고 의사 때의 것을 의흔(교사 때는 교흔, 액사 때는 액흔이라고도 하는데 이를 총칭하여 색흔이라 한다)이라 한다(圖 6-10). 완전형이며 전형적인 의사의 경우 전경부에서는 설골과 갑상연골 사이를 지나기 때문에 거의 수평을 보이며 짙은 성상을 보이다가 측경부에 이르러서는 사상방을 향하며 점차 희미해져서 후두부에 이르러서는 완전히 소실되며(특히 개

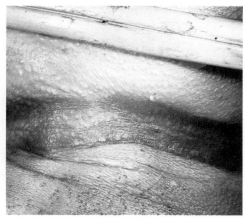

圖 6-10. 索痕

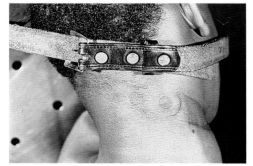

圖 6-12. 結節性 係蹄時의 縊痕

방성계제 때) 결절성 계제 때는 결절부 바로 밑에 이르러 소실된다(圖 6-11, 6-12).

또 끈이 2중, 3중으로 목에 작용하였을 때는 색흔간에 피하 출혈을 보며 의사 경과 중의 경련 때문에 때로는 색흔 상하부에 마찰성 표피박탈을 동반하는 경우가 있다.

비전형적 의사 때는 지점 밑 또는 결절 밑이 최고위, 그 대측에 최저위의 주행을 보이

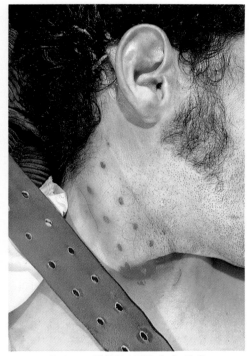

圖 6-11. 開放性 係蹄時의 縊痕

는 색흔을 형성하게 된다. 높은 곳에서 뛰어내린 의사의 경우는 지점과 대측부에 강한 색흔을 형성하며 끈이 미끄러지기 때문에 그 흔적을 보게 된다. 또 사용된 끈이 낡은 것인 경우에는 의수후 곧 끊어지게 된다. 그후 재차 다른 끈을 사용하여 의사된 경우에는 현위치의 끈과 색흔이 일치되지 않는 또 다른 색흔이 증명되어 교사 후의 의사가장으로 오인되기 쉽기 때문에 유의하여야 할 것이다.[6]

b) 안면의 상태 : 완전형이며 전형적 의사의 경우는 경부의 혈관이 일시에 폐쇄 차단되기 때문에 안면 및 안결막은 창백하며 빈혈상을 보인다. 그러나 불완전형이거나 비전형적 의사의 경우는 혈류가 불완전하게 차단되거나 또는 재개가 교대될 수 있기 때문에 안면은 울혈상을, 그리고 안결막에는 일혈점 또는 울혈을 보이게 된다. 따라서 부검에 앞서 시체가 어떤 형의 의사체위를 취하고 있었는가를 부검의는 반드시 확인하여야 하며 이것을 모르고서는 의사의 자타살의 구별을 논하지 못하게 되는 것이다.

c) 설첨의 돌출 : 끈에 의하여 설근부가 압박되기 때문에 설첨부가 치열외로 돌출된다. 그러나 설근부가 압박을 받지 않는 체위와 자세로 이루어진 의사 때는 이 소견이 결여됨이 당연하다. 따라서 설첨의 돌출이 의사 때 필발되는 소견은 아닌 것이다.

d) 배설물 : 질식의 증상으로 또는 시체 현상으로서 대소변 및 정액, 콧물 또는 타액의 유출을 보게 된다.

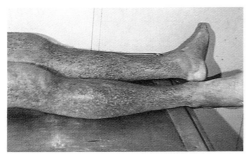

圖 6-13. 縊死 때 보이는 典型的 屍斑(Tardieu's spots)

따라서 의수한 장소의 의사체 밑에 이러한 배설물이 있는가 없는가는 반드시 검사 확인 하여야 하는 것이다.

e) 시반 : 　의사체의 하방부인 하지·상지의 하부에 강한 시반(때로는 Tardieu's spots)이 출현된다(圖 6-13).

2) 內部所見

a) 경부 :

① 색흔부직하 근육의 단열, 또는 근육간 출혈

② 색흔부에서 상방, 설근부하면까지의 조직간출혈

③ 설골대각, 갑상연골상각의 골절을 때때로 본다. 그러나 갑상연골판 또는 회염연골의 골절은 극히 드문 현상이다.

④ 경동맥내벽의 횡으로 지나는 열창

⑤ 높은 데서 낙하 의사한 경우에는 경골의 탈구, 골절 또는 경수 및 뇌간부의 손상을 본다.

⑥ 색흔부 피부의 압흔반응 양성

이상의 ①②③④⑤ 중 어느 것이 출현되면 저자는 이것을 내부색흔 *internal constriction mark* 이라고 한다.

b) 내부장기 : 　질식의 일반 소견을 보게 된다.

(6) 自他殺의 區別 *Suicide of Homicide* ?

〈表 6-1〉 참조.

(7) 縊死의 現場檢査 *Scene Examination of Hanging Cases*

1) 사용된 끈 *ligature* 　끈은 색상물 또는 색조 등의 말로 표시되기도 하며 의사의 현장검사에 있어서 가장 중요한 것이 사용된 끈의 검사이다.

a) 끈의 결절 : 　끈의 결절 또는 지점의 결절은 풀어서는 안 되고 결절 이외의 다른 부위를 절단하여 후일을 위하여 결절은 보관하여야 한다. 또 끈을 제거한 후에는 색흔부위의 위를 스카치 테이프를 5cm 정도 붙였다가 떼어서 slide glass 위에 붙여서 현미경 검사를 하는데 색흔전체에 걸쳐서 시행하면 사용된 끈 이외의 섬유가 발견되는지의 여부가 식별되므로 의사의 자타살의 구별에 도움이 되는 경우가 있다.

b) 끈의 지점 : 　의사하기 위하여 끈을 대들보 *beam* 나 또는 다른 물체에 맨 것을 지점이라 하는데 즉 끈을 지점에 매기 위하여 그 지점이 된 물체에 어떠한 흔적을 남겼는가, 또 그 물체에 부착되어 있는 먼지 등이 의사자의 손에서 증명되는지, 자의의 경우는 지점에 심한 상흔을 남기지 않으나 사후의 시체를 매다는 경우에는 지점에 심한 상흔을 남기게 되고 지점과 경부간의 거리도 자의의 경우는 너무 짧으면 목을 매달 수가 없기 때문에 일정한 거리가 필요한데 비하여 사후 매단 것은 거리를 조절할 수 없기 때문에 짧거나, 긴 거리를 보이는 경우가 있다.

〈表 6-1〉　　縊死와 僞裝縊死의 區別

所　見	縊　死	僞裝縊死
1. 索　痕	끈과 일치되는 索痕, 索痕內에 異物介入이 없다.	끈과 일치되지 않는 索痕과 異物이 증명되는 경우가 많다.
2. 顔面의 鬱血	완전형, 典型的일 때는 없다.	著　明
3. 眼結膜下 溢血點	完全型, 典型的일 때는 없다.	著　明
4. 屍　斑	시체의 下方部.	시체의 下方部와 일치되지 않는 部位에서 본다.
5. 損　傷	手足部 주위에 器物이 있으면 그것과 일치하는 損傷을 보는 수가 있다.	주위에 있는 器物과 일치되지 않는 損傷을 보는 경우가 많다.
6. 排泄物	시체 直下에서 보는 경우가 많다.	直下에서 보지 못하는 경우가 많다.
7. 索痕의 彈力纖維	不規則的인 斷裂像	縊痕에서는 정연하고 絞痕에서는 불규칙적

2) 시체주변의 물체　　의사 경과 중 경련 때문에 시체의 부분이 주변의 물체에 닿아 손상이 야기되는 경우가 있다. 따라서 시체를 내리기 위해 반드시 주변 물체의 위치와 시체의 손상과의 관계를 검토하여야 하며 자의의 경우는 흔히 발디딤대를 주변에서 보게 된다.

(8) 사고성 의사 *Accidental Hanging*[7), 8)]

의수가 때로는 변태적인 성적 만족의 방법으로 시도되기도 한다.

즉 의수하여 목에 작용한 끈의 힘을 조정함으로 성적 쾌감을 얻는 변태적인 방법이 시도되다가 그만 지나쳐 사망하는 것을 사고성 의사라 한다.

시체의 바로 밑에는 큰거울·도색 사진·나체 사진 등이 놓여 있는 경우가 많으면 상습자의 경우는 경부에서 색흔의 진구한 반흔을 여러 개 보게 된다.

2. 絞　死 *Ligature Strangulation*[9), 10)]

(1) 定　義 *Definition*

교사란 목에 감겨진 끈이 자기 체중 이외의 힘으로 졸려져 야기되는 질식사를 말한다.

(2) 絞死의 機轉 *Mechanism of Ligature Strangulation*

1) 氣道의 壓迫　　후두가 후방으로 압박되어 기도가 압박을 받게 된다.

2) 頸部血管의 壓迫　　총경동정맥은 완전히 폐쇄되나 추골 동맥은 폐쇄되지 않기 때문에 뇌는 혈액 공급을 받으나 심장으로의 환류가 장애되어 두부에 심한 울혈이 오게 된다.

3) 上喉頭神經 및 頸動脈洞의 壓迫　　따라서 교사의 사인에는 뇌의 혈액 순환 장애는 2차적인 것이며 기도압박으로 인한 질식이 주역할을 하게 된다. 이 점이 의사(완전형, 전형적)와 다른 점이다.

(3) 剖檢所見 *Autopsy Findings*

1) 外部所見

a) 색흔(이 경우에는 교흔이라고도 한다)은

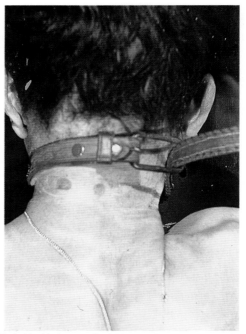

圖 **6-14.** 絞痕(使用된 革帶의 紋이 그대로 남아 있다)

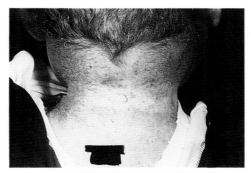

圖 **6-15.** 絞痕(項部에까지 水平性 維持)

갑상연골의 높이 또는 그 밑에서 수평으로 경부를 일주한 것을 많이 본다(圖 6-14, 6-15).

b) 안결막의 일혈점(圖 6-16)

c) 두부 및 안면부의 울혈 및 종창

d) 피부 및 구강점막의 일혈점, 외이도·비강에서 출혈을 보는 경우가 있다.

2) 內部所見

a) 갑상연골·윤상연골의 골절을 보며 때로는 설골대각 및 갑상연골상각의 골절을 보기도 한다.

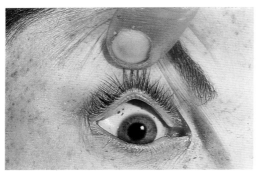

圖 **6-16.** 眼結膜의 溢血點

b) 색흔직하부 피하조직 근육 및 갑상선에 출혈을 보는 경우가 많다. 그러나 경동맥 내벽의 열창은 거의 보지 못한다.

c) 뇌의 심한 울혈 및 폐기종

d) 질식사의 일반 소견

(4) 壓痕檢査

피부가 압박되면 그 부위의 피부 및 피하조직은 조직 화학적인 변화를 일으켜 인월프람산 *phosphowalframic acid* 과 탄닌산 *tannic acid* 에 대한 흡착성이 건강한 피부보다 감퇴되는 것에 착안하여 압흔부위의 형성 및 크기를 확인하는 데 도움이 된다. 색흔이나 압흔은 사후 부패가 진행되면 불명료하게 되나 압흔반응검사로써 확인할 수 있다.

그러나 이 압흔반응은 생전 및 사후를 막론하고 압력만 가하였다면 양성으로 반응하기 때문에 압흔의 생전 및 사후 감별에는 도움이 못된다.

1) **壓痕檢査法**

a) 조직의 formalin 고정 후 동결절편

b) 2 % 인월프람산액으로 90 초간 처리

c) 수세 10 초

d) 피크로인디고카민 *picroindigo carmine* 으로 15 초 염색

e) 3 % 초산으로 4∼5 초간 처리

f) 포화마겐트로트 알콜로 탈색

g) 탈수, 봉입, 검경

염색 후 압흔부의 결체직은 대청홍색 내지 자색, 동 근육은 대청록색을 보이며 정상부는 결체직이 홍색을, 근육은 황록색으로 염색된다.

2) **Mallory 染色法**　　양성인 경우에는 농자홍색으로 염색된다.

3) **Weigert 染色法**　　압흔반응은 아니나 탄력섬유의 주행 상태로 생전 및 사후의 압흔을 구별하는 것으로 생전의 것은 탄력섬유가 단열되거나 불규칙한 주행을 보이는데 반하여 사후의 것은 규칙적인 주행 및 배열을 보인다(圖 6-17).

(5) 自他殺의 區別 *Differentiation between Suicide and Homicide*

교사는 대부분이 타살이며 자살은 드물게 본다. 자살의 경우는 양측의 경동맥이 폐쇄된다면 수초 후에 의식이 소실되기 때문에 전신의 근육은 이완되어 끈은 누그러져 소생

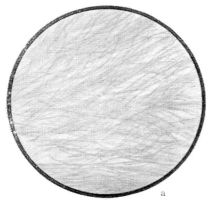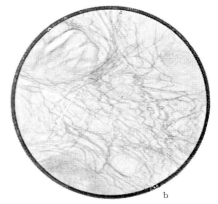

　　　　　　　　　　a　　　　　　　　　　　　　　　　　　　　b

圖 **6-17.** 索痕의 Weigert 染色(彈力纖維의 斷裂, 불규칙한 주행은 생전의 索痕)
　　　　a : 正常皮膚의 彈力纖維　　b : 索痕皮膚의 彈力纖維

되기도 한다. 의식소실후의 수족의 긴장, 진자운동이 일어나며 특히 즉시성 시체경직 *cadaveric spasm* 에 의하여 교사가 성립된다.

끈을 조이는 것은 손과 팔의 힘만을 이용하는 것이 아니라 다른 물체를 끈 사이에 넣어 조이는 방법 등으로 교사가 성립되기도 한다.

따라서 교사의 자타살의 구별은 다음 〈表 6-2〉와 같은 점을 유의하여 검사하여야 할 것이다.

〈表 6-2〉　　絞死의 自他殺의 區別

特徵　　種類	自　　殺	他　　殺
1. 사용된 끈	피부에 닿아도 아프지 않은 軟한 것, 또는 자기가 日常使用하던 끈을 택한다	튼튼한 것이라면 아무 것이나 사용
2. 매는 방법	몇 번이고 목을 감는 수가 있다. 제일 먼저 감은 것이 가장 强	한번 감는 것이 通例
3. 結節의 위치 및 강도	前頭部, 第 1 節이 强	前頭에는 매우 드물며 나중의 結節이 强
4. 補助物의 이용	때때로 본다	거의 없다
5. 저항한 痕跡	없다	있는 경우가 通例
6. 異物의 유무(끈과 索痕 사이)	거의 없다	머리카락, 웃동정 또는 낙엽, 모래 등을 보는 것이 通例

3. 扼　死 *Manual Strangulation, Throttling*[11),12)]

(1) 定　義 *Definition*

경부를 손으로 압박하여 야기되는 질식사를 말한다. 만일에 팔이 작용하였다면 腕絞 *mugging* 라고 한다.

(2) 機　轉 *Mechanism*

1) 氣道閉鎖　후두부가 척추를 향하여 압박되어 폐쇄되는 것이 가장 많다.

2) 頸部血管閉鎖　손의 힘이 작용하는 것이기 때문에 정맥은 폐쇄되나 동맥은 폐쇄되기 어려워 뇌에는 혈류가 계속되기 때문에 뇌 및 안면에는 심한 울혈을 보게 된다.

3) 頸部神經壓迫　손가락이 限局的으로 경부 깊이 함입되므로 경부신경, 특히 경동맥동의 압박이 강하기 때문에 심정지가 일어나기 쉽고 이것이 사인으로 작용되는 경우가 드물지 않다.

(3) 剖檢所見 *Autopsy Findings*

1) 外部所見

a) 扼痕 *Throttling Mark*(圖 6-18) :　　손이 작용한 경우에는 손톱에 의한 손상과 손가락에 의한 손상 및 손바닥에 의한 손상 등이 출현된다.

① 손톱에 의한 손상은 반월상의 표피박탈이 생기는데 우측에 1 개, 좌측에 2～4 개가 생기는 것이 전형적인 것이며 만일 가해자가 왼손잡이라면 좌측에 1 개, 우측에 2～4 개의 표피박탈이 생기게 될 것이다.

만일 피해자가 피해 당시 생존하여 저항하였다면 전술한 가해자에 의하여 야기된 표피박탈과 교차되는, 즉 그 표피박탈의 상부 또는 하부에서 반월상의 표피박탈을 보게 된다.

만일 가해자가 손톱을 길게 기르고 있었다면 표피박탈의 꼬리가 긴 모양의 것이 형성될 것이며(圖 6-19) 특히 영아나 유아의 경우에는 항부에 형성되는 경우가 많다.

② 손가락에 의하여서는 지두대와 일치되는 피하출혈이 역시 표피박탈과 유사한 배열을 보이게 된다.

③ 손바닥에 의하여서는 비교적 넓은 경부의 피하출혈이 형성된다.

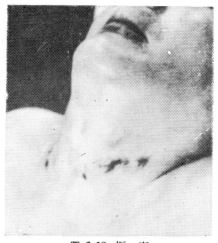

圖 6-18. 扼　痕

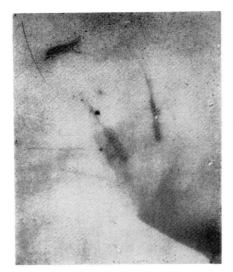

圖 **6-19.** 긴 손톱에 의한 扼痕(Gradwohl)

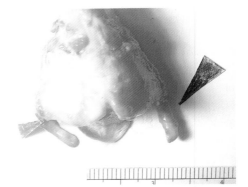

圖 **6-20.** 甲狀軟骨上角의 骨折

때로는 이러한 액흔이 불분명한 경우가 있
는데 즉 가해자가 피해자의 흉복부에 올라 앉
아 흉복부에 압박이 가하여진 상태에서 경부
를 가해하는 경우에는 적은 힘의 압박으로도
능히 질식이 야기되므로 액흔이 불명료하게
되는데 특히 강간치사의 경우에 많이 본다.

저자가 경험한 서울 근교에서 발생된 강간
치사의 사인은 전례가 액사였으며 또 그 대
부분이 우물이나 강물에 던져진 상태에서 발
견된 것이다.

따라서 경부의 표피박탈은 물 때문에 팽대
되어 조직의 결손이 메꿔진 상태에서 발견되
기 때문에 경험없는 의사가 처음 검시하는
경우에는 이를 발견치 못한 것을 재감정한
예가 많다. 따라서 여자의 표류 시체는 경부
의 액흔 유무를 조심스럽게 검사하여야 한
다.

b) 안면 :　　교사의 경우와 유사한 소견
을 본다.

2)　內部所見

a) 액흔직하부 피하 조직 또는 근육내에
서 출혈을 보며 액흔보다 상부의 조직에서는
일혈점을 본다.

b) 설골, 갑상연골 및 윤상연골의 골절을
보는데 특히 갑상연골의 상각이 골절되는 경

우가 많다(圖 6-20).

c) 내외경동맥분기부 주변의 조직내 출혈
을 보는 경우가 많은데 이것은 손가락의 압
박 때문에 보는 현상이며 경동맥동 압박으로
인한 심정지가 사인으로 작용할 가능성을 내
포하게 된다.

d) 질식사의 일반소견

3) 舌骨 및 甲狀軟骨의 검사　　경부 압박으
로 인한 질식사에 있어서 반드시 검사하여야
하는 것은 경부장기 특히 설골 및 연골들의
골절 유무이다.

그 중에서도 설골 및 갑상연골은 매우 중
요한 의의를 지니게 된다. 따라서 이들의 검
사는 위에서 만져보는 촉진에만 그치지 말고
가위나 칼을 사용하여 연골주위의 연조직을
완전히 박리 제거하여 연골을 노출시킨 후에
검사하여야만이 그 골절을 정확히 파악할 수
있다(圖 6-20).

또 경부연골의 척출은 경험이 없으면 힘을
가하게 되어 사후에 인공적으로 골절을 야기
시키는 경우가 있으며 특히 설골의 대각은
척출시에 골절이 자주 일어나는 부위이다.
부검에 열중하다 보면 이러한 골절을 야기시
킨 것을 자기도 모르는 사이에 범하는 수가
있다.

따라서 골절은 완전 노출로 확인하되 만일
골절이 있다면 그 주위의 근육 또는 연조직
에 출혈, 즉 응혈의 유무를 확인하여 응혈이
없다면 생전의 골절로 인정해서는 안 될 것
이다.

4. 溺 死 *Drowning*[13), 14)]

(1) 定 義 *Definition*

기도내에 공기 대신 액체가 흡입되어 야기되는 질식사를 말하는데 때로는 액체의 흡인 없이도 수중에서 사망하는 경우가 있는데 이것을 건성익사 *dry drowning* 라 하며 전자를 수흡성익사 *wet drowning* 라 한다.

(2) 溺死의 法醫學的 意義 *Medicolegal Significance of Drowning*

전세계적으로 익사에 의한 사망은 연간 약 15 만명 정도로 추정되고 있다. 즉 인구 10만에 약 5.6 명꼴의 익사가 발생된다는 것이다. 이러한 사망률은 나라에 따라 차가 있으며 인구 밀도가 높은 섬나라일수록 많다는 것으로 세계에서 익사 발생이 가장 많은 나라는 일본(10 만당 900)이며 Australia 는 10만당 5.6, 미국은 4.6, 영국은 4.0 이라고 한다.

우리나라에는 아직 정확한 통계는 없으나 일본에 가까울 것으로 추산된다.

Mikes[15)]의 보고에 의하면 바닷물에서 익사하는 것은 전익사 예의 약 25 %라 한다.

수중에서 시체가 발견되었다 해서 모두가 익사라고는 할 수 없는 것이다.

다른 방법으로 살해 후 물에 넣는 경우가 있기 때문에 또 실제에 있어서는 어떤 동기이든 간에 살아서 물에 들어갔지만 건성익사 (후술)의 기전이 작용되었다면 물은 흡인하지 않아도 사망하기 때문에 이러한 문제들이 법의학적인 해결의 대상이 되는 것이다. 즉

① 사후투수된 것인지의 여부
② 사후투수된 것이라면 사인 및 살해 방법
③ 익사라면 질병, 외상 및 중독과의 관계 유무
④ 익사라면 사후 경과 시간 및 입수장소

(3) 溺死의 分類[16)] *Classification of Drowning*

1) 水吸性溺死 *Wet Drowning*

a) 비구부 몰입으로 인한 익사 : 비구부만이 물에 몰입되어 야기되는 익사는 주로 유아 또는 만취자에서 보며 때로는 자살 목적으로 수행되기도 한다. 우리나라 속담에 "소 발자국에도 코 박고 죽는다"라는 말이 이에 해당될 것이다.

b) 욕조내익사 *drowning in the domestic bath* : 사고로 발생되는 경우가 많은 것으로 목욕 중 실족되어 욕조내에 쓰러져 익사가 야기되는 경우, 특히 노인이나 어린이에 많고 그 외에 관상동맥경화 및 혈전·간질 또는 뇌혈관장애가 있는 사람에서 본다.

c) 전신몰입성익사 : 강물·바닷물·풀장 등과 같이 물이 많은 곳에 전신이 몰입되어 야기되는 익사로 이런 형의 익사가 가장 많다.

d) 흡인성질식 : 어떤 원인으로 출혈된 혈액(기관절개술시) 또는 역류된 위내용이 폐로 흡인되어 야기되는 질식도 엄격한 의미에서는 익사에 의한 형태인 것이다.

2) 건성익사 *Dry Drowning* 이것은 일명 수중 shock 死 또는 水浴死 *death under bathing* 라고도 불리는 것으로 전형적인 질식의 증상·경과 및 소견을 보이지 않는 경우가 많으며 인두·후두부에 물이 급격히 충돌될 때 미주신경자극에 의한 반사적인 심정지와 후두부경련에 의한 기계적인 질식이 그 기전에 주역할을 하는 것으로 다음과 같은 경우에 자주 경험된다.

a) 혈액순환장애 : 한랭·수압 등이 작용되어 호흡근이 수축되어 이상호흡을 하게 되며 심혈관계의 부담이 증가되어 사망하게 되는데 특히 심혈관의 질병으로 혈액순환에 장애가 있는 환자에서 자주 본다.

b) 생리적 원인 : 피로·한랭·놀라움·위의 충만·구토 등은 반사적인 심정지 또는 후두부경련에 의한 기계적 질식이 초래된다. 특히 한랭 알레르기 또는 간질발작은 이의 원인이 된다.

c) 고막천공 및 추체내출혈 : 수압에 의한 고막천공은 미로장애를, 또 추체내출혈을 야기하여 평형감각의 실조 및 의식 소실이 초래된다.

(4) 溺死의 經過 *Process of Drowning*

1) 前驅期(0.5~1.5 분간)　　냉수의 피부 자극으로 반사적으로 호흡 중추가 자극되어 깊은 흡기성호흡이 한 번 일어난다. 이것을 경악호흡 *surprising respiration* 이라 한다.

2) 呼吸停止期(20~30 초)　　본능적으로 호흡을 정지하고 물의 흡인을 막으려고 노력한다.

3) 呼吸困難期(1~2.5 분)　　혈중 CO_2 농도가 증가됨에 따라 호흡 중추는 자극되어 흡기성 호흡 곤란이 일어나고 이어서 호기성 호흡 곤란으로 변하며 이때에 경련 및 의식소실이 야기되며 후두부의 방어 반사도 소실되어 폐로 물이 들어가게 된다.

4) 痙攣期(1~1.5 분)　　강한 호기운동으로 비구부에서 흰 거품을 내며 물은 기도심부에까지 들어가게 되며 동공산대를 본다.

5) 無呼吸期

6) 終末呼吸期(질식의 일반 과정과 동일)

(5) 溺死의 機轉 *Mechanism of Drowning*

Swann 및 Spaford(1951)[17]의 동물 실험 결과에 의하면 즉 담수가 흡인되어 혈류로 흡수되면 혈액이 희석용혈되어 파괴되므로 K 가 유리되어 조기심실세동을 일으키며 해수와 같은 고장액이 폐포에 들어가면 흡수되지 않고 혈류로부터 체액 성분을 끌어내어 혈액 농축을 일으키며 순환장애를 일으킨다고 하였다.

그러나 사람이 익사한 경우에는 전해질의 변화는 거의 일어나지 않으며 담수와 해수의 차는 없다는 것이다.

그 이유로는 인간의 폐포는 항표면장력제인 지단백층에 의해 덮여 있는데 담수이건 해수이건 간에 들어가면 이 지단백층이 희석되어 그 효과가 감소되면 폐포도 수축되거나 확장하게 된다는 것으로 이러한 사실은 익사례의 폐조직 표본에서 알 수 있는데 폐포는 불규칙한 모양 및 허탈에 빠진 것들을 볼 수 있다.

반면 모세혈관의 혈류는 증가되나 gas 교환이 이루어질 공간이 없어지게 되며 확장되어 공간이 남은 폐포내에는 혈액이 유출되어

결국은 물이 자극제로 작용되어 폐의 기능이 장애되는 것이다.

만일 살아남아 secondary drowning 이 되면 삼출액에는 대형단핵구가 증가되어 폐포를 채우기 때문에 빠른 속도로 경결 *consolidation* 이 생긴다는 것이다.

(6) 剖檢所見 *Autopsy Findings*

1) 外部所見

a) 비공 및 구강에서 백색 포말의 유출: 이 백색 포말은 물·공기 및 점액이 혼합되어 형성되는 것으로 점액은 익수가 기관지점막을 자극한 결과 분비가 항진된 결과로 보게 되는 현상으로 때로는 기관지점막에 苔狀으로 부착되어 있기도 한다. 따라서 백색포말이 있다는 것은 점액 분비의 증가와 공기의 출입이 있었다는 증거로서 일종의 생활반응으로서 생존시에 물에 들어갔다는 것을 의미하는 것이다. 백색 포말은 신선한 예에서만 볼 수 있는 것이다(圖 6-21).

b) 흉부의 팽대:　　심한 호흡 곤란이 있었기에 흉부의 확대 및 팽대를 본다.

c) 鵞皮 *cutis anserina* 형성:　　물의 온도는 대기의 온도보다 대부분 낮기 때문에 물에 들어가면 모낭의 수축을 일으켜 아피를 형성하게 된다.

d) 선홍색시반:　　정수에 익사한 경우에는 시반을 보게 되나 유수 또는 풍파가 있는 경우에는 시체가 전위되기 때문에 시반이 미약하거나 없는 경우가 있다. 시반이 있다면 그 빛은 선홍색을 보이는데 그것은 수중

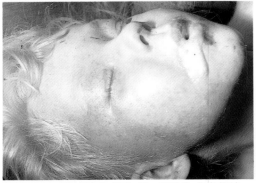

圖 6-21. 溺死例의 鼻孔 및 口腔의 白色泡沫

의 냉한과 피부 혈관의 혈액이 사후에 수중에서 산화되어 산화 Hb이 형성되기 때문인 것으로 생각된다.

e) 漂母皮 *bleached wrinkled skin, washer woman hands* : 손 및 발바닥의 각질층이 물에 불어서 희게 되며 주름이 잡히게 된 것을 표모피라고 한다. 지첨부에는 24시간 후에, 수장부에는 24~48시간, 피부의 수갑상 또는 양말 모양으로의 탈락은 약 1주를 요한다. 특히 지첨의 것은 지문의 해독이 가능하기 때문에 채취하여 사망자의 신원을 파악하는 개인식별검사에 사용하여야 할 것이다.

f) 이물장악 : 본의 아니게 물에 들어가게 될 때 반사적으로 주위에 있는 물체를 잡게 되는 것이 인간의 본능이라 하겠다. 또 이렇게 강한 힘을 손에 주고 긴장한 가운데 사망하게 되면 시련 *cadaveric spasm* 때문에 그 물체가 사후 계속 손에 쥐어진 채 있게 된다. 많이 보는 것으로는 강가의 나뭇가지·뿌리·잡초 등이다.

g) 시체의 수중손괴 : 표류도중 수중의 암석에 부딪쳐 좌창 또는 열창이, 배의 스크류 *screw* 에 의하여 절창 또는 열창이, 또 물고기 등에 의하여는 연부손상이 야기된다. 암석에 부딪쳐 야기되는 손상은 주로 신체의 돌출부 또는 굴곡부에서 본다.

여름에 오랫동안 물속에 있는 시체를 인양하는 경우에는 부패가 놀랄 만큼 빨리 진행되어 수시간 내에 거인양외관을 보이게 되므로 의복이 적게 되어 특히 경부는 졸리우는 결과가 되어 색흔으로 오인하게 된다.

2) 內部所見

a) 익사폐 *ballooning*[18] : 폐의 팽만은 고도이기 때문에 흉강을 열면 좌우폐의 전연이 심낭을 덮고 있으며 중앙에서 좌우폐의 내단이 접할 정도로 팽대된 것을 본다.

이런 변화를 보게 되는 것은 물이 폐포로 흡인되면 그 부위에는 수종을 보이게 되는데 이것을 수성폐수종 *edema aquosum* 이라 한다. 이때 공기는 주변의 폐포로 밀리게 되어 그 주변에서는 기종을 보게 되는데 이것을

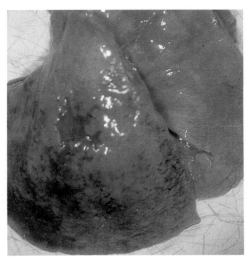

圖 6-22. Paltauf's patch

수성폐기종 *emphysema aquosum* 이라 한다. 따라서 폐는 팽대되고 창백하게 보이는 것이며 또 폐포강내압이 증가되어 폐포벽의 파열이 초래되어 흉막하출혈을 보는데 이때 물의 혼입으로 용혈이 일어나 경계가 불명한 용혈반을 보게 되는데 이것을 Paltauf's patch 라고 한다(圖 6-22).

또 기관·기관지 내에는 다량의 포말과 이물(토사·잡초 등)이 들어 있는 것을 보게 된다.

이러한 것을 구비한 폐를 익사폐라 하며 생존시에 익사한 증거가 된다.

b) 위 및 십이지장 이하에서 익수증명 : 익사 때는 물을 연하하게 되어 익수가 위뿐만 아니라 십이지장 이하에까지 달한 것을 본다. 그러나 사후에 물에 들어간 경우에는 위에까지는 익수의 침입이 가능하나 그 이하에는 내려가지 못한다. 그러나 시체에 부패가 시작되며 십이지장 이하에까지도 물이 내려가기 때문에 신선한 시체에 한하여 십이지장 이하의 익수증명은 의의가 있는 것이다.

c) 흉근내의 출혈

d) 비의 위축

e) 추체내출혈 : 물이 갑작스럽게 귀로 들어가면 유양봉와 *cellulae mastoid* 에 수압이 가하여지게 되어 출혈을 보게 되어 추체내에서 출혈을 보게 된다. 이 추체내출혈이 익사

에 필발되는 소견이라 주장하는 학자들도 있다.

(7) 溺死의 診斷[19] *Diagnosis of Drowning*

1) 鼻孔·口腔 및 氣道內 泡沫

2) 溺死肺

3) 胃 및 十二指腸 이하의 溺水

4) 血液性狀의 變化   익사 때는 익수가 폭력적으로 폐포벽을 파열하고 폐순환으로 들어가기 때문에 좌심실과 우심실 내 혈액간의 성상의 차가 생긴다.

a) 염소, 나트륨(Na) 및 칼륨(K)의 혈중 농도[20]

담수익사 : 좌심실＜우심실

해수익사 : 좌심실＞우심실

b) 혈액의 희석 및 농축[21] :   담수익사 때는 혈액의 희석 및 용혈이 일어나며 해수익사 때는 혈액의 농축이 야기된다. 따라서 적혈구수 산출·혈청 비중·빙점 측정·전기전도도 측정 등으로 익사를 증명하는 방법이 있다.

이상의 1)~4)의 변화는 시체가 신선한 경우에 한하며, 부패가 시작된 시체에서는 그 의의가 없는 것이다.

5) Plancton 檢査[22],[23]   익사하여 plancton 을 함유한 익수가 폐를 통하여 혈액내로 들어온다면 혈류를 타고 plancton 이 전신 각 장기에 퍼지게 된다. 따라서 전신의 각 장기 특히 혈액·간·비·신·골수에서 plancton 이 증명된다면 익사의 확진이 되는 것이다.

plancton 은 지구상에 있는 물에는 어느 곳이나 광범위하게 분포되는 것으로 우리가 일상 마시는 상수도물에서도 본다. 증류수에서도 발견되는데 2 회 이상 증류해야 비로소 plancton 이 없는 물을 얻을 수 있는 것이다.

법의검사의 대상이 되는 것은 plancton 중에서도 diatom(규조류)이라 하여 그 피막이 규소로 구성된 종류이다. 따라서 diatom 은 산이나 알칼리에 저항하는 것이다. 이 점을 이용하여 장기내 diatom 을 검사할 수 있는

것이다(圖 6-23 a~l).

a) 장기파괴법 *Disorganization Method*[23] : 일정량의 장기를 채취하여 강산(질산, 황산 또는 염산)과 함께 메스콜벤 속에서 서서히 가열하고 과산화수소액을 가하면 장기는 용해되어 담황색의 투명한 액을 얻을 수 있다. 이 액체를 원심침전(5,000 rpm, 30 분간)하여 그 상층을 버리고 증류수(2 회 이상 증류한 것)로 그 침전물을 세척하고 다시 원심분리하여 그 침전물을 현미경 검사하여 diatom 을 확인한다.

이 방법을 시행하는 데 있어서 유의하여야 할 것은 물에서 인양된 시체의 체표에는 무수히 많은 plancton(diatom 포함)이 있기 때문에 절개에 사용한 부검도구는 plancton 으로 오염될 가능성이 많기 때문에 검사에서 가양성으로 나오는 수가 있으며 폐와 위장관은 검사의 대상으로 하여서는 안 되는 것이다. 그 이유로는 폐에는 사후 투수된 경우에도 물이 들어갈 수 있으며 위장내에는 식물 중에 함유되어 있던 plancton 이 검출될 가능성이 많기 때문인 것이다.

b) 간이검사법 *Simple Method* :   주사기(20 ml)를 재증류한 물로 잘 세척하여 건조한 것으로 부검시 심낭은 절개하고 심장혈을 흡인하여 미리 준비한 재증류수와 혼합하여 검사실로 가져온다.

용혈이 일어난 혈액을 원심분리(5,000 rpm, 30 분간)하여 상층을 버리고 그 침전물을 세척하여 현미경으로 검사한다.

c) 입수장소를 판정하기 위한 plancton 검사[24],[25],[26] :   입수장소의 깊이가 300 cm 내외인 경우에는 대조수를 수표면층, 중간층 및 수저층(물앙금)에서 채취하여야 한다.

수영선수들을 이용한 인체실험 결과 사람이 물에 뛰어들 때 그 자세·높이·체중(40~80 kg)을 막론하고 인위적인 노력없이 물 속으로 빠질 수 있는 깊이는 355 cm 내외인 것이다.[25]

따라서 익사자가 물을 마실 수 있는 것은 수심 350 cm 이내의 것임을 알 수 있다.

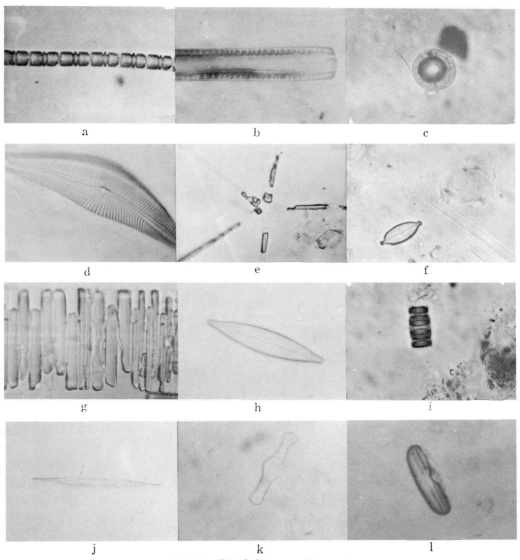

圖 **6-23.** 漢江의 Plancton (Diatoms)

(a) Merosira varians　(b) Tabellaria fenstata　(c) Cyclatella bodanica　(d) Cymbella naviculiformis
(e) Asterionella fomosa　(f) Navicula exigua　(g) Fragilaria intermedia　(h) Navicula gracilis
(i) Merosira distans　(j) Synedra amphicephala　(k) Eunotia monocton　(l) Diploneis eliptica

　그런데 물속의 plancton 분포는 수표면층과 중간층 간에는 별로 차이가 없으나 이들과 수저층과는 많은 차가 있는 것으로 수저층에는 종류 및 그 수에 있어서 약 3배나 된다는 것이다.

　따라서 수심 350 cm 이내의 물에서 익사하는 경우 익사자의 신체의 일부가 수저층에 도달되어 수저층의 plancton 이 교반될 가능성은 충분히 있는 것으로 이런 현상이 일어나면 수표 및 중간층에는 없던 종류와 또 숫적으로 많은 plancton 이 흡인되어 체내에 분포되는 결과가 되는 것이다. 따라서 입수장소 추정을 위한 plancton 검사 때 그 수심이 350 cm 이내의 것이라면 대조수를 최소한 반드시 수표층 및 수저층에서 채취하여 검사하여야 하는 것이다.

또 文[27]의 보고에 의하면 일정량의 대조수와 폐의 plancton 분포를 각각 산출한 결과 급속익사와 지연익사시에는 그 plancton 분포에 차가 있다는 것이다.

5. 鼻口閉鎖로 인한 窒息死 Smothering

(1) 發生機轉 Mechanism

외비공과 구열이 동시에 폐쇄되어 사망하는 것으로 폐쇄의 원인물로 작용하는 것은 수장 palmar strangulation,[28] 이불, 베개 등이며 유아에서는 어머니의 유방·상완 또는 대퇴에 의하여 폐쇄되기도 하며 지능적인 영아살해의 경우 창호지를 비구부에 덮고 물을 부어 밀착시켜 사망케 하는 경우도 있는 것이다.

(2) 剖檢所見 Autopsy Findings

1) 外部所見 이때 사용된 물체는 대체로 연한 것이기 때문에 가해한 흔적이 없거나 경미한 것이 특징이다. 있다면 경한 피하출혈 또는 표피박탈 정도이다.

2) 內部所見 질식사의 일반 소견을 보며, 기관점막에서 이물이 증명되는 경우, 즉 이불 등의 섬유가 현미경 검사로 증명되면 비구폐쇄의 유력한 증거가 된다.

6. 氣道內腔閉鎖로 인한 窒息死 Choking[29]

(1) 發生機轉 Mechanism

a) 구강내에 이물(가제·손수건·종이·의치·알사탕·정제약·떡·완구·연필뚜껑 등)이 인두의 내강을 폐쇄하여 질식이 야기된다.

노인들이 식당에서 식사 중에 식물 특히 beef steak 의 고기 덩어리가 인두의 상면을 덮어 갑자기 사망하는 경우가 많은데 미국에서는 이를 Cafe coronary (圖 2-8)라 한다.

b) 위내용의 역류, 경부개방성손상시의

출혈, 두개저골절 또는 비강내출혈 등 때 출혈된 혈액이 기관을 폐쇄하여 질식을 야기하기도 한다.

(2) 剖檢所見 Autopsy Findings

질식사의 일반 소견을 보며 원인이 된 이물이 증명되기 때문에 진단은 용이하다. 때로는 타살의 경우 살해 후에 원인 이물을 제거하는 경우가 있는데 이때는 이물이 삽입되었던 부위에 점막의 박탈·출혈 등을 남긴다.

사고로 인한 것이 많으나 때로는 타살도 있기 때문에(특히 수면제 복용시킨 후) 방심해서는 안 될 것이며 의료사고로는 수술시 사용한 가제 또는 면구가 원인이 되기도 하며 투약한 정·환제 또는 capsule 이 원인이 되기도 한다.

7. 外傷性 窒息死 Traumatic Asphyxia[30]

(1) 發生機轉 Mechanism

흉부 또는 흉복부가 넓은 면적의 둔체에 의하여 강하게 압박되어 호흡 운동의 장애로 질식이 야기되는 것으로 기도는 개통되어 있으나 호흡 운동이 불가능하여 야기되는 것이다.

대부분이 재해 또는 사고로 인한 것으로 지진·가옥의 붕괴, 토사 또는 쌓아올린 인쇄물이 넘어지면서 그 밑에 깔려서 질식을 초래하게 되는데 항간에서는 압사라는 말로 통용된다.

(2) 剖檢所見 Autopsy Findings

흉복부에서 압박되었던 물체의 형상 및 문리에 일치되는 표피박탈과 피하출혈을 보며 때로는 그 물체의 종류에 따라서는 흔적이 없는 경우도 있으며 때로는 물체가 작용한 연변부에 경한 피하출혈을 보는 경우도 있다.

내부 검사 때에는 질식사의 일반 소견과 늑골골절, 내장파열 등을 보게 된다.

◇ 參 考 文 獻 ◇

1) Mithoefer, J. C., Mead, G., Hughes J. M. B.,   Ilife, L. D. and Campbell, E. J. M : A method of distinguishing death due to cardiac arrest from asphyxia, *Lancet*, 2, 654, 1967

2) Adams, J. H. : Hypoxic brain damage, *Br. J. Anaesth*, 47, 125, 1975

3) Adams, H. : The neuropathology of cerebral hypoxia, In : *Gradwohl's Legal Medicine* (edited by Camps, F. E.), 3rd Ed., A. John Wright & Sons LTD, 1976

4) Adams, J. H. and Miller, L. : Nervous system techniques for the general pathologist, *ACP Broadsheet*, 73, 1970

5) Ford, R. : Death by hanging of adolescent and young adult males, *J. Forensic Sci.*, 2 : 171, 1957

6) 문국진, 전기덕, 김상현, 우상덕 : 〈이례적인 의사 감정례〉, 「국과수연연보」, 7 : 199, 1968

7) Mann, G. T. : Accidental strangulation during perverse sexual activity, *J. Forensic Sci.*, 5 : 169, 1960

8) Henry, R. C. : Sex hangings in the female, *Medico-Legal Bull.*, No. 214, Office of the Chief Medical Examiner, Richmond, 1971

9) Moritz. A. R. and Morris, R. C. : *Handbook of Legal Medicine*, 4th Ed., The C. V. Mosby Co., Saint Louis, 1975

10) Fatteh, A. : *Forensic Pathology,* J. B. Lippincott Co., Philadelphia, 1973

11) Coups, F. E. and Hunt, A. C. : Pressure on the neck, *J. Forensic Med.*, 6 : 116, 1959

12) Shapiro, H. A., Gluckman, J. and Gordon, I. : The significance of finger nail abrasions of the skin, *J. Forensic Med.*, 9 : 17, 1962

13) Spitz, W. V. and Fisher, S. R. : *Medicolegal Investigation of Death*, Charles C. Thomas Publisher, Springfield, 1973

14) Coups, F. E. and Cameron, J. M. : *Practical Forensic Medicine* Hutchinson Medical Publications, London, 1971

15) Mikles : Drowning, *The Police Surgeon,* No. 4, 47, 1973

16) Cameron, J. M. : Drowning, Immersion, *In Gradwohl's Legal Medicine* (edited by Camps F.E), 3rd Ed., A. John Wright & Sons LTD, 1976

17) Swann H. G. and Spaford N. R. : Body salt and water changes during fresh-and sea-water drowning, *Tex. Rep. Biol. Med.*, 9, 356, 1951

18) Gordon, I. : The anatomical signs in drowning, A critical evaluation, *Forens. Sci.*, 1 : 389, 1972

19) Gettler, A. O. : A method for the determination of death by drowning, *JAMA*, 77 : 1650, 1921

20) Fischer, I. L. : Chloride determination of heart blood ; its use for the identification of death caused by drowning, *J. Forensic Med.*, 14 : 108, 1967

21) Foroughi, E. : Serum changes in drowning, *J. Forensic Sci.*, 16 : 269, 1971

22) Tomonaga, T. : On some questions in the practice of diatom method as the evidence of drowning and on the corpse under high water pressure, *Jap. J. Leg. Med.*, 17 : 188, 1963

23) 安道濟, 文國鎭 : 〈溺死體 및 水中非溺死體의 肺와 胸腔內 plancton 分布에 關한 實驗的 研究〉, 「高麗醫大誌」, 9 : 2, 157, 1972

24) 文國鎭, 金潤光 : 〈漢江流域의 plankton 分布에 關한 研究〉, 「國科搜研年報」, 6 : 135, 1967

25) 文國鎭, 尹重鎭, 金相炫, 全基德, 禹相應 : 〈溺沒場所推定에 必要한 plancton 의 研究〉, 「國科搜研年報」, 6 : 169, 1967

26) 文國鎭, 全基德, 金亨會, 康熙涉, 崔俊榮 : 〈水死體의 入水場所 判定에 關한 實驗的 研究〉, 「中央醫學」, 22 : 2, 159, 1972

27) 文國鎭 : 〈溺死體 및 水中非溺死體에 있어서의 臟器別 plancton 分布에 關한 實驗的 研究〉, 「서울의 대지」, 4 : 2, 61, 1963

28) Polson, G. J. and Gee, D. J. : *The Essentials of Forensic Medicine*, 3rd Ed., Pergamon Press, Oxford, 1973

29) Eller, W. C. and Haugen, R. K. : Food asphyxiation-restaurant rescue, *New Eng. J. Med.*, 289, 81, 1973

30) Tedeschi, C. G., Eckert, W. G. and Tedeschi, L. G. : *Forensic Medicine,* W. B. Saunders Co., Philadelphia, 1977

第7章 異常溫度 및 電氣에 의한 障碍와 飢餓死

Disturbances due to Abnormal Temperature and Electricity,
and Death by Starvation

Ⅰ 異常溫度로 인한 障碍 *Disturbances due to Abnormal Temperature*

1. 高溫에 의한 障碍 *Disturbances due to High Temperature*

(1) 火傷 및 湯傷 *Burn and Scald*

화염, 고온고체 및 복사열에 의한 장애를 화상이라 하며, 고온의 증기 또는 액체에 의한 장애를 탕상이라 한다.

1) 局所性障碍 고온이 작용한 국소의 변화는 그 정도에 따라 다음 4단계로 분류한다.[1]

a) 제1도화상 *First Degree Burn*(紅斑性火傷 *Combustio Erythematosa*) : 가장 표재성인 변화로서 유두의 모세혈관이 확장되어 발적, 종창을 보게 되고 아픔을 호소하게 된다. 조직검사로는 배아층에 약간의 세포침윤을 보게 된다. 이러한 증상은 2~3일 내에 없어지고 해당표피는 박리되며 흔적없이 완전히 치유된다.

b) 제2도화상 *Second Degree Burn*(水疱性火傷 *Combustio Bullosa*) : 열자극에 의한 염증성삼출기전에 의하여 수포가 형성된다. 수포내액에는 단백질의 함량이 많고 백혈구, 때로는 적혈구를 보게 되며 진피면의 충혈로 수포 주위에서는 홍반을 보게 된다. 감염이 없는 한 1~2주 내에 흡수되며 반흔을 남기지 않고 치유된다. 피부병·약진 및 부패성 수포와 구별을 요하게 된다.

c) 제3도화상 *Third Degree Burn*(壞死性 또는 燒痂性火傷 *Combustio Escharotica*) :

열의 직접 작용 때문에 조직이 열응고되어 괴사에 빠지게 된다. 황색·회갈색 또는 흑갈색의 소가가 형성되는데 약 2~3주 후에 탈락되며 반흔을 남기게 된다.

d) 제4도화상 *Fourth Degree Burn*(炭化 *Charring*) : 조직이 탄화될 때까지 생존하는 일은 별로 없다. 따라서 탄화는 사후에도 고온이 작용하는 경우에 보는 시체 현상이라 할 것이다. 그러나 전격상의 경우에는 매우 적은 범위나마 생전의 탄화를 보게 된다.

2) 各種 火傷의 鑑別

a) 불에 직접 닿았기 때문에 야기된 화상의 경우는 대개 옷에 인화되어 화상이 야기되기 때문에 인체의 하부에서 상부로 향하여 퍼지는 경향이 있다. 사후에도 계속 타는 경우에는 탄화현상을 보게 된다.

b) 고온고체에 의한 화상은 그 개체의 작용면에 상당하는 부분에 화상이 국한되는 것이 특징이다.

c) 복사열에 의한 화상은 옷에서 노출된 부위에 야기된다.

d) 탕상은 인체의 상반신보다 하반신에 야기되기 쉽다. 즉 물은 밑으로 흐르기 때문에 상부에서 하부로 유하된 탕상을 보게 된다. 제3도 화상까지는 야기되나 탄화는 야기되지 않는다.

모발은 150℃ 이상의 열에 의하여 갈색으로 변화되고, 250℃부터 공포가 형성된다. 따라서 탕상에서는 모발의 변화를 보지 못하는 것이 특징이며 또한 매연의 부착도 볼 수 없다.

3) 全身性障碍

a) 1차성 shock :   수상 후 곧 사망하게 된다.

b) 2차성 shock :   2~3일 후에 사망하게 된다.

c) 단백분해산물의 흡수에 의한 중독 : ① 요독증 ② 소화관 출혈 ③ 간장애

d) 패혈증 :   감염에 의한다.

4) 危險度의 判定   화상의 위험도는 주로 화상받은 면적에 관계되는데 체표면적의 환산 방법은 '9의 법칙' *rule of nine* 이 적용된다.

즉 頭部(9)＋前胸腹部(9×2)＋背部(9×2)＋上肢(9×2)＋大腿(9×2)＋下腿(9×2)＋外陰部(1)＝100％이다.

화상 면적과 사망률은 비례되며 치료 효과가 많은 영향을 미치므로 시대에 따라 사망률은 달라질 수 있다. 일반적으로 청장년의 경우 체표면적의 50％의 화상은 50％ 사망률을 낸다고 한다.

5) 剖檢所見[2]

a) 급사시 :   내장에 현저한 빈혈상을 보게 된다.

b) 화상 후 수일내 사망시 :   부신의 충혈 또는 출혈, 유지층의 소실을 보며 장막 및 점막하에 점상 출혈, 근육 및 내장, 특히 신에서 혼탁종창을 본다.

c) 오래 생존한 경우 :   실질장기의 혼탁종창·지방변성·폐렴·십이지장궤양·비종대 및 수질의 증식을 보며 국소적인 변화로서 화상 특히 홍반은 사후 퇴색되며 건조되어 황색을 보이게 되며 수포의 경우는 주위의 염증이 한층 더 붉은 빛을 보이고 수포가 터지면 진피가 노출되며 그 후 수분이 증발되어 혁피상으로 되며 암적갈색을 보인다.

수포는 사망직후에는 형성되나 그 후에는 형성되지 않기 때문에 화상으로 인한 수포가 있는 경우에는 대체적으로 생전시의 화상으로 보아도 좋다. 단 부패 때 보는 부패성 수포와는 구별되어야 하는데 후자는 그 내용이 장액을 함유치 않은 경우가 많으며 주위 피부 혈관의 확장 또는 충혈을 보지 못한다.

가피는 생전 및 사후에 모두 형성되는데 생전의 것은 혈관내 혈액이 고열로 인하여 응고되어 형성되기 때문에 혈관망을 보게 된다. 그러나 사후에 형성된 것은 이러한 혈관망은 보지 못한다.

탄화도 생전 및 사후에 모두 형성될 수 있는데 그 주위에 홍반 또는 수포 등이 형성되면 생전의 것으로 보게 된다.

(2) 燒　死 *Death by Fire*[3]

1) 定　義   화재 현장에서 화상, 일산화탄소 중독 및 산소 결핍에 의한 질식이 병합하여 사망하는 경우를 소사라고 한다. 최근에는 합성건재연소에 의한 유독 가스의 발생에 의한 중독도 여기에 가미되는 경우가 많다.

2) 燒死의 法醫學的 意義 *Medicolegal Significance*   가옥의 화재 때 보는 경우가 가장 많으며, 차량·선박·항공기 등의 화재 또는 착의의 연소 때에 보는 경우도 있다.

그 대부분이 실화 또는 사고인 경우이나 때로는 취침 중의 방화에 의한 타살 또는 다른 방법으로의 살해 후 범죄를 은폐키 위한 수단으로 방화하는 경우, 유류를 사용한 분신 자살 또는 위장 등이 있기 때문에 생존시의 소사인지 사후의 위장인지를 감별하는 것은 매우 중요한 법의학적 과제이다.

심경색증 또는 간질 환자가 사고로 사망하는 경우가 있으며 알콜 중독자 또는 마약 중독자 가운데서 침대에 누워서 담배 피우는 습관이 있는 사람 가운데 담뱃불이 옷이나 침구에 인화되어 소사되는 경우도 있는 것이다.

3) 剖檢所見

a) 외부소견

① 화상(제1도~제3도) :   홍반은 혈액 취하 때문에 소실되나 수포 주위의 것은 소실되지 않고 남는다. 만일 홍반과 수포를 확실히 증명할 수 있다면 그것은 생활 반응으로 인정하여야 할 것이다. 소가는 사후의 가열에 의하여서도 형성되기 때문에 생활 반응

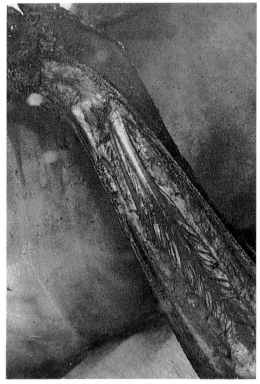

圖 7-1. 燒死體에서 보는 皮膚龜裂(切創과 混同)

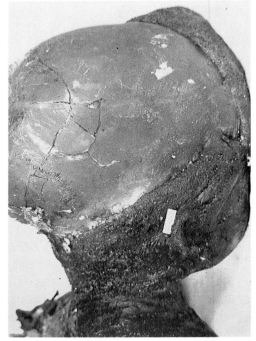

圖 7-2. 燒死體에서 보는 頭蓋骨骨折

으로서는 가치가 없다.

② 시체조직내 수증기발생 :   인체 조직의 70％는 수분으로 구성되기 때문에 사후에도 가열이 계속되면 시체조직 내에 수증기가 발생되어 강한 압력을 나타내어 다음과 같은 현상을 보게 된다.

ⅰ) 피하조직에 수증기가 발생되면 피부 및 피하조직은 파열 및 균열이 일어나 절창 또는 열창과 같은 소견을 보이므로 혼동되기 쉽다. 이것은 생활 반응의 유무로 구별하여야 한다(圖 7-1).

ⅱ) 흉복강내에 수증기가 발생되면 흉복벽의 파열을 보게 된다.

ⅲ) 혈관 내에 수증기가 발생되면 혈관의 파열을 보게 되는데 이때는 반드시 피부의 균열이 동반되기 때문에 마치 어떤 흉기에 의한 손상으로 혼동되는 경우가 많다.

ⅳ) 장골 또는 두개골내에 수증기가 발생되면 뼈의 파열을 보게 된다. 이것 역시 생존시의 골절과 혼동된다(圖 7-2).

③ 지방조직 연소에 의한 변화 :   인체 지방도 잘 연소되므로 이때 발생된 열로 시체 조직의 열에 의한 변화는 가일층 촉진된다.

④ 탄화 :   시체의 탄화는 착의와 밀접한 관계가 있다. 노출된 부분과 피부에 밀착되지 않은 착의, 예를 들어 잠옷·치마 등은 먼저 탄화된다. 그러나 피부에 밀착된 옷, 예를 들어 삼각 팬티·바지의 帶부분은 탄화되어도 원상대로 시체에 밀착되어 있다. 또 시체 하면은 조직이나 옷이 연소되지 않기 때문에 남게 되며 이것이 단열적으로 작용되어 잘 보존된 것을 보게 된다(圖 7-3).

가열 시간이 길면 모든 인체 조직은 회화된다. 즉 1000℃의 열로 2〜3시간이면 회화되는데 인체 조직 중 열에 가장 저항하는 것은 치아이다. 따라서 이것은 소사체의 개인 식별에 매우 중요한 자료가 되는 것이다.

⑤ 특이적 변화

ⅰ) 투사형자세 *pugilistic attitude* :   사

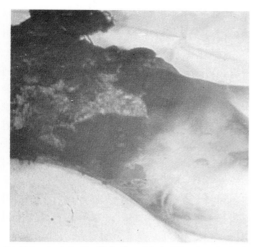

圖 7-3. 上半身의 炭化와 下半身(着衣部)의 保存

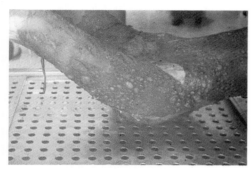

圖 7-4. 骨骼筋의 熱强直

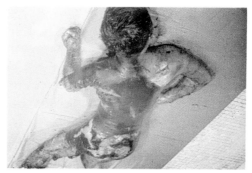

圖 7-5. 燒死體에서 보는 鬪士型姿勢

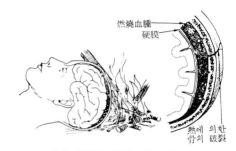

圖 7-6. 燃燒血腫의 機轉(Ponsold)

후의 가열로 인하여 골격근은 열경직을 일으
킨다. 굴근이 신근보다 경직이 강하기 때문
에 사지의 관절은 굴곡되어 고정되어(圖 7
-4) 마치 권투하려는 자세를 취하게 된다(圖
7-5).

ⅱ) 동체시 *torso cadaver*: 장골의 수강
내에 발생된 수증기압에 의하여 뼈가 파열되
며 이때 그 주위의 연조직은 탄화되며 파괴
되므로 사지는 단리 탈락되어 상완하단 및
대퇴하단이 없는 동체만 남는다. 이것이 마
치 조상 *torso* 과 같다 해서 Torso 라고 부른
다.

ⅲ) 연소혈종 *heat hematoma*: 두부에
열이 강하게 작용하면 뇌 및 수막은 응고·
수축되어 두개골 내면에서 떨어지게 되며 뼈
또는 정맥동에서 침출되는 혈액·지방 및 골

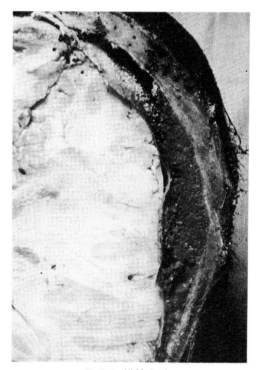

圖 7-7. 燃燒血腫

수 등이 고이며 여기에 다시 열이 가하여지므로 마치 붉은 벽돌과 같은 빛깔을 보이게 되고 만지면 잘 부스러지는 낫(鎌) 모양의 덩어리를 형성하게 된다. 이것을 연소혈종이라 하며 골내면에 교착되므로 경막에 부착되는 외상성 경뇌막외혈종과는 구별된다(圖 7-6, 7-7).

⑥ 손상 :   화재와 더불어 파괴·탈락되는 건물 또는 가구 등에 의하여 기계적인 손상을 받게 된다. 또 열응고된 피부는 운반도중에 거친 취급으로 파열되는 경우가 많다.

b) 내부소견

① 호흡기계 변화[4] :   화재 현장에는 많은 매연과 발생되는 일산화탄소 및 유독가스, 그리고 공기 중에는 산소가 결핍되기 때문에 이러한 환경에서 호흡하는 경우에는 호흡기계에 다음과 같은 변화를 보게 된다.

ⅰ) 매연에 의한 변화

매연의 흡입 inhalation of soot :   매연의 흡입으로 후두·인두·기관에서 煤가 점액과 혼합되어 부착된 것을 보게 되며 현미경 검사로 폐포내에서도 매의 침착을 보게 된다. 이것은 생존시 매연을 흡입하였다는 생활 반응으로 매우 중요한 소견이다(圖 7-8).

사후라 할지라도 시체가 구강을 개방한 상태로 있다면 매는 침입되어 기관까지는 증명되나 기관지 이하 특히 폐에서는 증명되지 않는다. 또 한가지 현상은 실제에 있어서는

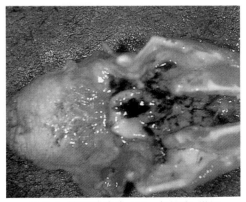

圖 7-8. 燒死體에서 보는 氣管內 煤煙

매연을 흡입하였으나 손수건 등으로 비구부를 가리는 경우에는 매를 증명할 수 없게 된다.

고온의 매연 또는 공기를 흡입하는 경우에는 기관심부에 이르기까지 점막의 충혈·출혈·부종·박리·괴사 등 화상의 변화를 보며 장시간 흡입 때는 위막의 형성을 보게 된다.[5]

매연의 연하 :   생존시에 매연에 노출되는 경우는 매연의 흡입뿐만 아니라 연하도 일어나서 위에서 매가 증명되며, 경우에 따라서는 십이지장에서도 증명되는 경우가 있다. 이것 역시 생활 반응으로 인정되는 것이다.

ⅱ) 일산화탄소 흡입으로 인한 변화 : 화재시에는 필연적으로 일산화탄소가 발생되며 생체의 경우는 이것을 흡입하기 때문에 전신의 어느 혈액에서도 일산화탄소가 증명된다.

그러나 비록 사후라 할지라도 일산화탄소 함량이 많은 공기 중에 장시간 노출되면 일산화탄소가 시체의 피부를 삼투하여 외표에 가까운 혈관의 혈액에서는 COHb이 증명된다. 따라서 소사체의 CO 증명을 위한 혈액 검체는 심부혈액, 즉 심장 또는 두개강에서 채취하여야 한다. 또 근래에 와서는 건재 또는 가구는 합성 재료가 많아 이것들이 연소될 때 ammonia·수산화청산·유화수소·nitrogen oxide·sulphur dioxide 등의 유독가스가 발생되어 이런 것들이 심장혈에서 증명되는데 이것도 COHb의 증명과 같이 좋은 생활 반응으로 간주하여야 한다(Olsen et al.).[6]

4) 燒死의 診斷

a) 외부소견

① 제1도~제2도의 화상존재

② 안면에 매가 부착되어 있는데 안열·비근부 또는 이마의 주름(皺襞) 안에서는 매를 증명할 수 없는 경우가 있다.

b) 내부소견

① 기도 및 폐포내에서 매의 증명

② 심부 혈액에서 COHb 의 검출(40~90
%)

③ 위에서 매의 증명

④ 상기도 점막의 화상 및 부종

⑤ 사인이 된 질병 및 손상이 없을 것

c) 조직소견

피부 :   화상부 주위 피부의 충혈·출
혈·백혈구의 침윤, alkaline phosphatase·
acid phosphatase·esterase 등의 효소 반응
이 증강된다.

폐 :   매를 폐포 내에서 보고 고온의 공
기의 흡입 때문에 폐포벽의 종창을 보며 폐
포강내에 혈구의 삼출을 본다.

뇌 :   심한 뇌부종을 보며 신경 세포의
염색성은 저하되며 Nissl 소체의 소실,
Oliva 核, 치상핵, 시상 및 연수의 신경핵에
변화가 저명하다.

신 :   세뇨관의 근위 및 원위부에 변성
을 보며 색소성 요원주를 보고 수상후 3~5
일 경과된 예에서는 간질성신염의 소견을 본
다.

간 :   소엽의 중심부 및 중간부에 괴사
를 본다.

이상은 열의 직접적인 변화와 혈액이 80℃
이상으로 가열되어 열응고를 야기하여 중독
작용에 의한 것이다. 환자가 계속 생존하는
경우에는 간질성심근염·위궤양·광범한 간
괴사·뇌성자반병·부신의 비대·하수체전엽
의 괴사 등을 보게 된다.

(3) **急性火傷死**(분신자살)[7] *Suicide by Fire*

석유 또는 휘발유 등의 유류를 몸에 뿌리
고 특히 머리에서부터 뒤집어쓰고 불을 지르
는 경우 약 10*l* 의 석유로 약 20 분간에 완전
히 연소되며 이 때는 두부 및 상반신에는 제
4 도 화상까지도 보게 된다. 하부로 내려옴
에 따라 화상은 점차 경해진 것을 본다.

이 때 심부혈액에서 검출되는 COHb 은
대부분이 10 % 이하인 것이다. 따라서
COHb 혈중 농도가 낮다 해서 이것을 사후
소각한 것으로 판단하기 쉽다. 화염 및 고온
의 열이 피부 특히 안면에 작용하여 이것을

흡입하게 되면 이를 방어하기 위하여 강한
성문경련·무호흡이 계속되다가 심정지(반사
성)을 일으키며 여기에 연소 주위의 무산소
상태가 증상을 더욱 악화시켜 사망하게 되는
것이다. 따라서 이 경우에는 소사에서 보는
바와 같은 매의 호흡기계 또는 위에서의 증
명이 불가능하여 사후 소각을 더욱 의심하게
하는 경우가 있는 것이다.

(4) **熱射病** *Heat Stroke* 및 日射病 *Sun
Stroke*

1) **定 義**   체온의 생산과 방산간의 불
균형으로 체온이 비정상적으로 상승된 상태
를 말하는 것으로 체온 상승의 결과 야기된
전신장애를 열사병이라 하며 강한 직사 일광
의 뇌에 대한 직접 작용으로 야기된 전신 장
애를 일사병이라 한다.

체온의 상승은 혈색소의 산소 결합 능력을
저하시켜 조직 내의 불완전 산화물의 축적으
로 acidosis 를 일으킨다.

초기에는 체온조절이상·혈액 분포의 편중
으로 뇌빈혈 증상을 나타내나 체온이 40℃ 를
넘으면 중추신경계·순환기계의 장애를 일으
켜 중증환자의 경우는 수시간 내에 사망하게
된다.

2) **發生條件** *Conditions*

a) 체온의 상승 :   심한 근육 운동, 예
를 들어 운동 경기·행군·노동 등

b) 체온방산의 장애 :   체온의 방산이
장애된 경우, 즉 고온다습한 기후 조건·기
관실·통기가 나쁜 옷의 착의 등

c) 개인적 조건 :   비만·기아·피로·
수면 부족·음주·발한이 되지 않는 사람,
심·폐·간 등의 질병을 가진 사람

3) **法醫學的 意義**   열사병이 행군·운동·
훈련 중에 일어나면 지도자가, 또 공장 등에
서 작업 중에 일어나면 관리자가 법률적인
책임의 유무를 추궁받게 된다.

열사병이 야기된 환경 조건과 개인적 조건
간의 비중이 문제되어 사인 판정이 사건 해
결의 관건이 되는 경우가 있다.

4) **剖檢所見**   특이한 소견이 없는 것이

특징이며 대략 다음과 같은 소견을 보게 된다. 중추신경계에서 대뇌의 심한 울혈·부종으로 뇌의 중량이 증가되고, 지주막하의 출혈, 대뇌구의 편평화, 신경세포핵의 농축, 수상돌기의 종창, 염색질의 융해, neuron의 변성, 소교세포의 증식 등을 본다.

　Malamud 등[8]에 의하면 대뇌보다도 소뇌의 변화가 더욱 현저하며 빨리 진행된다는 것이며, 변화로서는 Purkinje층의 수종·종창을 보는데 만일 환자가 1일 이상 생존한다면 Purkinje층의 완전한 변성·신경교증 *gliosis*이 뚜렷하며 오래 생존한 예에서는 과립층의 회화 *rarefaction*가 일어난다. 시상하부(열조절중추)에는 울혈과 부종 이외에 특별한 변화는 보지 못한다. 폐·심장·간·신·부신 등에서도 울혈·부종, 심한 경우에는 일혈을 보며 간에서는 소엽중심에 괴사를 본다.

2. 低溫에 의한 障碍 *Disturbances due to Low Temperature*

(1) 凍 死 *Hypothermia, Death due to Cold*

1) 定 義　동사란 저온이 작용하여 체온의 생산과 방산 사이에 불균형을 초래하여 전신적인 장애로 사망하는 것을 말한다.

　사망의 기전은 저체온에 의한 체온 조절기구의 실조와 신진대사 장애 및 O_2Hb 해리의 저하에 의한 내질식 등으로 설명된다.

　겨울 등산 때의 조난 이외에 도시에서의 동사는 대부분이 음주와 관계되는 경우가 많으며 술에 취하면 옷을 벗게 되고 집 밖을 배회하다가 노상에서 잠이 들어 스스로 동사의 조건을 만들게 된다. 이런 경우에 체온조절 기구의 실조, 피부혈관의 확장에 의한 체온방산의 증가로 동사하게 된다.

2) 發生條件　인체는 적당한 의복을 입고 적당한 식이를 취하면 −60℃의 기온에서도 생존할 수 있는 것으로 단지 환경기온이 낮다는 것만으로 동사가 필발되는 것은 아니며, 다음과 같은 조건이 관여하게 된다.[9]

　a) 기온 :　기온이 낮으면 동사하기 쉽

다는 것은 물론이나 반드시 빙점 이하라야 동사가 성립되는 것은 아니며 다른 조건이 구비되면 영상의 기온에서도 동사가 성립될 수 있다. 나체로서 공복 상태라면 바람이 없는 상태의 5℃의 기온에서 수시간이면 증상이 나타나기 시작하여 하룻밤을 지나면 동사가 성립된다고 한다.

　b) 풍속 :　전도에 의한 체열방산은 바람에 의하여 촉진되기 때문에 풍속은 매우 중요한 조건이 된다.

　c) 습도 :　저온에서는 공기 중에 함유된 수분의 양이 적게 되므로 공기의 습도는 그리 문제가 되지 않는다. 그러나 몸이나 옷이 젖어 있으면 증발에 의해 체온이 소실되므로 매우 나쁜 조건이 된다. 전신이 물에 들어가면 수온 15℃에서 수시간 지나면 증상이 나타나기 시작하며 수온 5℃에서는 수시간 내에 동사하게 된다.

　d) 피로 :　피로는 체온 조절에 장애를 일으킨다.

　e) 기아 :　食物은 체온 생산의 원천이기 때문에 역시 중요한 조건이 된다.

　f) 음주 :　취하면 체온 조절 기능의 실조, 피부 혈관의 확장에 의한 방열의 증가가 일어나 동사의 조건으로 작용하게 된다.

　g) 두부외상 :　사인이 될 정도는 아닌 두부외상도 의식장애를 일으켜 동사 유발의 조건이 된다.

　h) 개인적 조건 :　연령·체질(추위에 못 견디는)·수면 부족 등

3) 剖檢所見[10]

　a) 외부소견

　① 선홍색 시반 :　저온에서는 O_2와 Hb이 굳게 결합되어 해리가 용이치 않으므로 O_2Hb 때문에 선홍색을 보인다.

　② 피부의 선홍색반 :　시반이 발생될 가능성이 없는 부위, 즉 시체 체위의 높은 부위에 선홍색 반점이 보이는데 이것이 동사의 특이적 소견이라고 주장하는 이도 있으나 동사에 필발되는 소견은 아니다.

　③ 鵞皮 *cutis anserina*, 음낭 및 음경의 축

소

b) 내부소견

① 심장혈 :　　우심혈은 암적색이며 좌심혈은 선홍색을 보인다. 이것은 동사 전에 폐 내에 흡입된 저온 공기의 작용에 의한 것으로 이런 소견은 동사의 특이적인 것이라고 할 수 있다.

② 폐 및 비의 빈혈

③ 심외막 및 내막의 일혈점

④ 부신의 lipid 감소 및 공포변성

⑤ 심근·골격근 및 간세포의 glycogen 감소

⑥ 췌의 지방괴사

⑦ 신세뇨관의 혈색소원주, 혈색소뇨

⑧ 두개골봉합의 이개 :　　뇌가 동결되면 용적이 증가되어 두개골 봉합이 이개된다.

⑨ 위장점막 :　　식도에서 위까지 때로는 십이지장까지의 점막이 탈락된 것을 보며 심하면 궤양이 형성된 것을 본다.

4) 診 斷

a) 사인이 될 만한 질병 또는 손상이 없어야 한다.

b) 동사할 수 있는 신체적 또는 주위 환경적 조건의 구비

c) 내부장기의 울혈, 좌우심실혈의 색조의 차

d) 혈중 알콜 농도가 높은 것은 유력한 소견이 된다.

e) 신선한 시체의 경우 사후 경과 시간에 비하여 시체온도가 현저히 저하되어 있다.

5) 凍死의 法醫學的 意義　영아유기·어린이의 학대·의식 불명자 또는 정신병자의 방치 등이 문제되며 대부분이 재난 또는 사고이며 자살로 택하였다는 보고는 아직 없다.

Ⅱ 電氣, 落雷 및 放射線에 의한 障碍
Disturbances due to Electricity, Lightning and Radiation

1. 電氣에 의한 障碍 *Disturbances due to Electricity*

(1) 感電死 *Death from Electrocution*

1) 定 義　전기에 의한 신체의 장애를 감전이라 하며 전기 에너지가 사인으로 작용한 죽음을 감전사라고 한다.

2) 電流의 生體에 대한 作用　전류가 생체에 작용하는 경우 전류와 전압의 강도뿐만이 아니라 전류가 통과하는 방향, 주파수 및 작용 시간에 따라 생체에 미치는 효과는 많은 차가 생긴다.

인체의 전기저항은 조직의 종류에 따라 차가 있으며 근육의 전기 저항을 1로 하는 경우 신경은 2, 뼈는 5, 피부는 10~500이라 한다. 따라서 인체의 저항이란 내부 조직의 것은 거의 무시될 수 있는 상태이며 그 대부분이 피부에 의한 것이라 할 수 있다.

피부의 저항은 피부의 두께·경도·건습·발한량 등에 따라 차가 있으며 개인보다는 부위에 따라 또 동일인이라 할지라도 때에 따라 차가 생기며 그 당시의 기상 조건 및 착의상태에 따라서도 차가 생긴다.

또 전기의 인체에 대한 위험도는 여러가지 인자에 따라 영향되는데 인자는 대략 다음과 같다.

a) 전류의 종별 :　　교류가 직류보다 위험하다.

b) 주파수 :　　주파수 50~60 c/s 가 가장 위험하며 50,000 c/s 이상이 되면 거의 무해하다.

c) 전압 :　　100 V 부터 위험하며 전압이 높을수록 비례해서 위험하다.

d) 전류 :　　교류 60 c/s 에서는 0.1 A 에서부터 위험하다.

e) 통전시간 :　　전류가 흐르는 시간이 길수록 위험하다. 전류가 어느 정도 강하여

지면 전선을 쥔 손의 근육의 경직 때문에 전선을 놓을 수가 없어서 점차 위험도는 증가된다.

f) 인체내의 통과경로 : 　경로 중 뇌·심장 등이 있으면 위험하다.

g) 인체의 조건 : 　피부의 전기 저항을 적게 하는 조건은 모두 위험하며 심장질환·흉선임파선체질·vagotony 등은 감전에 약하며 또 예기한 감전보다는 불의의 감전일수록 위험하다.

3) 剖檢所見

a) 착의검사 : 　고압전류의 작용에 의한 사고사의 경우는 의복이 타고 남은 자국이나 옷섬유가 갈기갈기 헤진 흔적을 보게 되거나 호주머니의 금속편 또는 시계 등이 녹아 있는 것을 보게 된다.

b) 전류반 *Current Mark*[11] : 　전류가 출입한 부위에 야기되는 피부의 손상으로 도체와 접촉면이 좁을 경우에만 생기며 접촉면이 넓을 때 특히 습기가 많을 때는 발생되지 않는다. 이 변화는 전류에 의한 손상의 특이적인 것이 아니라 열을 받은 針으로도 야기될 수 있는 것이기 때문에 주위 상황을 종합하여 판단하여야 할 것이다.

전류반은 대체적으로 모침두대에서 완두대의 크기로 원형의 회백색 또는 회흑색의 피부의 함몰을 보며 그 속에 작은 천공을 보게 되며 그 주위에서는 드물기는 하나 출혈을 보는 경우가 있다. 전류반이 작은 때는 각화균열된 수장면에서는 이를 알아보기가 힘든

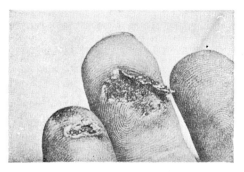

圖 7-9. 電流斑

경우가 있다(圖 7-9).

【組織所見】 전류반의 피부의 기저층 세포는 전류가 흐른 방향을 향하여 배열되며 배아층의 세포체는 연장되고 핵은 봉상을 보이고 공포변성 또는 탄화된 것을 본다

전류반은 사후에도 형성이 되기 때문에 이것을 생활 반응이라 할 수는 없는 것이다.

c) 광성변화 *Metallization* : 　도체의 금속이 피부 조직 내에 침착되어 금속 특유의 색조를 피부에서 보는, 마치 도금한 것과 같은 현상으로 직류인 경우에는 더욱 현저하다.

d) 표피박탈 : 　고압전류의 spark 에 의한 고열 작용 또는 기계적 작용으로 야기된다.

e) 개방성 손상 : 　전류의 작용이 피하 심층에까지 달하는 경우 그 고열 작용·전해 작용 및 기계적 작용에 의하여 개방성 손상이 야기되는데 출혈이 없는 것이 특징이다.

f) 부 종 : 　전류반 주위에는 감전 직후 또는 잠시 후에 부종을 보게 된다.

g) 기타 변화 : 　뼈는 전류에 대하여 저항이 크기 때문에 융해되어 인산칼슘이 구상으로 석출되는데 이것을 골진주라 하며 또 전기성 백내장 등을 본다.

감전은 전주 또는 높은 곳에서 작업 중에 일어나는 경우가 있어 추락되어 심한 손상이 야기되며 이것이 사인이 되는 경우도 있다.

4) 感電死의 機轉 　감전시 사망의 기전에 대하여서는 다음과 같은 학설들이 있다.

a) 호흡정지 : 　전류가 직접 호흡중추를 통과하든가 그렇지 않으면 구심성말초신경의 자극 때문에 반사적으로 호흡 마비가 야기되어 이것이 사인으로 작용한다는 것이다.

b) 심정지 : 　전류가 심장을 통과하면 심실세동을 일으켜 심정지를 일으킨다는 것이다.

c) 호흡 및 심정지의 공동

d) 흉벽의 강직성 압박 : 　전류의 통과

로 흉벽근의 강직을 일으켜 질식이 야기되어 사망한다는 것이다.

e) 감전성 shock :   전류가 중요장기를 통과하면 외상시의 shock 와 같은 현상을 일으켜 사망하게 된다는 것이다.

감전사는 즉시 또는 24시간 이내에 사망하는 경우가 대부분인데 이때 인공 호흡으로 구조되는 경우가 많다.

따라서 감전시의 응급처치로 인공 호흡을 하지 않았다면 의료과실로 인정될 가능성이 많은 것이다.

감전 12시간 이후의 사망은 화상·요독증 또는 감염에 기인하는 경우가 많다.

5) 診斷

a) 외부소견 :   전류반·광성변화·개방성 손상 등이 특이적이라 할 수 있다.

b) 내부소견 :   특이적인 변화가 없으므로 골진주 등의 열작용의 흔적을 찾아야 할 것이다.

c) 주위상황 :   감전의 대부분은 전기

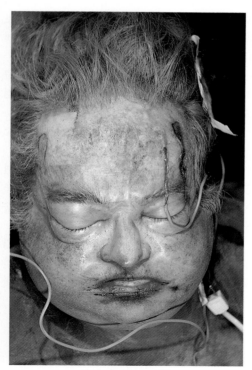

圖 7-10. 感電自殺

공사 또는 접촉과실 사고이며 자살의 경우는 그 준비 상태(전선·전극의 인체 부착, 배선 방법, 수면제의 복용 등)를 검토하여야 할 것이다(圖 7-10).

2. 落雷에 의한 障碍 *Disturbances due to Lightning*

(1) 落雷死 *Death from Lightning*

강한 상승기류에 의하여 대기 중에 야기되는 전기 현상을 벼락이라 한다. 이것이 지상으로 떨어지는 방전 현상을 낙뢰라 한다. 낙뢰 때는 10 억 volt 이상의 전압과 5,000 ampere 이상의 전류가 흐르기 때문에 이 방전로에 인체가 노출되거나 접촉되면 즉사하게 되는데 이것을 낙뢰사라고 한다.

1) 剖檢所見[12]

a) 뇌문 *lightning print* :   혈관의 마비로 형성되는 적갈색의 피부의 문으로서 수시간 후에는 소실되는 경우가 많다.

b) 화상 :   여러 정도의 화상을 본다.

c) 손상 :   낙뢰에 맞은 정도에 따라 여러 종류 및 정도의 손상을 보게 된다.

d) 내부소견 :   특이적인 소견이 없으며 급사의 일반 소견과 골진주의 형성을 보는 경우가 있다.

2) 診斷   뇌문을 보는 경우에는 용이하나 이러한 소견이 없는 경우에는 용이치 못하다. 뇌격에 의한 손상이 총창과 또 경부의 뇌문이 교사 또는 액사시의 흔적과 혼동되기도 한다.

3. 放射線에 의한 障碍 *Disturbances due to Radiation[13]*

(1) 放射線의 種類 *Kinds of Radiation*

일반적으로 임상 검사·방사선 조사에 의한 치료 등에 응용되는 α 선, radium, cobalt 등이 관계된다.

(2) 障碍의 分類 *Classification of Disturbances by Radiation*

1) 局所性障碍   화상과 유사하며 다음 4 단계로 구분한다.

제 1 도　　탈모와 경도의 색소침착
제 2 도　　홍반, 충혈, 종창
제 3 도　　수포
제 4 도　　괴사, 궤양

제 1, 2 도는 반흔없이 치료되나 제 3 도는 화상보다 심부에까지 달하기 때문에 치유가 용이치 않고 피부암의 원인이 되기도 한다.

2) 全身性障碍　　모든 내장조직이 장애되나 장기에 따라 저항력에는 차가 있다. 태생조직·유약조직·분열직전의 세포·생리적 활동이 왕성한 세포 및 임파구 등은 장애되기 쉽다. 그 결과로 유산·사산·태아의 기형·불임증·백혈병·악성종양의 발생 등을 보게 되며 또 이것을 역이용하여 악성종양을 치료하는 데 사용한다.

Ⅲ 飢餓에 의한 障碍
Disturbances due to Starvation

1. 飢餓死 *Death from Starvation*

(1) 定　義 *Definition*

식물의 섭취 부족에 의한 이상 생활 현상을 기아라 하며 그 결과 사망한 것을 기아사라고 한다.

1) 完全飢餓 *Complete Starvation*　　식물섭취가 완전히 단절된 상태로서 체중의 감소가 현저하며 부종을 동반치 않기 때문에 일명 건성기아라고 한다.

2) 不完全飢餓 *Incomplete Starvation*　　식물섭취가 불완전한 경우로서 절대량이 부족하며 영양소의 불균형적 섭취로 부종을 동반한다.

기아 때에는 체성분이 분해되어 열량을 생산하게 되는데 처음 1~2 일에는 glycogen 이, 다음에는 지방, 나중에는 단백질이 분해되어 소모된다. 사망 직전에 단백질의 분해가 특히 증가되기 때문에 요중 질소 배설량이 증가된다. 또 지방의 불완전 연소에 의하여 ketone 체가 증가되어 기아성 acidosis 가 된다. 이러한 사실로 보아 기아는 체성분의 단순한 점차적인 소모가 아니라 이상신진대사가 본태라고 생각된다.

(2) 剖檢所見 *Autopsy Findings*

1) 體重減少　　체중의 40 % 가 감소되면 사망하게 된다. 피하지방은 소실되고 피부에는 주름이 생기고 황색조를 보인다. 안와부는 함몰되며 협골돌기는 돌출되고 복부는 심히 함몰된다. 사지는 마치 참댓가지처럼 마르게 된다.

2) 各臟器重量의 減少　　각 장기 조직에 따라 중량 감소에 많은 차를 보이는데 뇌조직은 거의 감소되지 않으며 심장은 약 10 %, 간·신·비는 약 30 % 정도 감소된다.

3) 甲狀腺 및 胸腺의 위축

4) 腦下垂體 및 副腎의 비대

5) 고도의 빈혈 및 혈액의 농축

6) 胃腸管의 공허 및 점막의 溢血點

7) 筋肉 pH 値　　기아사가토의 근육 pH 치는 사망 직후에 있어서 다른 사인의 것보다 高 alkality 를 나타내며 사후 3 시간에 alkality 가 더욱 증가된다. [14]

8) 尿의 변화　　비중의 증가, Na 의 증가, K 의 감소, aceton 및 aceto 초산의 검출.

(3) 飢餓와 生存日數 *Starvation and Survival Date*

절식후의 생존 기간은 신체적 조건, 즉 연령·영양 상태·질병의 유무·정신 상태·운동의 유무 등과 환경적 조건, 즉 온도·습도·착의상태 등에 따라 많은 차가 생긴다.

일반적으로 신생아는 3~5 일, 성인의 경우 물까지 섭취치 않으면 5~10 일, 물만을 섭취하는 경우에는 약 1 개월 생존한다고 한다.

◇ 參 考 文 獻 ◇

1) Polson, G. J. & Gee, D. J.: Thermal injury, *Forensic Medicine,* 3rd Ed., Pergamon Press, Oxford, 331, 1973

2) Fatteh, A.: Death from burns, *Forensic Pathology,* 1st. Ed., J. B. Lippincott Co., Philadelphia, 167, 1973

3) Camps, F. E. & Robinson, A. E.: Burns by fire, *Gradwohl's Legal Medicine,* 3rd Ed., A John Wright & Sons LTD. Publication, Chicago, 357, 1976

4) Finland, M.: Respiratory injuries in man resulting from severe burns, *In National Research Council, Symposium on Burns,* 91, 1950

5) Sochor, F. M. and Mallory, G. K.: Lung lesions in patients dying of burns, *Arch. Pathol.,* 75, 303, 1963

6) Olsen, J. C., Fergusson, G. E. and Scheflan, L.: Gases from the thermal decomposition of common combustive materials, *Ind. Engin. Chem.,* 25, 599, 1973

7) James, W. R. L.: Suicide by burning, *Med. Sci. Law,* 6 : 48, 1966

8) Malamud, N., Haymaker, W. and Custer, R. P.: Heat stroke a clinico-pathologic study of 125 fatal cases, *Milit. Surg.,* 99 : 397, 1946

9) Pugh, I., G. C. E.: Clothing insulation and accidental hypothermia in youth, *Nature,* 209: 1281, 1966

10) Peery, T. M. and Miller, F. N.: Trauma due to cold, *Pathology,* 2nd Ed., Little, Brown and Co., Boston, 219, 1971

11) Pasetti, M. and Viterbo, B.: Ultrastructural modifications in the skeletal muscles of electrocuted mice, *Med. Sci. Law,* 5 : 29, 1965

12) Tedeschi, C. G., Eckert, W. G. and Tedeschi, L. G.: Lightning, *Forensic Medicine,* 1st Ed., W.B. Saunders Co., Philadelphia, 666, 1977

13) Tedeschi, C. G., Eckert, W. G. and Tedeschi, L. G.: Injury by ionizing ridiation, *Forensic Medicine,* 1st Ed., W. B. Saunders Co., Philadelphia, 686, 1977

14) 文國鎭 : 〈筋肉의 pH 曲線과 死後經過時間과의 關係에 對한 實驗的 研究〉, 「大醫協誌」, 第 5 卷, 9 號, 49, 1962

第8章 中 毒
Poisoning

I 槪 論 *Introduction*

1. 中毒의 定義 *Definition of Poisoning*

중독이란 어떤 화학적 물질에 의하여 야기되는 생체의 건강 및 생명의 장애로서 기능적 장애 및 형태학적 변화를 초래하는 것으로 광의의 손상에 속한다.

우리나라 법의부검의 통계[1]에 의하면 중독사는 외인사의 38 % (3,274 예중)로서 매우 높은 비중을 차지한다.

중독을 논함에 있어서는 독물 *poison* 에 대한 정의가 문제되는데 '독물이란 비교적 소량으로 주로 그 화학적 작용에 의하여 생체의 건강 또는 생명의 장애를 초래하는 무기 또는 유기의 무생물'이라 할 수 있다.

그러나 독물이라고 생각되었던 물질도 반드시 생체의 건강 및 생명을 무조건 장애시키는 절대적인 독물이란 있을 수 없으며 일정한 조건이 충족됨으로써 비로소 독작용이 발현되는 것이다.

(1) 中毒發現의 條件 *Conditions for Manifestation of Poisoning*

1) 毒物自體의 條件

a) 용량 *dosis* : 생체의 건강을 해치는 양을 중독량 *toxic dosis* 이라 하며 사망에 이르게 하는 양을 치사량 *lethal dosis* 이라 한다. 치사량은 50 % 치사량의 경우 'LD$_{50}$'로 표시된다.

b) 독물의 성상 : 독물의 순수성·용해성 및 보관조건 등이 독작용의 강약에 관계된다. 즉 순도가 높을수록 또 용해도가 높을수록 독작용은 강하게 되며, 보관 중 분해되어 독성이 감소되거나 또는 반대로 무독하였던 것이 독성을 발휘하게 되는 것도 있다 (청산칼륨은 공기 중에서 탄산칼륨으로 되어 무독하게 된다.)

c) 독물의 생체내대사 : 습관성이 있는 독물은 미량씩 사용함으로써 저항성이 증대되어 치사량 이상을 투여하여도 중독이 일어나지 않게 된다(예, 아편·수면제 등). 반대로 축적작용이 있는 독물은 미량씩 투여하는 가운데 체내에 축적 증가되어 마침내는 중독을 야기하게 된다(예, digitalis, 鉛 등).

체내에 들어간 독물은 생체의 해독 기능에 의하여 분해되어 배설되며 일부는 구토·설사로 급속히 배설된다. 따라서 이러한 대사의 흔적은 생활반응으로 인정하게 되는 것이다.

2) 毒物의 投與方法[3]

독물은 경구·경피 또는 혈관 내 직접주입 등의 투여방법에 따라 많은 차가 있다. 또 단독 투여의 경우와 타제와의 혼합 투여에 따라, 또 투여에 사용하는 용매의 종류(냉수, 온수, juice, coffee, 우유, 술 등)에 따라 많은 차가 있다는 것이다.

3) 毒物을 投與받는 개인의 條件[4]

연령·성별·건강상태·체질 등의 개체차와 종속의 차(예, 살충제는 인축에는 무해), 특이질의 과민증도 관계된다. 즉 morphine, quinine 및 iodine 등에 대한 특이질 *idiosyncrasy*, 또는 어떤 약물은 특정인에게 반복 투여함으로 allergy 성 반응으로 anaphylactic shock 를 야기시키는 과민성 *hypersensitivity*, 예를 들어 penicillin 등에서 본다. 또 독물 섭취 때위의 충만도도 관계된다. 공복 때는 독작용이 보다 빨리 그리고 강하게 출현된다.

2. 中毒의 診斷 *Diagnosis of Poisoning*

중독이라고 진단하는 데는 어떠한 검체의 화학적 분석에만 의존해서도 안 되고 다음과 같은 사항을 충분히 검토하여야 한다.

(1) 現場檢査 *Examination of the Scene of Death*[5]

중독사의 의심이 있는 경우 부검의는 반드시 현장검사를 실시하여야 한다. 즉 현장에서 먹다 남은 독물의 잔사, 또는 사용한 용기를 발견하려고 노력하여야 할 것이며 현장에 이상한 냄새의 유무, 환자 또는 시체의 배설물 또는 토물을 채취하는 것은 매우 중요한 일이다.

(2) 臨床症候 *Clinical Signs of Poisoning*[6]

임상증후만으로 독물의 종류를 논할 수는 없으나 특징적인 증후는 독물의 화학분석 의뢰 및 검사 방향을 지시하는 데 많은 참고가 된다.

1) 皮　膚

건조 : atropine

습윤 : pilocarpine, choline 유도체, 마취제, 아편류, parathion 및 인살충제

발진 : 비소, 취화물, 옥화물, 수은화합물, 수면제, 해열제, sulfa 제, quinine, 마취제, morphine, santonin, thymol

2) 視力障碍

색시 : 紫—黃…santonin; 黃—綠…quinine

약시 : 면마근, 구충제, 수면제, 해열제, nicotine, 이류화탄소 등

복시 : digitalis

녹내장 : methanol

안구진탕 : quinine

시신경염 : 맥각, 비소

3) 聽力障碍

난청 및 이명 : quinine, santonin, morphine, 수은제, nitrobenzene, salicyl산, 비소 및 옥도제 등

4) 尿의 性狀

액성 : 강산성…무기산, 산성염(수산 제외) ;

강알칼리성…알칼리유기염류

취기 : 암모니아취…염기성독물 ; 부란취…지오황산나트륨 ; 마늘취…인 ; 가온하면 의산취…methanol, 의산 ; 가온하면 석탄산취…석탄산

혈뇨(Hb) : 부식독, 인, 비소 화합물, 석탄산염, 크롬염, aniline, 해열제, phenol, sulfa제, santonin, quinine, cantharidin 등

혈뇨(met-Hb) : 염소산칼리, 수산, nitrobenzene, aniline, quinine 등

혈뇨(porphyrin) : benzene, 연, 수은, 사염화탄소, 사염화에칠렌 등

흑록색뇨 : 석탄산, lysol, cresol 등

황색 내지 홍색뇨 : 피크린산

녹색뇨 : methylene blue

홍색뇨 : 해열제

단백뇨 : 수은, 비소, 인, chroloform, phenol, 염소산칼리, 구충제, 크롬제, sulfa제, 아크리딘제

당뇨 : 마취제, 일산화탄소

핍뇨 : 수은, 비소, chrom, phenol, sulfa제, 염소산칼리, 수산 등

5) 吐　物

함혈토물 : 부식성독물

대백색토물 : 산, alkali, 금속염류, 석탄산

적갈색 내지 흑갈색토물 : 초산, 황산, 수산

황색점막혼입토물 : 초산

황색토물 : 피크린산 및 염, 크롬산염

적록색토물 : 동염 및 크롬염

일광에 닿으면 흑변하는 경우 : 질산은

암실에서 인광을 발하는 경우 : 인

6) 呼氣의 臭氣

석탄산취 : 석탄산, creosote, lysol

고편도취 : 청산, nitrobenzene

알콜취 : alcohol

마늘취 : 인

7) 意識 및 精神障碍

혼수 *coma* : 수면제, alchol, 아편, chloroform, 청산염, 일산화탄소, 사염화질소, 이류화탄소, atropine, 비소, nicotine, parathion, 초산

섬망 *derilium* : atropine, cocain, alcohol, 대마, 비소, 수은 등

8) 神經系症候

경련 *convulsion* : 청산, strychnine, 일산화탄소, caffein, nicotine, parathion, picro-toxin

마비 *paralysis* : alcohol, 청산, 일산화탄소, 비소, 연, barium, 복중독, 식중독

산동 *mydriasis* : atropine, cocain, nicotine, alcohol, 수면제, 일산화탄소

축동 *miosis* : 아편, 맥각, muscarine, pilo-carpine, 복중독, 유기인제

9) 消化器系症候

구토, 설사 및 복통 : 비소, barium, 동, 수은, 아연, 인산 및 alkali, digitalis, muscarine, 독버섯

10) 呼吸器系症候

호흡곤란 *dyspnea* : barium, parathion, 청산, 일산화탄소, 탄산, 휘발성유기독, 마취제, 수면제

지연호흡 *bradypnea* : 아편, 수면제, 일산화탄소

촉박호흡 *tachypnea* : atropine, cocain, 탄산

치아노제 *cyanosis* : nitrobenzene, 아편, 수면제, 농약, 맥각 등

11) 腎機能障碍 중금속

(3) 剖檢所見 *Autopsy Findings*[7]

1) 外部所見

a) 국소변화 : 피부의 부식…부식독을 복용한 중독 예에서는 비구주위·턱 및 경부 등의 피부에 부식성 변화를 본다. 그 정도 및 상태는 독물의 종류·농도·작용시간에 따라 차가 있으나 대체적으로 산에 의한 부식은 응고괴사 *coagulation necrosis*, 알칼리에 의한 것은 액화성 괴사 *colliquation necrosis* 이다.

피부의 변색…정제·환제 또는 capsule 의 색소로 비구부피부에 염색되거나 또는 독물

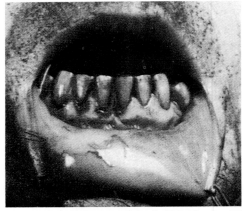

圖 8-1. 鉛中毒時 보는 齒肉의 着色 (Gradwohl)

고유의 빛깔 및 용혈 등으로 피부는 변색된다.

b) 전신성 변화 : 피하출혈…인, ben-zol, dicumarol, 뱀독 ; 치육착색…연, 동, 수은 및 은 (圖 8-1).

모발의 탈색…thallium·아비산승홍의 만성중독 때 탈색을 본다.

피부의 발진…비소, aminopylline, 맥각

2) 內部所見 독물에 의한 내부장기의 변화는 대체로 흡수 후의 독작용에 의한 것으로 중금속류·알콜·수면제·아편·일산화탄소·청산염 및 알칼로이드 등이 흡수된 후에 잘 침범되는 장기는 뇌·간 및 신 등의 조직이며 이때 보는 변화는 다음과 같다.

a) 뇌의 변화 : 주로 혈액독인 청산 또는 일산화탄소에 의해서 뇌의 심한 수종과 ganglion 의 광범한 변성을 피질에서 보며 thalamus 및 수질의 중심부에서는 연화 *softening* 를 본다.

또 다른 하나의 변화는 특기할 변화없이 기능적인 억제작용을 한다. 즉 barbiturate 또는 heroin 에 의해서는 처음에는 대뇌피질, 다음에는 호흡중추 및 순환중추 등의 하부가 침범되기 때문에 간·심·신의 변화를 초래하게 된다.

b) 간의 변화 : 간은 해독기능의 중심기관이기 때문에 대부분의 중독사에서 변화를 본다.

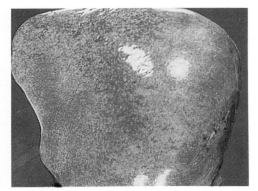

圖 8-2. 藥物中毒에 의한 肝의 脂肪變性

특히 부식독·아비산·인·중금속·사염화
탄소·알콜 등에 의하여 간세포의 혼탁종
창·지방변성(圖 8-2)·괴사 등을 주로 소엽
의 중심에서 본다. 24시간 이내에 사망한
경우에는 변화를 볼 수 없다.

c) 신의 변화: 연·승홍·창연·수은
등의 중금속과 유기용매에 의한 변화는 현저
하게 되는데 주로 근위세뇨관상피세포의 지
방변화·탈락을 보며 사구체 및 집합관은 비
교적 잘 보존된다.

d) 위장관의 변화: 식도·위 및 십이
지장 점막에 착색(정제, 환제 및 capsule 의
색소에 의한)·울혈·출혈부식 등을 보며 독
물에 따라서는 특유한 냄새와 이상 내용을
보게 된다(圖 8-3, 圖 8-4).

(4) 檢體의 採取 및 그 量 *Collection of
Specimen and the Amount*[8), 9), 10)]

중독사의 부검 때 가장 중요시하여야 할
사항은 시체로부터 적절한 양의 검체를 채취
하는 일이다. 흔히는 독물분석에 필요한 양
에 훨씬 미달되는 검체를 채취, 의뢰하는 일
이 있는데 심한 예로서는 1 gm 의 간조직으
로 독물 전반적인 검사를 의뢰하는 경우가
있는 것이다.

1) 一切不詳 *General Unknown* 의 경우
부검을 시행한 결과 중독사의 일반적인 소견
은 인정되었으나 전반적인 독물 검사를 의뢰
하지 않을 수 없는 경우 최소한의 검체량은
어느 정도로 하여야 할 것인가, 즉 검체부족

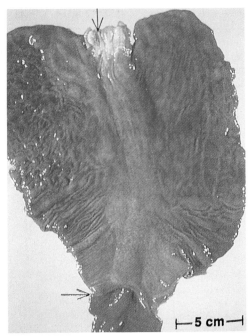

|— 5 cm —|

圖 8-3. 胃粘膜의 全般的 鬱血(睡眠劑中毒)

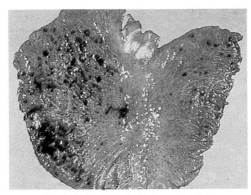

圖 8-4. 胃粘膜의 出血(砒素中毒)

으로 독물검사불능이라는 것을 피하기 위한
최소량은 다음과 같다.

① 혈액 — 50 ml
② 뇨 — 100 ml
③ 위내용 — 전량
④ 신 — 1 측 전체
⑤ 간 — 500 gm 이상
⑥ 뇌 — 반구 전체
⑦ 뇌척수액 — 50 ml

2) 特定毒物檢査와 그 檢體量 부검소견상

〈表 8-1〉　　　　　　　　　　　各種毒物檢査에 요하는 檢體種類 및 그 量

毒　　　物	所要量(液體—ml, 固體—gm)				
	血　液	尿	肝	胃內容	其　他
Acids, organic	10		10		손톱 및 毛髮
Alcohol	5	5	10		
Arsenic	10	10	20	全　量	
Barbiturates	10	10	20	全　量	
Bases, organic:	10	20	20		
Amitriptyline,					
Amphetamines, Atarax,					
Darvon, Demerol,					
Librium, Methadone,					
Methapyrilene,					
Nicotine,					
Phenothiazine,					
Pyribenzamine,					
Quinine, Strychnine					
Carbon monoxide	5				
Cyanide	10			全　量	
Doriden	10		20		
Fluorides	10			全　量	
Halogenated hydrocarbons	10		20		
Heroin (Morphine)	20	20	20		注射部位
Isopropanol	5		20		
Lead	10	20	20		
Mercury		30	20		腎
Methanol	5				
Paraldehyde	5				

특정한 독물에 의한 중독이 거의 확실시될 때 요구되는 검체의 종류 및 그 양을 요약하면 〈표 8-1〉과 같다.

　　3) 檢體의 採取不能 *Unavailable Specimen* 의 경우　법의부검례에서는 부패 때문에 검체를 채취할 수 없는 경우가 있다. 예를 들어 혈액이 부패로 소실된 경우에는 뇌척수액 또는 안방수를 주사침으로 채취한다. 만일 간이 형태를 알아볼 수 없을 정도로 부패 액화된 경우에는 비록 액화는 되었지만 그 부위의 조직을 채취하여야 하며 이것마저 여의치 못하면 대퇴부의 골격근을 채취한다.

　　(5) **毒物檢査結果의 解析 *Interpretation of Toxicological Results*[9],[11]**

　　1) 毒物이 檢出된 경우　비록 독물이 검출되었지만 이것을 곧 그 독물에 의한 중독이라고 진단하여서는 안 되며 다음 사항을 검토하여야 한다.

　　a) 검출된 독물과 사망자의 생존 중의 임상증상 또는 부검소견과 부합되는가 ?
　　b) 생리적 인체구성 성분으로서의 제원소가 아닌가 ?
　　c) 생존시에 치료의 목적으로 사용된 의약품이 아닌가 ?
　　d) 직업상 생존 중에 중독 증상을 일으킴이 없이 체내에 축적된 것이 아닌가 ?
　　e) 사후 외부로부터 시체내에 침입된 것이 아닌가 ? (예, 관의 도료 중의 연, 조화에서의 비소, 주위 토양 중에서의 금속류 등)
　　f) 시약의 불순 : 독물 검사용 시약에 불순물이 들어 있다가 이것이 검출된 것이 아닌가 ?

　　2) 독물이 검출되지 않은 경우　실제에 있어서는 중독사이지만 시체에서 독물이 검출되지 않는 경우가 있다.

　　a) 시체의 사후 변화로서 분해되어 증명되지 않는 경우가 있다(예로서 인은 부패와 더불

어 산화되어 인산으로 되고 신체의 상재성
분과 구별이 불가능하게 된다).

b) 미량으로 중독되어 사망하기 때문에 분
해·배설로 증명이 불가능하였던 것이 아닌
가? (예, alkaloid)

c) 중독 후 사망까지의 기간이 장시일이 경과
되었기 때문에 독물이 대사되어 증명되지
않는 것이 아닌가?

d) 사후 독물의 전이 : 독물이 시체의 부패분
해와 더불어 체액과 같이 시체 외로 유출되
는 수가 있다(예, 중금속독). 따라서 시체
의 하방에 해당되는 물체 또는 토양에서 독
물이 검출되는 경우도 있다.

e) 동물독 또는 식물독인 경우에는 화학적인
검사방법으로 검출되지 않는다. 이때는 동
물에게 검체를 투여하여 그 증상과 사망여
부를 관찰하여야 한다.

f) 검체의 채취 부위, 또는 보관이 부적당하
며, 또는 검사자의 미숙 및 검사 방법의 잘
못 선택 등이 원인이 되는 수가 있다.

3) 그 밖에 고려되어야 할 사항

a) 시체의 연령 및 체중
b) 질병 및 외상의 유무
c) 개체의 내성
d) 과민성 여부

〈表 8-2〉　　　　　各種毒物의 致死量 및 人體組織·體液中의 致死濃度

毒　　　物	致　死　量	最少致死濃度		
		血　液	尿	肝
Acids (HCl, H₂SO₄, HNO₃)	5-10 ml.	30		
Alcohol (whiskey)	1-2 pts.	350	400	
Alkalies	10-20 Gm.			
Amitriptyline		1-2		5-10
Amphetamine	150 mg.	0.05	0.3	0.4
Arsenic	120-200 mg.	0.5-2	0.1-0.5	1-2
Barbiturates:				
Short-acting	15-20 g.	1-2		4-6
Intermediate-acting	20-30 g.	2-4		6-10
Long-acting	30-50 g.	6-7		15-20
Boron		4.0		
Bromides		100		
Carbon monoxide	55-60 % (COHb)	55-60% (COHb)		
Chloral hydrate	7 Gm.	1-2		
Cyanide	200-300 mg.	1.0		
Demerol (meperidine)	1 Gm.	1.0		1.0
Doriden (glutethimide)	10 Gm.	2-3		30-50
Ethchlorvynol		2-3		2-10
Fluorides	3-5 Gm.	0.3		0.2
Heroin (morphine)	100-200 mg.	0.1	0.5	0.1
Imipramine	600-1000 mg.	0.5	0.5-1.0	4-5
Isopropanol	200 ml.			
Lead	5-10 Gm.	0.05	0.01	0.5
Meprobamate	20.0 Gm.	3-5	15-30	10-20
Mercury	5-7 g.	20-30 μg%	10 μg%	1.0
Methadone		0.3		1.0
Methanol	75-100 ml.	80.0	100	
Nicotine	50-60 mg.	0.5		1.0
Paraldehyde	100 ml.	50.0		
Parathion	15-20 mg.			
Phenol	8-10 Gm.			
Phenothiazines	5 Gm.	0.5		1.0-2.0
Phosphorus	2-3 g.	trace		
Propoxyphene (Darvon)	1-2 Gm.	0.3		3.0
Salicylates	20-30 Gm.	50-100		
Strychnine	50-75 mg.	0.2		0.4

참고삼아 중요 독물의 치사량 및 각 조직에서의 치사 농도를 요약하면 〈表 8-2〉와 같다.

(6) 生物學的 檢查 Biological Examination[12]

동물독·식물독 특히 한약 또는 생약제 (insulin 등)는 화학적인 검사방법으로 그 성분이 검출되지 않으므로 실험동물을 사용하여 검체내의 유독 물질 함유 여부를 검사하여야 한다.

(7) 中毒과 自他殺 및 事故死 Suicide, Homi-
cide and Accidental Death by Poisoning

文등[1]이 집계한 우리나라의 법의부검례 중 중독사 628예의 자타살 및 사고사의 구별은 자살이 42%, 사고사가 40%, 타살이 4%, 구별불능이 14%라고 한다.

1) 自殺(飮毒) 음독자살에 사용되는 독물은 우선 손쉽게 구할 수 있는 독물을 택하게 된다. 청산화합물은 철공업자, 농약은 농업에 종사하는 사람에서 많다.

부검의로서 유의하여야 할 것은 자살이란 남아 있는 가족으로 볼 때는 명예스러운 일이 못되기 때문에 가족들은 자살자가 사용한 약물을 감추려고 하며 자연사 때로는 타살을 주장하는 경우가 있는 것이다.

2) 他殺   타살의 목적으로 사용되는 독물은 무색·무취·무미이며 치사량이 미량인 것, 예를 들면 아비산·청산 등이며 독물을 투여하는 방법은 음식물과 같이 혼합하여 투여하는 것이 많다. 최근에 와서 독살은 줄고 있는 경향이다.

3) 事故死

직업중독 : 독물을 취급하거나 또는 독물이 발생하는 직장에서 일하는 사람에서 보는 것으로 만성 중독의 형태를 취한다.

생활중독 : 일상생활에서 의식주를 구성하는 물질에서 중독되는 것으로 연탄가스 중독이 대표적인 것이다.

그 밖에 식중독, 도시가스중독 등을 열거할 수 있다.

기호품중독 : 술, 수면제, 마약(마리화나), 유기용매제 및 진통제 등에 의한 중독은 습

관성으로 만성중독의 형태를 취한다.

3. 中毒物의 分類 Classification of Poisons[13]

독물은 여러 관점에서 분류되고 있다. 즉 화학적으로는 유기독 및 무기독으로, 또 재판화학적으로는 검체의 화학분석 과정을 이용하여 4군으로 분류한다.

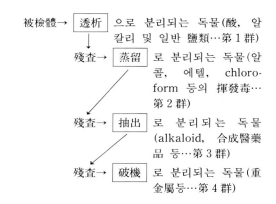

또 물질의 용도·소재 등으로 분류하여 공업약품·농약·의약품 및 동식물독 등으로 분류된다.

그러나 법의 분야에서는 독물의 작용기전에 따라 다음과 같이 분류한다.

(1) 腐蝕毒 Corrosive Poison

조직의 유기성분, 특히 단백질과 결합하여 괴사와 붕괴를 일으키는 독물로서 강산·강알칼리 및 수은·아연 등의 부식성 금속류가 이에 속한다.

(2) 實質毒 Parenchyma Poison

흡수된 독물이 실질성 장기에 침착되어 세포의 장애를 일으켜 실질 세포의 변성괴사를 일으키는 독물을 말하며 특히 흡수 후 효소에 작용하여 그 활성을 장애하는 것을 효소독 ferment poison 이라 한다. 대부분의 중금속 등이 여기에 속한다.

(3) 血液毒 Blood Poison

흡수되어 주로 혈액과 작용하여 용혈·순환장애 및 혈액성상의 변화 또는 기능의 장애를 초래하는 독물을 말하며 일명 혈색소독 hemoglobin poison 이라고도 하여, 일산화탄

소·청산염·염소산칼륨 등이 이에 속한다.

(4) 神經毒 *Neurotic Poison*

흡수 후 주로 중추신경계에 작용하는 독물로서 사후검사에서 장기의 육안적인 변화를 보지 못하는 것이 통례이며 수면제·alkaloid·유기인제제(농약)·methanol·ethanol·strychnine 등이 속한다.

4. 中毒과 生存期間 *The Time Interval of Death following Poisoning*[14]

독극약물이 인체에 들어가면 직접 또는 간접으로 인체 조직에 여러 정도의 손상을 야기하고 심하면 사망하게 된다. 따라서 독극약물이 인체의 손상 내지는 사망케 하는 데는 여러가지 요소에 의하여 영향을 받게 되며 사망까지의 시간 또는 손상의 정도에도 많은 차가 생긴다는 것은 이미 잘 알려진 사실이며 현재까지 알려진 사실을 간추려서 요약하여 보면 다음과 같다.

우선 사용된 용량에 따라 크게 좌우된다. 물론 다량이 소량보다 독작용이 빠르며 강한 것은 사실이며 심한 경우에는 독물이 흡수되어 독작용을 나타내기 전에 shock 를 유발하거나 또 복용하였을 경우는 위장을 자극하여 심한 구토를 일으키기도 한다. 또 투여방법이 문제가 된다. 즉 현재까지 알려진 바로는 흡입 *inhalation*, 정맥주사, 피하주사, 근육주사 및 음복의 순으로 독작용을 나타내는 시간은 빠르다는 것이다. 따라서 같은 독극약물이라도 투여방법에 따라 사망시간에는 차가 생긴다. 또 크게 영향을 주는 요소로는 독물의 상태이다. 즉 부식독인 경우는 그 농도에 따라 독작용은 영향받게 되며 가스 상태의 독물이 독작용이 가장 빠르며 다음이 액상, 반유동체, 분말상 및 고형물의 순이 된다는 것이다.

연령 및 건강상태는 독극약물과 밀접한 관계가 있는 것으로 장년은 소아나 노인보다, 또 건강한 사람은 몸이 허약하여진 환자보다 독물에 내성이 있으며 반대로 어떤 질환은 오히려 약물에 대하여 내성이 있는 경우가

있다. 예를 들면 관상동맥혈전증의 경우는 건강한 사람보다도 morphine 에 내성을 지닌다는 것이다.

특이질 *idiosyncrasy* 의 경우는 정상인으로서는 문제시되지 않은 적은 용량의 독극약물에 매우 민감한 반응을 보이게 되며 반대로 혹종의 독극약물은 일정기간 사용함으로써 오히려 내성이 생기는 경우도 있는 것이다.

또 위의 식물 섭취상태 특히 지방이 위내에 많으면 독극약물의 흡수가 지연되는 등의 여러 요인이 독극약물의 복용 후 사망까지의 시간에 많은 영향을 미치는 것이다.

(1) 우리나라 毒劇藥物 中毒事故 現況

과학수사연구소에서 집계한 우리나라의 독극약물 중독 사고 3,147 건에 대한 종류별 통계는 〈表 8-3〉과 같다.

즉 한국과학수사연구소 이화학과에서 감정한 독극약물 사고례의 감정건수는 총 3,147 건이었으며 그 중에서 가장 많았던 것이 청산염, 수면제(주로 barbiturate), 농약(주로 parathion), 일산화탄소, 염산키네, 알콜, 비소 등이며 그 외에 항생제, 질산나트륨, 수산화나트륨, 수은, 인화아연, santonin, strychnine 등의 순으로 많았다. 따라서 우리 주변에서 가장 많이 경험되는 독극약물에 대한 복용 후 생존 기간에 대하여 언급하기

〈表 8-3〉　우리 나라의 **毒物檢査現況**(國科搜硏)

毒　　　　物	檢體數	%
Cyanide	1,020	32.5
Barbiturate	526	16.7
Organic phosphates	501	15.9
Carbon monoxide	217	6.9
Chlorquinine	145	4.6
Alcohol	142	4.6
Arsenics	124	4.3
Quinine	68	2.2
Antibiotics	56	1.7
Sodium nitrate	34	1.0
Zinc phosphate	18	0.5
Sodium hydroxide	17	0.5
Mercury	11	0.3
Santonin	3	0.1
Strychnine	2	0.1
Miscellaneous	250	7.8

로 한다.

(2) 毒劇藥物의 服用後 生存期間

독극약물의 치사량은 일반적으로 '50 % 치사량'이 대용되며, 이러한 수치로서 독극약물의 독력을 표시하게 된다. 그러나 치사에서 소요된 시간에 대한 언급은 그리 많지 않다. Sato[16]는 음독후 사망까지의 시간을 정확히 아는 1,955 예의 부검례에 대하여 사용된 독극약물을 분류하여 소요된 시간을 검토 보고한 바 있으며 Moritz, [17] Fatteh, [9] Lundquist,[18] Gonzales, [19] Gradwohl, [7] Camps[20] 등은 동물실험결과를 보고하고 있다. 따라서 저자는 이것들을 종합하고 저자가 경험한 예를 토대로 우리나라에서 많이 야기되는 독극약물의 치사량 복용 후 사망시간을 기술하기로 한다.

1) 靑酸化物 cyanide 청산화물 중에서 가장 시중에서 많이 보는 것이 금속용접, 살충, 제련 및 사진 등에 쓰이는 청산나트륨 sodium cyanide 이며 그 외에 백색을 띠는 청산칼슘 potassium cyanide, 회색을 띠는 청산칼륨 calcium cyanide 등이 있는데 모두가 치사량은 100~200 mg 으로서 청산화합물에 중독되어 사망한 사람의 경우는 그 혈액 100 ml

당 1 mg 의 비율로 검출되며 0.03 mg/100 ml 는 사후 부패 때 시체내에서도 형성되기 때문에 감정 때는 반드시 정량하여야 하며 定性만으로 중독사를 단정하는 것은 위험한 일이다.

치사량을 복용 후 빠르면 2 분 늦으면 30 분 후에 사망하며 15 시간 후에 사망하였다는 보고도 있다.

2) 睡眠劑 hypnotics 수면제에서 가장 많았던 것이 barbiturate 이기 때문에 barbiturate 에 대하여서 언급하기로 한다.

barbiturate 도 여러 종류가 있으며 그 약리작용의 지속시간에 따라 대략 4 형으로 나누고 그 약용량, 약효지속시간, 치사량, 혈중 및 간내 농도를 〈表 8-4〉에 표시하였다.

barbiturate 의 치사량은 대체적으로 약용량의 약 10~15 배이기 때문에 타살보다 자살의 목적으로 사용되는 경우가 많다.

또 치사량 복용 후 생존기간은 보고자에 따라 많은 차가 있으며 seconal 과 같은 shortacting barbiturate 4 gm 을 공복에 복용하고 1~3 시간 후에 사망한 예도 있다. 그러나 대체적인 통계는 12~72 시간 후에 사망한다는 것이며 7 일 후에 사망하였다는

〈表 8-4〉　　　**Barbiturates**(睡眠劑)의 種類別 持續時間 및 致死量

Barbiturate 의 種類	鑑別點	持續時間	治療量(mg)	致死量(g)	致死濃度(mg%)	
					血　液	肝
極短時間作用性: 　Thiopentone B 　(Pentothal)	白色粉末 또는 液體	<1	100-500 (I.V. for anesthesia)	15-20		
短時間作用性: 　Cyclobarbitone 　Heptabarbital 　Hexobarbitone 　Secobarbital (Seconal)	白色錠劑 白色錠劑 赤色교갑	3-6	200-400 200-400 300-500 75-150	15-20	1.0-2.0	4.0-6.0
中等度作用性: 　Allobarbitone (Dial) 　Amylobarbitone (Amytal) 　Butobarbitone (Soneryl) 　Pentobarbitone (Nembutal)	白色錠劑 靑色교갑 분홍색錠劑 黃色교갑	4-8	50-200 100-200 100-200	20-30	2.0-4.0	6.0-10.0
長時間作用性: 　Barbitone (Veronal) 　Phenobarbitone (Luminal)	白色錠劑 白色錠劑	8-16	200-500 30-120	30-50	6.0-7.0	15.0-20.0

보고도 있다.

3) 農藥 우리나라에서 발생한 521건의 농약중독사고의 통계[9]를 보면 가장 많았던 것이 유기인제로 430(82.5%), 유기염소제가 73(14.0%)이라고 하며 유기인제 중 가장 많은 것은 parathion으로 125(23.9%)이었다고 한다. 따라서 여기서는 parathion을 대표로 논하기로 한다.

a) parathion : parathion은 흡입, 경피 및 경구의 3가지 경로를 통하여 중독이 가능한 것으로 15mg만 흡수되면 사망하게 되는 것이다. 그 중독기전은 cholinesterase를 억제하고 부교감신경을 흥분하는 기전에 의한 것이다. 따라서 국소작용에 의하기보다는 흡수되어 비로서 그 작용이 발현된다. 보고자에 따라 치사량 섭취 후 생존기간에는 많은 차가 있는데 가장 짧은 것이 5분, 가장 길었던 것이 4일이며 40분 후에 사망한 예의 보고가 가장 많다.

4) 一酸化炭素 Carbon Monoxide 우리 주변에서 보는 일산화탄소(이하 CO중독)는 연탄 가스에 의한 것이 대부분이며 CO가스는 사람 혈색소(Hb)와의 결합력이 산소의 약 200배에 달하는 것이다. 또 COHb이 혈중 농도가 50% 내외에 도달하면 사망하게 된다. 그러나 관상동맥질환, 심한 만성폐질환 또는 뇌동맥경화증 등의 질환을 가진 사람에서는 COHb의 혈중 농도가 20% 내외에서도 사망한 예가 있으며 또 CO중독은 그 당시 중독된 사람의 운동 상태와 깊은 관련이 있는 것으로, Moritz[3]에 의하면 다음과 같은 공식으로 CO섭취량을 산출할 수 있다는 것이다.

Subject at rest

$$\% \text{ COHb} = 3 \times \% \text{ CO in air} \times \text{minutes of exposure}$$

Subject at light work

$$\% \text{ COHb} = 8 \times \% \text{ CO in air} \times \text{minutes of exposure}$$

Subject at heavy work

$$\% \text{ COHb} = 11 \times \% \text{ CO in air} \times \text{minutes of exposure}$$

따라서 CO중독 후 사망시간은 CO의 섭취량과 관계되는 것이며 즉 혈중의 COHb 농도가 50% 내외에 도달하면 10~40분내에 사망하게 되며 2시간 후에 사망하였다는 보고도 있다.

5) chlorquinine 맛이 쓰고 치사량이 5~8gm(소아 1~3gm)이라는 많은 양이기 때문에 타살로는 거의 사용되지 않으며 자궁근육의 수축작용이 있기 때문에 낙태의 목적으로 사용하였다가 과량되어 사망하거나 자살의 목적으로 사용되는 경우가 많으며 특히 우리나라 군대에서는 과거에 '말라리아'를 예방할 목적으로 군인들에게 매일같이 chlorquinine을 배급하였던 일이 있기 때문에 이것을 모았다가 자살의 목적으로 사용한 예가 많았다. quinine은 세포원형질독의 작용이 있으며 중추신경의 마비 및 골격근, 심근 등의 경직작용이 있기 때문에 치사량을 섭취하는 경우 15~30분 후부터 두통, 발열, 위통, 구토, 시력장애, 난청. 정신착란, 혈압하강 등의 증상을 보이다가 2~4시간 후에 사망한다. 또 수일 후에 사망하였다는 보고도 있다.

6) alcohol ethyl alcohol의 급성중독은 평시 마시는 술에 의하여 올 수는 있으나 치사는 혈중농도 0.4~0.5%가 되어야 하며 이것을 술로 환산하면 청주로는 약 2,000ml, jin 또는 whiskey로 16Oz.라는 많은 양이기 때문에 별로 문제가 안 된다.

methyl alcohol은 오음하거나 또는 자살의 목적으로 사용되는 수가 있다.

methanol은 15ml만 마셔도 10~15시간 내에 양측성시력장애가 오며 30~60ml의 섭취로 사망하게 된다. 사망은 치사량 섭취 후 약 30시간 내에 일어나는데 빠른 것은 4시간, 느린 것은 6일 후에 사망하였다는 보고가 있다.

7) 砒素 arsenic 중독학상 가장 중요한 독물로서 고래로부터 독살에 많이 사용된 것으로 아비산은 무취·무미·백색의 결정 또는 분말로서 냉수에는 불용이나 온수에는 잘

녹는다. 치사량은 100~300 mg 의 소량이며 비산연의 경우는 7.5 gm 이다.

비소중독은 개체에 따라 증상에 많은 차가 있으며 대략 다음 3 가지 형으로 나눈다.

a) 급성마비형 *acute paralytic form* : 다량의 무기비소화합물을 섭취하는 경우 급속히 흡수되어 2~3시간 내에 사망하는 것으로 뇌척수성비소중독 *arsenismus cerebrospinalis* 이라고도 한다.

b) 위장형 *gastrointestinal type* : 비소섭취 후 곧 구토가 시작되고 1~2시간 후에 설사가 일어나며 심한 복통과 설사는 쌀뜨물과 같아서 콜레라를 의심하는 경우가 많으며 수시간 내지 수일 후에 사망한다.

c) 아급성 또는 만성형 *subacute or chronic type* : 이것은 소량을 자주 섭취하기 때문에 오는 것으로 간손상으로 황달, 다발성 신경염, 흑피증, 각화증, 모발 및 손톱의 탈락 등의 증상을 보이며 수주 또는 수개월 후에 사망한다.

한국에서 이러한 독극약물 사고 중 가장 수가 많았던 청산, barbiturate, parathion, 일산화탄소, chlorquinine, methanol, 비소 등의 간단한 중독증상·치사량 특히 섭취 후

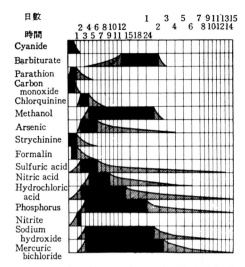

圖 8-5. 毒劇藥物致死量攝取後平均生存期間
※ 黑色帶는 대부분이 死亡, 斜線帶는 때때로 死亡 을 表示한다(著者原圖).

사망까지의 기간에 대한 여러 학자의 동물실험 결과 및 독극약중독의 부검례중 사망까지의 시간이 확실한 예들의 통계를 취합하여 최단사망시간, 최장사망시간 및 50 % 치사시간을 산출한 결과는 〈表 8-5〉, 圖 8-5 와 같다.

Ⅱ 各　論 *Detailed Exposition of Poisoning*

1. 腐蝕毒 *Corrosive Poison*

부식독이란 독물과 접촉된 국소조직의 유기성분 특히 단백질과 결합하여 조직성분에 화학적 변화를 일으켜 괴사 및 붕괴를 일으키는 독물을 말하며 산과 알칼리 *alkali* 및 암모니아 *ammonium* 로 대별한다.

(1) 腐蝕性 酸 *Corrosive Acids*

1) 種　類

　무기산 : 황산(H_2SO_4), 염산(HCl), 질산 (HNO_3)

　약　산 : 중크롬산

　유기산 : 초산(CH_3COOH), 수산(COOH-COOH), 석탄산(C_6H_5OH)

2) 中毒機轉

a) 국소작용 : 　고도의 부식작용, 즉

〈表 8-5〉　　　　**毒物攝取後 死亡時間**

毒　物	致死所要時間		
	最小致死所要時間	最大致死所要時間	LT$_{50}$
Cyanide	2 m	30 m~15 h	20 m
Barbiturate	1~3 h	12 h~7 d	32 h
Parathion	5 m	5 h~4 d	40 m
Carbon monoxide (after 50% COHb)	10~40 m	2 h	1 h
Chlorquinine	2 h	6 d	4 h
Methanol	4 h	6 d	30 h
Arsenic	5 h	8 d	16 h
Strychnine	5 m	6 h	1 h
Formalin	10 m	3 d	1 h
Sulfuric acid	35 m	13 d	6 h
Nitric acid	2 h	6 d	9 h
Hydrochloric acid	10 m	51 d	13 h
Phosphorus	1 h	27 d	24 h
Nitrite	30 m	2 h	2 h
Sodium hydroxide	1 h	10 d	32 h
Mercury bichloride	1 h	20 d	62 h

탈수·응고에 의하여 국소에 응고성괴사 *coagulation necrosis*, 가피형성, 출혈성염증 등을 일으킨다. 부식작용은 황산·질산·염산의 순으로 강하다.

b) 흡수작용 :　흡수되면 고도의 acidosis 를 일으킨다.

3) 症 狀

a) 국소의 부식 및 동통

b) 성문수종

c) 중독성위장염

d) acidosis 증상(경련, 허탈 및 심정지)

e) 1 차성 shock(부식 및 동통으로 인한)

4) 經 過

a) 농도가 높은 것을 다량 복용하는 경우에는 수시간 내지 1 일 내에 사망한다.

b) 부식된 부위 또는 궤양부위를 통한 2 차적 감염을 일으키는 수도 있다.

c) 식도, 위분문부의 반흔성 협착을 일으키는 수도 있다.

d) 출혈성신염을 일으키는 경우도 있다.

5) 剖檢所見

a) 작용 국소의 괴사·염증·출혈(圖 8-6)·궤양

b) 반흔성수축에 의한 식도·위분문부의 협착

c) 성문수종

d) 위천공·화농성복막염

e) 혈액은 hematin 형성

f) 간 또는 신 등 장기의 퇴행성변성

g) 연하한 경우 위벽은 황산중독 때 흑색, 질산중독 때는 xanthoprotein 형성 때문에 황색을 보인다.

6) 致死量　농도에 따라 차가 있으며 80 ~90 %의 것은 4~15 gm.

(2) 腐蝕性 알칼리 *Corrosive Alkali*

1) 種 類　수산화나트륨(NaOH), 수산화칼륨(KOH), 탄산칼륨(K_2CO_3) 탄산나트륨(Na_2CO_3)

2) 中毒機轉

a) 국소작용 :　접촉된 부위에 부식을 일으킨다. 즉 국소의 단백질과 결합하여 alkali-albumin 염을 형성한다.

Alkali-albumin 염은 가용성이기 때문에 액화괴사를 일으켜 조직심부에까지 침투되기 때문에 산에 의한 부식보다 강한 경향이 있다(圖 8-7).

b) 흡수작용 :　흡수되면 alkalosis 를 일으킨다.

3) 症 狀

a) 중독성위장염 :　강알칼리성의 점조도가 높은 갈색의 토물을 본다.

b) alkalosis 의 증상 :　경련, 허탈, 마비 등의 증상을 보인다.

4) 經 過

a) 복용하면 즉시 또는 24 시간 내에 사망한다.

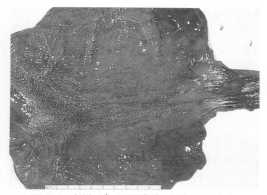

圖 8-6. 食道 및 胃粘膜의 腐蝕(黃酸中毒)

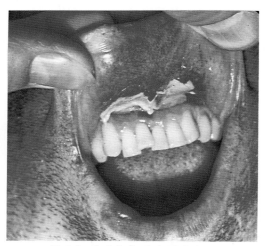

圖 8-7. 알칼리에 의한 液化壞死

b) 24 시간이 경과된 경우에는 위장 천공으로 화농성 복막염을 일으켜 사망한다.

c) 치유된 예는 식도 및 위장관의 반흔성 협착 때문에 영양장애 및 장폐색을 일으킨다.

d) 어린이의 경우는 폐렴이 병발되기 쉽다.

5) 剖檢所見

a) 내복한 경우 위장 점막에 교양가피 형성, 강알칼리성의 위장 내용을 본다.

b) 생존례에서는 반흔성 협착, 구강 및 식도 점막의 혼탁종창.

6) 致死量   NaOH, KOH 는 약 5 gm, K_2CO_3는 약 15 gm, Na_2CO_3는 약 30 gm 이다.

(3) 암모니아 *Ammonia*

암모니아는 휘발성의 특유한 자극취가 있다. 기체(NH_3)는 흡입으로 기도자극증상, 성문수종, 기관지염, 폐수종을 일으키며 액체(NH_4OH)는 국소작용, 흡수 후의 작용은 알칼리성 부식독과 동일하며 눈의 증상으로 각막혼탁을 일으킨다. 치사량은 10 % 용액 10~30 ml 이다.

2. 實質毒 *Parenchyma Poison*

(1) 水 銀 *Mercury*[21], [22]

수은은 상온에서 액상을 유지하는 유일한 금속으로 상온에서도 용이하게 휘발되어 기체로 된다. 액체수은은 내복하여도 무해하며 기체를 장기간 흡인함으로써 만성중독을 일으킨다. 따라서 수은을 다루는 직업인에서 만성중독이 문제된다.

1) 種類   수은염으로는 승홍(염화제이수은, $HgCl_2$), 시안홍(시안화수은, $HgCN_2$), 옥시시안홍(염기성 시안화수은, $HgO \cdot Hg(CN)_2$), 감홍(염화제일수은, Hg_2Cl_2) 등이 있는데 감홍은 불용성이며 무독하다. 유기수은은 신경독에서 기술한다.

2) 中毒機轉

a) 국소중독 :   단백질과 결합하여 수은 albumin 염을 형성하며 이는 과잉의 단백질에 용이하게 용해되기 때문에 피막을 만들지 않는다. 또 체액 중의 유지질에 의해서 용해되기 때문에 수은 성분은 속히 체내심부에까지 달하게 된다. 따라서 실질독 또는 효소독인 반면 부식성 금속염류에도 속한다.

b) 흡수작용 :   흡수 후 SH 기와 결합되어 대사장애를 일으키며 간·신·비·뇌·심근·타액선 및 뼈 등에 침착되어 조직 세포의 변성을 일으킨다. 배설은 구강·신 및 장관을 통하기 때문에 이러한 조직에 독작용을 나타내며 특히 신장애로 사망하는 경우가 많다.

3) 症 狀

a) 급성중독

① 복통·구토·이질양설사 *dysenteria mercurialis* 때 위장염을 일으키며 심한 경우에는 2~3 시간 내에 사망한다.

② 위염 또는 신증을 일으켜 단백뇨·혈뇨·핍뇨 등을 일으켜 요독증으로 수일 내에 사망하기도 한다.

③ 수은성구내염 및 피부염을 일으킨다.

④ 신경증상으로는 지각이상, 의식장애 등을 보인다.

b) 만성중독[23]

① 만성위염·피부염·신염 또는 신증을 보인다.

② 정신신경증상으로서는 홍독성진전 *tremormercurialis*, 홍독성홍분 *erethismus mercurialis* 및 마비 등을 보인다.

③ 하악골괴저 및 영양장애

4) 剖檢所見

a) 구강 :   회백색가피·종창·궤양·출혈

b) 위장관 :   위점막은 회백색으로 불투명하며 가피 또는 궤양을 보며 장관에서는 이질양 변화를 본다.

c) 신 :   신염·신증 또는 위축신의 소견을 본다.

5) 致死量   승홍은 0.2~0.8 gm

(2) 鉛 *Lead*[24]

금속연은 대부분 만성 중독으로 직업병(활

자 주조, 인쇄, 축전지제조, 페인트공, 연광산의 광부)과 관계되며 연진·연증기를 흡입 또는 연하하므로, 또는 불순물로서 도료·화장품에 포함되어 있어 가정 중독의 원인이 되며 휘발유의 옥탄가를 높이기 위해 사용되므로 대기 오염의 원인이 되기도 한다.

1) 種　類

a) 수용성연화합물 : 　초산연 $(Pb(CH_3COO)_2)$, 염화연 $(PbCl_2)$, 질산연 $(Pb(NO_3)_2)$

b) 불용성화합물 : 　금속연, 산화연 (PbO), 과산화연 (PbO_2), 탄산연 $(2PbCO_3 \cdot Pb(OH))$

2) 中毒機轉

a) 세포효소의　장애 : 　porphyrin 대사 이상을 초래한다.

b) 국소작용은 표재성이다.

c) 흡수작용 : 　피부·소화관 및 폐에서 흡수되어 혈중에서는 혈색소와 결합되어 주로 뼈 및 기타 장기에 침착되어 축적된다.

d) 급성중독에서는 주로 위장자극증상이 주가 된다.

3) 症　狀

a) 급성중독

① 위장증상 : 　위경련, 복통, 혈성 설사

② 신경증상 : 　근육통, 발한, 마비, 천식양 호흡 곤란

③ 심장의 쇠약 및 허탈

b) 만성중독[25]

① 혈액 및 골수의 변화 : 　적혈구 파괴로 빈혈 및 황달

② 연침착으로 치육부에 연독선 *lead line* (圖 8-1 참조)

③ hemato-porphyrin 뇨

④ 위장장애로 연선통 *lead colic*·식욕부진·구토·설사

⑤ 신경증상 : 연독성뇌증·관절통·상지신근마비

c) 四 에 칠 鉛 *tetraethyl lead* $(Pb(C_2H_5)_4)$ 중독 : 　급성중독 때는 중증의 뇌장애, 만성중독 때는 피로감·무력감·불면·두통·기

억력 감퇴·언어 장애 등을 보인다.

4) 剖檢所見

a) 치육부의 연독선

b) 위염 및 직장점막에 연의 침착

c) 신위축 및 요독증

d) 심비대 및 황달

e) 근육의 변성 및 섬유화

5) 致死量　수용성연염은 10 gm 이상, 四에칠鉛은 0.1 gm

(3) 砒　素 *Arsenic*[26]

중독사상 最古의 것이며 독살로서도 중요한 역할을 하였으며 특히 아비산은 유명하다. 최근의 비소 중독은 식료품·도료·농약 및 의약품 등에 미량이나마 함유되어 있어 비소 화합물에 의한 만성 중독이 보건 위생적인 문제가 되고 있다.

1) 種　類　아 비 산 (As_2O_3), 비 산 (H_3AsO_4)이 가장 중요하며 비산연·비산석회 등이 농약으로, 또 유기비소화합물이 구매제 또는 도료로 사용된다. 특히 무수아비산은 무미·무취의 백색 분말로서 냉수에는 난용이나 온수에는 잘 녹는다. 유기비소 화합물은 황색 내지 백색 분말로 냉수에도 잘 녹는다. 따라서 타인에게 감지되지 않으므로 타살의 목적으로 사용된다.

2) 中毒機轉　아비산은 세포, 특히 원형질 및 모세혈관에 독작용을 발휘하여 위장장애·신진대사·세포호흡장애를 일으키며 나중에는 장기의 지방변성을 초래하는 실질독이다. 독물은 위장 및 기타 점막으로 흡수된다. 체내에 흡수된 비소는 일부 간에 축적되며 일부는 대소변으로 배설되며 유즙 및 땀으로도 배설된다. 손·발톱, 모발 및 뼈에 축적된다.

따라서 비소가 모발이나 피부에서는 증명되지 않고 위장 내용 및 장기에서 증명된다면 급성 중독을, 양자 모두 증명되면 만성 중독을, 만일 모발 및 피부에서만 증명된다면 치료의 목적으로 사용된 것이 아닌가 하는 것을 의심하여야 하며 부패시체나 백골에서 증명된다면 주위의 토양 또는 관내의 조

화 등에서 시체로 침투된 것이 아닌가 하는 것을 고려하여야 한다.

3) 症　狀

a) 급성마비형 *acute paralytic type*：　급성의 경과를 취하여 수시간내에 사망하는 것으로 중추신경, 특히 연수의 장애에 기인하는 것으로 일명 뇌척수성비소중독 *arsenismus cerebrospinalis* 이라고도 한다. 다량의 무기비소 화합물을 섭취하여 흡수되는 경우에 일어난다.

b) 위장형 *gastrointestinal type*：　가장 많이 보는 형으로서 섭취 후 심한 구토·설사·복통을 일으키며 토물·대변은 쌀뜨물과 같은 성상을 보이는 것이 특징이다. 구토 및 설사 때문에 탈수 증상을 일으켜 수시간 내지 수일내에 사망한다.

c) 아급성형 *subacute type*：　급성 중독 증상을 일으켰을 때 사망하지 않으면 체내에 잔류되는 독물에 의하여 실질장기의 장애로 황달 및 출혈, 위장관의 염증 때문에 구토·설사가 계속되어 탈수 및 신증을 일으키며 피부의 발진, 각화증 등의 증상이 수주 내지 수개월간 지속된다.

d) 만성형 *chronic type*：　치사량 이하의 비소를 장기간·연속적으로 복용하는 경우에 보는 것으로 특징적인 것은 다발성신경염, 근육의 마비·위축이 일어나며 피부의 흑갈색 색소침착(砒素性黑皮症 *arsenic melanosis*), 비소성각화증 *arsenic hyperkeratosis*, 모발·손톱 및 발톱의 탈락, 만성 위장 장애 등을 본다.

4) 剖檢所見

a) 급성 마비형：　특이한 변화를 보지 못한다.

b) 위장형：　위장염, 점막의 위막형성, 점상출혈, 궤양, 장막하 출혈, 시체의 부패는 느리며 미이라 *mummy* 화되는 경향이 있다.

c) 아급성 및 만성형：　전신의 세척, 간 및 신의 지방변성, 제장기의 위축, 피부의 착색, 모발 및 손톱·발톱의 탈락.

5) 致死量　　아비산　100～300 mg 이며, 만성 중독자는 치사량 이상의 양에도 내성을 보인다.

(4) 燐 *Phosphorus*[27), 28)]

1) 種　類

a) 황린：　마늘 냄새가 있으며 지용성, 인광을 발한다.

b) 적린：　　무독하다.

2) 中毒機轉　　황린이 흡수되면 체내의 산화과정을 억제하여 내질식을 일으킨다. 즉 산소의 소비 및 탄산가스의 생성이 감소되고 단백질·당질의 분해가 불완전하여 중간분해산물인 pepton, amino 산, 유산 등이 축적되며 acidosis 를 일으킨다. 또 지방은 불완전연소 때문에 장기에 침착되어 지방변성이 일어나며 혈구는 파괴되어 용혈이 일어나고 간기능은 장애되어 황달을 일으킨다. 황린은 불용성이나 지방·담즙 등에 의해 용해, 흡수된다. 따라서 우유와 같이 섭취된 황린은 흡수가 빠르다. 흡수된 황린은 아린산 및 인산으로 되어 장관 및 신을 통하여 배설된다.

3) 症　狀

a) 급성중독：　심한 구토 및 설사로 허탈에 빠져 수시간 내에 사망한다.

b) 아급성중독：　수시간 후에 증상을 일으켜 10 일 전후하여 사망하게 된다.

① 위장증상：　토물에는 특유한 냄새가 있으며 암소에서는 인광을 낸다.

② 2～3 일 후에는 일단 경쾌되나 흡수 후의 증상을 보인다. 즉 황달·간종대·단백뇨·핍뇨·출혈성소인·순환계의 장애를 일으킨다.

4) 剖檢所見

a) 급성중독례에서는 위내용에서 인이 증명된다. 즉 인취, 인광, 인연을 본다.

b) 피부·점막 및 내장의 황염 및 점상출혈·간종대, 간·신·심근 및 근육의 지방변성 때문에 시강은 없거나 약하다.

5) 致死量　　황린 200～500 mg

3. 血液毒 *Blood Poison*

(1) 靑酸 및 靑酸鹽 *Hydrocyanic acid and Cyanide*[29]

청산 및 청산염에 의한 중독은 법의학상 매우 중요한 것으로 우리나라에서는 중독사의 원인 중 가장 높은 비중을 차지하고 있다.

1) 種 類

청산(시안산, 시안화수소 HCN)
염화시안(CNCl)
아크릴니트롤($CH_2-CH\cdot CN$)
시안化칼륨(KCN, 속명 청산가리)
시안化나트륨(NaCN, 속명 청산소다)

기타 청산 가스의 흡입에 의한 중독도 있으며 청산염은 금속용접・사진・살충제로 사용하기 때문에 입수가 용이한 편으로 자살에 많이 사용되며, 타살은 매우 드물다.

청산염은 저장이 불충분하여 공기 중에 장기간 방치하면 풍화되어 탄산염으로 되어 부식작용만 남고 독작용은 소실되기 때문에 자살 또는 타살이 미수에 그치는 수가 있다.

2) 中毒機轉

a) 혈액에 대한 작용: 청산은 혈액과 작용하여 CNHb를 형성하게 되며 체내의 심한 산소 결핍을 초래하게 된다.

b) 세포 원형질에 대한 작용: 세포의 호흡효소인 cytochrome oxidase 계의 철과 결합되어 효소활성을 저해하여 내질식이 일어난다.

c) 신경계에 대한 작용: 대뇌의 산화과정이 장애되어 특히 호흡 중추가 침범되어 호흡마비를 일으킨다.

d) 심장에 대한 작용: 자극전도계의 마비로 심장의 수축 작용이 장애된다. 따라서 중독으로 급사할 때는 호흡 중추 및 심근의 운동 마비가 사인으로 작용하게 되며 사망이 지연되는 경우에는 내질식이 사인으로 작용하게 된다.

청산은 점막(위 또는 기관)으로 흡수되며 청산염은 위에서 위산에 의하여 분해되어 청산으로 되어 흡수되며 배설은 청산염으로 신을 통하여 오줌으로 나가게 된다.

3) 症 狀

내복 또는 흡입 수초 내지 1분 전후에 증상이 발현되어 실신・경련・호흡 마비 등을 일으켜 사망하게 된다.

만일 치사량 이하이거나 순도가 낮은 것을 내복하였을 때는 두통・구토・구강 및 인두의 작열감・심계항진・시야협착・호흡곤란・의식소실 등의 증상을 보인다.

4) 剖檢所見

a) 위내 및 두개강에서 청산 특유의 냄새, 즉 고편도취가 난다.

b) 혈액은 CNHb의 형성으로 선홍색이며 시반 및 각 장기도 선홍색을 보인다.

c) 위점막의 부식으로 발적・종창・출혈 등을 본다(圖 8-8).

d) 뇌신경세포의 무산소성변화를 본다.

5) 致死量

청산은 50∼100 mg, 청산염은 150∼300 mg

(2) 一酸化炭素 *Carbon Monoxide*(CO)[30], [31]

일산화탄소는 탄소를 함유한 물체의 불완전 연소 때 발생하는 것으로 무색・무취이며 공기보다 가볍고 물에는 불용성이다.

1) 中毒의 種類

a) 가정중독: 우리나라에서는 주로 연탄의 불완전 연소 때문에 오는 중독이 많으며 그 외에 목탄・도시 가스・프로판 가스・

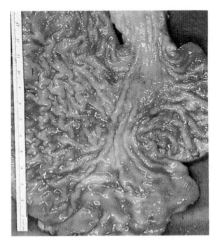

圖 8-8. 胃의 充血, 發赤, 腫脹 및 出血(靑酸鹽中毒)

자동차 배기 등에 의한 중독이 있다.

각 가스 중의 CO 농도는 연탄 연소 가스의 경우 40%, 목탄 연소 가스 12%, 도시 가스 5~10%, 다이너마이트 가스 30~50%, 자동차 배기 1~7%, 담배 연기 0.5~1%이다.

b) 직업중독:　연소로에서 발생되는 CO 의 흡인

c) 화재 및 폭발:　집의 화재, 탄광의 폭발 사고의 경우 CO 중독으로 사망하는 경우가 많다.

d) 자　살:　최근에 와서는 연탄 가스 또는 도시 가스의 흡인으로 자살을 수행하는 경향이 증가되고 있다.

e) 타　살:　매우 드물게는 수면 중 도시 가스의 전을 개방하거나 또는 연탄 불을 이용한 타살 기도도 보고되고 있다.

2) 中毒機轉　일산화탄소는 혈색소에 대한 친화력이 산소의 약 200 배이며 보다 안정하다. 따라서 COHb 형성으로 혈구의 산소운반능력은 소실되고 각 장기조직은 산소 결핍에 빠지게 되어 결국은 질식으로 사망하는 일종의 내질식의 형식을 취하게 된다.

3) 症　狀　급성중독 때의 증상의 발현 및 그 정도는 흡기중의 CO 농도에 따라 차가 있다. 따라서 혈중 COHb 농도와 임상 증상의 관계는 다음과 같다.

　　혈중 COHb 농도(%)
　　　10% : 무증상
　　　20% : 경한 두통, 피부혈관확장
　　　30% : 두통, 측두부박동, 판단력 감퇴
　　　40% : 심한 두통, 구기, 구토, 정신 착란,
　　　　　　　보행 장애, 허탈
　　　50% : 호흡 및 맥박증가, 허탈, 실신
　　　60~70% : 호흡 장애, 경련, 의식 소실,
　　　　　　　　가사상태
　　　80% : 급히 사망

4) 剖檢所見

a) COHb 의 형성으로 시반·혈액 및 각 장기의 빛깔은 선홍색을 보인다(圖 8-9).

b) 질식의 일반 소견, 즉 유동성혈액, 각

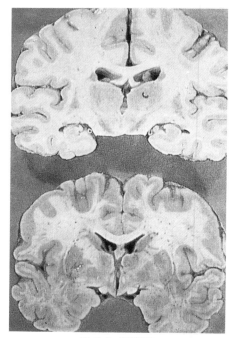

圖 8-9. 腦斷面
上 : 外傷死腦　　下 : 一酸化炭素中毒腦(鮮紅色)

장기의 울혈 및 수종, 장막하 및 점막하의 일혈점

c) 만일 사망이 지연되었다면 혈관운동중추의 마비로 혈전이 형성되어 심근의 소괴사, 출혈점(또는 반), 대뇌렌즈핵의 연화를 본다.

d) 만일 혼수가 1~2 일 지속된다면 취하성폐렴의 병발을 본다.

5) 致死濃度

공기중의 CO 농도(%)	사망까지의 시간
1 이상	30 분 내
0.4	1 시간
0.2	2 시간
0.1	5~6 시간

4. 神經毒 *Neurotic Poison*

(1) 알 콜 *Alcohol*

alcohol 이라면 주정 *ethyl alcohol*(ethanol), 목정 *methyl alcohol*(methanol), ethylene glycol, isopropyl alcohol 등을 포함시키게 된다. 법의학적으로 문제되는 일이 많은 것은

주정과 목정이다.

1) 急性酒精中毒 *Acute Ethanol Intoxication*

[9], [32]　급성주정중독(명정)은 술을 마시므로 해서 야기된다. 주정의 치사량은 다량이기 때문에 개체의 소인(예, 질병) 또는 만성 주정중독자가 아닌 한 급성 중독사는 매우 드물다. 또한 급성주정중독은 이로 인한 사고, 또 범죄의 발생과 관계되기 때문에 법의학적으로 매우 중요하며 특히 교통사고와는 밀접한 관계가 있다.

주정은 간에서 약 95%가 산화되며 그 과정은 3단계로 대별된다.

제1단계:　　알콜 탈수소효소 *alcohol dehydrogenase* 에 의한 acetaldehyde 까지의 산화 과정

제2단계:　　acetaldehyde 가 그 탈수소효소에 의하여 초산까지 산화되는 과정

제3단계:　　초산이 Krebs cycle 에 들어가 CO_2와 물로 되는 과정

항주약(금주약) *antabuse* 은 제2단계의 반응을 저해하기 때문에 체내에 acetaldehyde 가 축적되어 경한 중독 증상을 보이므로 술을 마시지 않게 되는 것인데 항주약의 사용이 지나친 경우에는 acetaldehyde 중독의 위험성이 있기 때문에 이것의 사용은 신중을 요한다.

a) 급성주정중독의 개인차:　　혈액에 흡수된 주정은 전신 조직에 분포되는데 급성 중독의 정도는 혈중주정농도에 관계된다. 주정의 조직내 분포는 그 조직의 수분량, 즉 체액과 관계되는 것으로 체액이 많은 장기에는 주정이 많이 분포되고 적은 장기에는 비례적으로 적게 분포된다. 이러한 양조직의 비율은 개체에 따라 차가 있기 때문에 같은 양의 술을 마셔도 중독되는 정도에 차가 있다.

이 관계를 나타내는 시표로서 배분율(γ)이 있다. 이것은 흡수된 주정량과 혈중주정농도의 비를 말하는 것으로 평균치가 남성은 0.7, 여성은 0.6 이다. γ치가 큰 사람일수록 술에 취하지 않으며 또 혈중주정농도는 시간

〈表 8-6〉　血中 alcohol 濃度와 alcohol 攝取量과의 關係

Whiskey	麥酒	血中 alcohol	濃度
oz	oz	mg per 100m*l*	gm%
1	12	20—25	0.02—0.025
2	24	50	0.05
4	48	100	0.10
6	72	150	0.15
8	96	200	0.20

의 경과와 더불어 감소되며 그 비를 감소율 β 라고 하며 평균 매시 0.015 이다. 즉 β치가 큰 사람일수록 혈중주정농도는 상승되기 어려우며 γ, β 의 각치는 음주 시험으로 산출된다. 이 관계를 나타내는 실험식은

①　$C = \dfrac{A}{W \times \gamma} - \beta t$

②　$A = (W \times \gamma)(C + \beta t)$

A : 섭취한 주정중량(g)　W : 음주자의 체중(kg)
C : 혈중주정농도(mg/ml)　γ : 배분율
β : 감소율　　　　　　　t : 시간

①식은 음주량에서 음주 후 t시간 후의 혈중주정농도의 산출에 사용되며 〈表 8-6〉은 혈중 alcohol 농도에서 섭취된 alcohol 량을 환산한 표이다. ②식은 음주 후 t시간의 혈중주정농도에서 처음 음주량의 산출에 응용된다.

개체에 따라서는 운동 실조가 올 정도가 아닌 주량에 의하여 고도의 의식 장애를 일으키며 특히 감정이 동요되기 쉽고 자극성이어서 폭행 또는 기타의 범죄를 범하는 수가 많은 것을 병적 명정 *pathological drunkenness* 이라고 하며 의식 장애가 일어난 동안의 행동에 대해서는 기억이 없는 경우가 많다. 이에 대하여 보통의 술취한 것을 단순명정 *simple drunkenness* 이라고 한다.

b) 중독기전

① 중추신경계:　　대뇌피질에 작용하여 억제중추의 마비가 야기된다. 즉 대뇌·소뇌·연수·척수의 순으로 마비되고 나중에는 호흡중추의 마비로 사망한다.

② 순환기계:　　혈관운동중추의 마비로 혈관확장·혈액순환이 촉진되며 고도에 달하

면 마비성울혈 및 심장 마비로 사망한다.

③ 소화기계 : 　타액·위액분비 항진·위점막 자극으로 구토가 야기된다.

④ 체온 : 　피부 혈관의 확장 및 발한작용과 체온 조절 중추의 장애로 체온은 하강된다.

⑤ 신 : 　신에는 이뇨적으로 작용한다.

⑥ 국소 : 　단백질의 응고 작용과 탈수작용으로 국소의 피부 및 점막을 자극한다.

또 주정은 위에서 20 %, 소장 점막에서 80 %가 속히 흡수되며 그 흡수된 약 95 %가 간에서 산화되며 나머지는 뇨와 호기로 배설된다.

c) 症 狀 : 　급성중독의 증상은 음주량보다도 혈중주정농도와 관계되는 것으로 개체차가 많다.

혈중농도 0.10 % 이하이면 증상은 거의 나타나지 않는다.

혈중농도 0.10~0.15 %를 경도명정이라 하며 피부조홍과 경도의 운동 실조를 본다.

혈중농도 0.15~0.25 %를 중등도명정이라 하며 주의가 산만하여지고 판단 능력이 저하되며 감각은 둔해지고 운동 실조로 갈지자 걸음을 하게 된다.

혈중농도 0.25~0.35 %를 고도명정이라 하며 보행이 곤란하여지고 언어가 불명료하여지며 신체의 모든 반사는 저하되고 의식이 불명료하여진다.

혈중농도 0.35~0.45 %를 중증명정이라 하며 만취된 상태로 모든 반사는 소실되고 체온은 저하되며 의식의 소실, 호흡 곤란, 혼수에 빠지며 사망하는 경우가 있다. 혈중농도 0.45 % 이상이면 사망하게 된다.

d) 부검소견 : 　주정중독사의 특유 소견은 없고 급사의 일반소견과 더불어 흉복강·두개강·폐·위내용에서 심한 주정 냄새가 나며 혈액·뇨에서 주정을 정량하면 치사농도에 달한 것을 본다.

e) 감별진단 : 　급성주정중독과 감별 진단하여야 할 질병 및 상태들은 다음과 같다. 즉 두부손상 *head injury*, 저혈당성혼수 *hypo-glycemic coma*, 언어 장애 *speech defect*, 기질성 진전 *organic tremor*, 간질 *epilepsy*, 뇌종양 *brain tumor*, 파킨슨증후 *Parkinsonism*, 일산화탄소중독 *carbon monoxide poisoning*, 그리고 barbiturate, paraldehyde, antihistamine, morphine, atropine, hyoscine 등의 중독.

f) 혈중주정농도와 몸의 상태 : 　심한 감기·피로·뇌혈관경화증 등의 상태들은 통상적인 주정 치사 농도보다 낮은 농도에서도 죽음을 초래하게 된다. 또한 관상동맥경화증·심판막질환·고혈압과 같은 심한 심장질환, 폐기종·폐섬유증, 출혈성소화성궤양 등의 질환을 앓고 있는 사람에서는 혈액 100 ml 당 400 mg 이하의 주정농도에서도 치명적인 경우가 있다.

주정중독자가 위 내용물을 흡인하는 경우 죽음을 더욱 가속시킬 뿐만 아니라 혈중주정 치사농도보다도 훨씬 낮은 농도에서도 죽음이 초래된다.

한편 주정과 다른 약물, 특히 barbiturate 와의 혼합 복용을 흔히 경험할 수 있는데 이러한 경우 치사량이 못되는 약물과 중 정도의 혈중주정농도에도 불구하고 치명적인 결과를 초래하는 수가 있다. 주정에다 치사량의 barbiturate 를 혼합하여 복용하였을 때 1/3 은 사망을 초래하며 치사량에 미치지 못할 정도의 barbiturate 량과 주정의 치사량을 혼합하여 복용하였을 경우 1/3 은 치명적일 수가 있다고 한다.

g) 치사량 : 　개체차가 많으며 섭취방법에 따라 차가 있다. 주정 4~8 g/kg이 치사량이며 주정의 치사 혈중농도는 100 ml 당 400 mg(0.4 %) 이상이다. 그러나 혈중 주정농도가 400 mg 이하라고 해서 음주한 사람이 모두 생명을 유지할 수 있는 것은 아니며, 또 그 이상의 혈중 농도로 음주한 사람이 모두 사망하는 것은 더욱 아니다. 혈액 100 ml 당 550 mg 의 주정농도로서도 생존한 예가 있다. 심지어는 사인이 밝혀지지 않은 시체에서 혈중 주정 농도가 350~400 mg 인 것을 흔히 보게 된다.

혼수 상태로 장기간 생존하는 경우 주정의 계속적인 신진대사로 인하여 주정의 혈중 농도는 저하하게 된다. 음주한 기왕력이 있고, 부검소견에서 병적인 소견이 없고, 혈중 주정농도가 350 mg 내지 그 이상일 때는 주정중독을 사인으로 인정할 수 있다. 만약 요주정농도를 판독에 이용하였을 경우, 이를 혈중 주정농도로 쉽게 계산할 수 있다. 즉 요주정 대 혈중주정농도의 비는 1.3 : 1.0 이며, 뇌주정 대 혈중주정농도의 비는 0.9 : 1.0 이다.

h) 사후 alcohol 검사의 법의학적 의의[33]: 사후 일정한 시간이 지나면, 시체내에서 그 양은 적으나마 alcohol 이 생성되며, 알콜성분이 확산된다. 따라서 채취하는 검체에 따라 많은 차를 가져오게 된다. 따라서 다음과 같은 점을 고려하여 검사하고 그 결과를 해석하여야 할 것이다.

① 사후 alcohol 은 심장혈의 경우 20℃에서 24시간 후부터 생성되기 시작하나 100 mg/100 ml 이상은 초과하지 않는다. 따라서 그 이상이 검출되면 사망 전 음주한 것을 의미하는 것이다.

② 시체의 방치장소에 따라 사후 alcohol 의 생성량에는 차가 있다. 즉 사후 3일까지는 공기 중, 수도수 중·해수 중에 별 차가 없으나 그 이후에는 공기 중의 것이 급격히 증가된다.

③ 사후 alcohol 생성은 장기에 따라 차가 있는데 가장 많이 생성되는 것은 뇌·흉강액·심장혈·폐 등의 순이며 적게 생성되는 것은 뇨·대퇴정맥혈 및 대퇴근육이라 한다.

④ 사후 alcohol 생성은 체액에 따라서도 차가 있는데 가장 적게 생성되는 것이 뇨이며, 그 다음이 복강액·안방수·대퇴정맥혈·심장혈 및 흉강액이라고 한다.

⑤ 음주 후 익사한 경우 좌심실혈은 익수에 의하여 희석되는데 그것은 심정지의 발현시간의 장단과 수온의 영향을 받는다.

⑥ 소사체의 음주 여부를 검사하기 위한 검체는 체표혈관에서보다 심장혈의 채취가 바람직하다.

⑦ 사후 위내 alcohol 이 확산이동되는데 가장 많은 영향을 받는 곳은 복강액이며, 그 다음이 흉강액·심장혈·대퇴정맥 및 뇨의 순이라고 한다.

⑧ 혈종내 alcohol 농도는 순환혈의 경우보다 소실이 느리기 때문에 음주, 수상후 상당한 기간 생존하고 사망한 예의 alcohol 검체로서는 의의가 있다고 한다.

⑨ 시체혈을 alcohol 검체로 채취한 때는 혈구와 혈장을 가급적 균등하게 채취하도록 노력하여야 할 것이다. 그 이유로 혈중 alcohol 농도가 0.5 mg/ml 를 넘으면 알콜은 혈구에 보다 많이 분포된다는 것이다.

⑩ 뇨의 alcohol 농도는 혈중 alcohol 농도와 평행한 관계를 갖고 변동되며 또 사후 alcohol 생성이 가장 적기 때문에 alcohol 검체로서는 이상적이라 하겠다.

⑪ 체액내 alcohol 농도에 가장 확실하게 영향을 미치는 것은 생존시의 간질환이라 하며 alcohol 섭취시 지방의 동시 섭취도 영향은 마찬가지라고 한다.

2) 慢性酒精中毒 Chronic Ethanol Intoxication
만성 주정 중독에서는 합병증을 보며, 그러한 합병증은 치명적인 경우가 있으며 그 중 요한 것은 다음과 같다.

a) 급성지방간 *acute fatty liver* : 만성 주정중독으로 사망한 시체를 취급하는 동안 가장 흔히 경험하는 것으로 명확한 사인이 될 정도의 병변은 발견할 수 없다. 그러한 경우 과량의 음주를 한 기왕력은 있으나 혈액내에서 주정은 검출되지 않으며, 외상이나 약물 중독에 대한 증거가 전혀 없고 단지 거대한 지방간만이 유일한 부검소견인 경우가 있다. 그러한 경우 적절한 용어가 없기 때문에 많은 학자들은 급성지방간 *acute fatty liver* 이라는 사인을 붙이고 있다. 이때 초래되는 사망은 간부전증 *liver failure*, 진전섬망 *delirium tremens*, 저혈당증 *hypoglycemia*, 저칼륨혈증 *hypokalemia*, 호흡성알칼리증 *respiratory alkalosis* 등에 의해서 일어난다.

b) 간경변증과 복수 *cirrhosis of liver with ascitis*

c) 출혈성 식도정맥류에 의한 위장관출혈 *gastrointestinal hemorrhage from bleeding esophageal varices*

d) 출혈성 소화성궤양 *bleeding peptic ulcer*

e) 폐결핵 *pulmonary tuberculosis*

f) 호흡기도감염 *respiratory infection*

g) 급성췌장염 *acute pancreatitis*

h) 위내용물 흡인에 의한 흡인성 폐렴 *aspiration of gastric contents with aspiration pneumonia*

i) 영양실조 *malnutrition*

j) 알콜성 심근병증 *alcoholic cardiomyopathy*, Quebec 산 맥주를 마시는 음주자의 심장, 각기증 *beriberi*

k) 저체온증 *hypothermia*

l) 만성주정중독과 외상 *chronic alcoholism and trauma* : 만성주정중독자들은 쉽게 넘어지거나 쓰러지므로 몸에 많은 타박상을 입게 되고, 때로는 심한 손상을 받았다 할지라도 심한 취기 때문에 도움을 청할 수가 없다. 그러므로 부검시 혈중 주정농도가 치사한계량을 나타내더라도 내부외상의 가능성을 항상 염두에 두어야 하며, 경막하혈종은 만성주정중독에서 흔히 나타나는 소견이므로 뇌검사는 반드시 하여야 한다. 직접 복부외상을 받았을 때는 비장의 파열 및 대동맥류 파열을 초래할 수가 있다. 취한 상태에서 엎드려 누워 있거나, 토물흡인을 하여 질식이 일어날 수 있으며, 경부압박에 의해서는 질식이 초래되어 사인으로 작용할 수 있으므로 질식에 해당하는 소견을 찾아야만 한다.

3) 木精 *Methyl Alcohol* (methanol, wood alcohol)

a) 흡수 및 배설 : 목정은 값이 싸고 쉽게 이용할 수 있으며, 주정 *ethyl alcohol* 보다 대사가 서서히 일어나 완전히 배설하는 데는 4시간 이상이 소요된다. 목정의 80%는 폐를 통하여 대사되지 않은 채로 배출되고, 약 3%는 뇨로 배설된다.

b) 중독기전 : 목정이 흡수되면 formaldehyde 와 의산으로 분해되고 분해산물이 독작용의 주역이 된다. 즉 의산발생과 산화과정장애로 산혈증 *acidosis* 에 빠지고 시신경장애, 중추신경계의 마비로 사망하게 된다.

c) 증상 : 두통·구역·구토·복통·섬망 *delirium* ·동공산대·호흡 저하 및 Kussmaul 호흡·청색증·산증 *acidosis* ·시신경염 *opticneuritis* ·혼수 *coma*.

목정을 과량 섭취하면 5시간 내에 사망하게 된다.

d) 부검소견 : 특징적인 부검소견은 별로 없고, 전신 내장기울혈이 나타난다. 때로는 위점막에 심한 울혈을 나타내며, 위의 개검시 메타놀의 특이한 취기를 발한다.

e) 치사량 : 개인차가 많으며 30~100 gm 으로 사망하며 8~20 gm 으로 실명. 혈중치사량은 100 ml 당 80 mg 이며, 요내치사량은 100 ml 당 100 mg 이다.

4) **Ethylene Glycol**

a) 출처 : 부동제 *antifreeze* ·도료 *paint* ·밀랍 *wax* · varnish · lacquer

b) 증상 : 구역·구토·설사·복통·불안·실조증 *ataxia* ·우울 *depression* ·호흡곤란·반사저하 및 소실·빈뇨 *oliguria* ·무뇨증 *anuria* ·산혈증 *acidosis* ·동공수축·경련·혼수

c) 부검소견 : 내장울혈·폐수종·기관지폐렴·신장염 및 신부종·위내혈액·신·뇌 및 요내에 미세한 oxalate 결정체

d) 치사량 : 15~20 ml

e) 독물분석 소견 : 혈액내 oxalate 치 증가 및 요내 formaldehyde 소량 검출

5) **Isopropyl Alcohol**

a) 출처 : 세척알콜 *rubbing alcohol*

b) 증상 : 구역·구토·복통·흥분·혼란 *confusion* ·협조저하 *poor coordination* ·반사저하 및 소실·동공수축·청색증·산증·순환허탈 *circulatory collapse* ·혼수

c) 부검소견

① 특이한 냄새

② 위내에 존재하는 isopropanol

③ 위점막과 내장기의 울혈

④ 폐·신 및 뇌의 부종

d) 치사량 :　　200 ml

e) 독물분석 소견 :　　혈액 및 요내에 isopropyl alcohol 과 acetone 이 존재한다.

(2) 클로로포름 *Chloroform* (CHCl₃)[34]

1) 性狀　　클로로포름은 무색·휘발성의 무거운 액체로서 위 또는 기관점막을 통하여 흡수되어 주로 중추 신경에 작용하며 짧은 흥분기 후에 마비기로 이행하기 때문에 전신마취제로 사용된다.

2) 中毒機轉　　클로로포름은 실온에서는 액체이나 휘발되기 쉽기 때문에 용이하게 기체로 되어 흡수된다. 또 지용성이기 때문에 lipid 또는 lipoid 를 많이 함유한 장기에 작용하게 된다.

따라서 중추신경계 지질, 특히 신경세포와 결합되어 마취작용을 일으키며 마비시 흥분기가 짧고 용이하게 심마취에 들어가 대뇌·소뇌·척수·연수의 순으로 자극하여 나중에는 마비를 일으킨다. 이때 호흡 중추의 마비 또는 심기능의 반사적 억제를 일으키면 사망하게 된다.

중독 작용이 오래 지속되면 실질장기의 퇴행변성을 일으킨다. 그렇기 때문에 유기용매를 사용하는 공장의 종업원·도장공 등에서는 직업 중독을 일으킨다.

또한 방향성이 있고 도취작용이 있기 때문에 접착제 놀이, 즉 접착제를 커다란 비닐 주머니 내에서 냄새맡다가 중독되어 사망하는 수가 있다. 그 외에 신나 *thinner* 놀이로서 래커·페인트·바니스 *vanish* 등의 도료를 사용 전에 희석하는 용매를 접착제 놀이와 같은 방법으로 냄새를 맡으며 즐기다가 지나쳐 사망하는 일이 근래에 와서는 젊은 층에서 많이 본다.

클로로포름은 또 국소를 자극하는 작용이 있다.

3) 症狀　　흡입부위 점막의 경도의 자극증상, 구토, 혈압강하, 빈맥, 동공의 축소·다음에 개대, 의식혼탁, 제반사의 소실,

호흡마비로 사망하게 된다.

4) 剖檢所見　　뇌의 심한 충혈, 클로로포름취, 간·심장·신의 지방변성, 경구섭취시에는 식도·위·기도의 충혈 및 염증을 본다.

5) 致死量　　흡입으로는 1~60 gm, 내복으로는 40 gm, 혈중농도 0.04~0.06 %로 사망한다.

(3) 睡眠劑 *Hypnotics*[35], [36]

1) 種類

① 바르비탈산유도체 *barbiturates*

② 브롬함유요소유도체

③ 키나조론계제제

④ 니트로제팜제제

⑤ 설포날제제

⑥ 포수클로랄

⑦ 기타

수면제는 그 작용의 지속 시간에 따라 장시간 작용성 *long-acting*, 중등도작용성 *intermediate-acting*, 단시간작용 *short-acting*, 극단시간성 *ultrashort-acting* 등으로 분류된다.

수면제의 종류에 따라서는 습관성이 강한 것이 있으며 배설이 느린 것은 약용량의 연속 사용으로 습관성이 강하며 점차 증량하게 되어 만성 중독이 되는 경우가 있다.

2) 中毒機轉

a) 대뇌피질·뇌간 등에 작용하여 중추신경계를 일반적으로 억제하는 작용이 있으며 특히 호흡중추가 억제된다.

b) 정맥내 주사의 경우는 혈관운동중추의 억제작용으로 저혈압을 야기하는 수가 있다.

c) 배설이 느린 것(예 ; 설포날 등)은 축적작용이 있어 장시간의 수면으로 폐렴을 일으키기도 한다.

3) 症狀

a) 각 제제의 특징은 약용량을 사용하였을 때 보며 중독의 경우는 그 중독 작용은 유사한 증상을 보인다.

b) 의식장애 :　　경한 기면에서 혼수에 이르기까지 여러 정도를 본다.

c) 반사소실

d) 수면증상 : 안종, 안진, 외안근마비, 안검하수, 동공산대

e) 피부증상 : 발진, 수포(하지에 대칭적으로 보는 것이 특징)

f) 혈압하강

g) 체온상승 : 폐렴이 병발하였을 때는 체온이 상승된다.

4) 剖檢所見

a) 외부소견 : 구강내 백색분말의 부착을 보는 경우가 있으며, 안지부착, 안구결막하수종, 수포형성, 손톱의 cyanosis, 얼굴의 기름기

b) 내부소견 : 위내용에서 capsule 의 분말을 증명, 뇌 및 폐의 심한 수종 및 울혈, 약물성위염

5) 致死量 대략 상용량의 5~10 배라고 하여 바르비탈산유도체의 경우는 5~15 gm, 브롬함유요소유도체의 경우는 10~20 gm, 설포날은 5 gm 등이다.

(4) 알칼로이드 *Alkaloid*

알칼로이드란 식물성염기를 말하는 것으로 식물 중에서 질소화합물·단백질과 그 분해산물 및 간단한 지방속아민을 제외한 것을 말하는 것으로 강알칼리성으로 식물 조직 내에서는 산과 결합되어 염을 만들고 있다.

알콜로 추출되며 알칼리성 또는 중성의 조건하에 에테르 *ether* 층으로 이행된다. 비교적 소량으로 인체에 영향을 미치며 주로 중추신경계에 작용하는데 각기 작용하는 중추의 부위가 다르기 때문에 다른 중독증상을 보인다. 주로 의약품으로 쓰이며 과량투여로 중독증상을 보이게 된다.

1) 阿片 *Opium*[37] 아편은 Papaver somniferum 의 미숙과의 즙액을 건조시킨 것으로 20 종 전후의 알칼로이드를 함유하고 있다. 그 주된 것은 morphine 10 %, papaverin 1 %, tebain 0.3 %, narcotine 6 %, codein 0.5 % 등이다. 따라서 아편의 작용은 morphine 으로 대표된다.

a) 모르핀 *Morphine*[38]

① 중독기전[39] : 중추신경계를 억제하는 작용이 있는데 처음에는 대뇌피질의 지각 및 운동중추를 마비시키고 다음에는 뇌간·연수에 이르러 호흡마비로 사망하게 된다.

또한 만성중독에서는 평활근의 경축작용으로 심한 변비를 동반하고 내용성이 있기 때문에 증량투여하게 된다.

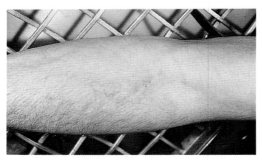

圖 8-10. 血管注入痲藥中毒의 注射針痕(上肢)

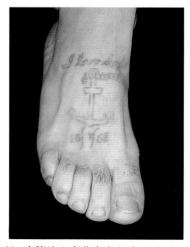

圖 8-11. 血管注入痲藥中毒者의 注射針痕(下肢)

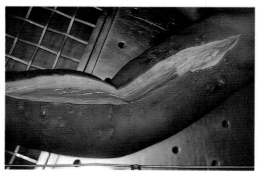

圖 8-12. 血管注入痲藥中毒者의 注射針痕切開

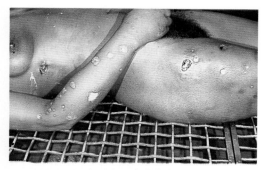

圖 8-13. 皮下注入痲藥中毒者의 瘢痕

② 症　狀

급성중독 :　　다량 투여시에는 의식소실·혼수·호흡마비·전신경련 등을 일으키며 수분 내에 사망하게 된다.

만성중독 *morphinismus, morphinism* :　　약 2주 이상의 연용으로 만성중독이 되며 식욕부진·변비·축동·성욕감퇴·불면·국소의 화농·반흔·진전·영양장애 등을 일으키며 정신증상으로는 의지박약·감정둔마·도덕적 퇴

폐, 약물입수에는 그 방법 여하를 막론하고 반사회적인 행위 또는 범죄를 일으키게 된다.

만성중독자에게 약물을 중단하면 수시간 후에 자율신경계의 급격한 변동으로 산동·심폐기능의 실조·불면·설사 등의 증상을 일으키는데 이를 금단현상 *abstinence phenomena* 이라고 하며 이는 금단 48시간 후에 최고도에 달한다.

③ 부검소견 :　　급사의 소견 이외에 아편중독사의 특이 소견은 없으나 혈관내 주입 또는 피하주입 및 그들이 소지한 주사기 및 신발 등은 圖 8-10~8-14 와 같은 특징적 변화를 본다.

④ 치사량 :　　아편 1~2 gm, 모르핀 0.2~0.4 gm (연용한 예에서는 내용성 때문에 치사량 이상을 投與하여도 사망치 않는 경우가 있다).

b) 파파베린 *Papaverin* :　　말초성진경작용

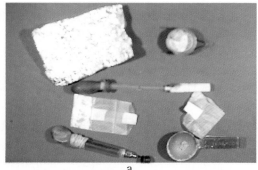
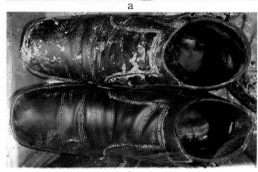
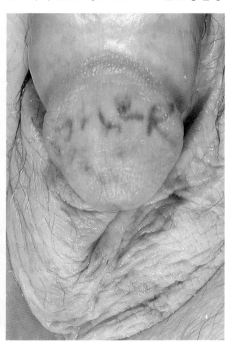

圖 8-14. 痲藥中毒例
a : 痲藥中毒者가 使用한 注射器, 煮沸器(우유계량수저), 痲藥봉지, 스폰지(구두에서 떼어낸 것) 등을 便所에 숨겨 두었다 알콜만 가지고 들어가 使用
b : 同中毒者가 着用하고 있던 신발　　　　　　c : 同中毒者의 陰莖(痲藥을 性器에 注射)

이 강하다.

c) 코데인 *Codein* :　　진통작용은 약하나 호흡억제작용·구토·변비 등의 평활근경축작용도 약하기 때문에 비교적 안전하다. 해수의 억제작용이 있기 때문에 진해제로 사용된다. 그러나 모르핀보다 중추신경계 흥분작용이 강하기 때문에 다량으로 경련을 일으킨다.

d) 나르코틴 *Narcotine* :　　중추신경계 억제작용은 모르핀보다 약하나 평활근의 이완작용이 강하다.

e) 헤로인 *Heroin, Diacetylmorphine* :　　진통작용은 모르핀의 4~8 배이며 호흡억제작용도 강하며 중독되기 쉽다.

2) 코카인 *Cocain*[40]　　코카 *erythroxylococa* 의 잎에서 추출되며 강력한 중추신경계 흥분작용이 있다.

작용은 대뇌피질에서 시작되어 연수 및 척수에 이르는 하강성을 취한다.

급성중독에서는 호흡흥분·혈압 및 체온상승·산동·구토·경련 등을 일으키며 나중에는 억제작용이 일어나 호흡마비로 사망하게 된다.

만성중독 *cocainism* 에서는　환각·망상·착란 등의 정신병양증상을 일으키는 것이 특징이며 난폭한 반사회적 언동의 원인이 되며 정신 의존성은 강하나 자체적 의존이 현저하지 않기 때문에 금단현상은 매우 경하다. 국소의 마취작용이 있기 때문에 임상적으로 많이 활용되는 마약의 일종으로서 치사량은 1.0~1.5 gm 이다.

3) 스트리키닌 *Strychnine*　　Strychinos nuxvomica 의 종자에서 추출되며 중추신경계의 반사 흥분성을 높이며 주된 작용은 척수에서 이루어진다.

급성중독에서는 적은 자극에 의하여 후궁반장 *opisthotonus* 을 일으키며 지각은 민감하여진다. 호흡 및 혈관운동중추의 흥분성은 항진시킨다. 시체에서는 시강이 강하며 그리고 오래 지속된다. 치사량은 0.04~0.4 gm 이다.

4) 아트로핀 *Atropine*　　Atropa belladonna, Scopolia japonica, Datura metal 등에서 추출되며 부교감신경의 차단작용이 주이다. 급성중독에서는 분비억제·산동·호흡곤란·혈압상승·무답병양운동 등의 증상 후 호흡마비로 사망하게 된다. 주로 진경제로 사용된다. 치사량은 0.1 gm 이다.

5) 니코틴 *Nicotin*　　담배 *Nicotiana tabacum* 의 잎 (2~8 % 함유)에서 추출되며 자율신경계의 synaps 를 흥분시킨 후 억제하는 작용이 있다.

급성중독에서는 타액분비의 증가·설사·복통·호흡흥분·혈압상승·부정맥경련·호흡마비로 사망하게 된다. 치사량은 0.16~0.6 gm 이다. 만성중독은 애연가에서 본다.

6) 기타의 알칼로이드

키닌 *quinine* :　　말라리아의 특효약, 해열제

브루신 *brucine* :　　strychnine 과 유사작용

디기탈리스 *digitalis* :　　강심제로 사용되는데 심장의 자극전도계에 작용하여 확장기 심정지를 일으킨다. 축적작용이 있다.

에페드린 *ephedrine* :　　교감신경 자극작용

아코니틴 *aconitine* :　　중추 및 말초신경의 억제작용

콜히틴 *colchitin* :　　비소와 유사작용

코닌 *conine* :　　Conium maculatum 에 함유

麥角 *ergot* :　　자궁수축작용이 있기 때문에 낙태하기 위하여 사용하다가 중독되는 경우가 있다.

에메틴 *emetin* :　　최토제

로벨린 *lobelin* :　　호흡중추흥분작용

필로카르핀 *pilocarpine* :　　아트로핀의 길항작용

베르베린 *berberine* :　　자율신경중추억제작용

카페인 *caffein* :　　Thea sinensis 의 잎에

함유되고 있으며 독성은 약하다.

5. 農 藥 *Pesticide*

(1) 槪 說 *Introduction*

1) 定 義　　농약은 농작물을 보호하는 약제이나 최근에는 해충의 구제에 사용되는 약제도 포함시켜 농약이라 한다.

2) 農藥의 種類

a) 살균제 *fungicide* ：　금속류 살균제·유황계 살균제·dithiocarbamate 계 살균제·유기비소 살균제·quinon 계와 phenol 계 함질소화합물계 살균제·항생제

b) 살충제 *insecticide* ：　천연물 살충제·유기인 살충제·carbamate 계 살충제·유기염소계 살충제·비소제·살록충제·훈증제

c) 살서제 *rodenticide* ：　무기살서제·유기살서제

d) 제초제 *herbicide* ：　무기제초제·유기제초제

e) 식물성장조정제 *plant growth regulator*

f) 유인제·기피제 *attractant · repellant*

g) 화학불임제 *chemosterilant*

h) 보조제 *adjuvant*

3) 농약의 구비조건

a) 인축에 대하여는 저독성일 것

b) 약해가 없을 것

c) 효과가 클 것

d) 값이 쌀 것

a)를 완전히 충족시키는 독물은 아직 없으므로 농약이 의학적으로 문제되는 것이다. 따라서 농약중독은 주로 살충제에 기인되는 경우가 많다.

중독 발생시에는 유기인제제가 독성이 강하기 때문에 급성중독을 일으키기 쉬우며 체내에서의 분해도 빠르기 때문에 축적되지는 않는다. 유기염소제는 독성이 낮으며 급성중독의 위험은 적으나 체내에 축적되기 쉽다.

(2) 有機燐殺蟲劑 *Organic Phosphate Insecticide*[41), 42), 43)]

1) 種 類　　parathion, methylparathion, TEPP (Tetra-ethyl pyrophosphate) dipterex, diazisron, EPN (Ethyl-P-nitophenyl thio-benzenephasphonate), pestox, malathion, metasystox, phenkaptone, trithion, DDVP (Dimethyl-2, -2 dichlorovinyl phosphate)

2) 中毒機轉[44)]　　유기인제는 위장·피부·기도로 흡수되어 모든 장기에 분포되는데 cholinesterase 의 작용이 저해되어 그 결과 체내에 acetylcholine 이 축적되어 choline 행동성 신경의 자극이 증가되는 것이 중독의 핵심이 되는 것이다.

chymotrypsin, trypsin, lipase, esterase 등의 효소에 대하여서도 저해작용이 있다.

3) 症 狀[45), 46)]

경증(혈장 cholinesterase 치가 정상의 50~80%인 경우) ：　전신권태·두통·구토·발한

중등도(10~20 %) ：　근진전·축동(중등도)·의식혼탁·언어 불명료

중증(0~10 %) ：　의식소실·심한 축동·호흡곤란·전신마비 및 경련

4) 剖檢所見　　특이소견은 없으며 모세혈관 확장·폐수종 및 동공축소가 심한 경우를 본다.

5) 致死量

parathion : 경구 0.1~0.3 gm，경피 1 gm

TEPP : 경구 0.1~0.3 gm，경피 0.5 gm

EPN : 경구 0.6~0.8 gm，경피 5 gm

methylparathion : 경구 0.8~1.0 gm

pestox : 경구 0.3~0.5 gm，경피 0.5~1.0 gm

(3) 有機鹽素系殺蟲劑 *Organic Chlorinated Insecticide*[47)]

1) 種 類

a) 독성이 매우 강한 것 ：　isolenzan, endrin, aldrin, dieldrine, toxapheae

b) 독성이 강한 것 ：　endosulphen, dichlorodiphenyl trichloroethane (DDT), heptachlor, benzene hexachloride (BHC), lindane, strobane, chlordane, dimite, bandane, dicofol.

c) 독성이 가장 적은 것 ：　chlorobenside, chlorobenzilate, 1, 1-dichloro 2, 2-bis

(Pchlorophenyl) ethane (TDE or DDD), chlor-
opropylate, methoxychlor

2) 中毒機轉　　작용기전이 확실치 않으나
신경독으로 중추신경계의 자극작용이 특징이
다. 또 유기염소제는 지방조직에 축적되어
만성중독을 일으켜 간 및 신의 장애를 초래
한다. 본제는 소화기 및 호흡기로도 흡수되
지만 피부로도 흡수된다. 특히 dieldrin 은
분말상태에서 흡수된다. 배설은 뇨·유즙을
통한다. 따라서 본제가 남은 식품 또는 과실
을 먹는 경우에는 모유를 통해 어린이가 중
독이 되며 또 이러한 사료로 사육된 소의 우
유를 마시는 경우에는 만성중독의 원인이 된
다.

3) 症 狀　　경한 경우에는 중추신경 자
극증상으로서 두통·식욕감퇴·구역·불안감·
진전·근섬유성연축이　나타나며　DDT 중독
의 초기에는 혀·얼굴·입술에 지각 이상이
나타나고 심한 예에서는 사지의 지각 이상이
나타난다. 즉 drin 제는 의식소실과 전신경
련, DDT 는 지각 장애와 진전, BHC 는 간
대성·강직성 경련을 일으키는 것이 특징이
다.

4) 剖檢所見　　특이소견은 보지 못하고
중독사의 일반적인 소견과 간 및 신에서 퇴
행변성을 본다.

5) 致死量
drin 제 : 14~48 mg/kg
DDT : 약 9 gm
BHC : 약 3~4 gm

(4) 有機水銀殺蟲劑 *Organic Mercury Insec-
　　ticide*[48]

유기수은 살충제는 여러 효소의 SH 기에
결합하여 그 효소의 작용을 억제한다. 급성
중독은 드물고 대부분이 만성중독이기 때문
에 법의학적인 문제보다 예방의학적인 문제
로 대두되는 경우가 많다. 주로 alkyl(me-
thyl, ethyl, metoxy-ethyl) 수은에 의하는 경
우가 많다.

신·간·혈액·뇌의 순으로 축적되고 모발
에 축적되기도 하며 태반을 통하여 태아에

이행되어 중독을 일으키기도 한다.

증상은 다채로운 신경증상으로 운동실조·
언어장애·구심성시야협착이 특징이다.

농약중독은 아니나 공장배수 중의 methyl
수은을 섭취한 어패류를 먹는 경우에는 만성
중독이 된다. 일본에서는 S.M.O.N.으로 불
릴 정도로 사회문제로 대두된 경우가 있다.

(5) 殺鼠劑(쥐약) *Rodenticide*[49]

과거의 쥐약은 주로 인제제이던 것이 유기
불소제로 전환되었다가 유기불소제제가 인축
에 대하여 해가 많다 하여 제조 및 판매가
금지되었으며 다시 인제제가 등장되기 시작
하였다.

1) 種 類
a) 유기불소제제 *sodium monofluoroacetate*,
(1080, Fratol),   monofluoroacetamide (Fus-
sol)
b) 인화아연제제,   설파린제제,   백호쥐약
(RH 787) (인 참조)

2) 中毒機轉　　유기불소제제는 체내비소
인 aconitase 의 작용을 저해하여 조직내에
구연산의 축적이 일어나 대사장애를 일으키
는 전형적인 효소독의 일종이다.

3) 症 狀
신경계 :　　의식장애, 즉 혼수·경련
심혈관계 :　　심박항진, cyanosis, 부정
　　맥 및 호흡곤란

4) 剖檢所見　　신간질에 심한 충혈과 세
뇨관상피의 박리·탈락과 간세포의 변성·위
축 및 괴사를 본다.

5) 致死量　　fratol ; 0.3~0.5 gm, fussol ;
약 1.0 gm

6. 食中毒 *Food Poisoning*

(1) 鰒魚中毒[50] *Globe Fish Poisoning*

복어의 난소 및 간을 비롯한 복부내장에는
맹렬한 신경독인 tetrodotoxin ($C_{16}H_{31}NO_{16}$)
이 생리적으로 함유되어 있으며 고환과 근육
에는 없다.

tetrodotoxin 은 열에 대한 저항이 강하여
약 1시간 정도 끓여도 분해되지 않으며 산

및 알칼리에는 약하며 탄산나트륨이나 중탄
산나트륨과 같이 끓이면 분해되어 무독화된
다.

　1) 中毒機轉　　큐라레양운동마비·코카인
양지각마비·혈관운동중추 및 호흡중추의 마
비로 사망하게 된다.

　2) 症狀　　식후 30 분 내지 5 시간에 발
현되며 발증 5 시간 내에 사망하게 된다. 만
일 그 증상이 8~9 시간을 경과한다면 죽음
을 면하게 된다.

　초증은 구역·구토와 더불어 지각마비·운
동마비가 일어나며 지각장애로는 구진 및 그
주위, 설첨 및 지두의 지각둔마를 일으키며
횡문근마비로는 수지·상지하지 및 구간에
이르며, 성대 마비로 발성불능으로 된다. 나
중에 호흡마비 및 혈압하강으로 사망하게 되
는데 의식은 이 단계에서 비로소 혼탁하게
된다.

　3) 剖檢所見 및 診斷　　특이한 소견을 보
지 못하며 질식사와 유사한 소견을 볼 뿐이
다. tetrodotoxin 의 화학분석은 아직 방법
이 없다. 따라서 먹다 남은 복어, 생존자의
임상증상 및 경과를 참고하여 추리진단하게
되며 위내용 또는 혈액을 실험동물에 투여하
여 중독 증상을 일으키는지의 여부를 검사하
여야 한다.

　4) 致死量　　2 mg 으로 추정

　(2) 毒버섯中毒 *Mushroom Poisoning*[51]

　버섯 중에는 유독성인 것이 있는데 이것과
식용버섯은 감별이 용이치 않아 중독을 일으
키는 소위 가정사고의 형태의 것이 대부분이
며 사고는 버섯이 많이 나는 9, 10 월이 많고
다음이 5 월이다.

　1) 우리나라의 독버섯[52]　　마귀버섯, 붉은
마귀버섯, 흰무당버섯, 알마귀버섯, 눈물버
섯, 독산버섯, 큰무당버섯, 애기무당버섯,
큰미치광이버섯, 노랑갓쪼개버섯, 무당버섯,
땀버섯, 독끈적버섯, 외대버섯, 독청버섯,
양파버섯, 쓴맛버섯

　2) 독버섯의 유독성분

　a) muscarine :　　맹독성 alkaloid 로 cho-

line 작동신경말초자극작용이 강하며 서맥·
눈물·발한 등의 분비자극증상이 있으며 혼
수상태에 빠지게 한다.

　b) phallin :　　용혈작용이 있으며 열에
의해 파괴된다.

　c) amanitatoxin :　　내열성이며 맹독이
며 증상이 발현되기까지에는 장시간을 요하
며 cholera 양증상·경련·의식장애를 일으
킨다.

　d) muscaridine :　　일명 pilzatropin 이
라고도 하며 화학적으로는 atropine 과 다르
나 작용은 유사하여 산동 및 광조상태를 일
으킨다.

　e) choline :　　독성은 약하나 muscar-
ine 과 유사한 작용이 있다.

　f) neurine :　　choline 을 함유한 버섯이
부패되면서 생기며 muscarine 과 유사한 작
용이 있다.

　g) hevellic acid :　　용혈작용이 있으며
열에 의하여 분해되어 무독화된다.

　h) agaricin :　　발한감소·위장염을 일으
키나 사망할 정도로 독작용이 강한 것은 못
된다.

　i) pilztoxin :　　반사항진·평형장애 및
경련을 일으킨다.

　3) 症狀

　a) 위장형 :　　주로 급성 위장염 증상인
구토·설사·복통·구갈 및 허탈을 일으킨
다.

　b) cholera 형 :　　심한 위장염을 일으켜
마치 cholera 와 같은 증상을 일으킨다.

　c) 용혈형 :　　용혈을 일으키기 때문에
황달·혈색소뇨·cyanosis·요폐·요독증양 경
련을 일으킨다.

　d) 부교감신경마비형 :　　산동·광조·근
육 강직을 일으킨다.

　e) 부교감신경흥분형 :　　축동·서맥·연
동항진·냉한·허탈을 일으킨다.

　f) 혈관운동신경마비형 :　　혈관운동신경
의 자극으로 지단피부의 발적을 보나 마비되
므로 종창·열감 및 동통이 일어난다.

g) 뇌증형：　명정상태로 노래하며 춤추고 의식소실을 일으킨다.

4) 剖檢所見　독버섯의 종류에 따라 차가 있으며 일반적으로 특이소견은 없고 위장관의 출혈 및 염증소견을 보며 간·신 및 심장에 지방변성을 보며 동공의 축소를 본다.

화학분석에 의한 진단은 불가능하기 때문에 위내용물 또는 토물의 형태학적 현미경 검사로 버섯의 형태를 확인하는 한편 위내용 또는 혈액을 시험동물에 투여하고 그 증상을 관찰한다.

(3) **細菌性食中毒** *Bacterial Food Poisoning*[53]

세균 또는 세균의 독소에 의하여 오염된 음식물을 섭취함으로써 야기되는 급성위장장애를 말하며 감염형과 독소형으로 구분된다.

1) 感染型食中毒 *Infection Type*　세균이 음식물을 통하여 인체의 위장관내에 침입, 증식되므로 중독증상을 나타내며 원인균으로는 Salmonellae(S. enteritidis, S. typhimurium, S. cholerae suis) 및 호염균 *Halophilic bacteria*, Enterococcus, Pseudomonas 균, Proteus 균 및 대장균 등이다.

호염균감염의 경우는 해어·패류, Salmonella 균의 경우는 보균자 또는 보균동물의 배설물에 의해 오염된 음식물에 의하거나 또는 이환동물의 근육·유즙·계란 등이 직접 전염원인 경우도 있다.

2) 毒素型食中毒 *Toxic Type*　독소형 식중독은 포도상구균·Clostridium botulinum 등의 독소생산균이 음식물 속에서 증식되어 독소가 생산되었을 때 이것을 섭취함으로써 중독증상을 나타내는 것이다. 오염경로의 하나는 황색포도상구균이 주로 탄수화물식품중에 혼입 증식되어 열안정성인 장염독 *enterotoxin*을 생산하게 되는 경우이며 다른 하나는 botulinus 균이 통조림 혹은 폐쇄된 비닐 용기 속의 식품에 혼입되는 경우, 혐기성상태에서 발아증식되어 2 차적으로 독소가 생산되므로 이 독소에 의하여 중독되게 된다.

3) 症 狀　호염균·Salmonella 속균·포도상구균에 의한 경우는 위장증상을 나타내고 중증인 경우로는 중추신경 증상을 보이게 된다. 위장증상이 포도상구균의 enterotoxin에 의하는 경우에는 대체적으로 섭취 1~5 시간 이내에 일어나며 호염균에 의한 경우에는 2~24 시간, Salmonellae 에 의한 경우에는 6~24 시간 후에 급격한 복통·구토·설사를 일으키며 중증에서 보는 신경증상으로서는 산동·경련·의식혼탁·발열·부정맥을 보이다가 사망하게 된다.

botulinus 균 중독 때는 강력한 독소에 의하여 주로 신경증상이 나타난다. 섭취 후 약 18~96 시간에 연하곤란·인두 및 식도마비·언어장애·안구마비 증상을 일으키며 호흡중추 및 순환중추의 마비로 사망하게 된다.

4) 剖檢所見 및 診斷　부검소견에는 특이적인 것이 없고 위장염이 심한 것을 볼 수가 있다.

진단은 섭취한 음식물, 환자의 토물·혈액 또는 배설물을 세균학적 검사를 실시하여 원인균을 분리함으로써 가능하다.

Ⅲ 剖檢醫를 위한 簡易毒物分析法
Simple Analytical Procedure for Dissector Autopsy Doctor[9, 54, 55]

사건의 양상으로 보아 중독여부를 속히 판단하여야 할 경우가 허다하며 또 독물검사실까지 검체를 운반하는 데에는 많은 시간과 노력이 요구되는 경우 우선 부검한 의사로서 손쉽게 중독여부를 판단할 수 있는 몇 가지 독물의 간이분석법을 기술한다. 이 방법들은 예비검사에 해당되며 확인검사 및 정량검사를 위하여서는 검체가 반드시 검사실로 송부되어야 한다.

1. 酒 精 *Alcohol*

(1) 중크롬산칼륨법 *Potassium Dichromate Method*

a) 중크롬산칼륨 포화수용액 1 ml 와 혈액 혹은 뇨 1 ml 를 플라스크 내에서 혼합한다.

b) 0.1 N 중크롬산칼륨, 60 % 황산수용액 0.5 ml 를 첨가한다.

c) 플라스크를 밀폐한 후 항온기내에서 50℃ 로 가열한다.

판독 : 적황색 *orange* 에서 녹색으로 변색되면 주정 *ethanol* 치가 50 mg % 이상을 의미한다.

2. 重金屬 *Heavy Metal*

arsenic, bismuth, antimony, mercury

(1) Reinsch 검사법

a) 뇨・위내용물・신 혹은 간 10 ml(또는 gm)를 플라스크에 넣는다.

b) 플라스크내에 농축염산 2 ml 를 가한 후, 여기에 청결한 동선 혹은 동편을 첨가한다.

c) 플라스크를 밀봉한 후 1시간 동안 가열한다.

판독 : 검사 결과가 양성일 경우 동선 또는 동편상에 침전물이 형성된다. 〈表 8-7〉은 Reinsch 검사 결과를 요약한 것인데 중금속 종류에 따르는 침전물의 양상 및 그 검출 감도를 표시하였다. 또 형성된 침전물을 좀더 자세히 검사함으로써 각 중금속을 식별하는 방법은 다음과 같다.

〈表 8-7〉　**Reinsch** (重金屬) **檢査結果**

重　金　屬	銅의　變化	沈澱物의 樣　相	感　　度
砒　　素	黑　灰　色	八角形結晶	0.010
Antimony	暗　紫　色	粉　末　狀	0.020
蒼　　鉛	銀　灰　色	粉　末　狀	0.020
水　　銀	銀　灰　色	金　屬　塊	0.050

1) 砒素 *Arsenic* 　비소에 의해 형성된 흑회색의 동선 내지는 동편을 시험관에 넣고, 여기에 10 % 청산칼륨 15 방울을 가하면 비소에 의해 생성된 침전물은 용해되지만, antimony, bismuth 에 의하여 생긴 침전물은 용해되지 않는다.

2) 蒼鉛 *Bismuth* 　창연에 의해 형성된 은회색의 동편을 시험관에 넣고 5 % 아황산나트륨 15 방울과 15 % 질산 1 ml 를 가하면,

창연에 의하여 생성된 침전물은 용해되나 비소 혹은 antimony 에 의하여 형성된 침전물은 용해되지 않는다. 여기에 증류수 1 ml 와 창연 검사시약(창연검사시약 : 0.5 % 질산 100 ml 에 quinine sulfate 2 gm 을 용해한 후, 여기에 옥도칼륨 2gm 을 다시 용해) 1ml 를 가하면 오렌지색의 혼탁이 형성된다. 이 방법은 창연검출의 특유한 검사법이다.

3) Antimony 　침전물이 비소 및 창연검출법으로 변화를 나타내지 않을 때는 antimony 에 의해서 생성된 침전물이다.

3. **Barbiturate**

(1) Koppany 의 변법

a) 깔때기를 사용하여 뇨 혹은 위내용물 50 ml 를 여과한 후 litmus 지로 pH 를 측정한다. 알칼리성이면 황산을 사용하여 산성화할 필요가 없다.

b) 에테르 100 ml 를 가한 후 수분간 흔들어 준다.

c) 층이 형성되게 방치한 후 수용액층을 버리면, barbiturate 는 층내에 남게 된다.

d) 에테르를 비이커에 여과한 후 건조시키기 위해 수조내에 넣고 에테르를 증발시킨다.

e) 건조된 barbiturate 잔여물을 클로로포름 10 방울을 가하여 다시 용해시킨다.

f) 이 클로로포름 용액을 백자로 만든 점적판 위에 몇 방울을 떨어뜨린 후 1 % cobalt acetate, 무수메칠알콜 용액 한 방울과 5 % isopropyl amine 용액 두 방울을 가한다.

판독 : 　barbiturate 존재하에 자색 내지는 연자색 *purple lilac color* 을 나타낸다.

4. 一酸化炭素 *Carbon Monoxide*

(1) Hoppe-Seyler 法

方法- I 　증류수 20 ml 에 혈액 2 방울을 희석하여 시험관에 넣고, 또 다른 시험관에 COHb 이 없는 정상대조혈액 2 방울을 가한다. 두 시험관에 광선을 비추어 보면 carboxyhemoglobin 이 있는 혈액은 명확한 선홍색을 나타내며 대조혈액은 적갈색을 나타낸다.

方法-Ⅱ   증류수 10 ml 에 혈액 2 방울을 희석하여 시험관에 넣고, 또 다른 시험관에 동일한 방법으로 대조혈액 동량을 희석한 후, 각 시험관에 10~20 % 수산화나트륨 5 방울을 가한 후, 빨리 흔들면 대조혈액은 황갈색을 나타내며, 검사혈액이 20 % 이상의 COHb 을 함유하고 있다면 선홍색이 수초간 지속된 후, 약 1분 후 선홍색이 황갈색으로 변한다.

(2) Kunkel 法

3 % tannic acid 용액 10 ml 에 20 % 희석혈액 5 ml 를 가하여 선홍색으로 변하면 COHb 양성이다. 대조혈액은 직후에는 담적색이나 점차 회갈색으로 변한다.

(3) Liebmann 法

40 % formalin 용액에 혈액을 가하여도 그 빛깔에 변화가 없는 것은 COHb 이 양성인 것을 의미한다.

5. 靑酸鹽 *Cyanide*

(1) 剖檢室에서 시행하는 簡易檢査法 *Simple Autopsy Screening Test*

a) 정방형여과지를 포화피크린산 *picric acid* 에 담근 후, 건조시킨다.

b) 여과지상에 혈액·위내용물 같은 검사재료 한 방울을 떨어뜨린 후 다시 건조시킨다.

c) 검사물 중심부에 10 % sodium carbonate 한 방울을 떨어뜨린다.

판독 :   청산염 존재하에 검사물 중심부에서부터 적자색으로 점차 착색이 된다.

(2) Schönbein-Pagenstecher 반응

Guajac 시험지가 청색으로 변하면 양성이다.

Guajac 시험지 :   guajac 수지 alcohol 용액에 여과지를 담갔다가 실온에서 건조시킨 후 0.1 % 황산동용액에 다시 담갔다가 말려서 사용한다.

(3) Benzidine 반응

benzidine 초산동시험지가 청색으로 변하면 양성이다.

Benzidine 초산동시험지 :   10 % 초산용액에 benzidine 을 포화용해시키고 이 용액에다 여과지를 담갔다가 실온에서 말린 후 0.1 % 초산동액에 다시 담갔다가 말려서 사용한다.

6. 黃酸第一鐵 *Ferrous Sulfate*

(1) 檢査法

a) 증류수로 위내용물을 희석한 후 희석액 5 ml 를 취하여 여과한다.

b) 여과액 5 ml 에 염산 2 방울을 가한다.

c) 이 혼합액에 potassium ferricyanide 1 ml 를 가한다.

판독 :   황산제일철 미량 존재하에 감청색 *Prussian blue* 을 나타낸다.

7. **Isopropyl Alcohol**

(1) Denige's 法

a) 10 % zinc sulphate 5 ml 와 혈액 5 ml 를 혼합.

b) 0.5 N 수산화나트륨 5 ml 를 가하여 잘 혼합한다.

c) 단백질을 완전히 응고시킨 후 여과지로 여과한다.

d) 원심시험관에 투명한 여액 5 ml 를 취하고 여기에 Denige's 시약 5 ml 를 첨가한다.

Denige's 시약 :   황색의 mercuric oxide 2 gm 을 16 ml 의 증류수에 용해시킨 후, 여기에 황산 8 ml 를 가하여 서서히 저으면서 증류수 16 ml 를 추가하여 용액을 만든다.

e) 코르크 마개를 하여 수조에 넣고 서서히 가열한다.

판독 :   isopropanol, acetone, 그리고 tertiary butyl alcohol 존재하에 황백색의 미세침전물 *fine precipitate* 이 형성되며, 검사결과가 음성일 경우 isopropanol 이 존재치 않음을 의미한다.

8. 鉛 *Lead*

연검사는 혈액 내지는 뇨를 이용한다.

(1) 簡易檢査法 *Simple Laboratory Test for Lead*

a) 검사재료에 희황산을 가하면 백색 침전물이 형성된다. 이 침전물은 질산에는 용해되지 않으나 염산 *hydrochloric acid* 혹은 ammonium acetate에는 용해된다.

b) 검사재료에 sulfuretted hydrogen을 가하면 흑색 침전물이 생성된다. 이 침전물은 ammonium sulfide에는 용해되지 않으나, 뜨거운 질산에는 용해된다.

c) 한편 검사재료에 potassium iodide를 가하면 밝은 황색 침전물이 형성된다. 이 물질은 뜨거운 증류수에 용해되며, 이것을 다시 냉각시키면 반짝이는 황색 결정체가 형성된다.

(2) 尿 coproporphyrin 검사 *Coproporphyrin Test for Lead in Urine*

a) 신선한 뇨 5 ml 에 초산 10 방울과 3 % 과산화수소 5 방울을 시험관 내에서 혼합한 후 다시 에테르 5 ml 를 첨가하여 가볍게 흔들어 준다.

b) 층이 분리되도록 방치한 후, 요층은 버린다.

c) 에테르에 1 N 염산 1 ml 를 가한 후 자외선하에서 관찰한다(Wood's filter).

판독 : 선홍적색 형광을 나타내면 양성이며, 청록색 형광을 나타내면 음성이다.

9. 木 精 *Methyl Alcohol*

(1) 血液內 木精 檢査法 *Test for Methyl in Blood*

a) 혈액 2 ml 에 20 % trichloracetic acid 4 ml 를 가하고 잘 혼합한다.

b) 여과하여 투명한 여액을 얻는다.

c) 시험관 내에서 여액 1 ml 와 과망간산칼륨 시약 4 방울을 혼합후 2 분간 작용시킨다.

과망간산칼륨 시약 : orthophosphoric acid 15 ml 에 과망간산칼륨 *Potassium permanganate*

3 gm 을 용해시켜 100 ml 가 되게 증류수를 가한다.

d) 소량의 아황산나트륨 *sodium bisulfite* 결정체를 사용하여 다량의 과망간산칼륨을 탈색시킨다.

e) chromotrophic acid 소량을 첨가한다.

f) 황산 2 ml 를 시험관 측벽을 따라 유입시킨다.

판독 : 목정 존재하에서는 공유접촉부위에서 흑자색환이 형성된다.

10. 파라티온 *Parathion*

(1) p-nitrophenol 검사법 *p-nitrophenol test*

a) 토물·위내용물 또는 뇨 10~15 ml 를 증기로 증류시켜 증류액 10 ml 를 얻는다.

b) 수산화나트륨 2 정을 가한 후 수조내에서 서서히 가열한다.

판독 : p-nitrophenol, 파라티온의 대사물 존재하에 황색을 나타낸다.

11. Phenothiazine

(1) 尿 phenothiazine 檢査 *Forrest and Forrest Tests for Phenothiazines*

a) 뇨 2 ml 에 농축황산 6 방울과 10 % ferric chloride 2 방울을 가하여 선홍색 내지 자색을 나타내면 phenothiazine 화합물에 대한 양성반응을 의미한다.

b) 5 % ferric chloride 5 ml, 20 % 질산 45 ml, 50 % 질산 50 ml 를 혼합하여 FPN 시약을 만든다(각 시약의 백분율은 용액 100 ml 내에 용해된 약품의 gm 수를 표시한 것임)

판독 : 뇨 1ml 에 FPN 시약 1ml 를 혼합하였을 때, 염소화물유도체 *chlorinated derivatives* 가 있으면 연자색 *lilac color*, 불소화물유도체 *fluorinated derivatives* 가 있으면 피부색 *flesh color*, 유황화합물유도체 *sulfurated derivatives* 인 경우 청색 내지는 오렌지색을 나타낸다. 한편 이러한 색의 변화는 곧 소실된다.

12. Salicylates

(1) phenistix 檢査

a) 염화제이철 검사 *ferric chloride test* :
뇨 2~3 ml 에 10 % 염화제이철 1 ml 를 혼
합하여 salicylic acid 가 요내에 존재하면 짙
은 자색을 나타낸다. 이와 같이 양성을 나타
내면 뇨 검사물을 끓여서 검사를 반복한다.
salicylate 존재하에 자색을 나타내므로, 이
반응은 아스피린 *aspirin* 5 gm 정도 섭취에도
양성을 나타내게 된다. 한편 석탄산 유도체
에 의해서도 양성반응을 나타내며, 음성반응
은 salicylate 가 요중에 존재치 않음을 의미
한다.

(2) 血淸 살리실산檢査 *Test for Serum Sa-licylate*

a) 정성분석 *qualitative* :   작은 증발접시
에 혈청 0.01 ml 를 넣고 0.07 N 질산에 용해
된 1 % 질산제이철 *ferric nitrate* 2 방울을 가
한다.

판독 :   salicylate 존재하에 자색을 나타
낸다.

b) 정량분석 *quantitative* :   두 개의 시
험관 각각에 혈청 0.2 ml 와 증류수 0.8 ml 를
넣고, 한 시험관에는 0.07 N 질산 *nitric acid*
1 ml 를 가하고 *blank*, 다른 시험관에는 0.07
N 질산에 용해된 1 % 질산제이철 1 ml 를
가한다. 시험관은 잘 흔들어서 혼합한 후 5
분간 방치하였다가 분광비색계를 사용하여
파장 540 mμ 에서 판독한다.

표준 용액을 만들기 위해 한 시험관 *blank*
에 증류수 1 ml 와 0.07 N 질산 *nitric acid*
1 ml 를 가한다. 다른 시험관에 증류수 0.8
ml 와 표준 용액 0.2 ml 를 혼합한 후, 여기
에 1 % 질산제이철을 가한다.

salicylate 표준용액 : 25 mg %

$$\frac{\text{미지용액흡수대 } absorbance\ unknown}{\text{표준용액흡수대 } absorbance\ standard} \times 25$$
$$=100\ ml\ 당\ salicylate\ 의\ mg$$

13. 스트리키닌 *Strychnine*

(1) Fading Purple Test for Strychnine

a) 증류수 10 ml 에 위내용물 소량을 혼합
한 후 수산화암모니아를 가하여 알칼리성
alkalinize 으로 변화시킨다.

b) 혼합물을 잘 흔들어서 혼합시킨 후 25
ml 의 클로로포름을 가하여 클로로포름층을
형성한다. 형성된 클로로포름층을 분리하여
제거한다.

c) 잔류물에 농축황산 수방울을 가하여 용
해시킨 후 슬라이드에 옮긴다.

d) 이 산성용액에 중크롬산칼륨 *potassium dichromate* 결정체 한 개를 넣고, 유리봉으
로 그 결정체를 잡아 슬라이드 상에 문질러
흔적을 만든다.

판독 :   strychnine 미량 존재하에 그 결
정체에 의해서 형성된 흔적이 자색, 적오렌
지 그리고 황색으로 점차 변한다.

14. 黃   燐 *Phosphorus*

(1) Mitscherlich 法

어두운 곳에서 수증기 증류를 행하면 냉각
관 내에서 황린 함유의 수증기가 공기와 접
촉하여 특이한 인광을 발한다.

(2) Duart-Blondlot 法

황린・차아인산・아인산은 발생기의 수소
에 의해 환원되어 인화수소를 발생한다. 인
화수소 또는 황린을 함유한 수소는 점화하면
특이한 녹색염을 보이면서 연소된다.

◇ 參 考 文 獻 ◇

1) 文國鎭, 李旼圭, 鄭炳浩, 洪錫宰, 金象皓, 徐在冠, 蘇炳國：〈韓國法醫剖檢의 統計的 考察〉,「韓法醫誌」, 第 2 卷, 第 1 號, 5, 1978

2) Arena, J. M. : *Poisoning*, 3rd Ed., Springfield, Ill., Charles C Thomas, 1974

3) Casarett, L. J. and Doull, J. : *Toxicology, The Basic Science of Poisons*, New York, Macmillan, 1975

4) Thienes, C. H. and Haley, T. J. : *Clinical Toxicology*, 2nd Ed., Philadelphia, Lea & Febieger, 1972

5) Curry, A. S. : *Advances in Forensic and Clinical Toxicology*, Cleveland, The Chemical Rubber Co., 1972

6) Polson, C. J. : *Clinical Toxicology*, 2nd Ed., London, Pitman Publishing Co., 1971

7) Camps, F. E. (ed.) : *Gradwohl's Legal Medicine*, 3rd Ed., John Wright & Sons LTD, Bristol, 1976

8) McBay, A. J. : Toxicological findings in fatal poisoning, *Clin. Chem.,* 19 : 361, 1973

9) Fatteh, A. : *Forensic Pathology*, J. B. Lippincott, Philadelphia, 1973

10) 文國鎭：〈檢屍要領, 醫學研修構座〉, 서울醫大醫學研修敎育委員會, 第 9 輯, 1975

11) Winek, C. L. : A role for the hospital pharmacist in toxicology and drug blood level information, *Am. J. Hosp. Pharm.*, 28 : 351, 1971

12) Birkinshaw, V. J., Gurd, M. R., Randall, S. S., Curry, A. S., Price, D. E. and Wright, P. H. : Investigations in a case of murder by insulin poisoning, *Brit. Med. J.*, 2 : 463, 1958

13) Clarke, E.G.C. : *Isolation and Identification of Drugs*, London, Pharmaceutical Press, 1968

14) 文國鎭：〈毒劇藥物服用과 生存期間〉,「韓法醫誌」, 第 1 卷, 第 1 號, 53, 1977

15)「國立科學捜査研究所年報」, 10 號, 169, 1971

16) Sato, Akira : Study on time interval death following ingestion of poison, *Japanese J. Legal Med.*, 22 : 3, 562, 1968

17) Moritz, A. R. et al. : *Legal Medicine*, 4th Ed, The C.V. Mosby Company, Saint Louis, 1975

18) Lundquist, Frank : *Methods of Forensic Science* Vol 1, 1st Ed., Interscience Publishers, New York, 1962

19) Gonzales, et al. : *Legal Medicine Pathology and Toxicology*, 2nd Ed., Appleton century crofts Inc., New York, 1954

20) Camps, F. E. and Cameron, J. M. : *Practical Forensic Medicine*, 2nd Ed., London, Hutchinson medical publication, 1971

21) Lin-Fu J. S. : Mercury burden of human autopsy organs and tissues, *N. Engl. I. Med.*, 289, 1229, 1289, 1973

22) Massaro, E. J., Yaffe, S. J. and Thomas, C. C. : Mercury levels in human brain skeletal muscle and body fluids, *Life Sci.*, 14, 1939, 1974

23) Sruyder, R. D. : The involuntary movements of chronic mercury poisoning, *Arch. Neurol.*, 26, 379, 1972

24) Goldwater, L. J. and Hoover, A. W. : An international study of "normal" levels of lead in blood and urine, *Arch. Environ. Health*, 15 : 60, 1967

25) Kopito, L., Byers, R.K. and Shwachman, H. : Lead in hair of children with chronic lead poisoning, *New Eng. J. Med.*, 276 : 949, 1967

26) Kensler, C. J., Abels, J. C. and Le poec C. : Determination of the mercury content of human blood by activation analysis, *J. Lab. Clin. Med.*, 66, 168, 1965

27) Cameron, J. M. and Patrick, R. S. : Acute phosphorus poisoning-the distribution of toxic doses of yellow phosphorus in the of experimental animals, *Med. Sci. Law*, 209, 1966

28) Winek, C. L., Collom, W. D. and Fusia, E. P. : Yellow phosphorus ingestion-three fatal poisoning, *Clin. Toxicol.*, 6, 541, 1973

29) Ballantyne, B. (ed) : The forensic diagnosis of acute cyanide poisoning, In : *Forensic Toxicology, Bristal, Wright*, 99, 1974

30) Fiddes, F. S. : Accidental carbon monoxide poisoning ; dangers of inadequate ventilation, *Br. Med. J.*, 2 : 697, 1956

31) Domingrez, A. H. : Carbon monoxide in tissue, *Toxicol. Appl. Pharmacol.*, 1, 135, 1959

32) Winek, C. L. and Eastly, T. : Factors affecting contamination of blood samples for ethanol determinations, In : *Legal Medicine Annual*, 1976, Wecht, C. H. (ed.), Appleton-Centry-Crofts, 566, 1976

33) 文國鎭 :〈死後 alcohol 檢査의　法醫學的　意義〉,「韓法醫誌」, 第 3 卷, 第 1 號, 35, 1979

34) Dinnick, O. P. : Deaths associated with anesthesia ; observation on 600 cases, *Anesthesia*, 19, 536, 1964

35) Felby, S. and Olsen, J. : Comparative studies of postmortem barbiturate and meprobamate in vitreous humor, blood and liver, *J. Forensic Sci.*, 14 : 507, 1969

36) Dorpat, T. L. : Drug automatism, barbiturate poisoning and suicide behaviour, *Arch. Gen. Psychiatry*, 31, 216, 1974

37) Dole, V. P., Kim, W. K. and Eglitis, I. : Detection of narcotic drugs, tranquilizers, amphetamines and barbiturates in urine, *J.A.M.A.*, 198, 349, 1966

38) Felby, S., Christensen, H. and Lund, A. : Morphine concentrations in blood and organs in cases of fatal poisoning, *Forensic. Sci.*, 3, 77, 1974

39) Brunk, S. F. and Delle, M. : Morphine metabolism in man, *Clin. Pharmacol. Ther.*, 16, 51, 1974

40) Bastos, M. L., Jukofsky, D. and Mule', S. J. : Routine identification of cocain metabolites in human urine, *J. Chromatogr.*, 89, 335, 1972

41) Fleisher, J. H., Woodson, G. S., and Simet, L. : A visual method for estimating blood cholinesterase activity, *A.M.A. Arch. Ind. Health,* 14 : 510, 1956

42) Vercruysse, A. and Deslypere, P. : Acute parathion poisoning, *J. Forensic Med.*, 11 : 107, 1964

43) Luckens, M. M. : Screening tissues and urine for pesticides, *J. Forensic Sci.*, 11 : 64, 1966

44) Hecke, V., Derveaux, W. and Hans-Berteau, M. J. : A case of criminal poisoning by parathion, *J. Forensic Med.*, 5 : 68, 1958

45) Namba, T., Nolte C. T., Jacksel, J. jun. and Grob, D. : Poisoning due to organophosphate insecticide acute and chronic manifestations, *Am. J. Med.*, 50, 475, 1971

46) Sidell, F. R. : Clinical manifestations and treatment of accidental poisoning by organophosphates, *Clin. Toxicol.*, 7, 1, 1974

47) Fishbein, C. : Chromatographic and biological aspects of DDT and its metabolites, *J. Chromatogr.*, 98, 177, 1974

48) World health organization : Pesticide residues in food, *Tech. Rep. Ser.*, No. 458, Geneva, W.H.O., 1970

49) Davis, J., Davies, J. E. and Fisk, A. J. : Occurrence, diagnosis and treatment of organophosphate pesticide poisoning in man, *Ann. N. Y. Acad. Sci.*, 160 : 383, 1969

50) Banner, A. H. : Hazardous marine animals, In ; *Forensic Medicine*, Volume Ⅲ, W. B. Saunders Co., Philadelphia, 1378, 1977

51) Chapman, J. S. : Fungal and mycobacterial infections, In : *Forensic Medicine*, Volume Ⅲ, W. B. Saunders. Co., Philadelphia, 1334, 1977

52) 鄭台鉉 :「韓國植物圖鑑」, 3 版, 理文社, 서울, 1974

53) MacCready, R. A. : Bacterial food poisoning, In : *Forensic Medicine*, Volume Ⅲ, W.B. Saunders Co., Philadelphia, 1588, 1977

54) Curry, A. S. : *Poison Detection in Human Organs*, 2nd Ed., Springfield(Ⅲ.), Charles C Thomas, 1969

55) Clarke, E.G.C. (ed.) : *Isolation and Identification of Drugs*, London, The Pharmaceutical Press, 1969

第9章　妊娠，分娩，落胎，嬰兒殺 및 虐待兒
Pregnancy, Delivery, Criminal Abortion, Infanticide and Battered Child

I 妊娠과 分娩
Pregnancy and Delivery

1. 槪　說 *Introduction*

임신과 분만은 산과영역에 속하는 문제이나 법의학상 문제되는 경우는 다음과 같다.

(1) 妊娠의 法醫學的 問題 *Medicolegal Problems of Pregnancy*

1) 현재 임신중인지의 여부　　혼인·재혼·이혼·강간·인공적 임신중절술 또는 정관절단술한 남자의 부인이 임신증상을 나타내는 경우, 사형 또는 실형이 선고된 부인이 임신 중이라면 그 형의 집행이 일시 정지되는 경우가 있다(형사소송법 제 469 조 사형집행정지, 제 471 조 자유형집행정지). [1]

2) 過去에 妊娠 또는 分娩한 事實이 있는지의 與否　　혼인·이혼·낙태 사실의 입증, 신원 불상 시체의 개인 식별 또는 영아살의 입증 자료가 된다.

3) 受胎 時日 및 期間 決定　　사생아인지·이혼 등의 법적 문제에서 출생된 또는 임신 중의 어린아이의 아버지를 결정하여야 하는 경우 등이 법의학적인 대상이 되는 것이다.

2. 妊娠持續日數의　法醫學的　意義 *Medicolegal Significance of Duration of Pregnancy*

임신지속일수 결정의 목적에 있어서 산과와 법의는 전혀 다른 것이다.

산과에 있어서는 최종 월경에서 계산하여 분만 예정일을 추정하는 것이며 법의에 있어서는 분만일로부터 계산하여 최종 월경일 또는 수정일을 추정하는 데 그 목적이 있는 것이다.

(1) 正常妊娠持續日數 *Normal Duration of Pregnancy*

특수한 사정으로 단 1 회의 성교만으로 임신한 경우, 또는 인공 수정으로 임신한 경우의 통계에 의하면 Siegel 은 267.8 일 (238∼309 일), Ahlfeld 는 269.9 일 (231∼329) 일, Cary 는 272 일 (인공수정)이라고 한다.

또 월경 후 임신지속일수는 학자에 따라 차가 있는데 가장 적은 것은 264 일, 가장 긴 것은 291 일이다. 따라서 평균 280일±14일, 즉 38 주에서 42 주까지를 정상으로 본다. [2]

(2) 異常妊娠持續日數 *Abnormal Duration of Pregnancy*

정상임신지속보다 그 일수가 짧은 조산, 그리고 그 일수가 긴 만산이 있는데 이러한 현상은 임신의 약 10%에서 각각 본다는 것이다. 따라서 이러한 경우에는 어린이의 출생시의 성숙도를 참고로 하여야 할 것이다.

(3) 民法上의 親生子의 推定 *Presumption of the Paternity by the Civil Law in Korea*

우리나라 민법 제 844 조 「부의 친생자의 추정」[1]에 대한 규정은 다음과 같다.

① 처가 혼인 중에 포태한 자는 부의 자로 추정한다.
② 혼인 성립의 날로부터 200 일 후 또는 혼인관계 종료의 날로부터 300 일 내에 출생한 자는 혼인 중에 포태한 것으로 추정한다.

이러한 규정은 어디까지나 부부간에 성적 관계에 의심이 없을 경우이며 만일 의심이 있을 경우에는 전술한 산과학적 지견으로 법의학적 판단을 하여야 할 것이다.

3. 妊娠의 診斷 Diagnosis of Pregnancy

임신징후는 진단상 상당한 가치가 있으며 이것은 불확징·반확징 및 확징의 3종으로 구분된다.

(1) 不確徵 Presumptive Signs

임신 이외에서도 보는 징후로서 생식기에 관계없이 모체 전신에 나타나는 일반 증상이다.

① 소화기계 변화 :　오심·구토, 기호의 변화, 타액분비항진, 변비

② 피부의 변화 :　유듀·유륜 및 외음부의 착색, 부종, 정맥노장, 임신선의 발생

③ 뇌신경계의 변화 :　전신 권태, 두통, 신경통, 후·미 및 청각 등의 이상

④ 기초체온의 상승

(2) 半確徵 Probable Signs

모체생식기의 변화이나 임신 고유의 것은 아니다.

① 무월경 amenorrhea

② 자궁의 변화 :　자궁 크기의 주기적 증대, 형태의 변화, 경도의 변화, 수축성의 발현 Ahlfeld's sign, 자궁잡음

③ 자궁질부 및 질의 livid 착색

④ 유방의 변화 :　유선의 발육 비대, 유두 및 유륜의 착색, 초유분비, 압통

(3) 確　徵 Positive Signs

임신에서만 보는 징후로서 다른 경우에서는 보지 못하는 징후이다.

① 태아부분의 촉지

② 태아심음의 청취

③ 태동의 촉지 또는 청취

④ 제대잡음의 청취

⑤ X 선촬영에 의한 태아골격의 증명

⑥ 융모성성선자극 호르몬의 증명 :　ⓘ Zondek-Aschheim 반응　ⓘ Friedman 반응　ⓘ Mainini 반응

4. 法醫學上　문제되는　異常妊娠 Medicolegal Problems of Abnormal Pregnancy

(1) 不覺妊娠 Unconscious Pregnancy

의식이 없는 상태에서 성교가 이루어져 임신되는 경우, 또는 성교의 기억은 있어도 임신된 것을 모르는 경우이며 백치 또는 정신병자에서 보며 영아살 또는 낙태 사건에서 불각임신을 주장하는 경우가 많다.

(2) 想像妊娠 Spurious Pregnancy

임신이 아닌데 임신 징후를 자각하는 경우로서 임신을 갈망하거나 또는 이를 두려워하는 부인에서 본다.

(3) 詐稱妊娠 False Pregnancy

임신이 아닌데 임신된 것같이 보이거나 임신된 것을 감추는 경우를 말한다.

(4) 子宮外妊娠 Ectopic Pregnancy

하복부에 폭력의 작용 유무, 폭력과 자궁외임신 파열과의 인과관계가 문제된다.

(5) 多胎妊娠 Multiple Pregnancy

동시에 둘 이상의 태아를 임신하는 경우를 말하며 동일 월경 기간 중에 배출된 두 난자가 동시에 수태되는 경우가 있는데 이것이 각각 다른 남자와의 성교로 수태된 경우에는 쌍생아의 친생자감정의 대상이 된다.

(6) 奇胎妊娠 Mole Pregnancy

임신과 감별이 곤란한 경우가 있다.

5. 妊娠月數의 診斷 Diagnosis of Pregnancy Months

(1) 形態學的 方法 Morphological Method

① 자궁의 크기, 자궁저의 높이로 하는 방법

② 태아의 크기로 진단하는 방법

(2) 産科學的 方法 Obstetrical Method

분만 예정일에서 역산하여 임신 월수를 정하는 방법

6. 人工妊娠中絕 Artificial Interruption of Pregnancy

인공임신중절이란 모자보건법에 규정된 의료 행위로서 태아가 모체 외에서 생명을 유

지할 수 없는 시기에 인공적으로 태아 및 부속물을 모체 외로 배출하는 것을 말한다. 따라서 합법적인 임신 중절은 모자보건법 제 8 조 및 동시행령 제 3 조의 인공임신중절 수술의 허용한계를 규정하고 있다.

(1) 母子保健法上의 人工妊娠中絶 許容限界 *Judicial Limit of Artificial Interruption of Pregnancy*

모자보건법 제 8 조에 규정된 인공임신중절술의 허용 한계는 우선 본인 또는 배우자의 동의를 얻을 것을 조건으로 하고 있으며 본인 또는 배우자가 대통령령으로 정하는 우생학적 또는 유전학적·정신적 장애나 신체적 질환이 있는 경우이며 이를 시행령으로 구체적으로 규정하고 있다(모자보건법시행령 제 3 조 인공임신중절수술의 허용한계 참조).[1]

① 우생학적 또는 유전학적 정신적 장애

　ⅰ) 유전성 정신 분열증
　ⅱ) 유전성 조울증
　ⅲ) 유전성 간질병
　ⅳ) 유전성 정신 박약
　ⅴ) 유전성 운동 신경원 질환
　ⅵ) 혈우병
　ⅶ) 현저한 유전성 범죄 경향이 있는 정신 장애
　ⅷ) 기타 유전성 질환으로서 그 질환이 태아에 미치는 발생빈도가 10% 이상의 위험성이 있는 질환

② 전염성 질환 : 전염병예방법 제 2 조 제1항에 규정된 전염병에 이환된 경우[1]
③ 강간 또는 준강간에 의하여 임신된 경우
④ 법률상 혼인할 수 없는 혈족 또는 근친 간에 임신된 경우
⑤ 임신의 지속이 보건 의학적 이유로 모체의 건강을 심히 해하고 있거나 해할 우려가 있는 경우

이상은 모자보건법상의 인공임신중절술의 허용 한계이며 임상에서의 의학적인 적용은 다음과 같다.

(2) 人工妊娠中絶術의 醫學的 適應 *Medical Indication of Artificial Interruption of Pregnancy*[2]

① 심질환 : 비대상성 심부전을 가져올 수 있는 모든 경우
② 신질환 : 임신 이전부터의 만성중증의 질병이 있는 경우
③ 결핵증
④ 나병
⑤ 임신중독증 : 고도로 치료의 효과없이 악화되는 경우
⑥ 소모성질환 : 악성종양 등
⑦ 전신성질환 : 임신의 지속으로 모체의 생명이 위험하다고 판단되는 경우

(3) 人工妊娠中絶로 인한 장애 *Disturbances due to Artificial Interruption of Pregnancy*[3]

① 자궁천공·경관열창 및 출혈
② 감염
③ 시술후의 월경 이상·부정성기출혈
④ 태아성분유잔으로 인한 출혈·감염·악성융모상피종의 발생
⑤ 불임증
⑥ 전색[4], [5]

(4) 妊婦의 急死 *Sudden Unexpected Death of Pregnant Women*

임신은 생리적 현상이기는 하나 병적으로 되기 쉬운 상태이다. 즉 임신 이전보다 질병이 악화되기 쉽고 또 비임부에 비하여 질병에 이환되기 쉽다. 태아 및 그 부속물(제대·태반·난막)의 이상 또는 질병으로 모체의 건강, 때로는 생명에까지 영향을 미치는 수가 있다. 특히 임부는 수술을 위한 마취를 시행하는 경우에는 상당한 주의를 요한다. 즉 임신시에는 신·간 등의 해독배설기능의 저하, 심폐의 부담의 증대, 자율 신경 계통의 실조로 마취 중 또는 마취 후에 shock 를 유발하기 쉽고 또 회복도 정상인에 비하여 비교적 불량하기 때문에 급사의 기전을 취하는 수가 있다.

1) 妊婦의 內因性急死 *Sudden Unexpected Natural Death in Pregnant Women*

a) 임신이 직접 원인이 되는 경우

① 고도의 임신중독(자간)

② 실혈 :   자궁외임신파열·태반기형·자궁파열로 인한 복강내출혈

③ 전색[6] :   공기전색, 양수전색, 혈전전색, 지방전색

　b) 임신이 간접적인 원인이 되는 경우 : 임신시에는 심혈관계 및 신의 부담이 증대되며, 또 고도의 흉곽변형을 일으키기 때문에 평상시에 흉막 및 심낭유착, 관상동맥경화증, 심장판막증, 갑상선종, 신염 등의 병변을 가지고 있는 경우에는 급사하기 쉬운 상태로 되는 것이다.

　2) 임부의 外因死 *Violent Death in Pregnant Women*　임신중에는 정신적인 불안을 느껴 외출 배회하다가 전락·추락·교통 사고 또는 익사 등으로 사망하는 수가 있다.

7. 分　娩 *Delivery*

　법의학에서는 분만 사실의 유무가 감정의 대상이 되는 경우가 있으며 이때는 다음과 같은 타각적인 소견에 의한다.

　(1) 産褥期의 所見 *Findings of Puerperal Stage*

태반만출 후부터 임신 또는 분만으로 야기되었던 모체의 변화가 임신 전의 상태로 복귀되는 기간을 산욕기라고 하며 분만 후 6～8주(평균 7주)를 말하는데 이때 보는 소견은 다음과 같다.

　1) 生殖器의 變化　자궁저의 위치, 오로, 융모·탈락막조직의 유무, 자궁경구의 열창, 처녀막의 파열

　2) 유방의 변화　크기·색소침착·초유·유즙분비

　(2) 永久的 徵候 *Permanent Signs*

① 유두 및 유륜의 암갈색 색소침착

② 복벽의 임신선형성

③ 생식기의 변화 : 회음열창·처녀막흔·질의 확대·추벽의 소실·자궁구의 횡렬화

8. 初産婦와 經産婦의 鑑別 *Differentiation between Primipara and Multipara*

　외부 및 성기 검사로서의 초산부와 경산부의 차이점은 〈表 9-1〉과 같다.

〈表 9-1〉　初産婦와 經産婦의 鑑別

		初 産 婦	經 産 部
1)	乳　房	緊張, 乳頭短小	弛緩, 乳輪着色이 强함
2)	腹　部	緊張, 新妊娠線	弛緩, 新·舊妊娠線
3)	外 陰 部	陰脣閉鎖	陰脣開大, 着色이 强함
4)	會　陰	瘢痕이 없음	裂創 또는 會陰切開의 瘢痕
5)	處 女 膜	裂創은 있으나 組織缺損無	處女膜의 痕跡만 본다
6)	膣 入 口	좁고 閉鎖	넓고 哆開
7)	膣	좁고 皺壁有	넓고 皺壁無
8)	子宮頸部	手指가 不通	手指通過
9)	外子宮口	圓形 平滑	橫裂, 周圍에 瘢痕

9. 分娩의 種類 *Kinds of Delivery*

　(1) 分娩時期에 의한 分類 *Classification of Delivery by the Stage*

　1) 流産 *Abortion*　임신 제 16 주까지의 분만(협의의 유산)

　2) 未熟産 *Immature Labor*　임신 제 17 주 이후 제 28 주까지의 분만을 말하며 1)과 2)를 총칭하여 광의의 유산이라 하기도 한다.

　3) 早産 *Premature Labor*　임신 제 29 주 이후 제 39 주까지의 분만

　4) 正期産 *Physiologic Labor*　임신 제 39 주에서 제 40 주까지의 분만

　5) 晩期産 *Late Labor*　임신 제 40 주 이후의 분만

　(2) 分娩經過의 異常有無에 의한 分類 *Classification of Delivery by the Course*

① 正常分娩 *normal labor*

② 異常分娩 *pathologic labor*

10. 流産의 原因 *Causes of Abortion*

　(1) 모체의 원인 *Causes of Maternal Side*

　1) 全身性疾患　임신 중독증, 매독, 전염병, 혈액형 부적합, 난소기능저하 등

　2) 性器疾患　자궁후굴증, 자궁 발육부전, 자궁탈, 염증성질환 등

3) 심한 精神的 자극

(2) 태아 또는 부속물의 원인 *Causes by Fetus or Appendices*

기형, 다태임신, 포상기태, 양수이상, 전치태반, 제대의 결절형성·염전 등

(3) 外傷 또는 外部刺戟 *Trauma or External Irritation*

① 추락, 전도, 복부에 외력의 작용, 운동, 무거운 물체의 운반 등

② 인공임신중절

③ 과다한 X선의 조사

(4) 기타 원인 불명의 경우 *Unknown Cause*

Ⅲ 落　胎 *Criminal Abortion*

낙태란 인공임신중절의 법률 용어로서 모자보건법 등의 법률에 의하지 않는 범법적인 것을 의미하는 것이다.

1. 落胎의 罪 *Crime on Abortion*

형법상 낙태의 죄(제 269 조 및 제 270 조)[1]는 임부와 태아의 생명 및 신체의 보호를 목적으로 하고 있다.

낙태의 대상은 태아이며 법률상 임신 4개월 이내의 태아가 사산하는 경우에는 사산계를 계출치 않아도 좋으며 묘지 매장 등에 관한 법률에서는 임신 4개월 이상의 시태를 시체로 취급하고 있다.

그러나 낙태죄의 대상은 임신월수와 관계되지 않으며 임신 1개월의 태아라 할지라도 그 대상이 되는 것이다. 그러나 자궁내에서 이미 사망한 태아는 낙태죄의 대상이 되지 않는다.

낙태는 자연 분만에 앞서 인위적으로 태아를 모체 밖으로 배출시키거나 또는 자궁내에서 태아를 살해하는 것을 말하며 만일 모체 밖으로 나온 태아가 살아 있어도 낙태는 성립된다. 낙태 후 살아 있는 어린이를 살해하는 경우에는 낙태 및 영아살해죄가 성립되는 것이다.

낙태죄는 다음과 같이 대별된다.

(1) 落胎罪의 區分 *Classification of Crime of Abortion*

1) 自己落胎罪　임부 스스로 행하는 낙태

2) 同意落胎罪　임부의 위촉 또는 동의를 얻은 제 3 자가 행하는 낙태로서 의사·조산원·약사 및 약종상은 제 3 자에서 제외된다.

3) 業務上 落胎罪　의사·조산원·약사 등이 임부의 동의 또는 위촉으로 행한 낙태가 해당된다.

4) 不同意落胎　임부의 위촉 또는 동의없이 행하는 낙태가 해당된다.

2. 落胎에 관한 檢査 *Examinations on Criminal Abortion*

(1) 妊娠與否에 대한 檢査 *Examination for Pregnancy*

임신하고 있지 않은데 임신한 것으로 오인하고 낙태행위를 행한 경우에는 낙태죄가 성립되지 않는다. 따라서 현재 또는 가까운 과거에 임신하였던 사실이 있는지의 여부를 검사하여야 한다.

(2) 落胎 事實의 有無檢査 *Examination for Criminal Abortion*

1) 娩出物의 檢査　만출물 즉 태아 및 그 부속물을 발견하고 이를 검사하는 것은 낙태를 증명하는 데 절대적인 증거가 된다.

임신 3개월까지는 난막으로 쌓인 혈괴와 같이 만출되나 4개월 이후에는 파수되고 태아·태반 등이 만출된다.

태아를 검사하여 자연조유산을 야기할 수 있는 이상의 유무, 만출 직후 또는 직전에 생존하고 있었는지의 여부도 검사하여야 한다(圖 9-1).

2) 婦女의 身體檢査　현재 임신중인지 또는 분만은 되었으나 자연조유산을 야기시킬 수 있는 원인적 질병의 유무를 검사한다.

(3) 落胎方法 *Methods of Criminal Abortion*

의사가 아닌 사람에 의하여 시도되는 낙태는 대략 다음과 같은 것들이다.

1) 藥物에 의한 方法　낙태만이 특이적으로 야기되는 약물은 없고 어느 것이나 모체

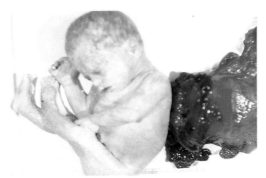

圖 9-1. 娩出된 胎兒 및 胎盤

의 중독을 야기시키고 그 부분 현상으로 자궁수축・태아 사망・태반의 순환 장애를 일으켜 2차적으로 낙태된다. 자주 사용되는 약물 즉 낙태약 *abortifacient* 으로서는 다음과 같은 것들이다.

① 아비산 :　심한 구토・설사・혈관벽 장애에 의한 태반순환부전, 태아 중독
② 황린 :　혈관벽 장애에 의한 태반순환부전, 태아의 중독
③ 수은(승홍) :　설사・태반의 혈행장애
④ 스트리키닌, 피크로톡신, 맥각 :　전신경련
⑤ 식물성 유지류 :　설사, 위장 및 신의 장애
⑥ 맥각, 홀몬제 :　자궁수축작용

2) 機械的 方法 *Mechanical Method*
① 승마, 자전거, 과격 운동, 입욕, 심한 성교 등
② 하복부의 타박 또는 마찰
③ 외음부로부터의 이물삽입 :　면봉・식물의 줄기・뿌리 등을 넣어서 난막을 파열시켜 조기파수・태반의 박리 또는 자궁수축을 유발시키려고 시도한다.
④ 자궁내에 액체를 가압주입 :　비눗물・승홍수・크레졸・희석한 산 또는 알칼리수를 주입하여 자궁점막을 자극시켜 자궁수축을 유도하고 가압으로 난막의 박리를 시도하게 된다.

3. 落胎로 인한 母體의 障碍 *Maternal Disturbances by Criminal Abortion*
(1) 中毒 *Poisoning*
낙태제 또는 자궁내 주입된 약물에 의한 중독
(2) 자극에 의한 1차성 또는 2차성 shock *Primary or Secondary Shock*
(3) 출혈 *Hemorrhage*
이물에 의한 자궁천공, 자궁수축부전
(4) 전색 *Embolism*
공기・지방・혈전전색
(5) 感染 *Infection*
오염된 기구의 사용・이물・액체에 의한 복막염・패혈증・파상풍 등을 일으킨다.

Ⅲ 嬰兒殺 *Infanticide*

1. 槪 說 *Introduction*
(1) 定 義 *Definition*
분만 중 또는 분만 후의 신생아를 고의로 살해하는 것을 영아살이라 한다.
분만 직후의 모친은 육체적 및 정신적으로 분만의 영향하에 있으므로 정상상태라 할 수 없는 것이다. 특히 사생아의 경우는 살아의 경향이 많은 것이다.
(2) 落胎와 嬰兒殺의 區別 *Differentiation between Criminal Abortion and Infanticide*
낙태와 영아살을 구별한다는 것은 결국 태아와 신생아를 구별하는 것이 되므로 다음과 같은 학설이 인용될 것이다.

① 陣痛說 : 모체에 진통이 시작되면 태아가 아니라 사람으로 취급되어야 한다는 설
② 一部露出說 : 태아의 신체의 일부가 산문에서 노출되면 그때부터 사람으로 취급한다는 설
③ 全部露出說 : 태아의 신체 전부가 모체 밖으로 나오면 사람으로 취급한다는 설
④ 啼鳴說 : 어린이가 분만되어 소리내고 우는 것을 시점으로 한다는 설
⑤ 獨立呼吸說 : 태아가 분만되어 최초의 독립된 호흡을 하면 이때부터 사람으로 취급한다는 설

이상의 여러 설이 있으나 형법상으로는 일부노출설, 민법상으로는 전신노출설 및 독립호흡설이 적용되고 있다.

2. 分娩後의 生存能力 Life Ability of Fetus after Labor

태아는 모든 기관이 정상이고 임신 30주에 달하면 생존 능력이 있는 것으로 본다. 그러나 발육 정도에는 개체차가 있기 때문에 주의하여야 하며 미숙아의 경우는 최저 한계인 임신 30주에 달하지 못한 것이며 생존능력도 없는 것으로 본다. 성숙아와 30주말의 태아의 각종 계측치를 비교하면 다음 〈表 9-2〉와 같다.

즉 성숙아란 임신 만기에 분만된 신생아로서 임상적으로 체중 2.5kg 이상이며 다음과 같은 소견을 구비하고 있다.

〈表 9-2〉 成熟兒 및 30 週末 胎兒의 比較

		成 熟 兒	30 週 末
身	長	50.0 cm	37.5〜40.0 cm
體	重	3.0 kg	1.2〜1.5 kg
頭	圍	33.0 cm	24〜26 cm
頭 橫	徑	8.5 cm	7.0 cm
頭 縱	徑	10.5 cm	9.0 cm
頭 斜	徑	12.5 cm	11.0 cm
肩	幅	12.0 cm	8.0〜9.0 cm
腹	幅	8.0 cm	5.5〜7.0 cm
頭	毛	2.0 cm	0.5〜0.7 cm
大腿下端骨核		0.5 cm	0
踵 骨 骨 核		0.8 cm	0.5 cm
骨	盤	500 g	450 g
臍	帶	50.0 cm	46.0 cm

(1) 成熟兒의 外部所見 External Findings of Matured Infant

① 피부는 전반적으로 담적색을 보이며 피하지방의 발육은 양호하여 토실토실하게 살이 찐 감을 준다.
② 두모는 약 2 cm 로서 솜털은 어깨, 배부 상부 등에서 많이 본다.
③ 손톱은 지단을 넘어 자라 있으며 발톱은 지단에 달한다.
④ 비연골 및 이연골이 촉지된다.

⑤ 외성기 : 　남아는 고환하강 descensus testis 이 완료되고 여아는 대음순이 발달되어 소음순을 덮고 있다.

(2) 未熟兒 Premature Infant

1) 定 義　WHO의 정의로는 출생시 체중 2,500 gm 이하의 신생아를 임신 월수에 관계없이 미숙아라 하며 Potter는 임신 38주 이하로서 체중 2,500 gm 이하, 신장 47 cm 이하의 3 조건 중 2 조건을 구비하면 미숙아로 규정하고 있다.

미숙아와 조산아가 동일어로 사용되는 경우가 있는데 전자는 성숙도를 말하며 후자는 재태기간을 의미하는 것으로 그 의의는 다르다 하겠다.

2) 未熟의 原因　조산 때문에 태아 발육의 중단, 자궁내 영양 실조 등을 들 수 있는데 미숙아의 경우는 모든 장기기능이 미숙하기 때문에 생활 능력이 저하되어 사망하게 된다.

특히 폐의 미숙이 관계된다는 것이다.[7] 폐는 태생 전반기에는 기관지의 수지상분지가 형성되나 그 말초는 아직 腺과 같은 구조를 지니게 된다. 임신 20주 정도가 되면 기도 주위의 간엽조직에 모세혈관이 증식되기 시작하고 모세혈관은 기도에 노출되며 폐포관의 분화가 촉진된다.

임신 제 28 주, 체중 1,000 gm 에 달하면 모세 혈관과 폐포는 자궁외 생활이 가능할 정도로 발달된다. 모세혈관과 폐포의 분화발달은 임신 말기까지 계속되기 때문에 태아가 성숙될수록 자궁 밖에서 생활할 수 있는 가능성이 증대되는 것이다. 이렇듯 폐는 생활 능력의 강약을 결정짓는 중요한 인자인 것이다. 또 이러한 사실은 체중 1,000 gm 이하의 신생아의 부검례에서 폐의 미숙이 사인의 약 반수를 점하는 것으로도 증명이 되는 것이다.

(3) 生活能力獲得의 最低限界 The Minimum Limit Acquisition of Ability of Life

산과학에서는 임신 제 28주말, 즉 7 개월 말 또는 이때의 체중 1,000 gm 을 신생아의 생활 능력 획득의 최저 한계로 보고 있다. 그러나 법의학에서는 임신 제 30 주말로 보는 견해가 지배적이며 태령에 달하지 않은 것은 생활 능력이 없는 것으로 판정한다.

(4) 畸形, 先天性疾病 및 分娩損傷 *Malformation, Congenital Disease and Labor Injury*

신생아의 생존 능력을 판단하는데 성숙도와 더불어 생명 유지에 영향을 미칠 정도의 기형, 선천성질병 및 분만시의 손상의 유무를 아울러 검토하여야 할 것이다.

(5) 胎兒의 身長 및 體重槪算法 *Conversion Method of Pregnancy Month by Body Weight and Height of Infant*

1) 身　長

임신 1~4 개월……임신 월수의 제곱
임신 5~10 개월……임신 월수×5

2) 體　重

임신 1~5 개월……임신 월수의 3 제곱×2
임신 6~10 개월……임신 월수의 3 제곱×3

체중은 수분증발, 부패 등으로 감소되나 신장은 사후 변화의 영향이 비교적 적기 때문에 발육 정도 판정에는 체중보다도 신장의 정확한 계측에 노력하여야 할 것이다.

3. 生産兒 및 死産兒의 鑑別 *Differentiation between Live Birth and Stillbirth*

영아살은 생산아를 살해함으로 성립되며 사산아에 대하여서는 살해 행위가 가하여졌어도 이것은 不能犯이며 살해는 아닌 것이다. 따라서 생산아 및 사산아의 감별은 법의학적으로 매우 중요한 사항이 되는 것이다.

(1) 外部所見 *External Findings*

1) 胸廓의 狀態　　사산아의 경우는 복위가 흉위보다 크다. 그러나 생산아 및 호흡한 일이 있는 경우에는 흉위가 복위보다 약 1~수 cm 큰 것을 육안으로도 알 수 있다(圖 9-2).

2) 鎖骨의 擧上有無

3) 臍帶의 狀態　　빛깔·건조도·절단의 유무 등(圖 9-3)

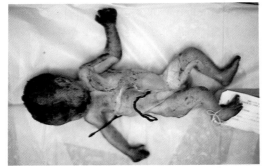

圖 9-2. 死産兒(胸圍<腹圍)

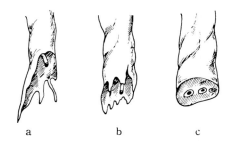

圖 9-3. 臍帶의 切斷 및 切斷像
a, b : 自然斷裂　　　　c : 切斷面

4) 生産 後에만 보는 損傷(예, 산류 등)의 유무

(2) 內部所見 *Internal Findings*

1) 肺의 狀態　　부검에 의한 생산 및 사산의 감별은 모체외에서 공기 호흡 및 혈액순환의 유무를 기준으로 양소견 또는 그 중 어느 하나가 있어도 생산아의 증거가 된다.

a) 용적·중량·경도·색·염발음의 유무 : 분만 후 신생아가 대기를 호흡하면 폐의 용적이 증대되어 흉강의 대부분을 점하고 심낭 전면까지 둘러싸이게 된다. 또 호흡과 동시에 폐순환이 개시되어 폐내혈관에 혈액이 충만되어 중량도 증가된다. 또 호흡으로 폐포가 확장되면 확장부에서는 혈액이 공기와 접하여 선홍색으로 되며 적갈색의 미호흡부분과의 사이에 반상을 이루는 경우도 있다. 또 폐에 지압을 가하는 경우에 공기를 함유한 경우에는 염발음을 발하게 된다.

b) 조직학적 소견[8] : 폐호흡으로 폐포는 팽만되어 폐포벽은 엷어지고 울혈을 보게

된다. 즉 일부분이나마 폐포확대상을 보면
생산아로 보아도 좋을 것이다.

영아살의 경우, 시체가 유기되는 경우가
많다. 따라서 부패가 진행되어 폐가 기종상
을 나타내는 경우가 있는데 이때는 흡입된
공기와 부패기포를 감별하여야 한다. 그 감
별은 다음 〈表 9-3〉과 같은 점을 주의해서
검사하면 가능하다.

〈表 9-3〉 **吸入된 空氣와 腐敗氣泡의 鑑別**

	存在部位	配 列	크 기	胸膜의色	壓迫時
吸入된空氣	肺胞腔內	整 然	露滴大	淡紅色	不放出
腐敗氣泡	주로 胸膜下	不整然	大小不動	暗褐色	放 出

c) 폐부유시험 *hydrostatic test of the lung* :
폐부유시험은 신생아의 법의학적 검사에서는
불가결의 검사로 17세기 독일에서 처음으로
법의감정에 응용된 이래 1885년 오스트리아
의 법의부검지침에는 신생아시체의 부검에
있어서 폐부유시험을 의무화하였다.

【原　理】 미호흡폐는 비중 1.045~1.056 이
며 호흡한 폐는 1.0 이하이다. 폐를 물에 넣
는 경우, 전자는 가라앉으며 후자는 뜨게 된
다. 이 원리를 이용하여 공기폐의 유무로써
생·사산을 구별하자는 것이다.

【方　法】 기관을 결찰하여 경부장기, 좌
우폐 및 심장을 일단으로 척출하여 물에 넣
는다. 호흡의 유무, 폐의 함기량에 따라 부
상 또는 침하된다. 다음에는 좌우폐, 각엽으
로 나누어 검사하고 부패기포에 의한 부유를
감별하기 위하여 폐의 세편을 가제에 싸서
압박을 가한 후에 다시 물에 넣는다. 호흡폐
의 세편은 역시 부유되나 부패 가스에 의한
경우에는 침하된다(圖 9-4).

폐부유시험이 양성이면 생산아의 증거가
되나 음성이라 해서 생산아를 부정하여서는
안 된다. 그 이유는 폐포에 공기가 전혀 흡
입되지 않아도 신생아의 경우는 단시간이나
마 생존할 수 있으며 어떤 원인으로 공기 호
흡이 불가능한 경우가 있기 때문이다.

① 생산아이나 폐부유시험 음성인 경우

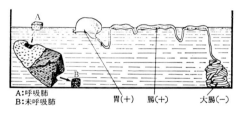

A:呼吸肺
B:未呼吸肺　　　　　胃(+)　腸(+)　大腸(-)

圖 **9-4. 肺 및 胃腸의 *浮游試驗***

ⅰ) 생산아이지만 제1호흡이 이루어지기 전
에 질병으로 사망 또는 살해되는 경우
ⅱ) 호흡운동은 이루어졌으나 폐에 공기가 들
어가지 못한 경우. 예 : 양막에 싸여 분만된
경우, 산도에서 호흡운동이 이루어져 양
수·혈액 등이 흡인된 경우, 肺에 질병이
있는 경우, 인위적 또는 우발적으로 공기
흡입이 장애된 경우(분만직후의 비구부폐
쇄·경부압박·변소에서의 추락분만 등)
ⅲ) 물보다 무거운 액체를 흡인하여 익사한
경우
ⅳ) 고도의 부패로 폐포벽이 파괴 직전의 폐
세편을 압박하여 검사하는 경우 침하된다.

② 사산이나 폐부유시험 양성인 경우

ⅰ) 부패기포발생시
ⅱ) 인공 호흡을 행한 경우
ⅲ) 자궁내 호흡이 이루어진 경우
ⅳ) 폐가 동결된 경우
ⅴ) 폐척출후 순 알콜 등으로 보존한 경우
ⅵ) 물보다 비중이 가벼운 것을 모체내에서
흡입하고 사망하는 경우(예 : 비눗물에 의
한 낙태)

2) **橫隔膜의 높이**　 생산아의 경우는 제5
~7 늑골 높이이나 사산아의 경우는 제4~5
늑골의 높이에 있다.

3) **胃腸浮游試驗** *Hydrostatic Test of the Sto-
mach and Bowel*　 호흡 개시와 더불어 위
내로도 공기가 연하되어 시간 경과와 더불어
장관내에 공기가 들어가게 된다. 따라서 식
도에서 소장 상단까지를 결찰척출하여 물에
다 부유시험을 한다.

폐부유시험과 더불어 위장부유시험도 생산
아진단에 가치가 있다. 특히 폐에로의 공기
흡입이 약한 경우에는 더욱 가치가 있다. 단
주의하여야 할 것은 위장은 부패되기 쉽기

때문에 부패 가스가 고이기 쉽다. 따라서 이러한 의심이 있는 경우에는 gas chromatography 를 이용하여 공기 성분을 분석하여야 하는 것이다.

4) **鼓室試驗**   태아의 고실은 점액으로 충만되어 있으나 생산후 공기를 연하하는 경우에는 공기는 이관을 통하여 고실내로 들어간다. 생산아에 있어서 제1호흡으로 과연 공기가 고실에까지 들어가는가에 대하여서는 의견이 구구하며 또 이 방법은 조작에 개인적 차가 많기 때문에 현재는 거의 사용되지 않고 있다.

5) **肺血量試驗**   생산후 호흡과 더불어 폐순환이 시작되기 때문에 태생시보다 폐내에 혈량이 급격히 증가된다. 혈량이 증가되면 혈액에 유래되는 철 성분도 증가된다. 이 방법은 폐가 부패시에 유효하다.

6) **胎生期循環系의 遺殘有無 및 程度**

4. 分娩後의 生存期間 Survival Duration of Infant after Labor

영아살의 경우 대부분이 분만 직후에 살해되는 것이다.

따라서 생활반응 중 생리적으로 시간이 경과됨에 따라 변화하는 소견을 지표로 하여 분만 후 생존 기간을 정하게 된다.

(1) **分娩直後 新生兒의 外部所見 External Findings of the Infant Immediate after Labor**
① 피부는 담적색
② 체표가 혈액·양수·태변에 의해 오염되어 있다.
③ 태지 vernix caseosa 의 부착

(2) **出産 후의 생리적 변화 Physiological Changes after Labor**

1) **皮膚**   생후 2~4일에는 경한 황달(신생아 황달 icterus neonatorum)을 보며 약 1주 후에 소실된다.

2) **臍帶**   2일경부터 변색건조되어 축소되며 약 1주일 후에 탈락된다. 12~15일 후에는 반흔화된다.

3) **産瘤 Caput Succedaneum**   1~2일에 흡수되는데 출혈의 상태로 일수를 추정할 수 있다.

4) **胃內容**   신생아의 위내용은 공허상이거나 점액이 약간 들어가 있을 정도이다. 유즙의 유무, 있다면 초유인지의 여부를 검사하여야 할 것이다.

5) **胃腸浮游試驗**   공기가 위·십이지장에 들어 있으면 출산 직후를 의미하며 소장에 있다면 30분 이상, 소장전체에서 본다면 6~12시간, 장관전체에서 본다면 12~24시간 생존한 것을 의미하는 것이다. 이때 인공 호흡의 시행 여부 및 부패 가스에 주의하여야 할 것이다.

6) **胎便 meconium**   2~4일로 항문에서 배설된다. 둔위에서는 분만경과중에 배설되기 때문에 주의하여야 할 것이다.

7) **胎生期循環의 變化**   정맥관 ductus venosus 은 6~7주, 동맥관 ductus arteriosus 은 7~10일, 난원공 foramen ovale 은 수일~수개월 후에 폐쇄된다. 개인차가 있는 것이 고려되어야 할 것이다.

8) **浸軟 maceration**   시태가 자궁내에 머물면 양수의 침연으로 체표가 오갈색을 띠고 표피박탈·수포형성·내장의 연화 등이 일어난다.

이것은 산소 작용에 의한 것이다. 침연의 정도에서 태아 사망 시기를 추정하기는 곤란하다. 침연현상은 시태가 자궁내에 1주일 이상 체류함으로써 형성되는 것이다.

5. 新生兒의 死因 Cause of Death of the Infant

신생아는 성인과 달라 인위적인 외력이 가하여지지 않아도 자연적 또는 우발적인 원인으로, 때로는 분만으로 인한 외력으로도 사망하는 경우가 있는 것이다.

(1) **分娩前의 胎兒死亡 Infantile Death before the Labor**
1) **自然的인 原因**
a) 모체의 제종 전신 및 생식기 질환
b) 태아의 기형, 발육 이상, 질병, 제대

이상, 태반의 질병 및 위치 이상

2) 外 因

a) 모체하복부의 외력

b) 낙태행위

(2) 分娩中의 胎兒死亡 *Infantile Death in the Course of Labor*

1) 胎盤循環의 早期中絶(胎內窒息死)

a) 제대의 염전·결절 형성으로 인한 압박

b) 태반의 조기박리(전치태반)

c) 조기파수

2) 過度의 頭部壓迫 뇌수압박, 두개내출혈, 두개골절

3) 墜落分娩 *Precipitate Labor* 선 자세 또는 무릎을 꿇은 자세로서 변의로 혼동되어 변소에서 분만하는 경우가 많다. 그 결과로 딱딱한 물체에 두부가 닿거나, 변소나 물속에 빠져 익사되기도 한다. 변소의 높이가 제대의 길이보다 높은 경우에는 제대의 단열을

보게 된다. 불가피한 추락인지 고의적인 행위에 의한 것인지의 감별은 모체 및 신생아의 검사, 즉 골반의 크기, 아두위, 산류의 유무, 두개내 손상 유무, 제대단열의 유무 등을 검사하여야 한다.

4) 失 血 제대의 단열로 실혈이 야기되어 사망하기도 한다.

(3) 분만후의 태아사망 *Infantile Death after the Labor*

1) 自然死 또는 事故死

a) 미숙아

b) 질병, 기형

c) 제대출혈

d) 우발적 질식

2) 積極的인 殺害

a) 비구부폐쇄 : 침구·의류 등을 사용하여 폐쇄하는 것이 많다.

b) 경부압박 : 교사·액사

c) 첨기를 사용한 살해

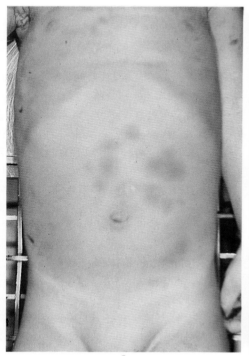
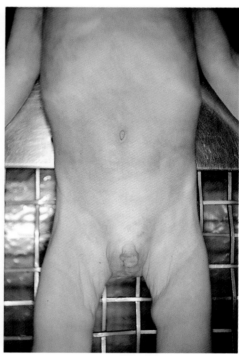

a   b

圖 9-5. 虐待兒의 腹部損傷
a : 腹部挫傷
b : 腹腔內 出血로 變色된 腹部 및 陰莖의 切斷

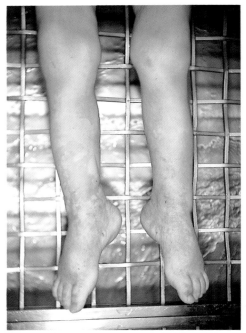

圖 9-6. 反復 毆打로 纖維性 瘢痕을 남긴 虐待兒 의 下肢

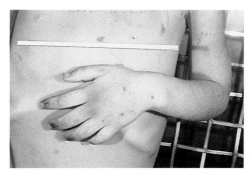

圖 9-7. 담뱃불로 火傷을 받은 虐待兒

d) 변소 또는 수중에의 투기로 익사

3) 消極的 殺害

a) 출산 후 아무 것도 투여치 않고 찬 곳 에 방치하는 경우.

b) 제대절단 후 결찰치 않고 방치

4) 過失致死

Ⅳ 虐待兒 Battered Child

근년에 와서 비교적 연소자들의 결혼으로

자기 자식에 대하여 애착 부족 또는 부부 위 주의 사고, 실부모가 아닌 경우 등등 때는 이에 해당되는 어린이를 학대하는 예가 구미 제국에는 많이 보고되어 사회적인 문제로 대 두되게 되었다.[9]

우리나라의 경우는 연간 1∼2 건이 발생되 는 것을 보는데 이것 역시 미군과 동거하는 한국 여자에서 출생한 어린이들에서였다.

주로 5세 이하의 어린이가 대상이 되며 양육이 불량하여 영양부족 · 빈혈 · 피부병 및 불결한 옷의 착용 등이 통례이며 이들의 기 왕력을 보면 어떤 외상으로 한두 번 병원에 다녀온 병원의 기록을 보는 것이 대부분이며 그때는 사고로 손상을 받은 것으로 진술하고 있는 것이다.

1. 外部所見 External Findings

진구한 손상과 신선한 손상을 보는 것으로 손상의 정도는 찰과상에서 골절에 이르기까 지의 여러 종류의 것을 본다(圖 9-5, 9-6, 9 -7).

2. X 線檢査所見 X-ray Findings

만일 학대아의 의심이 있으면 전신을 X 선 검사하여야 할 것이다. 골절이 진구한 것 은 발견되지 않을 수 있으며 특히 두개골과 사지의 말단에서 골절을 보는데 반복되는 가 해로 골피질 주위의 비후 등을 보는데 골손 상의 경과시간을 추정하는 데 도움이 된다. Caffey(1946)[9]에 의하면 6 예의 학대아에서 23 개소의 골절을 보았다는 것이다. 그 호발 부위는 圖 9-8 의 그림과 같다.

3. 內部所見[10] Internal Findings

(1) 頭部挫傷 Head Injury

두피에 좌상을 보는데 신선한 것과 진구한 것을 본다. 이런 때는 반드시 해당 두피를 절제하여 조직 소견을 보아야 하며 두개강내 에서도 기질화된 경뇌막하 출혈, 또는 지주 막하 출혈, 또는 황갈색의 대뇌피질의 연화 등 진구한 손상과 신선한 두피하 출혈, 경뇌

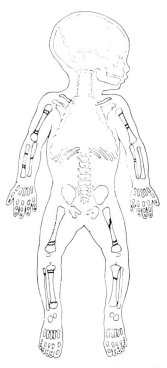

圖 **9-8.** 虐待兒의 骨折 好發部位(直線은 骨折, Caffey)

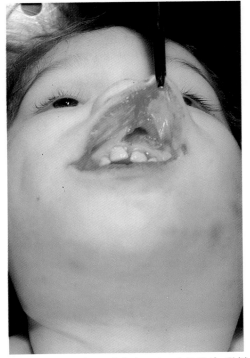

圖 **9-9.** 虐待兒의 口脣에서 보는 半月狀의 裂創

막하 출혈, 지주막하 출혈, 뇌좌상, 뇌좌창을 보기도 한다.

  (2) 顏面部損傷 *Face Injury*

상 또는 하구순 내부에 반월상의 커다란 열창을 보거나 반흔을 보는 것이 특징이다 (圖 9-9).

  (3) 胸腹部損傷 *Chest and Abdomen Injury*

다발성늑골골절(신선 및 진구)과 폐 및 심

장의 좌상, 때로는 열창을 본다.

  복부손상의 경우는 외부 소견은 별로 현저치 않으나 내부장기, 특히 간 또는 비의 파열을 본다.

4. 其他所見 *Other Findings*

  질식사(교사, 액사, 비구폐쇄로 인한 질식, 익사)의 소견과 화상(신·구의 특히 담뱃불로 지진) 및 중독사의 소견을 본다.

◇ 參 考 文 獻 ◇

1) 玄岩社 :「法典」, 서울, 1979
2) Dickens, B. M. : *Abortion and Law,* London, McGibbon & Kee, 1966
3) Mant, A. K. : The dangers of legal and illegal abortion, *Proc. R. Soc. Med.*, 62, 827, 1969
4) Gorden, I. : Fatal air embolism in criminal abortion, *Clin. Proc.*, Cape Town, 4, 1945
5) Simpson, C. K. : *Delayed death from air em-*

bolism in criminal abortion
6) Forbes, G : Air embolism as a complication of vaginal douching in pregnancy, *Brit. Med. J.,* ii : 529, 1944
7) Ham, A. W. & Baldwin, K.W. : A histological study of the development of the lung with particular reference to nature of the alveoli, *Anat. Rec.*, 81, 363, 1941
8) Kuroda, S., Nagamori, H., Ebe, M. & Sasaki,

M. : Medicolegal studies on the fetus and infant ; with special references to histological characteristics of the lungs of liveborn and stillborn infants, *Tohoku J. Exp. Med.*, 95, 40, 1965

9) Caffey, J. : Multiple fractures in the long bones of infants suffering from chronic sub-dural hematoma, *Am. J. Roentgenol. & Rad. Therapy.* 56, 163, 1946

10) Camps, F. E. & Camereron, J. M. : The battered child, *Practical Forensic Medicine,* Hutchinson Medical Publication, London, 185, 1971

第10章 精神異常 및 性犯罪
Mental Disorders and Sexual Offences

Ⅰ 精神異常과 法醫學 Mental Disorder and Legal Medicine

1. 概 說 Introduction

정신병학 영역에서 법의학적으로 중요한 것은 정신병자·정신 박약자 등의 형법상 및 민법상의 책임에 관한 문제로서 정신감정은 전문의에 의해서 수행된다.

법률상 정신 감정을 필요로 하는 경우는 대략 다음과 같다.

(1) 法律上精神鑑定의 必要性 Judicial Necessity of Mental Examination

1) 責任能力의 有無 범죄자가 형법상의 심신장애자인지의 여부(형법 제10조 심신장애자 참조)[1]

2) 處分能力 또는 管理能力의 有無 민법상 재산을 처분 또는 관리할 능력이 있는지의 여부(민법 제9조 한정치산의 선고, 제10조 한정치산자의 능력, 제12조 금치산자의 선고, 제13조 금치산자의 능력 참조)[1]

3) 證言能力의 有無 원고 또는 증인으로서 진술을 신뢰할 수 있겠는지의 여부

4) 契約能力 및 遺言能力의 有無 계약 또는 유언하였을 때 건전한 정신 상태에 있었는지의 여부(민법 제1062조 무능력자와 유언 참조)

5) 意思表示能力의 有無 혼인 등에 있어서 자기 의사를 충분히 표시할 수 있는지의 여부

6) 審理能力의 有無 재판중에 정신 이상의 의심이 발생하여 앞으로 재판상의 심리를 속행할 것인가의 여부를 결정지을 경우

7) 執行能力의 有無 재판에서 형벌이 확정된 후에 정신이상의 의심이 발생하여 형의 집행을 속행할 것인가의 여부를 결정지을 경우

8) 外傷과 精神障碍와의 因果 관계

9) 精神障碍者 또는 그 疑心이 있는 자에게 虐待·淫行·自由拘束 등이 있는 경우 그 범죄의 성립 여부를 결정지을 경우

즉 형법상으로는 행위시의 정신 상태가 중요하며 민법상으로는 지속성을 지닌 것을 증명할 필요가 있다.

따라서 의사는 피검자의 정신 상태 및 장애의 본질·정도·행위에 미치는 영향 등을 분명히 하여 심신장애자 여부를 결정짓는 데 도움이 되어야 할 것이다.

정신장애자는 반사회적인 행위를 하는 경우가 많으며 특히 정신병질자 또는 그 의심이 있는 자는 범죄가 많다.

2. 心神障碍의 判定 및 犯罪와 關係되는 精神病 Determination of Mental Disturbances and Mental Disorders Related with Crime

(1) 心神障碍의 判定[7]Determination of Mental Disturbances

다음의 경우는 심신장애자로 판정하게 된다.

1) 意識消失이 있는 경우 뇌졸중 발작시, 간질성 또는 히스테리성 경련 발작시, 병적 명정 및 전신 마취시

2) 意識混濁이 있는 경우 간질성 또는 히스테리성 몽롱상태, 만취, 몽유 상태에 빠진 경우

3) 病的 動機에 기인한 행동 조울증·조

발성치매 등의 충동 행위, 간질병자에서 보
는 폭행발작, 병적 성욕에 기인하는 범죄,
망상·망각에 기인되는 행위

4) 衝動을 억제할 수 없는 경우　　강박관
념·백치·마비광 등의 억제 능력이 없는 행
위

5) 熟意決意에 障碍가 있는 경우　　백치·
조발성치매·히스테리·간질·변질자 등

(2) 犯罪와　關係되는　精神病 *The Mental*
Disorders related with Crime

정신병자가 나타내는 증상, 특히 환각·망
상·병적 감정소인 및 감정 상태·병적 충
동·몽롱 상태·정신적 불균형 상태·범정신
결함증상 등이 범죄의 원인이 되는 경우가
많다.

또 취중의 범죄도 많으며 명정은 급성 알
콜중독으로서 단순 명정과 병적 명정으로 구
별된다. 단순 명정은 정상인이 술을 마셨을
때 야기되는 반응으로서 감정이 처음에는 좋
으나 나중에는 자극성으로 되어 도덕적 감정
이 둔화되어 언동은 무궤도하게 되고 폭력적
으로 된다.

병적 명정은 알콜에 대한 이상 반응으로
그 발현에는 선천성(정신병질, 정신박약 등)
인 것과 후천성(만성 알콜 중독, 뇌외상 등)
소질이 관계되며 불쾌한 감정, 과로 후에 야
기되기 쉽다. 증상은 이상 흥분과 의식 혼탁
으로 침울·고민·환각·망상·충동성으로 되
며 더 심한 경우에는 광폭성인 폭행을 하며
환각·망상에서 범죄 행위가 이루어진다.

범죄와 관계되는 정신병의 주된 것은 다음
과 같다.

① 精神分裂病 *Schizophrenia*
② 躁鬱病 *Manic depressive psychosis*
③ 癇疾 *Epilepsy*
④ 痴呆 *Dementia*
⑤ 心因性精神病 *Neurosis, Hystery*
⑥ 中毒性精神病
　i) 알콜 중독
　ii) 마약 중독 *Narcotic addiction*
　iii) 覺醒아민 중독
⑦ 精神薄弱 *Feeblemindedness*

Ⅱ 性의 異常 *Abnormality in Sex*

법은 남녀의 평등·동권을 보장하고 있다.
그러나 사회 생활을 통하여 성별이 크게 문
제되는 경우는 강간의 성립, 어떤 특정된 직
업, 공학이 아닌 학교의 취학, 운동 경기의
참가 등에 있어서는 성이 한정되는 것이다.

**1. 性別의　異常 *Abnormality in Sex Classifica-*
*tion***

인간의 성은 정상적인 경우 임신 4개월의
태아로부터 그 외성기의 특징이 나타나게 되
는 것이다. 매우 드물기는 하나 기형으로 외
성기의 형태가 이성과 유사하기 때문에 성별
의 판정이 곤란한 경우가 있으며 때로는 오
판으로 성장 후의 사회생활에 막심한 지장을
주는 경우도 있다.

(1) 半陰陽 *Hermaphroditism, Hermaphrodi-*
tismus

사람의 성은 수정시에 벌써 결정된다. 임
신 5~6주경부터 태아의 복강내원신의 내측
에 있는 배상피가 남자에서는 고환으로, 여
자에서는 난소로 분화되기 시작한다. 다음으
로 남자에서는 Müller 관이 위축·소멸되고
Wolff 관이 발달되어 남자의 내외성기로 되
며, 여자에서는 Wolff 관이 위축·소멸되고
Müller 관이 발달되어 여성의 내외성기로 된
다.

이러한 태생기 발달 과정의 이상으로 인한
성기의 기형을 반음양이라 하는데 그 종류는
다음과 같다.

1) 眞性半陰陽 *Hermaphroditismus Verus*
한 개체내에 고환과 난소가 공존하는 것으로
매우 드문 것이다.

a) 양측성진성반음양 *hermaphroditismus ver-*
us bilateralis :　　좌우 양측에 난소 및 고환
이 공존하는 것.

b) 일측성진성반음양 *hermaphroditismus ver-*
us unilateralis :　　일측에 고환 및 난소, 타
측에 고환이나 난소 중 하나가 존재하는 것.

c) 편측성진성반음양 *hermaphroditismus ver-us lateralis* :　일측에 고환, 타측에 난소를 지닌 것.

2) 假性半陰陽 *Pseudohermaphroditism, Hermaphroditismus Spurious*　생식선은 고환 또는 난소 중 어느 하나를 지녀서 남자 또는 여자의 어느 한쪽에 속하나 외성기는 이성에 유사한 것.

a) 남성가성반음양 *hermaphroditismus spurious masculinus* :　고환이 있어 남성이나, 외성기는 여자와 유사한 것.

b) 여성가성반음양 *hermaphroditismus feminus* :　난소가 있어 여자이나, 외성기가 남자와 유사한 것.

(2) **性轉換手術** *Sex Transformation Operation*

여자로서 자라온 남성가성반음양인 경우 본성으로서의 성전환을 원해 음경의 절단을 의뢰하거나, 반대로 유방의 절제를 의뢰받는 경우 의사로서는 난처한 입장에 처하게 된다. 성전환수술은 현재로서는 명확한 규정이 없고 일반 의학논리로 상식적인 범위내에서 의사의 자유 의사에 의한다고밖에 할 수 없으나 다음과 같은 점에는 주의를 요하여야 할 것이다.

① 반음양의 경우는 내분비대사이상으로 정신적 또는 육체적 이상을 초래하고 있는 경우가 있어 환자의 의뢰 내지는 주장이 정상적인 것인지조차 불명한 경우가 있다. 따라서 수술에 앞서 반드시 정신과 전문의의 진찰을 받게 하는 것이 좋다.

② 생식선과 일치되는 외성기가 성교불능이라고 판단되는 경우, 성의 전환 수술을 하였다 해서 이를 비합리적이라 할 수 없다.

③ 수술에 대한 사후를 충분히 설명하고 충분한 시간적인 여유를 갖고 반드시 환자 자신의 동의를 얻은 후에 수술에 임하여야 할 것이다.

(3) **性**의 **細胞診斷** *Cellular Diagnosis of Sex*
포유동물의 세포핵의 성에 관계되는 구조, 즉 대부분의 자동물세포핵에는 Feulgen 양성의 chromatin이 존재한다는 것이 Barr 및 Bertram(1949)[3]에 의해 보고되었고 이를 Barr 소체 또는 X chromatin이라고 불렀다 (圖 10-1). 이 소체는 1μ 내외의 세포핵 주변에 위치하는 경우가 많으며 핵염색으로 X chromatin은 염색되는데 여성에서는 20~40%의 상피세포가 X chromatin 양성인 것이다.

다핵백혈구에서 여성 특유의 1.5μ 정도의 소체가 있는데 모양이 북을 치는 drum stick과 같다.[3]

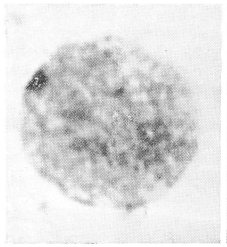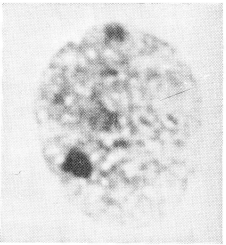

圖 10-1. Barr 小體(Parsegron & Petersan, ×4,000)

Y 염색체의 염색도 형광색소인 quinacrin 으로 가능하게 되었다(Caspersson 등, 1970). [4] Y 염색체는 일반적인 도말표본·점막상피세포·모근부의 세포·섬유아세포·양수상피세포에서 잘 증명된다.

법의학 영역에서 X 및 Y chromatin 의 검사는 혈흔 및 타액을 사용한 개인 식별에는 불가결의 것으로 되었으며 이 방법을 사용하여 피부·연골·모근 및 타액흔에서 남녀의 성감별에 성공하고 있다. [5], [6]

2. 生殖機能의 異常 *Abnormal Sexual Function*

성교불능과 생식불능으로 구별된다.

(1) 性交不能 *Impotentia Coeundi*

1) 男性의 性交不能　음경을 질내에 삽입하지 못하는 상태로서 이를 수행하기 위해서는 음경이 돌출되어야 하며 굳어져야 하는 등의 요건이 필요하다. 전자의 장애는 기계적 장애에 의한 것이며 후자는 기능적 장애, 즉 발기 불능에 의한 것이다.

a) 기계적 장애

① 음경의 형태이상 :　기형(거대·과소)·수술 및 손상에 의한 변형·종양·포경협착 등

② 음경 주위의 이상 :　음낭 hernia·음낭수종·고환 및 부고환의 종양·상피증 등

b) 기능적 장애

① 중추신경계 질환 :　발기중추 또는 그 전도로의 장애, 척수손상·척수질환 등

② 전신성 질환 :　급성전염병·당뇨병·신염·통풍·악액질 등

③ 만성중독 :　alcohol·nicotin·CO·납·비소·아편 등

c) 정신적 장애 :　수음·성교 과도·성욕 도착·히스테리·과로 등

2) 女性의 性交不能　여성의 성교 불능은 발기된 음경을 받아들이지 못하는 상태, 또는 질이 없는 경우이다.

① 질의 폐쇄 :　처녀막의 이상, 대소음순의 유착(圖 10-2 a, b)

② 질주위의 이상 :　음순 hernia·상피증·자궁탈·종양

③ 질경 *vaginismus* :　불수의적으로 일어나는 질구 및 질주위의 경련으로 성교에 대한 공포, 성교 중의 놀람 등 정신적 반사 현상에 기인된다. 음경 삽입시에 일어나면 拔去가 되지 않아 포로음경 *penis captivus* 이 된다.

④ 질과 음경 크기의 불균형 :　질은 확장하기 쉽기 때문에 대부분의 음경을 받

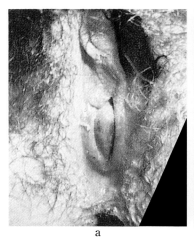 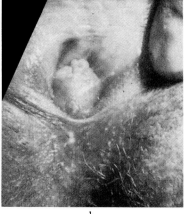

　　　　a 　　　　　　　　　　　　b
圖 10-2. 閉鎖膣
　a : 膜樣閉鎖膣(月經血이 고여 있다)
　b : 完全閉鎖膣

아들인다. 그러나 그 차가 심한 경우 성교 불능의 원인이 된다. 예를 들어 성인과 유아의 경우 등에서 본다.

(2) 生殖不能 *Impotentia Generandi*

1) 男性의 生殖不能

a) 정자의 이상 : 무정자증·정자결핍증·무력정자증·사멸정자증 또는 정자의 발육이상

b) 사정불능

① 기계적 장애 : 정액배출로의 통과장애, 즉 기형·손상·염증 및 폐쇄

② 정신적 장애 : 사정중추의 흥분 불충분·정신적 억제·과로

2) 女性의 生殖不能 수정불능인 경우와 수정란의 착상불능이 원인이 된다.

① 난형성의 이상 : 난소의 발육 부전·결여·위축·종양·염증

② 생리적 불임 : 임신 중 수유기

③ 양측난관의 통과장애·난관의 기형·염증유착·종양·수정 및 수정란의 착상장애

④ 자궁의 이상 : 발육 부전·위치 이상·자궁내막의 심한 염증·종양

⑤ 임신완료불능 *Impotentia gestandi* : 습관성 유산·사산

⑥ 분만불능 *Impotentia parturiendi* : 골반이상·질이상

3. 性慾의 異常 *Disturbances of Sexual Instinct*

성욕은 고차원의 다수의 조건 반사에 의하여 조절되는 본능인 것이다.

또 본능이란 이론적인 배려 없이 이루어지는 행동 양식을 말하며, 특징으로서는 쾌락을 택하고 불쾌를 버리는 것이라 하겠다. 성욕의 이상은 정상인에서도 보나 정신병질자에 많고 때로는 정신병자에서 본다. 양적으로는 항진과 감퇴가 있으며 질적으로는 그 대상이 이상한 경우와 행위가 이상한 경우가 있다.

성욕의 질적인 이상을 성의 도착 *perversion* 또는 변태성욕 *eropathy* 이라 한다. 도착의 종류에 따라서는 그 행위 자체가 범죄가 되는 것(淫樂殺人), 행위의 결과가 때로는 범죄가 되는 것(加虐症), 또는 전연 범죄가 되지 않는 것(同性愛) 등이 있다.

도착이 범죄의 원인 또는 동기가 되며 또 그 이상한 환경이 때로는 범죄의 온상이 되기도 한다.

(1) 加虐症 *Sadism*

이성을 학대함으로써 성적인 쾌감을 느끼는 것을 말한다. 정상인도 다소의 가학적인 경향이 있으며 교육·체면 등으로 억제되는 것이 통상이라 한다.

가학증이 행동으로 나타나는 것은 감퇴된 성욕을 높이기 위해, 성욕이 전혀 결여된 경우에는 이를 대신하기 위한 수단으로, 성욕은 있으나 정상적인 성교로써는 쾌감을 얻지 못하는 경우 등에 이루어지며 그 종류는 다음과 같다.

1) 空想的 加虐症 공상적 또는 관념적으로 가학을 상상하는 것으로 성적인 흥분으로 만족을 느끼며 문장·언어, 특히 이성과 심한 농담으로 성적 만족을 느끼는 가학증 중 가장 가벼운 것이다.

2) 汚損的 加虐症 이성의 의복에 오물, 정액, 때로는 분뇨를 칠하여 이성이 수줍고 창피스러워 당황하는 모습을 보고 만족을 느끼는 것을 말한다.

3) 鞭打性 加虐症 이성에게 채찍질을 가하거나 육체적인 고통을 줌으로 해서 성적인 흥분과 만족을 느끼는 것을 말한다.

4) 淫樂殺人 가장 심한 가학증으로서 이성을 살해하여 성기 또는 신체의 일부를 도려내는 것으로 만족을 느끼는 것을 말한다 (圖 10-3, 10-4).

(2) 淫樂殺人 *Phonomania Sexualis*

이성을 살해하는 것으로 성적인 쾌감을 느끼는 가학증의 극한형이며 살인만이 목적인 것이다. 음락의 나머지 살인을 하는 살인음락과는 구별되어야 한다. 후자는 살인이 목적이 아닌 것이다. 음락살인은 주로 남성에 많으며 어린이나 노인을 대상으로 연쇄살인

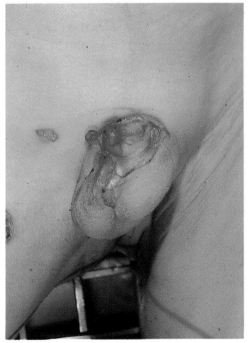

圖 10-3. 嗜兒淫樂殺人(殺害後 男兒의 性器를 切斷, 犯人은 女性)

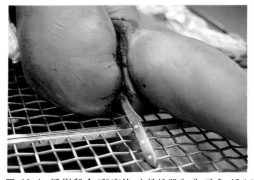

圖 10-4. 淫樂殺人(殺害後 女性性器內에 칼을 揷入)

을 한 예가 있으며 매우 위험하다(圖 10-4).

　(3) 被虐症 *Masochism*

　이성으로부터 학대를 받아 정신적 또는 육체적인 고통을 받음으로써 성적인 쾌감을 느끼는 것으로 정상적인 여성도 어느 정도의 피학적인 경향이 있으며 가학증과 반대되는 것으로 공상적·오손적·피편타성 등의 피학증이 있다.

　자기가 자기를 학대함으로써 성적인 쾌감

을 느끼는 것을 자학증 *auto masochism* 이라하며 가학성의 여자와 피학성인 남자가 만나는 경우 남자는 만족을 느끼지 못해 자학증으로 되는 경향이 있다는 것이며 음경·음낭및 손발을 끈으로 결박하고 의사체로 발견되는 경우도 있다.

　(4) 屍　姦 *Necrophilia*

　시체와 성교함으로써, 또는 그 일부를 척출하여 수음에 사용함으로써 성적 만족을 느끼는 것으로 시간의 목적으로 무덤을 파헤친예도 보고되고 있다.

　(5) 同性愛 *Homosexuality*[9]

　성욕의 대상이 동성인 것으로 이성에 대하여서는 성욕의 만족을 얻지 못하며 동성에 대하여 비로소 만족하는 본질적인 동성애와이성을 상대로 구할 수 없기 때문에 할 수 없이 동성을 대상으로 하는 대상성인 것이있다.

　남성동성애 *pederasty, urning* 의 경우는 coitus in anus 로서 성적 만족을 느끼기 때문에일명 鷄姦 *sodomy* 이라고 한다. 상습적인 피계의 항문은 괄약근이 이완되어 함몰되어 漏斗狀이며 직장심부에 열창 또는 만성염증·성병 등에 감염된 것을 보며 정자가 증명되는 경우도 있다(圖 10-5).

　여성동성애 *sapphism* 는 정신적인 우애만이아니라 서로 상대의 신체를 애무하며 외음부를 마찰하여 쾌감을 느끼며 대부분이 손·혀, 때로는 음경같이 만든 도구가 사용된다.

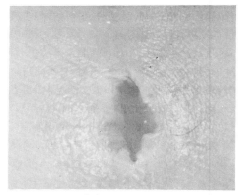

圖 10-5. 被鷄姦者 肛門(homosex 男子)

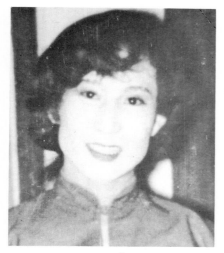

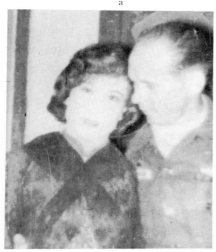

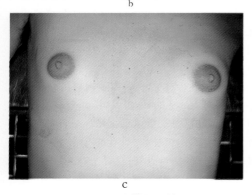

圖 **10-6.** 女裝男子例
a : 女裝男子
b : 美軍接待婦로　일함
c : 同男子의　乳房 (hormone 療法後)

여성간의　성행위를　tribadia (tribo＝마찰한다 에서　유래된　말이다)라　한다.　여성동성애에 있어서　어느　한　사람은　남역을　하게　되는데 이때는　정신적　또는　육체적으로　남성화되는 경향이　있다.　정신적인　남성화를　virilism 이라　하며　육체적인　남성화를　gynandria 라고　한다.　또　남자가　여장을　하고　접대부 또는　창녀　생활을　하는　것도　있다(圖 10-6 a, b, c).

(6) 嗜兒症 *Paedophilia, Pederosis*

이성의　어린이를　성만족의　대상으로　하는 것으로서　정신박약자에서는　상대가　없기　때 문에　어린이를　대상으로　하게　된다(圖 10-3).

(7) 獸　姦 *Zoophilia*

동물을　성욕만족의　대상으로　하는　것으로 남성은　양·개·닭·말·소　등이며　여성은 개·고양이·뱀　등이　사용된다.

수간은　대체적으로　비문명국의　하류　사회, 특히　농촌에서　이루어지며　동물과의　성행위 로서는　직접　성교·동물체를　이용한　자위· 인간이　동물에게　자위행위를　함으로써　간접 적으로　자기　만족을　느끼는　경우,　때로는　성 병에　걸린　사람이　동물과　성교하여　상대　동 물에게　감염시켜　줌으로써　자기의　병이　낫는 다는　미신에　의한　경우도　있다.

(8) 淫物症 *Fetishism*

이성의　신체의　일부　또는　소유물을　性의 대상으로　하는　것을　말한다.　대상이　되는　신 체의　일부로서는　유방·음부·구순·귀·음 모·두모　등이며　이성의　소유물로서는　내 의·브래지어·양말·손수건·구두　등이며　이 를　수집하고　때로는　세탁한　것을　절취하는 경우도　있다.　이들을　만지거나　착용하거나 또는　만지면서　수음하거나　하여　만족을　느끼 는　것이다.　여기에　속하는　특수한　형으로서 우상　또는　동상을　대상으로　성적　만족을　느 끼는　것도　있다.

(9) 露出症 *Exhibitionism*

이성　앞에서　자기의　성기　또는　나체를　노 출시킴으로써　성적인　만족을　느끼는　것을　말 한다.

(10) 窃視症 *Voyeurism*

다른 사람의 성기・나체 또는 성행위를 숨어서 봄으로써 성적 만족을 느끼는 행위를 절시증이라 한다. 정상인에서도 다소의 절시는 본능적이라고 한다. 병적으로 이것이 항진되면 개인의 주거・욕탕・변소 등을 무단히 침입하여 범죄의 동기가 되기도 한다.

4. 犯法的 性行爲 *Sexual Offences*

성은 개인에 있어서는 자유이다. 그러나 성욕을 만족시키는 행위가 사회 질서 내지는 건전한 미풍 양속을 해치는 경우(형법 제 245 조 공연음란 참조), 타인의 성적 자유 또는 정조를 침해하는 경우(형법 제 297 조 강간, 제 298 조 강제추행, 제 303 조 업무상 위력 등에 의한 간음, 제 304 조 혼인빙자 등에 의한 간음 참조), 타인의 건강 또는 생명에 위해를 끼친 경우(형법 제 301 조 강간 등에 의한 치사상 참조) 등등의 경우는 법적인 문제가 되는 것이다.

(1) 强　姦 *Rape*

형법상 폭행 또는 협박으로 13 세 이상의 부녀를 간음하거나, 비록 동의는 얻었으나 13 세 미만의 부녀 또는 심신장애・항거 불능 상태의 부녀를 간음하는 경우를 강간이라 규정하고 있다.

성교는 의학적으로는 음경을 질내에 삽입하여 사정함으로써 완수되는데 법률상 강간에 적용하는 성교는 사정이 없어도 음경의 질내 삽입 또는 접촉만으로도 죄가 성립되는 것이다.

1) 性交의 證明　　이를 증명하기 위해서는 여자 성기의 형태학적 변화, 질내에서 정자의 증명, 성병 감염 또는 임신의 유무 등을 검사하는 것이다.

a) 처녀막의 변화 :　　처녀막 *hymen* 은 질입구의 질주벽에서 중심으로 돌출되는 막양 조직으로 결체직을 기질로 한 점막의 추벽을 말하는데(圖 10-7 a) 처녀막의 손상이 없다는 것은 처녀의 중요한 증거이다.

처녀막은 최초의 성교로 파열 *defloration* 된

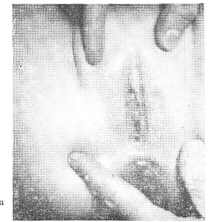
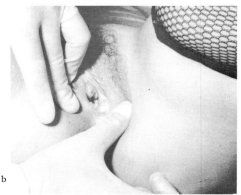

圖 10-7.
a : 健全한 處女膜(年少者)
b : 破裂된 處女膜(強姦例)

다. 파열이 신선한 경우에는 출혈・발적・동통 및 부종 등 염증의 소견을 보지만 시일이 경과된 것은 이러한 염증 소견이 흡수되어 소실된다. 처녀막의 파열창의 창연들은 유합됨이 없이 치유되기 때문에 영구적인 변화로 남게 된다(圖 10-7 b).

처녀막이 신전성이 풍부하거나 그 구멍이 큰 경우에는 성교에 의하여 파열되지 않는 경우가 있다. 또 반대로 성교 이외의 원인, 즉 수지 또는 이물을 삽입하거나 운동 또는 외상에 의하여 파열되는 경우가 있다. 분만에 의하여 대부분의 처녀막은 흔적만을 남기는데 이것을 처녀막흔 *carunculae myrtiformes* 이라고 한다.

b) 처녀막의 형태 :　　처녀막의 형상과 그

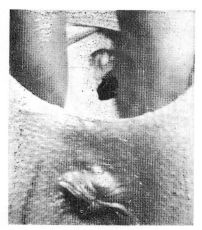

圖 10-8. 環狀處女膜

구멍의 모양은 종류와 개인차가 천태만상이다.

① 환상처녀막 *hymen annularis* : 가장 보편적인 形으로 중심부에 원형 또는 타원형의 처녀막공 *foramen hymenalis* 이 있으며 孔은 성인의 경우 一指는 통과할 정도이며 공이 중심에 있는 것에서 편재하는 등 다양하다 (圖 10-8).

② 반월상처녀막 *hymen semilunaris* : 공이 전방에 편재하며 막의 대부분이 후방으로 뻗쳐 있다.

③ 순상처녀막 *hymen labiformis* : 공이 장타원형이며 막은 좌우측에 마치 음순같이 존재한다(圖 10-9).

④ 전채상처녀막 *hymen fimbriatum* : 공의 연변부에 다수의 작은 절흔이 있어 전채상을 보인다(圖 10-10).

⑤ 사상처녀막 *hymen cribriformis* : 처녀막에 다수의 작은 공이 있어 사상을 이룬 것(圖 10-11).

⑥ 중격상처녀막 *hymen septus* : 막이 중격상을 이루기 때문에 공이 두 개가 있게 되며 중격은 전후 또는 좌우 또는 사각을 이루고 지나는 것, 또는 중격의 중간이 결여된 것 등 그 형태가 여러가지이다(圖 10-12).

c) 정액의 증명 : 피해자의 질내에서 정액이 증명되면 성교가 단시간 내에 이루어졌다는 증거가 된다. 그러나 성교 후 보행함으로써 정액은 질외로 유출하기 때문에 검사는 가능한 한 피해 후 빨리 하는 것이 원칙이다. 또 외음부에 손상이 있는 경우에는 다량의 출혈로 정액과 혼합 유출되어 증명이 곤란한 경우도 있다.

강간 시체에서는 유출되지 않기 때문에 검출률이 높다. 만일 사정이 질외에 이루어지거나 질에서 정액이 유출된 경우에는 내의 또는 음모 및 질주위 피부에서 검출되는 경우가 많다.

정자가 검출되지 않는다고 반드시 성교가 이루어지지 않았다고 단정지을 수는 없다. 사정하지 않은 경우, condom 을 사용한 경우, 가해자가 무정자증·정관절단술을 받은 자이거나, 질외사정을 하였거나 또는 사정 후 장시간 경과되었기 때문에 정자가 검출되

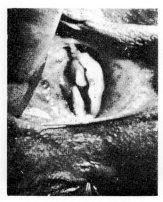

圖 10-9. 脣狀處女膜

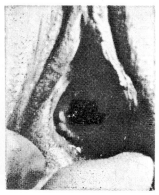

圖 10-10. 剪綵狀處女膜

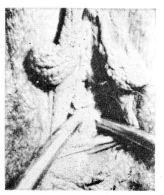

圖 10-11. 篩狀處女膜

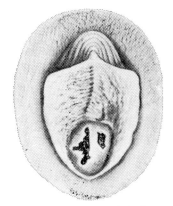

圖 10-12. 中隔狀處女膜

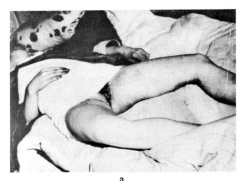

a

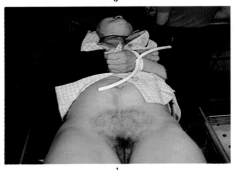

b

圖 10-13. 被姦姿勢
a : 下半身裸體, 大腿部開大
b : 下半身裸體, 손은 결박

지 않는 것을 고려하여야 할 것이다.

d) 성병감염의 유무 :　간음전에 성병
이 없었던 피해자가 간음 후 가해자와 동일
한 성병에 감염되었다면 그것은 간음의 의심
을 한층 깊게 해준다.

e) 임신의 유무 :　매우 드문 일이나 간
음 전에는 임신할 만한 사실이 없었던 여자

가 간음 후 임신된 것이 증명되면 성교의 증
거가 된다.

f) 외음부의 손상 :　어린이의 간음 때
는 심한 질파열 등의 손상이 야기되며 성인
에서는 저항하였기 때문에 이루어진 손상을
본다.

2) 强姦의 證明　강간과 화간의 구별은
매우 곤란한 경우가 있다. 그러나 강간의 경

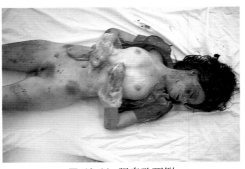

圖 10-14. 强姦致死例

抵抗 때문에 많은 損傷을 본다. 證據保存을 위해
손을 비닐로 감싸고 있다.

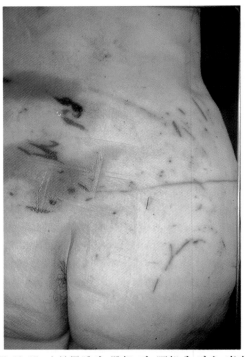

圖 10-15. 女性屍體의 臀部 및 腰部에 많은 表皮
剝脫은 强姦致死를 암시

우는 다음과 같은 소견을 본다.

① 피해자 성기의 손상, 상하지 특히 대퇴 내측면의 표피박탈·피하출혈 등을 본다.

② 피해자의 옷, 특히 하내의에 파손을 본다(圖 10-13 a,b, 10-14).

③ 가해자의 안면·상지·음부 등에 피해자의 손톱에 의한 표피박탈, 또는 교상 등의 저항한 흔적을 본다.

④ 강간 때 저항을 배제하기 위한 수단으로 구타·경부압박 등의 흔적을 본다(圖 10-14, 10-15).

⑤ 피해자가 계속 저항하는 가운데 사정되었다면 정액반이 피해자의 옷에 부착되는 경우가 있다. 이때의 위치가 화간의 경우와 다르기 때문에 정액반검사시에는 반드시 검출된 위치를 명기하여야 할 것이다.

◇ 參 考 文 獻 ◇

1) 玄岩社 : 「法典」, 서울, 1979

2) Barr, M. L. and Bertram, E. G. : Morphological distinction between neurones of male and female cats and the behaviour of nuclear satellites during accelerated nucleoprotein synthesis, *Nature(Lond.)*, 190, 372, 1949

3) Davidson, W. M. and Smith, D. R. : A morphological Sex difference in the polymorphonuclear neutrophil leukocytes, *Brit. Med. J.,* 11, 6, 1954

4) Casperson, T., Zech, L., Johasson, C. and Modist, E. J. : Identification of human chromosomes by DNA-binding fluorescent agents, *Chromosoma(Berl.)*, 30, 215, 1970

5) Emery, J. L. and McMillan, M. : Observation of the female sex chromatin in human epidermis and on the value of skin biopsy in determining sex, *J. Path. Bact.,* 68, 17, 1954

6) Ishizer, H., Ando, K., Seno M., Nobuhara, M. & Mikami, Y : Sex identification with a minimal sample by combining the Y chromatin indentification and X-chromatin detection method, *Jap. J. Legal Med.,* 27 : 287, 1973

7) Diamond, B. L. : Criminal responsibility of the mentally ill, *Stanford L.R.,* 14, 59, 1961

8) Brittain, R. P. : The sadistic murderer, *Med. Sci. Law,* 10, 198, 1970

9) Scott, P. D. : Homosexuality with special reference to classification, *Proc. R. Soc. Med.,* 50 : 655, 1957

第11章 親生子鑑別
Examination of Parentage

부모의 피(血)가 자식으로 전하여지고 자식은 부모의 피를 물려받아 출생된다는 사상은 예부터 전하여지고 있다.

자식은 어느 모로라도 부모를 닮게 마련이다. 즉 용모, 음성, 성격, 걸음걸이 등에 있어서 부모의 특징이 많이 나타난다. 그러나 어떤 경우에는 이러한 특징이 전혀 나타나지를 않아 그것이 바로 친생자감정의 대상이 되는 이유가 되기도 하고 아버지의 고민의 대상이 되기도 한다.

독일의 격언에 "어머니가 '이 어린이는 당신의 자식입니다'라고 할 때 아버지는 이를 믿고 바보는 이를 의심한다 *Die Mutter sagt, der Vater glaubt und ein Narr zweifelt davon*" 라는 것이 있다.

어머니는 그 어린이가 누구의 자식인지 안다. 단지 모르는 것은 아버지뿐인 것이다. 따라서 마음이 행복한 아버지가 되기 위해서는 그 어머니의 말을 믿어야 할 것이다.

즉 자연의 신비로만 여겨지고 있는 친생자관계의 증명도 과학의 발달로 가능하게 되어 밝은 앞날을 기약하게 되었다.

따라서 친생자감별을 혈형, 혈청형, 효소형, HLA형, 유전자 지문, 산과학적 검사, 인류학적 검사 및 각종 자료에 의한 확률에 대하여서 기술하기로 한다.

I 血型에 의한 親生子鑑定 *Parentage Testing by the Blood Groups*

1. 槪 說 *Introduction*

(1) 發展史 *Historical Development*

'면역 혈액학 *immunohematology* 의 아버지' 라 불리어지고 있는 Karl Landsteiner (1901)[1]에 의해 어느 개인의 혈청에 의해 다른 사람의 적혈구가 응집된다는 사실이 처음으로 보고되었으며, 이런 관찰에 의해 그는 A, B, O 라는 세 종의 혈형을 분류하게 되었다. 그 후 얼마 지나지 않아서 Decastello 와 Sturli (1902)[2]에 의해 AB형이 발견되었다. 혈형을 결정하는 항원이 적혈구에 존재하며, 그 항원에 대응하는 항체가 그러한 항원을 갖지 않는 혈액의 혈청에 존재한다는 것이 밝혀졌다. 따라서 A형인 사람은 그의 혈청에 항-B를 지니며, B형인 사람은 항-A, O형인 사람은 항-A, 항-B를 모두 지니는 반면에 AB형인 사람은 항-A와 항-B를 모두 갖지 않는다. 이러한 지식에 의해서 어느 특정인의 혈액은 항-A와 항-B 혈청을 사용하여 그의 적혈구를 검사하고, 또 A형 적혈구와 B형 적혈구로 그의 혈청을 검사함으로써 혈형을 확정할 수 있게 되었다.

이러한 발견에 대해 많은 학자가 흥미를 갖게 되었으며 이에 대한 연구가 이루어져, 그후 수년 동안 혈형과 관련된 많은 논문들이 발표되었다. 1908년 Epstein 과 Ottenberg[3]는 A-B-O 혈형이 유전된다고 주장하였다. 1910년에 Dungern 과 Hirszfeld[4]는 A-B-O 혈형이 A-a, B-b 의 서로 대립되는 두 쌍의 유전자에 의해 멘델법칙에 따라 유전된다고 가정하였다. 1924년 Bernstein[5]은 A-B-O 혈형이 복대립유전자에 의해 유전되며 집단유전학을 이용하여 Dungern 과 Hirszfeld 의 이론이 잘못되었다는 것을 증명하였다.

Wiener (1943)[6]는 「혈형과 수혈」 *Blood*

Groups and Transfusion 이라는 그의 저서에서 10,000 가구 이상의 가족 연구 결과를 발표하였고, Andreson(1947)[7]은 20,000 예의 어머니와 자녀에 대한 연구를 실시하였으며 그외 많은 연구자들에 의한 상당한 예의 가족 연구 결과가 발표되어, A-B-O 혈형이 복대립유전자에 의해 유전된다는 Bernstein의 이론을 지지하게 되었다.

모든 다른 혈형에 대한 연구도 이와 같은 전례와 예증의 과정을 거쳐 발달되었으며, 다른 혈형이 발견되면, 즉시 검사되고 멘델의 유전법칙에 따르는가를 검토하였다. 많은 예수의 광범위한 가족 연구를 행한 결과 유전 방식, 유전적으로 결정된 혈형의 불변성, 실험 방법의 신뢰 등이 확립되었다.[8] 1927년 Landsteiner 와 Levine[9]에 의해 사람의 적혈구를 토끼에 주입시켜 면역에 의해 얻어진 혈청이 A-B-O 혈형과는 관련없이 사람 적혈구를 분류할 수 있다는 사실을 발견하게 되었다. 이 새로운 혈형을 'iMmuNe'이라는 단어에서 유래된 M-N 혈형이라 하고 2종의 유전자에 의해 M-N 형의 유전성을 설명하였다.

M-N 혈형의 실험에 대한 부가적인 산물로 사람 혈액을 2종으로 구분할 수 있는 다른 항혈청이 Landsteiner 와 Levine[10]에 의해 발견되었다. 이 혈형을 발견자들은 P라 명명하였으며 멘델법칙에 따라 유전된다는 것도 밝혀졌다. 이 혈형에 대한 더 완전한 설명은 Sanger[11]가 P 혈형의 일부분으로 Tj[a]항원을 동정한 1955년까지 지연되었다. 또 P 혈형은 임상적으로도 그리 중요하지 않으며 반응의 구분이 불명확하고, 항혈청의 역가가 낮기 때문에 법의학적인 연구에서도 큰 가치를 기대할 수 없었다.

1940년 Landsteiner 와 Wiener[12]에 의한 Rh 인자의 발견으로 혈형판정 분야에 굉장한 활력을 불어넣어 주게 되었다. 종내 수혈 반응(Wiener 와 Peters, 1940),[13] erythroblastosis fetalis(Levine, Katzin, Vogel, Burnham, 1941)[14],[15] 등과 이 인자와의 관계에 대한 영향으로 면역 혈액학이라는 완전히 새로운 과학이 창조되었다.

Rh 혈형의 복잡성은 그후 수년 내에 거의 완전하게 연구되었으며, 이 내용 하나에 대해서만 최소한 500여 편 이상의 논문이 발표되었다. 많은 연구자들이 이 새로이 발견된 혈형의 세계를 탐구하기 시작했다. 제2차 세계대전이 시작되고 수혈을 위한 혈액 사용의 증가로 많은 수의 연구 재료를 얻을 수 있게 되었고 곧 혈액에 있어서의 더 많은 개인간의 차이가 이미 발표된 혈형과 별개인 새로운 혈형으로 입증될 수 있었다. S-s 와 같은 M-N 혈형의 아형이 보고되었다. 그후 Kell-Cellano, Lewis, Lutheran, Duffy, Kidd, Diego, Vel 등과 그 밖에 다른 많은 인자들이 속속 발견되었으며, 'public' (major)하거나 'private'(minor)한 혈형의 목록이 부가되었다. 더 최근에는 다양한 혈청 단백과 적혈구효소의 유전적으로 결정된 polymorphism 의 발견으로 개인식별의 가능성은 한층 더 정확을 기할 수 있게 되었다. 이 분야에 대한 더욱더 많은 연구로 언젠가는 "혈액의 개체성은 지문의 개체성과 비교될 수 있으리라"는 Landsteiner 의 예언이 실현되게 될 것이다.

(2) 遺傳原理 *The Principles of Heredity*

1) 一般原理 *General Principles*　　　혈형의 유전을 지배하는 법칙은 1865년에 멘델에 의해 처음으로 제시된 유전 원리로부터 유래되었다. 이들 원리에 대한 간략한 복습과 그들의 법의학적 응용은 필수적인 것이라 하겠다. 모든 살아 있는 유기체는 체조직을 생성하는 체세포 *somatic cell* 와 배우자 *gamete* 를 생성하는 배세포 *germ cell* 로 구성되어 있다. 사람의 체세포에는 23종의 염색체쌍이 들어 있다. 염색체에는 좌 *locus* 라고 불리는 특이한 위치에 유전자라는 많은 결정인자 *determinant* 가 위치하고 있다. 개체의 모든 형질은 대립인자 *alleles* 라 불리는 2개의 유전자에 의해 결정되며, 이들은 각 염색체쌍의 동일 좌에 위치한다. 그러나 배우자에는

각 염색체쌍의 어느 한쪽만이 들어 있다. 수정 과정에서 두 종의 배우자(정자, 난자)가 만나서 각각의 23종의 단일염색체가 결합된다. 그래서 접합체 zygote 라 불리는 23종의 염색체쌍이 완전히 구성된 세포가 형성되어 새로운 체세포군을 이루며 새로운 개체가 시작된다. 이러한 방법으로 각 부모는 염색체쌍의 반씩을 자손에게 물려주어서 자손의 형질을 결정하게 된다. 예를 들면 M 과 N 응집원에 대한 유전자가 들어 있는 염색체쌍에서 각각의 반이 각각의 부모에서 유전되어서 자식의 혈형이 결정된다. 만일 정자와 난자에 모두 M 유전자가 들어 있으면, 그 아이의 유전자형은 MM 이 될 것이다. 이러한 두 종의 동일한 M 유전자를 가지고 있는 사람을 동질접합이라 한다. 반면에 정자에는 M 유전자가 들어 있고 난자에는 N 유전자가 들어 있다면 그 자식의 유전자형은 MN 이 될 것이며, 이와 같이 서로 같지 않은 M-N 유전자를 가지고 있는 사람을 이질접합이라 한다. 마찬가지로 동일한 N 유전자를 가지고 있는 유전자형 NN 인 사람도 동질접합이다. 그러므로 각 개체는 그가 가지고 있는 M 또는 N 유전자 중의 어느 한쪽 유전자만이 들어 있는 배우자를 생성할 수 있다. 양친의 M-N 형을 알면 그러한 결합에서 나올 수 있는 자식의 M-N 혈형에 대한 도표를 작성할 수 있다. 반대로 부모의 각 결합에서 나올 수 없는 자식의 M-N 형에 대한 도표 작성도 역시 가능하다.

혈형유전의 경우에, 각각의 다른 혈형계를 결정하는 유전자는 각각 다른 염색체상에 위치한다. 혈형을 구성하는 몇 가지 유전자의 조합은 각 개체에서 임의로 일어날 수 있다. 따라서 동일 부모에서 몇 가지 다른 응집원 조합으로 구성된 자녀들이 나올 수 있다. 다만 그 양친에 존재하는 응집원과 혈형인자내에서의 조합이라는 제한이 따른다.

개별분리 independent assortment 의 법칙은 각 염색체가 완전한 하나의 단위로서 유전되기 때문에 동일 염색체 위에 위치하는 유전자에 대해서는 적용되지 않는다. 희귀한 예외로 교차 crossing-over 가 일어나는 경우가 있는데 혈형을 결정하는 유전자에서는 아직 관찰된 적이 없다. 동일 염색체 위에 위치하지만 다른 형질을 결정하는 유전자들은 함께 유전되는 경향이 있으며 이런 상태를 연쇄 linkage 라 한다. 예를 들면, 분비 유전자와 Lutheran 형 유전자는 연쇄되어 있는 것으로 밝혀졌다. 다른 혈형의 응집원은 각각의 특이한 혈형좌에 있는 다수의 대립형질에 의해 결정되며 따라서 분리나 교차가 일어날 수 없다.

2) 抗原과 抗體 Antigen and Antibody　대부분의 혈형인자 즉 적혈구 응집원은 항원으로 작용할 수 있으며, 그 특정의 항원이 결핍된 사람이나 동물에 주입되면 항-항원 즉 항체가 생성된다. 항-A 항체는 A 항원이 결핍된 B 형의 혈액에서 발견되며, 항-B 항체는 A 형 혈액에서 발견된다. 토끼에 주입된 사람 M 형 적혈구는 항-M 항체의 생성을 야기시키며 마찬가지로 N 형 적혈구는 항-N의 생성을 자극한다. 각 항원에 따라 항체생성을 쉽게 자극하는 능력이 다양하다. 항체생성을 자극하는 항원을 'strong' 항원이라 한다. 어떤 동물은 매우 쉽게 항체가 생성되는 데 반해서 다른 동물은 빈약하게 생성된다. 어떤 자극에 대하여 항체가 생성되는 능력도 유전되는 형질이라고 믿어진다. 항혈청이라 하는 특이항원 또는 혈형인자에 대응하는 항체가 포함되어 있는 혈청은 검사하려는 적혈구에 이러한 인자의 존재 여부를 동정할 수 있게 해 주는데 이를 적혈구판정 cell typing 이라 하고 모든 혈형판정검사의 기초가 된다.

혈형인자와 항체 사이의 반응은 보통 분명하게 볼 수 있으며 이때 일어나는 적혈구의 뭉침현상을 응집 agglutination 이라 한다. 항혈청의 특성에 따라 반응이 일어날 수 있는 상태가 서로 다르다. 반응이 일어나기 위해서는 생리적 식염수(生鹽水)나 고농도 단백 medium 이 필요한 경우도 있고 냉장 온도

(4℃), 실온(20℃), 배양 온도(37℃) 등으로 반응 최적 온도도 다양하다. anti-human globulin, 보체 complement, 적혈구의 효소 처리 등과 같은 특수 방법에 의해 반응을 강화시키는 것도 필요한 것이다. 대부분의 반응은 시간의존성이며 최적의 반응 결과를 얻기 위해서 1시간이나 2시간 정도의 반응 시간을 필요로 하기도 한다. 각 항혈청의 특이 형질은 오류를 피하기 위해서 완전히 파악되어야만 하며 각 실험 과정에서 세심한 주의를 기울여야 하는 것이 필수적이다.

항원-항체반응의 또 다른 형태는 용혈 hemolysis 이라 하는 적혈구의 파괴이다. 이 반응이 일어나기 위해서는 보체 complement 가 필요하다. 보체는 저장시에 그 반응성이 급속히 감퇴되기 때문에, 용혈 반응은 신선한 혈청검체를 검사할 때 사용된다. 어떤 항원은 용혈 반응에 의해서만 식별될 수 있으며 다른 것은 응집과 용혈 반응 모두에 감수성이 있는 것도 있다. 또 혈청을 검사하여 그 유전자를 알 수 있는 경우와 그렇지 못한 경우가 있다. 즉 M-N 혈형은 抗-M 과 抗-N 혈청으로서 인자형도 추단할 수 있다. 또 어떤 혈형에서는 각 유전자의 존재 여부를 결정지을 수 있는 항혈청을 얻을 수 없거나 또는 반응에서 인자형의 특이성을 알 수 없는 경우도 있다. 즉 A-B-O 혈형에서, 抗-A 혈청을 이용한 검사로 A 인자의 존재 여부는 쉽게 판정되지만 그 유전자형이 AA 또는 AO 의 어느쪽에 해당되는 것인지는 구별할 수 없다. 이것을 결정하기 위해서는 항-O 혈청을 사용한 검사가 필요한데 이 항-O 혈청은 얻을 수가 없다. A 인자만이 명확히 결정될 수 있기 때문에 A 를 dominant, O 를 recessive 라 한다. 그러나 dominant 나 recessive 라는 표현은 한 유전자가 다른 유전자보다 더 강하다는 것을 의미하기 때문에 적당하지 못하다. 대부분의 경우에 유전자는 거의 동일한 반응성을 가지고 있으나, 때로는 그 항혈청이 원하는 만큼 강하지 못하기 때문에 쉽게 입증되지 못하는 경우도 있다.

3) 血型의 遺傳法則 The Hereditary Law of Blood Groups　혈형의 유전과 관련된 일반 법칙을 간략하게 요약하면 다음과 같이 설명할 수 있다.

① 양친의 어느 한쪽에도 존재하지 않는 응집원은 자식의 혈액에 나타날 수 없다.
② 한 응집원에 대해 동질접합인 부모는 그 자식에게 이 응집원에 대한 유전자가 반드시 전달된다.
③ 한 응집원에 대해 동질접합인 자식의 이 응집원을 결정하는 유전자의 각각은 그의 부모의 각각으로부터 한쪽씩 물려받은 것이다.

4) 血型의 變異 Alterations in Blood Type
유전 연구에서 혈형의 가치는 유전자가 어떤 환경적 영향에 의하여도 완전히 보호된다는 것이다. 단지 매우 희귀하고 드문 상황에서만 응집원을 결정하는 유전자나 또는 응집원이 영향을 받는다는 것이다. 유전자의 자발적으로 출현하는 사건적 변화를 돌연변이 mutation 라 한다. 그러한 현상은 참으로 희귀하여 사람에서 돌연변이의 빈도는 5만번의 유전자 교대에서 한번 이하로 나타나는 것으로 추정된다. 돌연변이가 나타날 때, 동질접합형에서 치명적이거나 다수의 선천적 결함을 야기하게 된다. 후천적인 응집원의 변화로는 백혈병과 같은 위험한 질병의 진행 과정에서 보고되었다. 이들은 보통 부분적이고 일시적인 특성을 지닌다. 방사능이나 화학 물질 등과 같은 다른 환경독적 영향 environmental toxic influence 이 돌연변이율을 증가시킨다고는 하지만 응집원에 대하여서는 아직 영향을 미쳤다는 보고는 없다. 어떤 유전자는 다른 유전자에 영향을 줄 수 있으며 실제로 그들의 완전한 표현을 억제한다. 이러한 예가 Bombay 혈형이라 할 수 있다. 여기서 적혈구에 있는 응집원 B 와 분비물에 있는 B 물질의 출현은 억제유전자 xx 의 동질접합 상태의 작용에 의해 억제된다.

유전된 혈형을 완전히 변화시키는 유일한 효과적인 방법은 다른 형의 혈액으로 교환

수혈하여 체내의 모든 혈액을 대치시키는 것이며 이것은 신생아의 용혈성 질환에 적용되는 치료법의 원리이다. 신생아의 전혈량이 매우 적기 때문에(대략 $1\frac{1}{2}$ pint 정도) 한 pint 나 두 pint 정도의 혈액으로 효과적으로 대체될 수 있으나 성인에서는 전혈량이 약 12 pint 정도이기 때문에 필요로 하는 혈액의 필수 상당량을 한번에 보충하기는 어려운 일이다. 또 수혈된 혈액의 수명은 약 60~100 일 정도밖에 되지 않는다. 그 후에는 유전적으로 결정된 본래의 응집원이 새로이 생성된 적혈구에 다시 나타난다. 혈형에 있어서의 그러한 일시적인 변화는 어떤 심각한 문제를 야기하지는 않는다.

따라서 사람의 혈형은 개인식별과 친생자 관계의 연구 등에 훌륭한 방법을 제시해 주고 있다. 또 어떤 변화가 일어난다 하여도 혼동이 야기될 정도가 아니며 또 무시할 수 있을 정도로 드물기 때문에, 혈형의 신뢰는 그 불변성에 있다 할 것이다.

2. ABO 式 血型 ABO Blood Group System

1901 년 Landsteiner 에 의해 발견된 혈형으로 사람이 가지고 있는 가장 중요한 혈형 중의 하나이다.

A-B-O 식형은 염색체쌍의 한 좌 locus 에 위치하는 공우성대립유전자군 codominant allelic genes group 에 의해 유전된다.

A-B-O 의 각 유전자는 적혈구막에 대응되는 항원의 형성을 유도한다. O 유전자는 무형질 amorphic 이기 때문에 형성을 유도하지 않는다. 최종적인 항원 구조는 두 개의 유전자의 결합에 의해 결정되기 때문에 각 개인은 특정 혈형인자 blood factor 에 대해 동질접합 homozygous 또는 이질접합 heterozygous 으로 되어 있다.

항원의 생화화적 특성이 연구되었으며 다당류 polysaccharides 인 것으로 밝혀졌다. A 와 B 물질 substances 은 극히 안정되어 있으며 수천년 동안 지속되어 왔다는 것이 입증되었다. 이 혈형 물질은 대부분의 인체 조직

에서 발견되나 뇌척수액, 수정체조직, 연골 및 임파조직 등에서는 증명되지 않고 모발, 손톱 등에는 약하게 존재한다.

A-B-O 항체는 모든 건강한 사람에서 증명되는데 생후 약 3~6 개월경부터는 인지할 수 있을 만큼의 양이 나타나기 시작한다. A-B-O 항체는 자신의 적혈구에 존재하지 않는 항원에 대응하는 것이 생성된다. 항체의 역가는 5~10 세경에 최고치에 도달하며 그 이후에는 점차 감소된다. 항체의 대부분은 IgM immunoglobulin M 이며, 보체 complement 와 결합하여 적혈구를 용혈시키고, 태반은 통과하지 못한다.

(1) 血淸學的 性狀 Serological Nature

1) 赤血球抗原　혈액을 A-B-O 형으로 구분하는 것은 항-A 혈청, 항-B 혈청과 적혈구의 반응성에 의해 결정되며, 또한 그 혈액의 혈청에 A 와 B 형 적혈구를 작용시켜 검사하여도 그 혈형을 알 수 있다. 이러한 연구 결과와 분석이 〈표 11-1〉과 같다.

〈表 11-1〉　　ABO 式 血型의 判定

因子型	表現型	血球抗原	血淸內抗體
O/O	O	None	Anti-A & Anti-B
A/A A/O	A	A	Anti-B
B/B B/O	B	B	Anti-A
AB	AB	AB	None

항혈청과 적혈구가 반응하게 되면 육안으로도 볼 수 있을 만큼의 덩어리로 적혈구가 뭉치게 clumping 된다. 적혈구의 항원적 구조가 항체의 구조와 대응될 때 나타나는 이러한 뭉침현상을 응집 agglutination 이라 한다. 예를 들어서, 어떤 항체가 5개의 결합부위를 가지고 있다면 이 항체는 적혈구의 많은 항원부위와 작용해서 불용성의 격자결합 lattice complex 을 이루게 된다.

사람의 혈청에는 비정상적이거나 특별한 병적 상태를 제외하고는 보통 자신의 적혈구와 반응할 수 있는 항체는 들어 있지 않다. ABO 혈형의 경우, 혈청 속에는 자신이 가

지고 있지 않은 항원에 대응하는 항체가 들어 있다.

그러므로 개개인의 A-B-O식 혈형은

① 적혈구에 존재하는 항원을 결정하기 위해 항-A, 항-B 혈청으로 적혈구를 검사

② 혈청에 존재하는 항체를 결정하기 위해 A와 B형 적혈구로 혈청을 검사해서 그 혈형을 확정

하는 등의 방법에 의해 결정될 수 있다.

이러한 검사 결과로 얻어진 지식에 의해 O, A, B, AB형 중의 어느 하나로 분류하게 되며 이것을 표현형 *phenotype* 이라 한다. 그 혈형의 유전적 구성 또는 인자형 *genotype* 은 표현형이 두 개의 대립유전인자 상호작용에 의해 결정되기 때문에 쉽게 판별할 수가 없다. 그러므로 표현형 A인 사람은 그 인자형이 *AA* 이거나 *AO* 일 것이다. *O* 유전자는 동질접합으로 존재하지 않는 한 표현형에 영향을 미치지 않으며 잠복성을 지니고 있어서 실험에 의해 인지할 수 없다. 그러므로 인자형을 결정하기 위해서는 가족 조사가 필요하게 된다. 예를 들어서, 양친이 A형이고 그 자녀가 O형이라면 양친의 인자형은 *AO* 임을 알 수 있다.

2) 亞型 *subgroups* A형에는 몇 가지 아형이 있으며, 그 중에서 가장 중요한 것이 A_1과 A_2형이다. B형과 O형인 사람이 가지고 있는 항-A 혈청은 A_1과 A_2 적혈구를 모두 응집시키나, 항-A_1, 혈청은 A_1, 적혈구만을 응집시킨다.

항-A_1 혈청은 몇 가지 방법으로 만들 수 있다. 즉 B형인 사람의 혈청을 A_2형 적혈구로 흡착시켜서 항-A_1 활성 *activity* 만이 남게 한다. 이렇게 흡착된 B형 혈청에 의하여 A_1이나 A_1B형 적혈구는 응집되나 A_2나 A_2B형 적혈구는 응집되지 않는다. 이런 방법은 현재 그리 자주 사용되지는 않는다.

더 일반적인 방법으로 식물응집소 *Dolichos biflorus* 를 사용하는 방법이 이용되고 있는데 *Dolichos* 보다도 우수한 항-A_1 lectin 이 우리나라 식물 *Falcata japonica Komarob* (줄담콩

종자)에서 文등[16), 17)]에 의하여 증명되어 사용되고 있다.

〈表 11-2〉에서 볼 수 있는 것처럼 A_2항원의 결정에 의해 A-B-O식 표현형을 4종에서 6종으로 확대시킬 수 있다.

〈表 11-2〉 ABO式 血型의 亞型에 依한 分類

表現型	因子型
O	OO
A_1	A^1A^1, A^1A^2, A^1O
A_2	A^2A^2, A^2O
B	BB, BO
A_1B	A^1B
A_2B	A^2B

또 아형들은 독자적 유전자에 의하여 지배되는 것이 확실시되었다. 한 예를 들면 A_2 이외의 아형의 성질은 다음과 같다.

A_3 : 응집의 강도는 A_2B형의 A_2의 강도와 같은 정도이다. 대부분의 항-A 혈청과 약한 양성 반응을 나타내며 혈청 중에는 항-A는 없거나 또는 항-A_1이 있는 경우의 2종류가 있다. 응집 반응의 특징으로는 약한 응집괴와 함께 응집되지 않는 혈구가 공존하는 것이다. 분비형의 경우, 타액 중에는 A형 물질이 있으나, A_1이나 A_2의 사람인 경우보다는 양이 적다.

A_4 : 응집성은 A_2혈구보다 적어도 8단계는 약하다. 정상적인 B형의 사람 혈청은 이 혈구를 응집하지 않는다. B형의 사람에 면역하여 이루어진 항-A 응집소 및 O형의 혈청에 의해서는 응집 반응을 나타낸다. 혈구는 항-A를 흡수한다. 혈청 중에는 항-A가 없거나 또는 있을 때도 있다.

A_5 : O와 같은 반응을 보이는 A형으로 혈청에는 항-B 및 약한 항-A를 가짐(한랭응집소). 타액 중의 A항원은 약하기 때문에 분비, 비분비의 분류는 곤란하다.

A_x : A_4와 유사한데 혈구는 항-A를 약간 흡수하거나 혹은 흡수하지 않는다. 분비형인 경우 타액 중에 A형 물질이 있다.

A_0 : 혈구는 O 혈청과 반응하나 A_4보다 약하다. 면역 항-A에는 반응하지 않는

다. 타액 중의 A 항원은 O 혈청과 작용시켜 A_0의 혈구에 의하여 검사하는 경우 판정이 가능하다.

A_m :　　혈구는 O 와 동일한 반응을 나타낸다. 타액은 A 항원을 가지며 열성유전자가 작용하여 이루어지는 것 같다.

A_{End} :　　혈구는 항-A 를 흡수하지만 A_2 B, A_3 또는 A_4보다 약하다. *Ulex europeus* 와는 O 와 같이 반응한다. 타액 중에는 H 가 있으나, A 또는 B 물질 *substance* 은 없다.

A_D :　　사람의 A 와는 직접 관계가 없는 항원으로서, 돼지의 A-like 항원과 비슷하게 작용한다.

$A_3{}^W$:　　A_4보다 강하나 A_3보다는 약하다. 혈청에 항-A_1을 가지는 때가 많다. 면역된 항-A 혈청으로 응집된다. A_3와 A_4의 이행형.

A_h :　　항-A 와는 약하게 반응하나 항-H 와는 반응하지 않는다. 혈청 중에 항-H 를 지닌다. 때로는 항-H 대신 항-$Le^{(b)}$를 지니는 경우도 있다.

B 형의 혈구에도 약한 반응을 보이는 형질의 것이 있으며, B・B_x・B_w・B_m 등으로 불리우고 있으나, 이들이 독자적 대립유전자에 의하여 지배되는지 B 형질의 발현이 억제된 것인지는 잘 알려지지 않고 있다.

(2) 血型頻度 *Blood Group Frequencies*

친생자감정에서, 특정 민족에서의 여러가지 표현형의 분포 비율을 알아서 특정 표현형을 나타내는 사람 수를 대략 추정할 수 있다는 것은 필수적인 것은 아니나 상당히 바람직한 것이다.

ABO 혈형의 빈도는 종족에 따라 상당히 다양하다. 다음의 유전자빈도표는 커다란 집단으로 나누어 집계한 것으로 종족간의 변이에 대한 개념을 이해할 수 있게 될 것이다.

다음의 〈表 11-3〉은 단지 참고로서만 이용되어야 한다. 혈형의 여러 민족적인 분포에 관한 결정적인 입증보다는 주어진 인구 집단에서의 실제적인 변이를 나타내 주는 연구가

〈表 11-3〉 人種間의 ABO 式 血型分布 (Wiener)[18]

人　種	O	A_1	A_2	B	檢查人數
白　人	0.670	0.177	0.060	0.093	4,845
黑　人	0.685	0.116	0.058	0.141	921
黃　人	0.605	0.208	0	0.187	538

선행되어야만 한다.

(3) ABO 血型判定 *ABO Blood Grouping*[19]

1) 試驗管法 *Test Tube Method*

① 시험관(10 또는 12×100 mm)을 3 번 세척해서 잘 말린 다음, 항-A, 항-B, 항-A, B (O 형혈청)의 표식을 한다.

② 미리 표시를 한 각 시험관에 해당 항혈청을 한방울씩 넣는다. 각 시험관에 항혈청이 다 들어 있는지를 불빛 밑에서 확인.

③ 검사하려는 적혈구를 생염수에 $2 \sim 4\%$ 정도 되게 부유시켜서 각 시험관에 한 방울씩 가한다. 각 시험관에 적혈구가 들어갔는지를 확인.

④ 잘 섞은 후에 곧바로 원심침전한다. 시험관을 가볍게 흔들어서 바닥에 뭉친 적혈구를 분산시킨 다음, 용혈이나 응집이 일어났는지의 여부를 검사한다. 그래서 어떤 변화가 없으면 다시 15 분 동안 시험관을 실온에 세워둔다.

이 때 주의할 것은 시험관이 실온 이상으로 올라가지 않도록 해야 한다.

다시 시험관을 잘 흔들어서 원심침전한 후에 용혈이나 응집여부를 확인한다. 그래도 변화가 없으면 음성반응으로 판정한다.

주의 : 적당한 A 형과 B 형의 적혈구를 control 로 하여 각 검사와 동시에 실험한다.

2) 슬라이드 方法 *Slide Method*　　이 방법은 시간은 약간 단축할 수 있으나 표본의 건조, 연전형성 *rouleaux formation*, 한랭응집소 *cold agglutinin*, 오염 등에 의한 오관을 범할 가능성이 더 많다.

반면에 이 슬라이드 방법은 전에 수혈을 받은 적이 있는 사람이나 A_3형인 사람들에서 볼 수 있는 mixed agglutination 을 판정하기에는 가장 좋은 방법이다.

① 1×3 inch 슬라이드 글라스에 색연필로 수직선을 그어서 3 개의 구획으로 나눈다.

② 색연필로 분리한 각 구획에 抗-A, 抗-B, 抗-A, B 혈청을 각각 한 방울씩 떨군다.

③ 각 구획에 검사하려는 전혈을 한 방울씩 가해준다(항혈청에 전혈을 직접 떨구는 것이 아니고 그 옆 슬라이드 위에 떨구어야 되며, 혈액점적기 blood dropper 가 혈청에 닿아서 오염되지 않도록 주의).

④ wooden applicator 를 사용해서 각 항혈청과 혈액을 잘 혼합하며 이 때 열은 가해주지 않는다.

⑤ 슬라이드를 2 분 동안 전후 좌우로 잘 흔들어 준 다음 용혈이나 응집이 일어났는지를 확인해서, 그러한 변화가 있으면 양성반응으로 판정한다.

주의 : ABO 식 혈형검사에서 抗-A, B (O 형) 혈청을 사용하면 抗-A 나 抗-B 혈청을 사용할 경우의 약한 반응 때문에 야기될 수 있는 오류를 최소한으로 방지할 수 있다. 또한 A₃나 A₄ 등과 같이 항원성이 약한 혈액을 찾기에도 가장 좋은 방법이다.

3) 逆判定 Back Typing   역판정법은 적혈구의 검사에 의해 결정된 혈형을 확인하는 검사이다. 이 검사는 정확한 A-B-O 식 혈형판정을 위한 필수적인 방법이다.

기대한 항체를 입증하지 못하면, 관찰자는 적혈구 판정을 하는 데 있어서의 가능한 실수, 적혈구 항원의 약한 변체 weak variants 또는 혈청 내의 기대치 않은 항체들의 존재 등에 주의를 게을리하지 않을 것이다. 혈청검사는 시험관을 이용한 검사가 가장 좋다.

① 3 개의 시험관에 각각 A, B, O 라고 표시하고 검사하려는 혈청을 두 방울씩 넣는다.

② 각 해당 시험관에 2～4 % A₁, B, O 형 적혈구 부유액을 두 방울씩 가해 준다.

③ 잘 혼합해서 가볍게 원심 침전하거나 또는 실온에 1 시간 동안 세워 둔다.

④ 시험관을 가볍게 흔들어서 바닥에 가라앉아 뭉친 적혈구를 부유시킨 다음, 응집이나 용혈여부를 검사한다.

주의 : 간혹 A 형인 사람의 혈청에서 발견된 抗-B 는 약하게 반응하거나 또는 반응하지 않는 경우가 있다. 그런 경우에는 12℃ 에서 20 분 동안 작용시키면 반응이 강해질 수 있는데, 만일 이러한 방법이 이용된다면 auto control (검사대상자의 적혈구와 혈청

을 서로 반응시키는 방법)도 동시에 시행해서 한랭반응자가응집소 cold reacting auto-agglutinin 의 유무를 검사하여야 한다.

4) A 와 AB 型의 亞型決定 Determining Subgroups of A and AB Blood   A₁과 A₂아형은 보통 A₁ 적혈구에 대한 특이성을 가진 Dolichos biflorus 또는 Falcata japonica Komarob 에서 추출된 항-A₁ lectin 의 사용으로 구분된다. 이 lectin 에 의해 응집이 되면 A₁ 형으로 판정한다.

① 3 개의 시험관에 각각 항-A₁ lectin 한 방울씩을 넣는다.

② 첫번째 시험관에는 검사하려는 적혈구를 2～4 % 생염수 부유액으로 만들어 한 방울 넣고, 다음 시험관에는 A₁형 적혈구, 마지막 시험관에는 A₂형 적혈구 부유액을 각각 한 방울씩 넣는다.

③ 잘 혼합한 다음, 원심 침전하거나 실온에 한 시간 동안 세워 둔다.

④ 시험관 바닥의 적혈구를 분산시킨 다음 응집여부를 검사한다.

검사 적혈구가 응집되었으면 양성반응으로 판정하며, 이 때 A₁ 적혈구 control 은 응집되고 A₂ 적혈구 control 은 응집되지 않았어야만 할 것이다.

A₃型 :   A₃형은 드물지만 친생자 감정의 경우에는 고려해야만 된다.

이것은 적혈구를 항-A 혈청이나 항-A, B 혈청과 반응시킬 때 나타나는 혼합 응집양상 mixed agglutination pattern 에 의해 판별된다. 이러한 혼합응집은 시험관 방법으로는 관찰하기 어렵고 슬라이드 방법을 이용해야지만 관찰하기에 좋다.

응집되지 않은 적혈구와 응집되어 작은 덩어리 clump 를 형성한 적혈구가 함께 섞여 있는 혼합 응집양상 mixed agglutination pattern 이 나타나면, A₃형이라고 단정하기 전에 그 사람이 근래에 수혈받은 적이 있는지의 여부와 혈형 mosaics 이나 chimeras 의 가능성을 보충 응집검사를 통해 확인해야 된다.

A₄型 :   A₄형은 보통의 항-A 혈청뿐만 아니라 항-A, B 혈청과 검사되는 적혈구 사이의 반응성에 의해 판정된다.

A₄형은 항-A 나 항-B 혈청과는 반응하지 않고 항-A, B 와는 비교적 강하게 반응한다. 이 반응은 Wiener (1966)[20] 에 의해 발표된 혈

형인자 C에 의한 현상인 것 같다.

A₃와 A₄형인 사람의 상당수가 그 혈청에 抗-A₁을 가지며, 이러한 표현형을 고려하지 않으면 쉽게 오판될 수 있다.

다행스럽게도, 이 두 종의 혈형은 극히 희귀한데 A₃형은 1/1,000, A₄형이 1/60,000 정도의 출현빈도를 보이므로 실제적인 문제는 거의 되지 않는다.

(4) 分泌型 및 非分泌型 *Secretor and non Secretor* (Se, nSe)

인체 조직이나 체액 중에는 많은 혈형물질이 함유되어 있다. 특히 체액에 혈형물질을 분비하는 사람과 분비치 않는 사람이 있는데 전자를 분비형 *Secretor, Se* 이라 하며 후자를 비분비형 *non Secretor, nSe* 이라고 Schiff-Sasaki (1932)[21]에 의하여 명명되었다.

또 비분비형의 양친으로부터는 분비형의 자식은 생기지 않는다. 분비형의 체액(특히 타액 및 정액)에 함유되어 있는 혈형물질의 양은 현저하게 많으며, 그 사람의 적혈구보다도 수십 배나 많은 경우가 있다. 또한 분비형의 경우에는 뇨에도 혈형물질이 분비된다.

이론적으로는 분비형인지의 여부에 따라서 친생자감정의 부정이 행해지는 것이나, 실제 많은 사람들의 타액을 무작위로 채취하여 검사하여 보면 타액 중의 혈형물질의 함유량은 연속적이어서 어디서 선을 그어야 좋을는지 의문이 생기는 경우가 있다. 물론 통계학적으로는 비분비형의 집단과 분비형의 집단이 있기 때문에 유전학설에 틀림이 있을 리는 없으나 어느 쪽에 속하는가의 판정에 있어서는 애매한 예도 있다. 최근에는 Lewis 식혈액형과의 관련도 알고 있기 때문에 이것을 참고하면 상당한 도움이 된다.

항체도 타액 속에 분비된다. 이 현상에도 유전이 관계된다고 한다. 특히 O형의 항-A 및 항-B 항체는 분자량이 작기 때문에 타액 중에 분비되기 쉬우나 큰 분자량의 항체는 분비되기 어려운 것이다.

1) 分泌型 判定 *Secretor Typing*

a) 분비형 검사 *secretor test* :　　체분비물에 존재하는 수용성혈형물질은 *Ulex europeus* 에서 추출한 항-H lectin과 抗-A, 항-B 혈청을 사용한 screening test에 의해서 확인할 수 있다.

혈형물질이 들어 있는 체분비액에 항-A, B나 항-H를 가하여 혼합하면, lectin이나 항혈청의 반응성은 억제되며, 그 결과 대응하는 적혈구와의 반응성이 약해진다.

① 항-H lectin을 사용한 screening test

검사 대상물(보통 타액)은 가능한 한 신선하게 채취해야 된다.

시험관에 1 ml 를 넣고 수조 *water bath* 에서 5분 동안 끓여서 효소를 비동화시키고 살균한다. 타액은 15 psi 압력에서 10분 동안 멸균 *autoclaving* 하여도 변성되지 않는다는 것이 밝혀졌다.

원심분리를 한 후에 상층액을 분리하여 검사에 사용한다.

lectin이나 항혈청은 사용하기 전에 대조 적혈구와 2+ 정도의 반응이 나타나도록 희석해야 된다. 이 정도 세기의 반응을 일으키려면 보통 생식수 10~20 방울에 lectin이나 항혈청 한 방울 정도 비율로 섞으면 된다.

검사시에 반응성이 있는 타액과 반응성이 없는 타액을 각각 control로 사용한다.

i) 우선 3개의 시험관 각각에 희석된 lectin 한방울씩 넣는다.

ii) 준비한 미지의 분비물 및 양성반응 분비물, 음성반응 분비물을 각 해당 시험관에 한 방울씩 가한다.

iii) 흔들어서 혼합한 다음, 실온에 10분 동안 in cubation 한다.

iv) 각 시험관에 2~4 %로 생염수에 부유시킨 적혈구를 한 방울씩 가한다.

V) 흔들어서 실온에서 1시간 동안 작용시킨다.

vi) 가볍게 원심침전시켜 현미경검사로 판정한다.

만일 항-H lectin의 반응이 억제되면 적혈구를 약하게 응집시키거나 또는 전혀 응집시키지 않는다. 그러므로 이러한 반응을 하는 타액에는 H물질이 들어 있으며, 그 타액의 공급자 *donor* 는 분비형이다. 적혈구가 응집되면 억제되지 않은 것을 나타내며 A₁과 A₁B

형인 사람의 분비물의 반응은 A₂나 A₂B 형인
사람의 분비물보다 더 약하다.

　적당한 control 을 사용하는 것이 이 검사를
평가하는 데 필수적이다.

　② 항-A 와 항-B 혈청을 사용한 검사 *spe-cific tests with anti-A and anti-B sera*

　앞에서 설명한 실험 과정에는 다음의 시약
reagent 들이 이용된다.

i) A 물질을 검사하기 위한 시약
　㉠ 2+ 정도의 반응이 일어나도록 희석한
　　抗-A 혈청
　㉡ 생식수로 세척한 A 형 적혈구
　㉢ 미지의 타액
　㉣ A 형 양성 control 타액
　㉤ A 형 음성 control 타액

ii) B 물질을 검사하기 위한 시약
　㉠ 2+ 정도의 반응이 일어나도록 희석한
　　抗-B 혈청
　㉡ 생식수로 세척한 B 형 적혈구
　㉢ 미지의 타액
　㉣ B 형 양성 control 타액
　㉤ B 형 음성 control 타액

　미지의 분비물이 들어 있는 시험관에서
응집이 일어나면 이것은 검사되어진 A 나
B 특이성 물질에 대해 비분비형임을 나타낸
다. 응집이 없으면 검사되어지는 물질의 분
비형임을 나타낸다.

　양성, 음성 control 검사는 예상한 대로
반응되어야 한다.

　(5) ABO 型 判定檢查時의 注意 *Pitfalls in ABO Grouping Tests*[18]

　Landsteiner 의 법칙에서 거의 절대적인
규칙은, 성인은 그의 적혈구에 항원이 없을
경우 그의 혈장에는 항-A 나 항-B 또는 그
둘 모두를 가지고 있어야 된다는 점이다. 이
런 규칙에 대한 어떤 예외가 있다면 그것은
완전히 연구, 구명되어야만 한다. 그러기 위
하여서는 그 대상자와 가족에 대하여서도 혈
형과 타액형의 검사가 필요하게 된다.

　혈청판정 (역판정)으로써도 적혈구 검사 결
과를 확실히 하지 못하는 조건들로는 다음과
같은 것들이 있다.

　1) 期待抗體의 缺乏 *Absence of the Antici-pated Antibody*

　a) 신생아 *infancy* :　　신생아는 정상적으
로 생후 약 3~6 개월경에 높은 역가의 항체
를 만들기 시작하며, 생후 1년경에는 성인
의 항체반응 수준에 도달하게 된다.

　이런 이유 때문에, 신생아에 대한 혈형 판
정은 보통 적혈구에 대해서만 행해진다. 이
러한 혈형 판정에서 주의해야 될 것은 그 어
린이가 최근에 교환 수혈이나 자궁내 수혈
intrauterine transfusion 을 받지 않았는지를
분명히 확인해야만 된다. 만일 그러한 일이
있었다면, 그 검사는 무의미하며 상당한 혼
동을 일으킬 수 있다.

　따라서 수혈된 적혈구가 더 이상 어린이의
혈액 내에 남아 있지 않을 정도의 시일이 경
과된 후에 다시 검사해야만 된다.

　b) 저역가항체 *law antibody titer* :　　나이
가 많거나 쇠약해진 사람에서는 항체역가가
떨어진다. 그 응집 반응은 무시될 만큼 약하
게 나타난다.

　무감마글로불린혈증 *agammaglobulinemia* 과
관련된 질병이나 현저한 저감마글로불린혈증
hypogammaglobulinemia 의 경우에는 적은 양
의 항체가 발견되거나 또는 전혀 발견되지
않는다.

　정상 A₁형이면서 抗-B 를 가지지 않는 사
람도 발견되는 경우가 있다.

　약한 반응은 실온보다 낮은 온도에서 작용
시켜 강화시킬 수 있으나, 한랭응집소에 의
한 오관의 위험을 적당한 대조실험으로 방지
해야만 한다. 이것은 동일 온도와 희석 배수
의 혈청을 사용하여 여러가지 기지의 O 형
적혈구로 동시 검사하는 것이다. 그외의 대
조시험으로는 피검자 자신의 적혈구를 그의
혈청에 부유시켜 사용한다.

　이러한 검사 과정에서 이들 대조시험에 응
집반응이 일어나면 그의 혈청에 한랭응집소
나 특이성항체가 존재함을 의미하는 것이다.

　c) Chimeras :　　이런 드문 사람의 출현
은 이란성쌍생아 사이의 혈관문합 *vascular anastomoses* 에 의한 결과로 야기되며 이 때
상대방 쌍생아의 혈형 항원에 대한 면역적

내성 *tolerance* 이 가능해진다.

최초로 보고된 예는 O형이면서 얼마간의 A형 적혈구를 가지고 있는 쌍생아에 대한 것이었다. 그 어린이의 혈청에는 정상 항-B 항체가 존재하였지만 기대되는 항-A는 입증하지 못했다. 이러한 극히 드문 현상에 대한 몇 가지 예가 보고되었으며, 불완전한 혈형에 부닥칠 때면 언제든지 고려해야만 된다.

d) Dispermy :   dispermy는 하나의 난자에 두 개의 정자가 수정된 것을 말하며, 두 종의 다른 혈형을 유전받게 된다. 따라서 이에 해당되는 혈형 판정에는 상당한 신중을 요하게 된다. 만일 검사에서 혼합 응집현상이 보이면 우선 dispermy의 가능성을 생각하여야 할 것이며 그 다음으로는 검사 전의 수혈 여부를 고려하여야 할 것이다.

e) 약항원 *weak antigens* :   A항원의 아형은 때때로 항-A혈청과 약한 반응을 보인다. 이런 약한 반응을 무시하는 경우 그 혈액은 B나 O형이라고 잘못 판정하게 될 것이다. 그러나 그 혈청 내에는 기대되는 항-A가 없으므로 약항원 *weak antigen* 이라는 것을 추정케 해 준다. 이것은 대조 적혈구, 낮은 온도 조건에서의 반응, 항-A, B(O형) 혈청 등을 사용한 주의깊은 재검사에 의해 확실하게 밝힐 수 있으며 타액 검사와 적혈구에 대한 해리시험을 실시하면 더욱 확실해진다.

Guy(1967)[22]는 당뇨병 환자에서 때때로 약한 A-B-O 응집반응이 나타난다는 것을 보고하였다. 이것은 분명히 환자의 혈청에 존재하는 수용성억제물질에 기인되는 것이다. 이러한 억제물질을 피하기 위해서 적혈구를 사용 전에 잘 세척하여야 할 것이다.

Sussman(1973)[23]은 위암환자 혈청 내에 많은 양의 수용성 혈형물질이 존재하여서, 특히 항-B혈청을 환자의 B형 적혈구가 반응하기 이전에 중화시키는 위와 유사한 예를 보고하였다. 이 반응은 적혈구의 완전한 세척에 의해서 명확하게 될 수 있었다.

혈액을 저장하면 그 항원성 *antigenicity* 이 저하된다.   Sussman과   Butler(1964)[24]는 ACD와 같은 항응고제에 적혈구를 저장하면 이러한 항원성의 저하를 감소시킬 수 있다는 사실을 밝혀냈다.   Alsever's solution도 유사한 결과를 보여준다고 보고하였다. 반면에 응고시켜서 저장한 혈액은 그 항원성이 급격히 소실되므로, 검사는 가능한 한 즉시 하는 것을 원칙으로 한다.

f) 후천성항원 *acquired antigens* :   예전에 A형으로 판정되었던 사람에 후천성 B형 항원이 증명되었다는 몇 예의 보고가 있다.

이러한 것은 악성종양[24]이나 백혈병[25]과 같은 질병과 관련되어 있는 환자들에서 볼 수 있다. 그러나 혈청형은 변하지 않는다.

이러한 항원성의 변화된 반응은 세균 여과액 *bacterial filtrates*, [26), 27] 효소 *enzymes*, [28] 세균다당류 *bacterial polysaccharides*[29]에 기인된다는 것이 실험을 통하여 증명되었다.

2) 不期待抗體의 出現 *Presence of Unexpected Antibody*

a) 약물에 의한 응집 *agglutination caused by drug* :   약물 요법에 의한 치료로 적혈구가 응집되거나 antiglobulin(Coombs) 검사에서의 양성반응을 나타내는 일이 증가되고 있다.

이들은 적혈구의 혈형판정과 항체인지에 혼동을 일으키는 원인이 될 수 있다.

약물중에서   penicillin, cephalosporin, acriflavine,[30] alpha methyl dopa,[31] neomycin 등이 이런 현상의 원인이 되는 것으로 보고되었다. 혈형 판정의 모든 과정에서 가장 일반적인 문제는 methyl dopa의 사용인데 이것은 고혈압 환자에 처방되는 약으로 이 약은 범응집소 *pan-agglutinin* 와 같은 작용을 하므로 환자에 투약되었었다는 사실을 모르는 경우에 많은 종류의 항체나 항원이 있다고 잘못 판단할 수 있다. 따라서 이런 경우에는 검사에 앞서 methyl dopa를 투여받은 사실이 있는지의 여부를 문진하는 것이 매우 중요한 역할을 하게 된다.

caprylate 는 albumin 의 방부제로서 사용되는 약물인데 caprylate 에 의하여 항체가 생성되어 잘못된 혈형반응이 나오는 예가 최근에 보고되었다.[32]

b) 글로불린 이상증 *dysglobulinemia* : 고감마글로불린혈증 *hypergammaglobulinemia* 등과 같은 글로불린의 비정상은 연전형성 *rouleaux formation* 즉 적혈구의 동전 겹친 모양의 뭉침현상을 야기한다. 이것은 참된 응집과 혼동될 수 있다. 이러한 혼동은 높은 배율의 현미경(400~500X) 검사로 쉽게 구분된다(주의 : 반드시 cover slip 을 사용).

여전히 혼동되면, 그 뭉친 적혈구와 소량의 생염수를 잘 혼합하면 쉽게 구별할 수 있다. 이런 형태의 반응은 모든 다른 형의 적혈구 응집뿐만 아니라 대조로 사용된 O 형 적혈구가 응집되었을 때도 시행되어야 한다.

c) 한랭응집소 *cold agglutinins* : 많은 사람의 신선한 혈청에는 반응 온도가 낮을 때 환자 자신의 적혈구를 포함한 모든 적혈구를 응집시키는 한랭응집소가 들어 있는 경우가 있다. 때로는 이 항체의 반응 온도는 실온에서도 일어날 수 있을 만큼 그렇게 높을 때도 있다. 반응 온도를 상승시키면 뭉친 덩어리는 분산되는 것이 통례이다.

이러한 항체들은 높은 항보체 *anticomplement* 를 함유하고 있는 antiglobulin 혈청에 의해 인지되는 수도 가끔 있다.

P, Lewis, I 및 M-N 에 속하는 한랭응집소가 있다는 보고가 있다.[19]

d) A 형이면서 혈청내에 항-A 가 들어 있는 경우 *group A cells with anti-A in the serum* : 적혈구에 대한 형판정이 A 나 AB 형인 것으로 나타날 때 그 혈청에 항-A 가 존재하면 적혈구에 있는 항원이 A 의 아형이고, 그 항체가 항-A_1 특이성을 가지고 있으리라는 것을 상기해야만 된다. 이러한 발견은 A_2형에서 2 %, A_2B 형인 사람의 25 % 정도에서 나타난다고 한다.[19]

e) 감염된 항혈청 또는 적혈구 *infected*

antiserum or red cells : 적혈구의 형판정에서 과오의 많은 원인은 오염된 항혈청 또는 적혈구의 사용에 있다.[33] 이런 이유 때문에 dropper 가 손이나 슬라이드, 시험관 등에 닿아서 오염되지 않도록 하는 것이 중요하며 항혈청병의 내용물은 언제나 무균성이 유지되어야만 한다.

항혈청을 사용하기 전에 반드시 그 내용물을 조사하여야 하며 만일 이상이 있으면 즉시 폐기하여야 한다.

마찬가지로 형판정에 사용되는 혈구도 신속히 검사하여 감염을 방지하여야 하며 무균상태에서 냉장 보관하여야 된다.

감염된 적혈구는 T 부위가 활성화되어 범응집성을 갖게 된다(T 응집소).

f) 'Bombay'형 혈액 : A 나 B 항원이 억제된 변체인 이런 형의 혈액은 1951 년 Bhende[34]에 의해 처음으로 보고되었고, 그 유전성은 Ceppelini(1952)[35]에 의해 제시되었으며, 1955 년 Levine[36]에 의해 입증되었다.

이런 보기드문 혈액은 그들의 적혈구에 A-B-H 항원이 결여되어 있고, 따라서 처음에는 O 형으로 생각하게 된다. 계속된 검사로 그들이 항-H 혈청에 의해 응집되지 않는다는 점으로 O 형과는 같지 않다는 것이 밝혀진 것이다. 또 그 혈청에는 항-A, 항-B, 항-H 특이성의 항체가 들어 있기 때문에 그 자신의 적혈구를 제외한 모든 A, B, O 형 혈구를 응집시킨다.

Bombay 표현형의 중요성은 이런 사람의 교차 시험 *cross-matching test* 의 어려움과 그 혈형의 유전을 결정하는 데 있다.

열성 억제 유전인자가 동질접합상태로 존재하는 사람에서는 A-B-O 식형이 표현되는 것이 억제된다. 그러나 이런 사람이 정상인 배우자와의 사이에 자녀를 가지면, 그 혈형 유전인자가 자녀에게 전달되고 이질접합의 억제유전인자는 그 효력을 잃게 된다. 따라서 자녀에서는 혈형이 표현되게 된다.

그러므로 실제적인 상황은 양친이 모두 O 형이면서 B 나 A 형 아이를 임신하는 경우

를 볼 수가 있다. 이런 경우 항-H 혈청과
O 형 적혈구를 사용한 검사에 의해, 양친 중
의 한쪽이 H(−)이고 항-H 를 갖는 Bom-
bay 형인 것으로 밝혀질 것이다.

이런 형태의 모든 친자감정 예에서는 최종
결정을 내리기 전에 Bombay 형의 존재 여
부를 확인해야만 된다.

g) Cis AB :　　Segfried 등 (1964)[37]에 의
해, O 형의 어머니를 둔 A₂B 형인 딸이 O
형인 사람과 결혼해서 두 명의 A₂B 형 자녀
를 낳은 희귀한 가족이 보고되었다 (Cis
AB).

몇 가지 다른 예가 Race와 Sanger (1950)[38]
에 의해 보고되었다.

이런 경우에 교차 *crossing over* 에 의해 A
와 B 유전자가 동일 염색체상에서 복제되어
AB 복합체가 실제로 하나의 유전자로 유전
된다고 해석하고 있다. 이러한 예가 극히 드
물다는 것은 분명하다. 그러나 A-B-O 형에
의한 친자부정에서는 고려되어야 할 필요가
있다.

또한 이 경우에 있어서 대부분이 약한
(A₂) 항원을 갖고, B 항원도 또한 정상보다
얼마간 약하게 반응한다는 것을 중시하여야
만 할 것이다.

(6) ABO 式 血型과 親生子鑑定 *Parentage*
　　Testing by ABO Blood Groups

상염색체상에 좌를 점하는 ABO 등의 다
종유전자에 의하여 지배되는 혈형이다 (우리
나라에서는 A₂ 등의 아형이 드물기 때문에, 3
인자대립형의 유전양식을 취한다).

양친은 각각 ABO 혈형 유전자의 각 하나
씩을 자식에게 물려 주기 때문에 여러 형의
조합이 가능하다. 〈表 11-4〉는 이러한 가능
성을 정리한 것이다. 이런 결과를 이용한다
면 부자관계의 부정을 간단히 행하는 것이
가능하다. 예를 들어 양친 모두가 AB 형의
경우 O 형의 자식은 낳을 수가 없다. 따라서
O 형의 양친으로부터는 AB 형, A 형, B 형
의 자식은 출생될 수 없다. 그러나 다음과
같은 경우에는 부정은 못한다.

〈表 11-4〉　　ABO 式 血型의 遺傳

父母의 結合	태어날 수 있는 자녀의 血型				
O × O	O				
A₁ × O	A₁	O	A₂		
A₂ × O	A₂	O			
B × O	B	O			
A₁B × O	A₁	B			
A₂B × O	A₂	B			
A₁ × A₁	A₁	A₂	O		
A₂ × A₁	A₁	A₂	O		
B × A₁	A₁	A₂	B	A₁B	A₂B O
A₁B × A₁	A₁	B	A₁B	A₂B	
A₂B × A₁	A₁	A₂	B	A₁B	A₂B
A₂ × A₂	A₂	O			
B × A₂	B	A₂	A₂B O		
A₁B × A₂	A₁	A₂B	B		
A₂B × A₂	A₂	A₂B	B		
B × B	B	O			
A₁B × B	A₁B	B	A₁		
A₂B × B	A₂	B	A₂B		
A₁B × A₁B	A₁B	A₁	B		
A₂B × A₁B	A₁	A₂B	B	A₁	
A₂B × A₂B	A₂B	A₂	B		

의심되는 부친이 A₁형이며 모친은 B 형인
데 A₂B 형의 자식이 출생되었을 때 부친은
*A₂*유전자를 가지고 (A_1A_2) 있기 때문이다.
이 경우의 남성 (의심되는 부친)의 양친의 혈
형을 검사함으로써 알 수 있는 경우가 있다.
그러나,

① 남성의 양친이 같이 A₁B 인 경우, 남
성은 A₁A₁이어야 한다. 이 경우 이 남성은
B 형의 모친으로부터 낳은 A₂B 형 자식의
부친이 될 수는 없다.

② 남성의 양친이 같이 A₁일 경우 그 남
성의 혈형이 A₁A₂일 가능성이 있기 때문에
부정할 수 없다. 만일 양친 중 1 인이 A₂B
인 경우에는 남성에는 A₂가 반드시 존재하
지 않으면 안 된다. 이 때문에 A₁A₂가 되는
것이다.

③ 남성의 다른 자식의 혈형을 검사한다
(그 모친에서 출생된 자식, 또는 모친이 다른
자식일지라도 그 모친의 혈형이 O 또는 B 인
경우). 그 자식 중에 한 사람이라도 A₂형
(*A₂A₂*, *A₂O* 또는 *A₂B*)이 있는 경우 남성의
혈형은 A₁A₂인 것이다.

(7) 父權否定의 確率 The Exclusion Rate of Paternity

법의학적인 목적을 위한 혈형검사는 부정적인 방법에서 유용하다는 것이 강조되어야만 한다. 즉 어떤 사람이 특정한 어린이의 아버지가 아니라는 것이 입증될 수 있으며 또한 혈액이나 체분비물이 어느 특정인의 것이 아니라는 것이 입증될 수 있다. 그러한 배제를 입증할 수 있는 수학적 확률이 Wiener[8), 39), 40)]등, Schiff 와 Boyd(1942),[41] Fischer(1951),[42] Boyd(1955)[43), 44)] 등등에 의해서 계산되었다. 예를 들어, 아버지라고 주장되는 사람이 친아버지가 아니라는 것을 혈형 검사에 의해 입증할 수 있는 확률이 〈表 11-5〉에 설명되어 있다.

Wiener(1959)[45]에 의해 제시된 것으로 모든 혈형을 이용해서 부정할 수 있는 확률을 계산하는 공식은 $p=1-(1-p_1)(1-p_2)(1-p_3)$……이며, 여기서 p 는 각 혈형에서의 부정 확률이다. 그러므로 A-B-O, M-N, Rh-Hr 을 이용한 부정 확률은 51.3%이고 A-B-O, M-N-S-s, Rh-Hr 을 이용한 부정 확률은 59.0%, 반면에 〈表 11-5〉에 기록된 전체 혈형을 전부 이용하면 부정 확률은 67%까지 증가된다.

〈表 11-5〉　　**父權否定確率**(Wiener)[45)]

血　　　型	單一血型에 依한 否定確率(%)	여러 血型에 依한 否定確率(%)
A-B-O	20.0	20.0
M-N-S-s	31.6	45.0
Rh-Hr	25.0	59.0
Kell-Cellano	3.8	60.0
Duffy	7.0	63.0
Kidd	6.0	65.5
Lutheran	3.5	67.0

Kell-Gellano, Lutheran, Duffy, Kidd 등과 같은 혈형의 부가적인 사용은, 이들의 믿음성에 대한 통계학적 증명이 가까운 장래에 실현될 것이기 때문에 권장되는 혈형으로 첨가될 수 있다. RBC isoenzyme, plasma protein 등의 연구에 의해 명확해진 유전성의 더 새로운 양상으로 부정 확률이 더 확대될 것이다. 그러나 그러한 검사를 행하는 필요성은 경험과 지식이 있고 실수의 가능성을 배제하기 위해 훈련된 자질있는 전문가에 한정되어야만 한다.

3. Lewis 式 血型 Lewis Blood Group

이 혈형은 Mourant(1946)[46]에 의하여 보고된 혈형으로서 오히려 혈형물질형이라고 하는 것이 좋을 것이다. 이 혈형물질을 타혈구에 흡착시키는 것이 가능하며, 또 한편으로는 생식수로 충분히 씻으면 혈구 표면의 Lewis 활성이 저하된다. Mourant 가 Lewis 라는 이름의 여성에게 항체를 발견하고 이것으로 검사한 사람 중 22%의 혈구가 응집되었다는 보고가 발단이 되어, Lewis형이 발견된 것이다. 이 형질은 그밖의 혈형과는 완전히 독립한 것이었으나, 유일한 특징은 열성 유전형을 나타내는 것이다. 그 후 처음 발견된 항체와 정반대의 활성을 가진 항체가 발견되어, 이것을 Le^{b}라 부르고 전자를 Le^{a}라 하였다. 따라서 대부분의 사람은 응집반응으로 다음의 3 가지 형으로 분류된다.

Le(a+b−)
Le(a−b+)
Le(a−b−)

〈表 11-6〉　　**分泌型과 Lewis 型과의 關係**

血型	分　　泌　　型 Le(a−)	非分泌型 Le(a+)
唾液	1. ABO 型物質有 2. Le(b+)인 사람에는 Le^a 有 3. Le(a−b−)인 사람에는 Le^a 有 4. Le(a−b+)인 사람에는 반드시 Le^b 有	無 Le^a 有 Le^b 無

이 혈형의 특징은 〈表 11-6〉에 표시한 바와 같이 분비형, 비분비형과 상관 관계가 있는 것이다.[48] Lewis 식혈형에서는 양친의 혈형이 공히 Le(a+b−)이고 자식이 Le(a−b+)이면, 이 친자 관계는 부정된다. 이것을 분비형으로 생각하면 다음과 같다.

의심되는 父　　비분비형 (nSe)
母　　비분비형 (nSe)
子　　분비형 (Se)

(1) ABO 式 및 Lewis 式 血型物質의 生成과 遺傳子와의 關係 *The Relationships between ABO and Lewis on Production of Group Specific Substances and Hereditary Genes*

ABO, Lewis 및 분비형과의 사이에는 밀접한 관계가 있다는 것이 다수의 연구의 결과 명확해졌으며, 수개의 유전자가 관계되어 ABO 식 및 Lewis 식의 혈형물질이 생성된다는 것이 알려지게 되었다. 즉 ABO 및 Lewis 혈형 물질의 합성에 관계하고 있는 유전자에는 *Lele, Sese, Hh, ABO* 의 대립유전자가 있고 이것들의 작용은 다음과 같다(圖 11-1, 〈表 11-7 및 11-8〉).

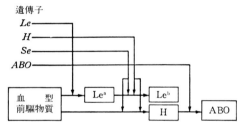

圖 11-1. Le 및 ABO 血型物質의 생성과 *Le, H, Se* 및 *ABO* 遺傳子의 作用機轉

Le : 혈형전구물질을 Le^a로 변환한다.
H : 혈형전구물질을 H 물질로 변환한다.
Se : 분비성당단백의 생성 때의 H 유전자의 활성을 조절한다(Le^a물질은 *H* 와 *Se* 의 작용 하에 Le^b로 변환되지만 소량의 Le^a는 남는다).

圖 11-1 은 실제에 있어서 혈형물질의 합성단계와 유전자의 관계를 나타내는 것이다〔이것에 의하면 Le^a가 열성유전하는 것은 다음과 같이 설명된다. 즉 Le(a+)의 경우는 Le, h, sese 이며, Le(a−)의 경우는 Le, H, Sese 이던가 또는 Le, H, SeSe 이다. 따라서 Le(a+)인 사람과 Le(a−)의 사람과의 사이에서의 자식은 Sese 에 비하여 열성의 유전방식을 취하기 때문이다〕.

이외에 O Le(a−b+)의 사람의 타액을 염소에게 면역하면 양질의 항-Le^b혈청을 얻을 수 있으나, 이 혈청과 Le(a−b−)의 사람의

혈구를 작용시키면 분비형의 경우는 응집되며, 비분비형의 경우는 작용되지 않는다는 보고가 있으며, 이 항체와 반응하는 항원을 Le^d라 부르며, 반응치 않는 혈구에는(Le^d가 없는 경우) 새로운 Le^c항원이 존재한다고 한다.

4. Cl 式 血型 *Cl Blood Group*

Cl 혈형은 Moon 과 Wiener(1976)[49],[50]에 의하여 보고된 새로운 혈형으로서 한국산 누리장 *Clerodendron trichotomum THUNBERG* 종자를 재료로 항-Cl lectin 을 만드는 데 성공하였다. 따라서 사람의 혈액은 기지의 혈형에 관계없이 Cl(+)형과 Cl(−)형으로 구분할 수 있는데 Cl 형은 인종(백인, 흑인 및 황인종), 성별에 따라 그 분포에 차가 없으며 그 출현 빈도는 Cl(+)형이 85 %, Cl(−)형이 15 %이다.

항-Cl lectin 의 반응성은 표면적으로는 항-H lectin 과 유사하게 즉 O 형 혈구와는 강하게, 그리고 A 형 혈구와는 약한 반응을 보이는 것 같으나 차이점은 O 형 혈구를 항-H lectin 은 100 % 응집시키는 데 반하여 항-Cl lectin 은 많은 O 형 혈구가 응집되지 않는 점, ficin 처리혈구와의 반응에서 항-H lectin 은 그 반응성이 증가되나 항-Cl lectin 은 반응성이 저하되거나 소실되는 차를 보인다. 그러나 Cl 은 A-B-H 와 밀접한 관계가 있는 것이 입증되었다. 즉 Cl 특이성은 A-B-H-Le 의 또다른 하나의 형태이거나 그렇지 않으면 이들과 밀접히 관련된 구조에 의하여 출현되는 것으로 보여진다.

Cl 형은 사람 이외에 닭, 흰쥐 등에서도 증명되었으며[51] 타액에서도 Cl 형 물질이 분비되는 사람(Sc, *Secretor of Cl*)과 분비되지 않는 사람(nSc, *non Secretor of Cl*)[49]으로 구별할 수 있으며 한국인의 경우 nSc 는 75%, Sc 는 25%라고 한다.[52]

Cl 형의 유전은 Cl(−)형이 열성유전을 하며 Cl(+)형은 Cl(+)·Cl(+)의 동질접합과 Cl(+)·Cl(−)의 이질접합, 그리고 Cl(−)

〈表 11-7〉   **Le^a, Le^b, H, A, B 血型物質의 生合成機轉**

血清學的 特異性	Chain 의 型	構　　　　　造	遺　傳　子
—	(1)	GalNAc—β1·3—Gal—β1·3—GluNAc—β1·3—Gal	前驅物質生成遺傳子群
Type XIV	(2)	GalNAc—β1·3—Cal—β1·3—GluNAc—β1·4—Gal	
H	(1)	GalNAc—β1·3—Gal—β1·3—GluNAc—β1·3—Gal | α1·2 Fuc	H遺傳子(Fucose 의 添加)
H	(2)	GalNAc—β1·—Cal—β1·—GluNAc—β1·—Gal | α1·2 Fuc	
Le^a	(1)	GalNAc—β1·—Gal—β1·—GluNAc—β1·3—Gal | α1·3 Fuc	Le 遺傳子(Fucose 의 添加)
	(2)	GalNAc—β1·3—Gal—β1·3—GluNAc—β1·—Gal	
Le^b	(1)	GalNAc—β1·3—Gal—β1·3—GluNAc—β1·3—Gal | α1·3 Fuc | α1·2 Fuc	Le+H 遺傳子
H	(2)	CalNAc—β1·3—Gal—β1·3—GluNAc—β1·—Gal | α1·2 Fuc	
A	(1)과 (2)	β1·3 또는 GalNAc—β1·—Gal—β1·—GluNAc—1·4—Gal—α1·3—GalNAc | α1·2 Fuc	A遺傳子(H에 GalNAc 의 添加)
B	(1)과 (2)	β1·3 또는 GalNAc—β1·—Gal—β1·—GluNAc—1·4—Gal—α1·3—Gal | α1·2 Fuc	B遺傳子(H에 Gal 의 添加)

GalNAc : Acetyl-D-Galactcsamine
Gal : Galactose
GluNAc : N-Acetyl-D-Glucosamine
Fuc : Fuccse
Type XIV : 肺炎球菌(XIV 型)이 지니는 抗原

〈表 11-8〉   **血液型物質의 生成과 遺傳子와의 關係**

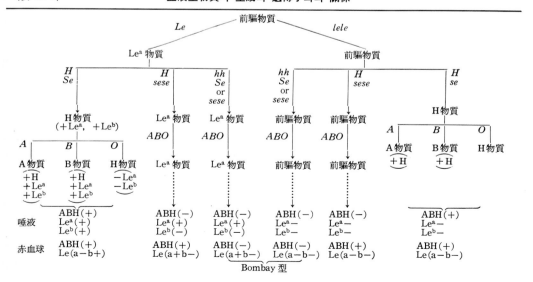

Bombay 型

형은 Cl(−)・Cl(−)의 동질접합으로 이루어
진 것으로 추리한다.

따라서 각종 법의학적 증거물에서 Cl형을
검사함으로써 개인 식별은 ABO형과 더불
어 사용하면 매우 좋은 성과를 올릴 수 있으
며 친생자감별에도 앞으로 많이 활용될 수
있는 혈형으로 기대된다.

5. M-N-S-s式 血型 *M-N-S-s Blood Group System*

(1) 血淸學的 性狀 *Serological Nature*

M-N식 혈형은 Landsteiner와 Levine
(1928)[53]에 의해 두번째로 발견된 혈형이며
모든 혈형계에 대한 견문을 넓혀주는 중요한
것 중의 하나이다. ABO형 이외의 다른 형
에 속하는 항체에 대한 연구에서, Landst-
einer와 Levine(1928)[54]은 사람의 적혈구를
토끼에 주입하여 두 종으로 구분하는 새로운
항혈청, 항-M과 항-N을 얻는 데 성공하였
다. 이 2종의 항혈청으로 사람의 혈액이 M,
N, MN의 3가지 형으로 구분되었다. 2종
의 대립유전자 *M*과 *N*은 적혈구에 있는
대응하는 항원의 존재를 결정하며, 그 3가
지 인자형과 대응하는 표현형이〈表 11-9〉에
표기되어 있다.

〈表 11-9〉 MN式 血型의 表現型 및 因子型

表現型	抗・M	抗・N	因子型
M	+	−	*MM*
N	−	+	*NN*
MN	+	+	*MN*

1) 抗原의 발달 *Development of the Antigens*
U, M[g]항원뿐만 아니라 M-N-S-s항원은 신
생아에서 잘 발달되어 있으며 일생 동안 변
하지 않는다.

2) M-N-S-s血型의 抗體 항-M, 항-N
항체는 사람 혈청에는 드물게만 존재한다.
이들은 보통 적당한 사람 적혈구를 토끼에
주입하여 생성시킨다. 항-M, N lectin은 식
물응집소에서 얻을 수 있는데, 항-M은
Iberis amara,[55] 항-N은 *Vicia graminea*[56] 및

Vicia unijuga(한국산 큰나비나물)[57]에서 각각
얻어진다. 항-S,[58],[59] 항-s,[60] 항-U[61],[62] 등
은 보통사람에서 얻어진다. 또 항-s 및 항
-U는 토끼를 면역하여 얻을 수 있으나 항
-S는 그렇지 못하다.[63],[64]

3) Dosage effects Dosage effect란 동
질접합이거나 이질접합 여하에 따르는 항원
반응성의 강약의 차이를 말하는 것으로 응집
역가 검사방법에 의해 검사될 수 있다. 양에
있어서의 이런 변이 *variation*는 몇 가지 다른
혈액을 가지고 응집 역가 검사할 때 그 반응
의 세기를 비교함으로 해서 알 수 있고, 측
정될 수 있다.[65]

항-M, 항-N, 항-S, 항-s의 dosage는
특별히 M[g], M[k] 등과 같이 이 혈형의 새로운
대립형질의 대부분을 이해하는 데 있어서 매
우 유용하다.

(2) M-N型의 遺傳 *Inheritance of MN Blood Group*

적혈구응집원 M과 N은 정확히 멘델의
법칙에 따라서 각 세대로 유전된다.

M과 N항원은 모두 우성 형질로서 유전
되며 언제든지 그 하나는 2개의 항원이 모
두 유전되어서 표현된다. 그들은 2종의 대
립유전자에 의해 조절되며, 유전 법칙에 따
라 하나는 아버지에서, 다른 하나는 어머니
에서 물려받는다.

적혈구의 M, N형은 매우 정확한 양상으
로 유전되기 때문에, 아버지나 어머니의 모
든 가능한 조합, 그리고 그들 사이에서 태어
날 수 있는 자식의 型과 태어날 수 없는 형
을〈表 11-10〉에 표기한다.

〈表 11-10〉   MN式型의 遺傳

父母의 結合	出生可能한 子息의 型	出生不可能한 子息의 型
M × M	M	N, MN
M × MN	M, MN	N
M × N	MN	M, N
N × N	N	M, MN
N × MN	N, MN	M
MN × MN	M, N, MN	없음

기본 유전원칙에 따르는 유전 법칙이 확립

되었으며, 현재 친자 논쟁에 다음과 같이 M-N형이 응용된다.

① 부모의 어느 한쪽이나 양쪽 모두에 존재하지 않는 혈형인자를 그 자식은 가질 수 없다. 즉, 응집원 M이나 N은 부모의 어느 한쪽이나 양쪽 모두에 존재하지 않는 한 자식의 혈액에 나타날 수 없다.

② 아버지로 추정되는 사람이 그 자식에게 물려 줄 수 있는 항원을 아이가 가져야만 되는데, 다시 말하면 아버지가 물려 준 인자를 그 아이가 반드시 가지고 있어야만 된다.

　　M형의 부모는 N형 자식을 가질 수 없고 N형 부모는 M형 자식을 가질 수 없다. M-N혈형의 두번째 원리에 따라 친자 논쟁에서 부정할 때의 고려점은 나중에 설명한다.

표면상 간단한 것처럼 보이는 이 혈형은 매우 광범위하며, 현재 M-N형에는 30종 이상의 다른 항원들이 있는 것으로 밝혀졌다. 그들 중의 많은 것이 드문 항원이며, 그 중 어떤 것은 M과 N의 대립형질에 기인되는 것이며, 어떤 것은 그렇지 않을 수도 있으나 분명한 것은 M-N혈형의 어느 한 부분에 속하는 유전자에 의해 결정된다는 것이다. 가장 중요한 것은 S와 s항원이다.

(3) 對立因子 S, s에 의한 M-N血型의 發展 *Further Expansion of the M-N System by the Alleles S and s*

항-S와 항-s항혈청은 각각 S와 s항원을 결정한다. M-N과 S-s항원은 분명히 밀접히 연관된 유전자에서 유래된 대립형질쌍이라는 것이 Walsh와 Montgomery(1947)에 의하여 보고되었다. M이나 N과 S-s의 어떤 조합이 가능하며, 각 조합은 한 세대에서 다음 세대로 일정 불변하게 유전된다. M-N과 S-s 사이의 연관은 이들 유전자를 분리할 수 없을 만큼 그렇게 밀접한 것으로 믿어진다. 그들의 유전을 지배하는 규칙은 M-N혈형을 단순한 3종의 표현형과 인자형을 6종의 표현형과 10종의 인자형으로 확장시킨다. 그러므로 항-S와 항-s혈청을 포함한

검사 방법의 이용에 의해 법의학적인 목적에서 M-N혈형의 효과를 증가시킨다. M-N, S-s 유전자형이 〈表 11-11〉에 설명되어 있다.

〈表 11-11〉　M-N-S-s 式型의 表現型 및 因子型

表現型	抗-M	抗-N	抗-S	抗-s	因 子 型
MSs	+	−	+	+	*MSMs*
Ms	+	−	−	+	*MsMs*
MS	+	−	+	−	*MSMS*
NSs	−	+	+	+	*NSNs*
Ns	−	+	−	+	*NsNs*
NS	−	+	+	−	*NSNS*
MNSs	+	+	+	+	*MSNs, MsNS*
MNs	+	+	−	+	*MsNs*
MNS	+	+	+	−	*MSNS*

〈表 11-12〉에는 부모의 결합과 그들 사이에서 출생될 수 있는 자식의 형을 표기하였다.

S-s형을 응용해서 친자 논쟁에서 현재 이용되고 있는 유전 법칙은 다음과 같다.

① 부모의 어느 한쪽이나 양쪽 모두가 존재하지 않는 혈형인자를 그 자식은 가질 수 없다. 즉 응집원 S와 s는 부모의 어느 한쪽이나 양쪽 모두에 존재하지 않는 한 그 자식의 혈액에 나타날 수 없다.

② 아버지로 추정되는 사람이 그의 자손에게 물려줄 수 있는 항원을 그 아이가 가져야만 된다. 다시 말하면 아버지가 물려 준 인자를 가지고 있어야만 된다.

　　S(−)s(+)형인 부모는 S(+)s(−)형의 자식을 가질 수 없고, S(+)s(−)형인 부모는 S(−)s(+)형의 자식을 가질 수 없다. 그러나 S^u인자가 있기 때문에 두번째 원칙에 따르는 부정의 경우에는 그 결과를 주의깊게 해석해야 된다.

(4) U因子(S^u) *U Factor*

항-U항체는 모든 백인의 적혈구를 응집시키지만 흑인의 경우는 1,000명 중의 12명의 적혈구는 응집시키지 않는다는 것이 Wiener(1958)[61]에 의하여 보고되었다. 항-U의 두번째 예가 발견되었을 때, 항-U에 의해 응집되지 않는 혈액은 항-S나 항-s에 의해서도 응집되지 않는다는 것이 관찰되었

〈表 11-12〉　　　　　　　　　　　M-N-S-s 式 血型의 遺傳

父母의 結合	出生可能한 子息의 型	出生不可能한 子息의 型
MS × MS	MS	MSs, Ms, MNS, MNSs, MNs, NS, NSs, Ns
MS × Ms	MSs	Ms, MS, MNS, MNSs, MNs, NS, NSs, Ns
MS × MSs	MS, MSs	Ms, MNS, MNSs, MNs, NS, NSs, Ns
MSs × MSs	MS, Ms, MSs	MNS, MNSs, MNs, NS, NSs, Ns
MSs × Ms	Ms, MSs	Ms, MNS, MNSs, MNs, NS, NSs, Ns
Ms × Ms	Ms	MS, MSs, MNS, MNSs, MNs, NS, NSs, Ns
MS × NS	MNS	MS, MSs, Ms, MNSs, MNs, NS, NSs, Ns
MS × Ns	MNSs	MS, MSs, Ms, MNS, MNs, NS, NSs, Ns
MS × NSs	MNS, MNSs	MS, MSs, Ms, MNs, NS, NSs, Ns
MSs × NSs	MNSs, MNS, MNs	MS, MSs, Ms, NS, NSs, Ns
MSs × Ns	MNSs, MNs	MS, MSs, Ms, MNS, NS, NSs, Ns
Ms × Ns	MNs	MS, MSs, Ms, MNS, MNSs, NS, NSs, Ns
NS × NS	NS	MS, MSs, Ms, MNS, MNSs, MNs, NSs, Ns
NS × Ns	NSs	MS, MSs, Ms, MNS, MNSs, MNs, NS, Ns
NS × NSs	NS, NSs	MS, MSs, Ms, MNS, MNSs, MNs, Ns
NSs × NSs	NSs, NS, Ns	MS, MSs, Ms, MNS, MNSs, MNs
Ns × NSs	NSs, Ns	MS, MSs, Ms, MNS, MNSs, MNs, NS
Ns × Ns	Ns	MS, MSs, Ms, MNS, MNSs, MNs, NS, NSs
MNS × MNS	MS, NS, MNS	MSs, Ms, MNSs, MNs, NSs, Ns
MNS × MNs	MSs, NSs, MNSs	MS, Ms, MNS, MNs, NS, Ns
MNS × MNSs	MSs, MS, NSs, NS, MNSs, MNS	Ms, MNs, Ns
MNSs × MNSs	MS, MSs, Ms, MNS, MNSs, MNs, NS, NSs, Ns	없음
MNSs × MNs	MSs, Ms, MNSs, MNs, NSs, Ns	MS, MNS, NS
MNs × MNs	Ms, MNs, Ns	MS, MSs, MNS, MNSs, NS, NSs

으며 모든 S(−)s(−) 혈액은 U(−)였다. 그러나 그후의 혈액검체에서는 S(−)s(−)U (−)(검사된 임의의 흑인 S(−)s(−) 혈액의 84 %)와 S(−)s(−)U(+)(검사된 임의의 흑인 S(−)s(−)혈액의 16 %)의 두 형이 있다는 것이 증명되었다. [66], [67]

U 인자는 간단하지 않다. 그러나 S^u가 이질성 *heterogeneous* 이고, Ss의 대립형질로 되어 있다는 해석이 만족스럽다는 증거가 있다. 그들의 유전을 나타내 주는 표현형과 유전자형의 분류가 〈표 11-13〉에 설명되어 있다. Ss 결합의 가능한 결과가 〈표 11-14〉에 나와 있다.

〈表 11-13〉　　S-s 血型의 因子型

表現型	Anti-S	Anti-s	因子型
S	+	−	SS, SS^u
Ss	+	+	Ss
s	−	+	ss, sS^u
S^u	−	−	S^uS^u

〈表 11-14〉　　S-s 血型의 遺傳

父母의 結合	因子型	出生可能한 子息의 型	出生不可能한 子息의 型
S × S	$SS × SS$ $SS^u × SS^u$ $SS × SS^u$	SS, SS^u S^uS^u	Ss, ss, sS^u
S × Ss	$SS × Ss$ $SS^u × Ss$	SS, Ss, SS^u, S^us	ss, sS^u
Ss × Ss	$Ss × Ss$	SS, Ss, ss	SS^u, sS^u, S^uS^u
s × s	$ss × ss$ $sS^u × sS^u$ $ss × sS^u$	ss, sS^u, S^uS^u	SS, SS^u, S
s × S^u	$ss × S^uS^u$ $sS^u × S^uS^u$	sS^u, S^uS^u	SS, ss, Ss, SS^u
S × S^u	$SS × S^uS^u$ $SS^u × S^uS^u$	SS^u, S^uS^u	SS, ss, Ss, sS^u
S^u × S^u	$S^uS^u × S^uS^u$	S^uS^u	SS, ss, Ss, SS^u, sS^u

부자관계 *paternity* 를 결정하기 위해 항-S, 항-s 검사 혈청을 사용한 혈액검사에서 얻어진 결과를 해석하는 데 있어 주의해야 될 필요성이 있다는 것이 〈例表 1〉에서 알 수 있다.

검사 결과에 의해 추정되는 아버지는 SS, 아이는 ss 인 것으로 나타난다. 이것은 아버지가 물려준 인자를 아기가 가지고 있어야 된다는 전술한 법칙에 모순된다. 그러나 그는 SS^u형일 수 있고 S(−) 아이의 아버지가 될

〈例表 1〉

적혈구	抗-S	抗-s	해석 I	해석 II
아버지	+	−	SS	SS^u
어머니	+	+	Ss	Ss
자 녀	−	+	ss	sS^u

수 있다. 이런 경우에 위의 〈例表 1〉에 있는
것처럼 두 가지 해석이 가능하다. 첫번째 해
석에서, SS인 사람은 ss아이의 아버지가 될
수 없다(친자관계 부정). 그러나 두번째 해석
에서 SS^{u}인 사람은 S(−)(sS^u)인 아이의 아
버지가 될 수 있다(no paternity exclusion).
이런 사람의 동질접합(SS)이나 이질접합인
상태여부는 부가적인 검사나 가족 연구에 의
해 결정될 수 있다.

1) **M-N-S-s血型에 의한 親生子關係否定例**

혈형항원의 어떤 것은 거의 항상 밀접히 관
련된 상태로 분리되는 것을 보여주는 밀접히
연관된 유전자에 의해 결정된다. 연관된 항원
이 전달되는 방법을 같은 결합쌍에서 낳은 다
른 아이에 의해서 알 수 있을 때 부정의 가능
성을 생각할 수 있다. 이것은 대부분의 친자
감정 예에서는 고려되지 않지만 이혼 소송을
둘러싼 부자관계 증명에서는 고려하게 된다.

이 경우는 M-N-S-s혈형의 연관에 기초를
둔 부정의 실례이다.

〈例表 2〉

아버지	MNSs(Ms-NS)			
어머니	MSs(MS-Ms)			
어린이	No.1	No.2	No.3	No.4
	MS-NS	MS-NS	MS-Ms	Ms-Ns

이 결합에서 처음 세 아이에 의해 그 아버
지의 M은 s와, N은 S와 연관되어 유전된
다는 것을 알 수가 있다. 그러므로 네번째 아
이의 M-N-S-s형에 의해 친아버지임을 부정
하거나 또는 처음 세 아이의 아버지는 다른
사람이어야만 된다. 네번째 아이는 분명히 어
머니로부터 Ms를 물려받은 것이며, 따라서
Ns는 그의 아버지로부터 물려받은 것이어야
만 된다. 그러나 이런 경우에 주장되는 아버
지는 Ns를 물려줄 수가 없고 따라서 친아버
지가 아님을 알 수 있다.

(5) **變 型 Variants**

M-N-S-s와 표현형 S^{u}는 M-N-S-s혈형
의 주축을 이루는 것이며 M-N-S-s혈형과

관련된 매우 희귀한 많은 다른 항원들이 보
고되고 있다.

M-N-S-s혈형의 항원은 크게 2개의 범주
로 분류된다.

① MN, Ss좌(loci) 또는 둘 전부를 표현
하는 대립형질에서 나타나는 변체. 이것은
보통 표준 항-M, 항-N, 항-S, 항-s혈청
전부나 또는 그 일부와 반응성이 없는 것에
의해 인지된다.

② 특이항혈청 *specific antiserum* 에 인지되
는 변형항원. 이들 항원은 우성형질이며, 그
들 유전자는 M-N-S-s 복합염색체좌나 또는
그 일부와 밀접히 연관되어 있다. 이들 항원
은 매우 드물다.

친생자감정에서는 대립형질을 표현하는 것
으로 나타나는 항원만이 고려될 필요가 있
다. 다른 것들은 법의학적인 중요성이 적다.

1) **MNSs座內의 對立因子 *Alleles at the***
MNSs Locus*

a) **N$_2$** (Crome, 1935)[68] : 약한 N 항원인
N$_2$[69]는 대부분의 항-N 혈청에 의해 약하게
응집되며, 다른 항혈청에 의해서는 응집되지
않는다. M, N 형검사는 2~3종의 다른 항
혈청으로 검사하는 것이 필수적이다. 모든
M, N 형 판정에서 적당한 대조검사 *control
test* 도 항상 병행해야만 된다.

b) **M^g** (Allen, Corcoran, Kenton & Breare,
1958)[70] : M-N혈형의 극히 드문(1/44,000)
항원[71), 72)]인 M^{g}는 항-M 이나 항-N 혈청과는
반응하지 않고 특이항체 항-M^{g}하고만 반응
한다. 그 중요성은 주장되는 부모와 자식의
MN 형이 서로 부합되지 않는 경우에 수많
은 친생자 부정의 과오를 범할 가능성이 있
다는 점에 있다. M^{g}N 형인 사람은 항-M 과
항-N 혈청만을 사용할 때 NN 형으로 나타
날 것이다. 마찬가지로 M^{g}M 형인 사람은
MM 형으로 판정된다. 그러나 유전자형 M^g
M 혈액은 항-M, 항-N 만으로 검사할 경우
M 의 반응을 보여주지만 항-M 혈청을 가지
고 응집역가검사를 해보면 single dose reac-
tion 만을 보여준다. 마찬가지로 M^{g}N 혈액

도 항-N 에 대해 single dose reaction 만을 보여준다.

MN 형에 의한 친생자 부정에서 모든 혈액을 항-M, 항-N 외에 항-M^{g}에 대해서도 검사해야 되는 필요성을 〈例表 3〉에서 알 수 있다.

〈例表 3〉

	抗-M	抗-N	抗-M^g	표현형	인자형
부 친	−	+	+	N	M^gN
모 친	+	−	−	M	MM
자 식	+	−	+	M	M^gM

그러므로 MN 형에 근거를 둔 분명한 부정은 무효가 된다. 이러한 발견에서 이론적 기대의 법칙에 대한 모순은 없다. 오히려 M^g형인자의 희귀성에 비추어 보면, 자식과 추정되는 아버지에서 이렇게 드문 혈형인자가 증명된 것은 오히려 그가 친아버지라는 강력한 가능성을 시사하는 것이 된다.

c) M^k(Metaxas & Metaxas-Bühler, 1964) [73] :   M^{k}는 M, N, S, s항원과는 관계되지 않는 매우 드문 대립형질이다. 항-M^{k}는 토끼에서 생성되나 매우 약한 반응성을 보여준다. 그러나 M^{k}는 항-M, 항-N 을 가지고 혈형판정검사를 할 경우에 M^{g}와 매우 유사하게 반응하지만, 항-M^{k}혈청으로 검사할 때 뚜렷이 반응하며 M^{g}보다 빈도가 높다(3,894 명의 공혈자 중 5명).

M^c,[74] M^v,[75] Mi^a, Ri^a, St^a, Mt^a, Ny^a 등[76]과 같은 다른 드문 대립형질이 보고되었으나 이들은 매우 희귀하기 때문에 법의학적인 의의는 없다.

MNSs 좌에서의 다른 유전 복합인자가 보고되었다. 그들 중 어느 것은 M 이나 N 항원의 생성이 적은 데서 기인되는 것으로 해석되며 이것은 변화된 항원이거나 또는 한 항원의 존재에 의해 다른 항원의 출현이 강하게 간섭받아 나타나는 위치 효과 position effect 의 결과일 것으로 생각된다.

그러므로 M, N, S, s 형 검사에서 어떤 약하거나 불규칙적인 반응은 친자관계 부정의

결정을 내리기 전에 심사숙고하여야 할 문제이다.

(6) M-N-S-s 血型判定

모든 MN 검사는 가능한 한 2명의 전문가에 의해 서로 다른 검사 혈청을 사용해서 반복실험하는 것이 좋고 기지의 M, N 형 적혈구를 사용하여 대조검사를 실시하여야 한다.

1) **MN** 형 검사

a) 슬라이드법 slide method

① 검사하려는 적혈구와 M, N, MN 형 적혈구를 세척하여 4% 생염수적혈구부유액을 만든다.

② 검사하려는 적혈구 수만큼의 슬라이드에 항-M 혈청 및 항-N 혈청을 각각 한 방울씩 적하한다.

③ 적혈구 부유액 한 방울씩을 각기 해당 슬라이드에 가해 주고 완전히 혼합한다.

④ 그 슬라이드를

i) 양성 control 은 반응이 일어나고, 음성 control 은 전혀 반응이 일어나지 않을 만큼의 시간 동안 실온에서 작용시킨다.

ii) 약 10분 동안 mechanical rotator 위에 놓고, 그 후에 control 을 조사한다. 이 결과가 만족스러우면 다음에 미지의 적혈구를 판정한다.

b) 시험관법 tube test method

① 검사하려는 M, N, MN 형 혈액을 각각 세척하여 2% 생염수적혈구부유액을 만든다.

② 각 검체혈액당 두 개씩의 시험관(10×75 mm)을 준비하여 M 과 N 으로 표시하고,

③ M 시험관에 항-M 한 방울을 가하고,

④ N 시험관에 항-N 한 방울을 가한다.

⑤ 각 해당 시험관에 2% 생염수부유적혈구를 한 방울씩 넣는다.

⑥ 잘 혼합한 다음 실온이나 4℃ 정도에서 대조검사가 깨끗한 양성반응과 음성반응을 보여주기에 필요한 시간만큼 작용시킨 후 응집유무를 검사한다.

2) **Ss** 형 검사   이 검사는 antihuman globulin test 에 의해 37℃에서 항-S, 항-s 혈청을 사용하는 것이 가장 좋다. S 와 s 에 동질접합·이질접합 적혈구를 이용한 대조검사도 한다.

형관정용혈청이나 antihuman globulin reagent 또는 이 둘 모두를 사용해서 실험할

때의 방법은 다음과 같다.

① 각 검체에 대해 2개씩의 시험관(10×75 mm)을 준비한다.

② 사용되는 항혈청을 각각의 해당 시험관에 1~2 방울씩 넣는다.

③ 2% 적혈구 부유액〔양섬·음성 대조혈구, 이질접합혈구(Ss) 및 검체혈액〕을 각각 해당 시험관에 한 방울씩 가한다.

④ 잘 혼합하고 37℃에서 일정한 시간 작용(항혈청제조회사의 지시에 따라)시킨다.

⑤ 생염수로 3번 세척, 마지막 세척 후에 여분의 생염수를 완전히 버린다.

⑥ antihuman globulin 1~2방울씩을 가한다.

⑦ 잘 혼합하고, 1,500 rpm으로 1분 또는 3,600 rpm에 15초 동안 원심 침전시킨다.

⑧ 시험관을 가볍게 흔들어서 응집 여부를 검사한다.

M-N-S-s 혈형의 혈형검사는 항상 기지의 적혈구를 이용한 대조검사를 병행해야 된다. 어떤 잘못된 판정의 가능성을 피하기 위해서 검사되는 미지의 혈액도 같은 시간과 온도조건하에서 같은 검사혈청을 사용하여 대조검사와 동시에 수행해야 된다.

(7) 父權否定確率 Paternity Exclusion Rate

M-N-S-s 혈형은 부모에서 자손에게 개별적으로 전해지는 명확하게 입증할 수 있는 유전자 때문에 친자관계검사에 매우 중요하고 효과적인 혈형이다. M-N-S-s 혈형에 의한 부권부정확률은 31.58%이며, 항-M, 항-N 혈청만을 사용하는 경우에는 18.75%로 떨어진다. 따라서 MN형을 이용한 친생자 감별검사에는 반드시 항-M, N, S, s혈청을 모두 사용하여야 한다.

6. Rh-Hr 式 血型 Rh-Hr Blood Group System

(1) Rh-Hr 式 血型의 發展過程 Historical Development of the Rh-Hr Blood Groups

Landsteiner와 Wiener(1940)[77]가 Macacus rhesus(원숭이의 일종)의 혈액을 집토끼와 모르모트에 면역하여 얻어진 항체에서 사람에 대한 응집소가 발견되어, 그것이 그 당시까지 알려진 혈형과는 관계없이 백인혈구의 85%를 응집한다는 사실을 발견하게 된 것이 Rh식 혈형발견의 단서가 되었던 것이다. 이 혈형이 사람의 수혈사고에 있어서 중요한 역할을 한다는 것이 곧 알려지게 되었으며, 이 같은 사실은 ABO式 혈형은 적합함에도 야기된 수혈사고에서 환자의 혈청내에 전술한 면역항체와 동일 성질의 항체가 발견됨으로써 증명되었다. 또 신생아의 적혈구아세포증 erythroblastosis fetalis 을 일으킨 모친의 혈액 중에도 이 항체와 같은 성상의 항체가 증명되었다.[78]

이 새로운 혈형은 Rhesus의 첫자를 따서 Rh 라고 명명하였다. 그러나 이 명명법은 올바르다고는 할 수 없다. Landsteiner 와 Wiener 가 처음에 얻을 수 있었던 항체와 같은 성상의 항체는 Rh(−)의 혈구로 면역하여도 생성된다는 사실을 알게 되었으며 현재는 이것을 'LW'인자(또는 'D-like')라 칭하며 대부분의 사람의 혈구에 존재하고 있으며, Rh 항원을 갖지 않는 (−/−)의 사람의 혈구로 면역동물혈청을 흡착하면 고역가의 특이항체가 얻어진다. 따라서 이 'LW'인자는 Rh 와 관계가 없는 것으로 알려지게 되었다.[79]

마치 P 식 혈형의 Tj^{a}와 같은 관계에 있는 것으로 믿어진다.

한편 Rh 식 혈형은 발견 당시는 Rh(+)와 Rh(−)와의 유전자에 의하여 지배되는 혈형으로, Rh(+)(현재의 Rh$_0$)는 Rh(−)에 대하여 우성으로 작용한다고 생각되었다. 그러나 그후, 70% 항체(백인 70%의 사람의 혈구와 반응하는 항체)가 발견되었다. 이것은 모든 Rh(+)인 사람의 혈구와 반응하는 것이 아니며, 또 Rh(−)(rh)인 사람과도 드물게 반응한다. 이 새로운 항체에 의하여 포착된 혈형은 Rh(주형질)의 부인자일 것으로 생각되어 이것에 rh′(또는 Rh′, R′)이라고 명명하게 되었다. 그 후 Rh(−)인 사람의 혈구를 보다 많이 응집하는 항체가 발견되었다.

이 항체는 Rh(+)인 사람의 혈청중에서 발견되었기 때문에 이것을 명백히 하기 위하여 이 혈형을 Hr 이라 이름하였다. 그러나 이 형질은 rh′과 대립관계가 있는 것을 알게 되어 hr′이라 변명하였다. 이 rh′-hr′혈형으로 모든 사람의 혈구는,

① rh′ 형질만 가지는 혈구
② hr′ 형질만 가지는 혈구
③ rh′ 및 hr′ 형질을 공동으로 가지는 혈구 등의 3종류로 분류하게 되었다. 이 2 형질을 하나도 갖지 않는 사람은 없으므로 대립유전자관계가 성립되어 〈表 11-15〉와 같은 가설을 내세울 수 있었다.

〈表 11-15〉　rh′(C), hr′(c)型의 表現型 및 因子型

表　現　型	因　子　型
rh′	rh′ rh′
rh′ hr′	rh′ hr′
hr′	hr′ hr′

그 후 두번째의 부인자가 발견되어 이것은 rh″(Rh″ 또는 R″)라고 명명하였다.[80] 이 rh″의 형질은 30%의 사람에서는 출현되나 나머지 70%의 사람에서는 음성이기에, 혹시 이것에 대립관계에 있는 hr″가 있다면, 그 형질의 발현빈도는 96 %일 것이라고 추리하였다(rh″(+)인 사람은 30 %, rh″(−)인 사람은 70%이다. 혹시 이 계열에 대립유전관계를 인정하게 되면 rh″(−)인 사람의 빈도로부터 rh″(−)의 유전자빈도는 $\sqrt{0.7}=0.837$, rh″(+)의 유전자빈도는 0.163 이 되는 것이다. 따라서 예상되는 새로운 항체에 의하여 응집반응이 양성으로 나타나는 사람은 $0.837^2+2\times0.837\times0.163 ≒ 0.97$ 즉 96~97 %이어야 한다).

실제로 이와 같은 성상을 지닌 항체가 발견되었다(hr″).[81] 그 후 Rh₀에 대립되는 hr 항체도 발견되었다는 보고가 있으나 아직 확실치 않다.

이 같은 과정을 거쳐 현재 일반적으로 행하고 있는 Rh 식 혈형의 기초가 확립된 것이다.

한편 Rh 식 혈형의 유전자가 염색체상에 서 어떻게 분포되어 있는가로 큰 문제가 야기되었다.

즉 이 3개의 형질을 지배하고 있는 인자가 하나의 유전자좌에 모여 있는 것인가 또는 그 감각이 어느 정도 독립하여 유전되는가 하는 점이다.

전자는 Wiener 에 의하여, 후자는 Fisher 에 의하여 주장되어 여러가지 의견 차이가 나오게 되었으며 현재도 해결되어 있지 않은 실정이다.

1) Wiener 의 命名法[82]

a) Rh 主形質(Rh₀)에 첫번째의 부형질이 같이 출현된다는 rh′ Rh₀이다. 이 complex 에 두번째의 부형질이 없다면, 그 대립형질이 있을 것이므로 rh′ Rh₀ hr″가 될 것이다(이것을 Wiener 는 Rh₁ 또는 R₁이라고 命名).

b) Rh 주형질 Rh₀에 두번째의 부형질이 같이 출현된다면 Rh₀ rh″이다. 이 complex 에 첫번째의 부형질이 없다면 그 대립형질이 있을 것이므로 hr′ Rh₀ rh″일 것이다(이것을 Wiener 는 Rh₂ 또는 R₂라 命名).

c) Rh 주형질이 없고, 첫번째와 두번째의 부형질이 모두 없으면 hr′ hr hr″(이것을 Wiener 는 rh 또는 r 로 命名).

이와 같이 하여

d) rh′ hr hr″ → Wiener 의 rh′(R′ 또는 r′)
e) hr′ hr rh″ → Wiener 의 rh″(R″ 또는 r″)
f) rh′ hr rh″ → Wiener 의 rhy(Ry 또는 ry)
g) hr′ Rh₀ hr″ → Wiener 의 Rh₀(R₀)
h) rh′ Rh₀ rh″ → Wiener 의 Rhz(Rz)

Wiener 의 Rh-Hr 명명법은 분명히 응집원을 결정하는 유전자의 부분할성 *indivisibility* 을 나타내며, 그에 덧붙여서 응집원은 그것의 많은 혈형인자에 의해 인지되며, 각 혈형인자는 그의 특이한 항체에 의해 증명된다는 것을 강조한다.

부르거나 쓰는 데 있어서의 혼동을 피하기 위해서 다음의 규정을 소개한다.

① 유전자 :　　염색체상에 있는 분리할 수 없는 유전 단위이며 'h'는 생략되고, 이탤릭체로 표시된다. 또 그 상징 *symbol* 분류

는 어깨글자 *superscript* 로 쓰여진다.

例) 응집원 rh'은 유전자 *r*'에 의해 결정되
며, 응집원 Rh_1은 유전자 *R*'에 의해 결정
된다.

② 응집원 *agglutinogen* :　　적혈구에 있
는 전체 Rh 복합체 *complex* 이며, 많은 혈형
인자로 구성되어 있다. 보통 문체로 Rh_1 rh
와 같이 표기한다.

③ 항체 *antibody* :　　그에 특이적으로 대
응하는 응집원과 반응하는 혈청물질 *ser-
ological substance* 로서 항-**Rh**$_0$와 같이 굵은
활자 *bold face* 로 표기한다.

④ 혈형인자 *blood factor* :　　그에 특이적
으로 반응하는 항체에 의하여 결정된 응집원
의 몇 가지 혈청특이성 *serological specificities*
중의 하나로서 **Rh**$_0$와 같이 굵은 활자 *bold
face* 로 표기한다.

〈表 11-16〉은 이것들을 모아 Fisher 의 명
명법과 나란히 정리한 것이다.

〈表 11-16〉 **Wiener 와 Fisher-Race 의 命名法
比較**

Wiener	Fisher-Race
Blood Factors	
Rh$_0$··D	
rh'···C	
rh''···E	
hr'···c	
hr''···e	
hr···f	
Rh Types	
rh···cde	
rh'···Cde	
rh''···cdE	
rh$_y$···CdE	
Rh$_0$···cDe	
Rh$_1$···CDe	
Rh$_2$···cDE	
Rh$_z$···CDE	

이같은 Wiener 와 Fisher 의 명명법 간에
는 기호의 차는 있으나 실제로 혈청학적 검
사를 하든가 유전의 형식을 검사하는 데서는
전혀 차가 없다.

Wiener 와 Fisher 의 학설 간에는 실제면
에서, Rh 의 항원이 3 개의 성분으로 되어
있다는 점에서는 차가 없다. 그러나 문제는

Rh 유전자가 어떠한 양상으로 염색체상에
있는지, 또 어떻게 해서 항원의 complex 가
생겼는가 등에 차가 있는 것이다.

2) Fisher 의 學說[83]　　Fisher 설에서는 3
개의 유전자가 서로 연쇄되어 나란히 있다는
것이다. 그 이유로서

① crossing over 의 현상은 유전학에서는 드
물기는 하나 반드시 존재하고 있다.
② 희소한 Rh 유전자 complex 는 명확하게
crossing over 에 의하여 생긴 것이다.
③ 극히 희소한 complex 는 crossing over 를
2 개소에서 하거나, 또는 ②에서 생긴 cross-
ing over 한 염색체가 한번 더 crossing
over 하여서 생긴다.

라고 주장하고 있다. Fisher 의 crossing
over 설을 그림으로 보면 圖 11-2 와 같다.

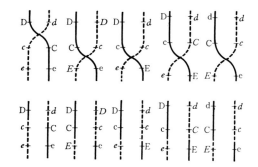

圖 11-2. 稀有한 Rh 染色體의 發生機轉(crossing
over)

crossing over 의 증거로서는,

a) 비교적 빈도가 높은 R^1(CDe), R^2
(cDE), r(cde)의 사이에서 crossing over 가
일어난다면 R^0, R^1, R^2가 동일 빈도로 생기
는 것이 된다. 이 추정은 실측치에 잘 합치
된다.

b) 사람에게 있어서는 crossing over 의 율
은 일정하게 유지되어 있기 때문에 염색체상
의 연쇄된 유전자군에도 1 차(빈도가 높은
것), 2 차(희소한 것), 3 차(극히 희소한 것)의
3개 단계의 다른 빈도로 나타나는 군이 있는
것으로 Rh 의 경우는 이것이 잘 들어맞는다
는 것으로 설명되고 있다.

3) Wiener 의 學說[84]

a) d 형질이 발견되어 있지 않은데도 불구하고 새로운 인자 Rh^A, Rh^B, Rh^C, Rh^D의 인자가 발견되어 있다. 이것은 적어도 3 유전자설과 모순된다. 만일 새로운 유전자좌를 추정한다면, crossing over 의 chance 는 점점 증가되어야 할 것이다. 그러나 실제로는 그렇지 않다.

b) 새로운 성질의 항체(항-ce 등)가 발견되었다. 이것은 하나의 대립유전자의 지배에 의하여 응집원이 적혈구로 전해진다고 가정하지 않으면 설명이 되지 않는다는 점 등을 들어 반론하고 있다.

(2) Rh 遺傳子의 解釋 *Translation of Rh Genes*

Rh 유전자의 linkage 설에 의하면 crossing over 의 유무는 중대한 문제이다. 그러나 현재로는 이와 같은 현상이 인지되지 않고 있으므로 친생자감정의 경우는 문제되지 않는다. 이제 예를 들어 Rh 의 유전을 설명한다면

【第 1 例】

母親　R_1r, CDe/cde
父親　R_1r, CDe/cde
疑心되는 男性　R_2r, cDE/cde
子息　R_2r, cDE/cde 인 경우

모친에는 없는 E 가 자식에서는 있으므로 이 어린이의 E 는 아버지로부터 물려받은 것이 분명한데 실제 아버지에는 E 가 없고 의심되는 남성에는 E 가 있다. 따라서 의심되는 남성은 이 어린이의 아버지가 될 수 있는 것이다.

【第 2 例】

모친과 자식, 그리고 두 사람(A, B)의 남성의 Rh 식 혈형검사결과가 다음과 같은 경우
母親　　　C+c+D+E−e+ (CcDee)
子息　　　C−c+D−E−e+ (ccdee)
男性(A)　C+c+D+E+e+ (CcDEe)
男性(B)　C+c+D+E−e+ (CcDee)

남성(A)와 (B) 중 어느 사람이 이 자식의 친부이겠는가 하는 문제에 있어서 우선 각 개인의 유전자의 인자형을 먼저 고려하여야 할 것이다. 즉 각 개인의 인자형의 조합과 그 빈

〈例表 4〉

	因子型	Symbol	頻度(%)
母　親	① CDe/cde	R_1r	32.6808
	② CDe/cDe	R_1R_0	2.1586
	③ cDe/Cde	R_0r'	0.0505
子　息	① cde/cde	rr	15.1020
男性(A)	① CDe/cDE	R_1R_2	11.8648
	② CDe/cdE	R_1r''	0.9992
	③ CDE/Cde	R_zr'	0.2775
	④ CDE/cde	R_zr	0.1893
	⑤ CDE/cDe	R_zR_0	0.0125
	⑥ cDe/CdE	R_0r_y	0.0003
男性(B)	① CDe/cde	R_1r	32.6808
	② CDe/cDe	R_1R_0	2.1586
	③ cDe/Cde	R_0r'	0.0505

도를 보면

즉 자식은 rr 이기 때문에 부모에서 각각 하나씩의 인자를 받은 것이 분명한데 모친의 경우는 별 이의가 있을 수 없으나 남성(A)의 경우 R_zr 이라는 유전자의 조합은 네번째 빈도로서 0.1893 %이다. 그런데 남성(B)의 경우, R_1r 의 유전자의 조합은 첫번째 빈도로서 32.6808 %이며 가장 보편적인 것이라 하겠다. 따라서 남성(A)보다는 (B)가 이 어린이의 부친일 가능성은 많다 하겠다. 그러나 가능성이 많다는 것만으로 친자관계를 판단할 수는 없는 것이고 R_z(CDE)가 남성(A)의 가족내에 있는가를 구명하기 위하여 (A)의 부모 및 동생을 검사한 결과

(A)의 父親　C−c+D+E+e+ (ccDEe)
(A)의 母親　C+c−D+E−e+ (CcDee)
(A)의 同生　C+c+D+E−e+ (CcDee)

이었다. 따라서 이들의 인자형의 조합과 빈도는 〈例表 5〉와 같다.

즉 (A)의 부모로부터는 R_0, R_1, R_2, r', r'' 및 r 는 유전될 수 있으나 R_z는 유전될 수 없

〈例表 5〉

	因子型	Symbol	頻度(%)
(A)의 父親	① cDE/cde	R_2r	10.9557
	② cDE/cDe	R_2R_0	0.7243
	③ cDe/cdE	R_0r''	0.0610
(A)의 母親	① CDe/CDe	R_1R_1	17.6803
	② CDe/Cde	R_1r'	0.8270
(A)의 同生	① CDe/cde	R_1r	32.6808
	② CDe/cDe	R_1R_0	2.1586
	③ cDe/Cde	R_0r'	0.0505

다. 특히 (A)의 모친에는 r인자가 없기 때문에 (A)에 r인자가 유전될 가능성이 없다. 따라서 (A)는 문제된 자식의 아버지가 될 수 없으며 (B)와 어린이의 모친 사이에서는 rr인 자식이 출생될 수 있는 것이다. 만일 이러한 경우에 가계검사를 할 수 없는 상태라면 특별한 Rh 항체를 사용하게 된다.

즉 Rh 항체 중에는 하나의 염색체상에 c와 e가 같이 존재하는 경우에 응집반응을 일으키는 항체 hr(항-ce 또는 항-f)이라는 것이 있다. 이 항체를 사용하면 (A)에 가능성이 있는 2개의 유전자의 조합 R_zr(CDE/cde) 및 R_1R_2(CDe/cDE)의 적혈구와는 다음과 같이 반응하므로 구별이 가능하다.

즉 R_zr(CDE/cde) 혈구와는 응집반응이 양성이며 R_1R_2(CDe/cDE) 혈구와는 응집반응이 음성이다.

항-f 또는 항-ce 는 cis 의 형으로 c와 e가 한 염색체상에 같이 존재하는 경우만 반응하며, trans 형(별개의 염색체에 c와 e가 따로 존재하는)의 경우에는 반응하지 않는다.

(3) 變 型 *Variants*

Rh 항원의 변형의 출현은 Rh 좌에 위치할 수 있는 다수의 대립인자에 의해 설명된다. 발견된 새로운 변형인자 중의 몇 가지는 그들의 빈도, 신생아의 용혈성질환 및 수혈반응 등에서 매우 중요한 역할을 하는 것도 밝혀졌다.

1) $\mathfrak{Rh}_0$(D^u)   이 $\mathfrak{Rh}_0$ 변형은 어떤 종류의 항-Rh_0혈청에 의하여서는 응집이 일어나나, 다른 항혈청에 의하여서는 응집되지 않는다는 사실이 Stratton(1946)[85] 및 Race(1948)[86] 등에 의하여 보고되었고 인지되었다. $\mathfrak{Rh}_0$인자가 들어 있는 적혈구는 그 반응성이 다양하며 이들 중 어떤 것은 불완전항체 *univalent, blocking antibody* 와 응집반응이 양성인 것이 있다. 이런 것을 'high grade' $\mathfrak{Rh}_0$라 하며 antiglobulin test 를 하거나 효소처리 등의 부가적인 보강으로 비로소 반응이 양성인 것이 있는데 이런 반응성을 보이는 것을 'low grade' $\mathfrak{Rh}_0$라고 한다.

어버이의 변형이 어린이에게 유전될 때 같은 grade 의 변형이 유전된다는 사실과 이것은 백인보다 흑인에서 더 빈번하게 $\mathfrak{Rh}_0$변형

을 본다는 것을 Bush(1974) 등이[87] 보고하였다.

$\mathfrak{Rh}_0$의 존재 여부에 대한 결정은 임상적, 유전적, 법의학적 문제에서 매우 중요하다. 이러한 변형이 들어 있는 혈액을 수혈하면, $\mathfrak{Rh}$(−) 수혈자는 정상 Rh(+)혈액을 수혈받는 것과 같이 항-Rh_0항체가 생성되는 것이다. 반대로 'low grade' $\mathfrak{Rh}_0$인 사람이 Rh(+)혈액을 수혈받았을 때는 항-Rh_0항체가 생성된다는 것이다.[88] 따라서 수혈하는 경우 $\mathfrak{Rh}_0$(D^u)인 사람이 수혈자일 때는 Rh(−)로, 공혈자일 때는 Rh(+)로 취급하여야 하는 것이다. 또 이 변형은 유전되는 형질이기 때문에 친자감정 때는 비록 Rh(−)로 판정된 사람일지라도 $\mathfrak{Rh}_0$인자가 없다는 것을 명확히 할 필요가 있는 것이다.

Rh_0혈형인자의 유전되지 않는 약한 형이 Ceppellini(1955)[89]에 의하여 보고되었다. 그는 Rh_0를 결정하는 유전자가 rh′을 결정하는 유전자의 반대편의 염색체에 위치하면 항-Rh_0혈청과의 반응이 더 약해진다는 사실을 보고하였다.

그 염색체가 다음 세대에서 개별적으로 분리될 때 이 위치 효과는 사라지게 되는데 이러한 약한 Rh_0는 참된 $\mathfrak{Rh}_0$라고는 해석되지 않는다.

2) Rh[ABCD] Rh_0응집원의 질적 구조상의 변형이 Wiener(1957)[90]와 그 공동연구자(1959)[91]에 의하여 보고되었다. 즉 분명히 Rh_0(+)인 사람의 혈청에서 항-Rh_0항체를 발견 보고한 것이다. 이러한 비정상적인 혈청은 자신의 혈구를 제외한 거의 모든 Rh_0(+)혈구를 응집시켰다. Rh_0 응집원은 Rh^A, Rh^B, Rh^C, Rh^D 등의 몇 가지 인자로 구성되어 있는데 만일 이들 인자 중의 어떤 것이 응집원에 결핍되면, 즉 결핍된 인자를 제외한 나머지 인자들로 구성된 Rh(+) 적혈구에 의하여 그 특이성분 *specific component* 에 대한 항체가 생성된다는 것이며 이 항체에 의하여 완전한 구성으로 된 Rh_0응집원도 응집된다는 것이다. 이러한 희귀한 불완전응집

원[92), 93)]도 유전자에 의해 결정되기 때문에 Rh 응집원에 있는 수많은 혈형인자의 조합은 분명히 Wiener 의 복대립유전자설에 의해서만 설명될 수 있다는 것이다.

3) **rh^w1(rh^w, C^w)** Rh 혈형의 더 많은 연구로 Rh 응집원의 특성을 지닌 몇 가지 다른 혈형인자의 변형을 찾게 되었다.

즉 rh'은 새로운 항체 항-rh^w1(rh^w, C^w로 통용되었던)에 의하여 2종의 아형으로 구분할 수 있다고 Callender 등(1946)[94)]이 보고하였다. 이 변형은 대부분의 항-rh'혈청과 반응하지만 자기특이의 항-rh^w1혈청에 의하여 선택적으로 반응한다. 그러나 정상인 rh'적혈구는 이 항-rh^w1혈청과 반응하지 않으므로 구별이 가능하다.

빈도는 적으나마 rh'인자의 또다른 변형으로 rh^(1)〔C^u, Race(1948)[95)]〕이 있는데, 이것을 증명하려면 antiglobulin test 를 필요로 한다는 점에서 $\Re h_0(D^u)$와 유사하다.

또다른 더 드문 변이로는 rh'^x(C^x)에 대한 Stratton(1954)[96)] 등의 일례보고가 있다.

4) **rh^(")(E^u)** rh"인자도 rh^("), E^u라고 부르는 변형이 Ceppellini(1950)등[97)] 및 Sussman(1955)[98)]에 의하여 보고되었다. 이 변형은 자기특이의 항혈청으로 antiglobulin test 를 실시함으로써 입증될 수 있는 것이다.

rh^w2(E^w)라는 더 드문 변형이 신생아의 용혈성 질환의 원인이 되는 항체를 연구하는 도중에 Greenwalt(1955)[99)] 등에 의하여 발견되었다.

5) **hr^s** 이 인자에 대한 항체는 Shapiro (1960)[100)]에 의하여 보고되었는데 대부분의 hr"혈구는 hr^s의 형질을 지니나 드물게는 이 형질이 결여된 것이 있다.

또 대부분의 항-hr"는 항-hr^s의 성상을 지니나 때로는 항-hr^s의 성상이 결여된 것도 있다. 이런 경우에는 hr^s의 존재를 증명할 수 없어 hr^s의 혈구가 hr"(-)로 판정되기 쉽다. Wiener 의 caret(∧)를 사용하여 hr^s가 없는 hr"(+)혈구를 표시하고 있다. 즉 Rh₂r̂h 는 항-rh"와는 반응하고 항-hr^s와는 반응하지 않는다는 것이다.

이러한 드문 hr^s인자의 결여는 유전형질로 법의학적인 혈형검사에 중요하다.

6) **rh^G(CD)** 항-Rh₀, 항-rh'혈청과는 반응하지 않으나 항-rh^G(CD)라 하는 복합혈청 *compound serum*과는 반응하는 혈액이 Allen (1938)[101)] 등에 의하여 보고되었다. 거의 모든 Rh₀(+), rh'(+)인 사람들은 rh^G항원도 갖는다. 또 Rh(-)인 사람에서 항-rh'이 생성될 때, 특이 항-rh'과 함께 항-rh^G도 만들어진다는 것이다.

7) **hr(force)** 이 변형은 Sanger(1953)[102)] 등에 의하여 보고된 것으로 'little f'라고 알려진 이 희귀한 항체는 $R^0(cDe)$와 $r(cde)$ 유전자에 의해 결정된 응집원을 증명할 수 있다. 이것의 가장 큰 가치는 $R^1R^2(CDe/cDE)$와 $R^2r(CDE/cde)$, $r'r''(Cde/cdE)$와 $r^yr(CdE/cde)$ 사이를 구분할 수 있게 해 주는 것이다. 이런 인자는 특별히 혈형에 의한 친생자감정에 유용하다.

8) **rh₁(Ce)** 특이항혈청에 대한 몇 가지 혈형인자 중에서 rh₁(Ce)라 명명된 것이 Rosenfield(1958)[103)] 등에 의하여 보고되었는데, 이것은 $r'(Cde)$과 $R'(CDe)$ 유전자 복합에 의한 생성물을 증명하게 된다. 이것의 유용성은 $r'r''(Cde/cdE)$와 $r^yr(CdE/cde)$, $R^1R^2(CDe/cDE)$와 $R^2r(CDE/cde)$ 사이를 구분할 수 있는 데 있다.

9) **hr^v** 드문 특이성을 지닌 또다른 혈청으로 항-hr^v라는 것이 있는데, 이것은 $r(cde)$나 $R^0(cDe)$ 유전자 즉 hr(+)를 가지고 있는 얼마간의 흑인의 혈액으로 De Natale(1955)[104)]등에 의하여 보고되었다. 즉 New York 시에 거주하는 흑인의 약 25% 가 hr^v(+)이었다.

이 혈청으로 hr(+)혈구는 2종의 아형 hr^v (+), hr^v(-)로 구분할 수 있다.

이밖에 Rh-Hr 복합에 속하는 몇 가지 다른 희귀한 변형들이 보고되었는데, 이들은 임상적 중요성은 적고 과학적인 연구에 도움을 준다. 그들의 유전자 결정인자 *determi-*

nants 는 r^M, r^L, e^i, r^N 등으로 명명되었다.

10) super Rh₀, 遺傳子脫落 *Deleted Genes*

정상적인 응집원의 어떤 혈청학적 성상이 결여된 몇 가지 희귀한 혈형을 말한다. 이러한 혈액은 항-rh′, 항-hr′의 어느 것과도 반응하지 않고 또 항-rh″, 항-hr″와도 반응하지 않는다. 그런 혈액의 Rh₀성분은 의외로 강하며, univalent(conglutinating) 항-Rh₀ 혈청과 생염수부유혈액으로 응집반응이 야기된다. 이를 보고한 Race, Sanger 및 Selwyn(1950, 1951)[105], [106] Rh 유전자가 들어 있는 염색체의 탈락 *deletion* 을 가정하였으며, 그것의 유전자형을 "-*D*-"라 명명하였다. Wiener(1952)[107]는 Rh₀응집원의 증가된 반응성 때문에 다른 혈형인자에 대한 반응부위가 밀려났다는 가정을 제시하였다.

그는 이런 유전자복합 *gene complex* 을 R̄⁰, 그 응집원을 R̄h₀ 등 double bar(=)로 표시하고 super Rh₀라 불렀다. 동질접합형의 이런 드문 유전자를 가지고 있는 사람은 그들의 몇 가지 결핍된 혈형인자에 대응하는 항체를 생성할 수 있다.

친생자감정에서 rh′-hr′이나 rh″-hr″ 관계에 기초를 둔 부정의 경우 드문 R̄⁰유전자가 있을 가능성을 고려하여야 한다.

모든 Rh 성분이 결핍된 극히 드문 Rh null 형이 Vos 등(1961)[108]에 의하여 보고되었으며 표현형으로 ―, 유전자형으로 ⋯/⋯ 으로 표시하였다. 이것은 보통 친족결합의 결과로서 야기되는 것으로 동질접합 상태에서만 증명된다. R̄h₀(rh′-hr′, rh″-hr″ 결여), R̄h₀(rh′-hr′이나 rh″-hr″ 중 어느 한쌍만 결여), R̄hʷ(rh′-hr′, rh″-hr″쌍은 결여되고 Rh₀와 rhʷ를 가지는 것) 등과 같은 Rh 응집원의 희귀한 변형은 세심한 시험으로 증명된다.

(4) Rh 항혈청 *Anti-Rh Sera*

Rh 응집원이 있는 적혈구를 그러한 응집원이 없는 사람이나 동물에 주입해 주었을 때 그에 대응하는 항체가 생성된다. 따라서 Rh(―)인 사람에게 Rh₀(+) 적혈구를 주입하면 항-Rh₀가 생성된다. 이런 사람에게 후

일에 Rh₀(+)혈액이 수혈되면 항원-항체반응에 의하여 응집이 야기되는 것이다. 이 때 적혈구가 파괴되기 때문에 용혈성수혈반응을 일으키게 된다. 만일 Rh₀(―)의 어머니가 Rh₀(+)의 태아를 임신한다면, 태아의 적혈구를 파괴하여 erythroblastosis fetalis 를 일으킨다. Rh 응집원의 다양한 분류는 많은 복합혈청 *complex serum* 에 의해 분화될 수 있는데 현재까지 그러한 실험적 연구로 55종의 유전자형에 의하여 28종의 표현형으로 구별이 가능하다. 또 생성될 수 있는 혈청의 종류도 상당히 다양하다. 어떤 혈청은 적혈구를 생염수에 부유시켜서 검사할 때 가장 잘 반응한다.

이것이 1941년 이전의 일반적인 시험방법이었다. 그후 얼마간의 항체들은 생염수방법에 의해서는 증명될 수 없다는 것이 밝혀졌다. Wiener(1944)[109]는 blocking technic 에 의하여 그러한 항체의 활성 *activity* 을 밝혀냈고 그후에 Race(1944),[110] Diamond(1945),[111] Wiener(1945)[112] 등에 의하여 혈장이나 albumin 과 같은 colloidal medium 을 사용해서 blocking 항체에 의해 적혈구 응집이 용이하게 일어나도록 하는 더 간단한 방법이 제시되었다.

본래의 saline-acting 항체는 두 개의 항원 결합부위가 있다. 따라서 크기가 큰(19S 또는 γM) bivalent 인 것으로 설명 되며 albumin-acting 항체는 단일결합부위를 가지고 있고 분자 크기가 더 작은(7S 또는 γG) univalent 로 설명된다. 또 univalent 항체는 태반을 통과할 수 있고, 감수성 있는 태아 적혈구에 영향을 미치게 된다.

그후 anti-human globulin 또는 Coombs 검사(Coombs(1945)등[113], Dunsford(1960)등[114])라 부르는 극히 소량의 항체에 대하여 민감하게 반응하는 방법이 개발되어 현재 수혈 목적의 적합검사 *compatibility test* 에 가장 많이 이용되고 있다.

중요한 또다른 발견은 검사하려는 적혈구를 단백 분해효소 *proteolytic enzyme* 로 미리

〈表 11-17〉　**Rh-Hr式 血型에 의한 父權 또는 母權의 否定(Wiener)**

어머니의 血型 ＼ 아버지의 血型	1 rh (cde/cde) Rh₀ (cDe/cde)	2 rh'rh (Cde/cde) Rh₁rh (CDe/cde)	3 rh'rh' (Cde/Cde) Rh₁Rh₁ (CDe/CDe)	4 rh''rh (cdE/cde) Rh₂rh (cDE/cde)	5 rh''rh'' (cdE/cdE) Rh₂Rh₂ (cDE/cDE)	6a rh'rh'' (Cde/cdE) Rh₁Rh₂ (CDe/cDE)	6b rhᵧrh (CdE/cde) Rh₂Rh₀ (CDE/cDe)	7 rhᵧrh' (CdE/Cde) Rh₂Rh₁ (CDE/CDe)	8 rhᵧrh'' (CdE/cdE) Rh₂Rh₂ (CDE/cDE)	9 rhᵧrhᵧ (CdE/CdE) Rh₂Rh₂ (CDE/CDE)
1 rh(cde/cde) Rh₀(cDe/cde)	2, 3, 4, 5, 6a, 6b, 7, 8, 9	3, 4, 5, 6a, 7, 8, 9	1, 3, 4, 5, 6a, 6b, 7, 8, 9	2, 3, 5, 6a, 6b, 7, 8, 9	1, 2, 3, 5, 6a, 6b, 7, 8, 9	1, 3, 5, 6a, (b, 7, 8, 9	2, 3, 4, 5, 6a, 7, 8, 9	1, 3, 4, 5, 6a. 7, 8, 9	1, 2, 3, 5, 6a, 7, 8, 9	1, 2, 3, 4, 5, 6a, 7, 8, 9
2 rh'rh(Cde/cde) Rh₁rh(CDe/cde)	3, 4, 5, 6a, 6b, 7, 8, 9	4, 5, 6a, 6b, 7, 8, 9	1, 4, 5, 6a, 6b, 7, 8, 9	3, 5, 6b, 7, 8, 9	1, 2, 3, 5, 6b, 7, 8, 9	1, 5, 6b, 7, 8, 9	3, 4, 5, 6a, 6b, 7, 8, 9	1, 4, 5, 6a, 6b, 8, 9	1, 2, 3, 5, 6b, 8, 9	1, 2, 3, 4, 5, 6a, 7, 8, 9
3 rh'rh'(Cde/Cde) Rh₁Rh₁(CDe/CDe)	1, 3, 4, 5, 6a, 6b, 7, 8, 9	1, 4, 5, 6a, 6b, 7, 8, 9	1, 2, 4, 5, 6a, 6b, 7, 8, 9	1, 3, 4, 5, 6b, 7, 8, 9	1, 2, 3, 4, 5, 6b, 7, 8, 9	1, 2, 4, 5, 6b, 7, 8, 9	1, 3, 5, 6a, 6b, 8, 9	1, 2, 4, 5, 6a, 6b, 8, 9	1, 2, 3, 4, 5, 6b, 8, 9	1, 2, 3, 4, 5, 6a, 6b, 8, 9
4 rh''rh(cdE/cde) Rh₂rh(cDE/cde)	2, 3, 5, 6a, 6b, 7, 8, 9	3, 5, 6b, 7, 8, 9	1, 3, 4, 5, 6b, 7, 8, 9	2, 3, 6a, 6b, 7, 8, 9	1, 2, 3, 6a, 6b, 7, 8, 9	1, 3, 6b, 7, 8, 9	2, 3, 5, 6a, 7, 9	1, 3, 4, 5, 7, 9	1, 2, 3, 6a, 7, 9	1, 2, 3, 4, 5, 6a, 7, 9
5 rh''rh''(cdE/cdE) Rh₂Rh₂(cDE/cDE)	1, 2, 3, 5, 6a, 6b, 7, 8, 9	1, 2, 3, 5, 6b, 7, 8, 9	1, 2, 3, 4, 5, 6b, 7, 8, 9	1, 2, 3, 6a, 6b, 7, 8, 9	1, 2, 3, 4, 6b, 7, 8, 9	1, 2, 4, 6b, 7, 8, 9	1, 2, 3, 5, 6a, 7, 9	1, 2, 3, 4, 5, 6b, 7, 9	1, 2, 3, 4, 6a, 6b, 7, 9	1, 2, 3, 4, 5, 6a, 6b, 7, 9
6a rh'rh''(Cde/cdE) Rh₁Rh₂(CDe/cDE)	1, 3, 5, 6a, (b, 7, 8, 9	1, 5, 6b, 7, 8, 9	1, 2, 4, 5, 6b, 7, 8, 9	1, 3, 6b, 7, 8, 9	1, 2, 3, 4, 6b, 7, 8, 9	1, 2, 4, 6b, 7, 8, 9	1, 3, 5, 6a, 6b, 9	1, 2, 4, 5, 6b, 9	1, 2, 3, 4, 6b, 9	1, 2, 3, 4, 5, 6a, 6b, 9
6b rhᵧrh(CdE/cde) Rh₂Rh₀(CDE/cDe)	2, 3, 4, 5, 6a. 7, 8, 9	3, 4, 5, 6a, 6b, 8, 9	1, 3, 4, 5, 6a. 6b, 8, 9	2, 3, 5, 6a. 7, 9	1, 2, 3, 5, 6a. 6b, 7, 9	1, 3, 5, 6a, 6b, 9	2, 3, 4, 5, 6a 7, 8	1, 3, 4, 5, 6a 8	1, 2, 3, 5, 6a, 7	1, 2, 3, 4, 5, 6a, 6b, 7, 9
7 rhᵧrh'(CdE/Cde) Rh₂Rh₁(CDE/CDe)	1, 3, 4, 5, 6a. 7, 8, 9	1, 4, 5, 6a, 6b, 8, 9	1, 2, 4, 5, 6a. 6b, 8, 9	1, 3, 4, 5, 7, 9	1, 2, 3, 4, 5, 6b, 7, 9	1, 2, 4, 5, 6b, 9 8	1, 3, 4, 5, 6a, 8	1, 3, 4, 5, 6a 8	1, 2, 3, 4, 5, 6b	1, 2, 3, 4, 5, 6a, 7, 8
8 rhᵧrh''(CdE/cdE) Rh₂Rh₂(CDE/cDE)	1, 2, 3, 5, 6a, 7, 8, 9	1, 2, 3, 5, 8, 9	1, 2, 3, 4, 5, 6b, 7, 8, 9	2, 3, 5, 6a. 7, 8, 9	1, 2, 3, 4, 6a, 6b, 7, 8, 9	1, 2, 3, 4, 6b, 9	1, 3, 4, 5, 6a, 6b 7, 8	1, 2, 4, 5, 6a, 6b 7, 8	1, 2, 3, 4, 5, 6b 6b, 7	1, 2, 3, 4, 5, 6a, 6b, 7
9 rhᵧrhᵧ(CdE/CdE) Rh₂Rh₂(CDE/CDE)	1, 2, 3, 4, 5, 6a, 7, 8, 9	1, 2, 3, 5, 8, 9	1, 2, 3, 4, 5, 6a, 6b, 8, 9	1, 2, 3, 4, 5, 6b, 7, 9	1, 2, 3, 4, 5, 6a, 6b, 7, 9	1, 2, 3, 4, 5, 6a, 6b, 9	1, 2, 3, 4, 5, 6a, 6b, 7, 9	1, 2, 3, 4, 5, 6a, 6b, 8	1, 2, 3, 4, 5, 6a, 6b, 7, 8	1, 2, 3, 4, 5, 6a, 6b, 7, 8

※ 밑줄 그은 굵은 문체의 번호는 母子關係의 부정되는 아이의 표현형을 표시한다. 이 표도 최소한 어머니 중의 어느 한쪽이 Rh₀(+)인 경우에서만 적용 되어진다. 어머니가
모두 Rh₀(−)인 경우에는 Rh₀(+)인 아이는 모두 親生子關係가 부정되는 모든 표현형에 기록되어 있는 code number는 rh와 Rho 표현형에 대한 code number를 의미한다.
양쪽 가장자리에 기록되어 있는 표현형의 code number는 rh와 Rho 표현형에 대한 code number를 의미한다.
(저자가 Dr. A. S. Wiener 의 양해를 얻어 인용한 표임)

처리하면 그 적혈구의 반응성이 증가되는 것이 Pickles(1946),[115] Wiener(1951) 등[116]에 의하여 보고되어 trypsin, ficin, papain, bromelin 등의 여러 효소가 이런 목적으로 사용된다. 그러나 M-N-Ss, Kell 및 Duffy 형 응집원은 효소 처리로서 오히려 응집반응이 약화 또는 소실된다.

흥미있는 combination technic 이 Unger (1951,[117] 1952[118])에 의해 보고되었다. 이 방법은 반응성을 증가시키기 위해 단백 분해효소로 적혈구를 처리하고, 항원-항체반응이 일어나도록 항혈청을 가하여 antiglobulin test 로 반응을 강화시키는 방법이다.

혈형판정, 교차시험, 수혈반응 및 erythroblastosis fetalis 의 연구 등과 관련된 대부분의 실험에서는, 상품화되어 있는 항-Rh₀(D), 항-rh'(C), 항-rh"(E), 항-hr'(c), 항-hr"(e)혈청 등을 이용하는 것이 좋다. 모든 임상적으로 중요한 혈형인자가 들어 있는 사람 panel cell 의 이용으로 불규칙적인 항체에 대한 공혈자와 수혈자의 혈액을 screening 하게 된다. 그러한 항체를 추정해서 동정하려면 각기 다른 혈형인자로 조합되어 있는 panel cell 의 사용이 필요하게 된다.

(5) 法醫學的 應用 Application for Medicolegal Field

Rh-Hr 혈형은 법의학적인 목적을 위한 혈형판정검사의 필요성을 굉장히 증가시켰다. 친생자감정에서 25 % 정도가 이 혈형만으로 부정될 수 있다. 그러나 이 검사는 매우 복잡하며, 검사 결과의 올바른 해석과 적용을 위하여서는 기초 유전학의 완전한 이해, 변이에 대한 이해 및 그들을 입증하기 위해 필요한 기술과 지식 등을 요구한다.

각 Rh-Hr 혈형으로 친자관계를 판단할 때 〈表 11-17〉을 이용하면 최종적인 결론을 용이하게 할 수 있을 것이다. 이 표는 부모의 각종 결합에서 나올 수 없는 자손을 판단하는데 신속한 방법이 될 수 있다. 이 표에서 보통 문체는 부자관계가 부정되는 어린이의 Rh-Hr 형을 나타내며, 굵은 문체는 모자관계가 부정되는 어린이의 Rh-Hr 형을 표시한 것이다.

Rh-Hr 혈형의 기본적인 유전법칙은 간단하며, A-B-O 와 M-N-Ss 혈형을 지배하는 유전법칙과 유사하다.

① 혈형인자는 어버이의 어느 한쪽이나 양쪽 모두에 존재하지 않는 한 아이의 혈액에 나타날 수 없다.
② 한 혈형인자에 대해 동질접합인 어버이는 그 아이에게 이 인자에 대한 유전자를 반드시 전달해 주어야만 한다.
③ 한 혈형인자에 대해 동질접합인 아이는 그의 양친의 각각으로부터 이 인자에 대한 유전자를 물려받았어야 된다.

이 혈형의 유용성은 친자관계 부정에만 국한되지 않는다. 개인식별 *identification*, 뒤바뀐 어린이, 유괴된 어린이 *kidnapped children* 및 시민권발부 *derivative citizenship* 등의 문제에 응용해서 그런 많은 논쟁에서 옳고 정당한 해결을 가능하게 한다.

7. P式 血型 *P Blood Group System*

P 式 혈형은 Landsteiner 및 Levin (1927)[119]에 의하여 보고된 혈형으로 P 형질은 이전에는 집토끼의 면역혈청을 가지고 연구되었으나 그후 P(−)인 사람의 혈청 속에 정상응집소의 형태로도 존재한다는 것이 알려졌다. 항-P 의 출현빈도는 남성보다 여성인 경우가 많다. 그 외에 돼지나 말의 혈청 중에 정상이종응집소로서 고역가의 특이성이 높은 것이 발견되는 때가 있다. 또한 면역혈청에 의하여 항-P 를 만드는 연구도 진행되어, Echinococcus 의 낭종액을 염소에 면역하면 우수한 항-P 항체가 얻어지기 때문에 현재는 이 같은 방법으로 만들어진 혈청을 쓰는 일이 많다.

P 식 혈형의 판정에 있어서 문제가 되는 것은 P(+)의 혈구라도 사람에 따라서는 응집이 매우 약하기 때문에 판정이 애매한 경우가 있는 것이다. 이같이 응집성이 다른 것은 P 형질을 지배하고 있는 유전자에는 여러

가지 강도의 것이 존재하든가 또는 *PP* 의 경우는 강하고 *Pp* 의 경우는 약한 double dosis effect 때문인지는 아직 분명치 않다. 그러나 약한 P(+)혈구도 항-P 염소 면역혈청을 사용할 때 강한 응집반응을 나타내기 때문에 실제면에서는 별로 문제시되지 않는다.

1950년대에 Tj^{a}식 혈형이라는 새로운 형이 발견되었다. 이것은 항-Tj^{a}체(Levine 등이 Jay 라는 이름의 위암환자의 혈청 중에서 발견한 항체이며 이 항체는 대부분의 사람의 혈구를 응집하고 음성반응을 나타내는 것은 환자 자신 및 약간의 그의 혈연자뿐이었다)에 의하여 검출되는 형질을 Tj^a 형질이라 불렀으나 이것이 P식 혈형과 관계가 있는 것을 알게 되어〔Tj^a(−)형은 매우 드물며 거의 P(−)이다〕, P식 혈형과의 관계를 연구하게 되었다. [120]

항-Tj^a 항체는 모든 P(+)혈구 및 대부분의 P(−)의 혈구와 응집반응을 나타내며, P(−)의 일부의 혈구와는 응집하지 않는다. 따라서 P(−)의 혈형의 사람이라도 항-Tj^a 항체를 적용하면 두 가지 형으로 분류하는 것이 가능하게 되었다. 또 P(−) Tj^a(+)의 혈구로서 항-Tj^{a}항체를 흡착하면, P(+)의 혈구만을 응집하는 항체를 얻을 수 있다. 또 P(+)의 혈구로 흡착하면 P(+) 및 P(−)의 혈구도 응집하지 않게 된다. 따라서 항-Tj^{a}항체 중에는 P(+)의 혈구를 응집하는 항체와 P(−)의 대부분의 혈구를 응집하는 항체가 있는 것이 된다. 또 이 소견으로부터 P(+)를 가진 형질에 P₁의 명칭을 주고, P(−)인데 항-Tj^{a}항체에 반응하는 혈구를 P₂라 했다. 한편 항-Tj^{a}항체 중에서 P₁과만 반응하는 것을 P₁항체, 또 P₁ 및 P₂가 같이 존재하는 P 형질과 반응하는 것을 항-P 항체라 부르기로 하였다. 이같이 하여 종래의 P(+), P(−)식의 혈형은 확대되었다(〈표 11-18〉).

그후, 용혈성빈혈에 이환된 환자의 혈청중에는 P₁ 및 P₂ 혈구를 응집하고, P 와는 작용치 않는 한랭응집소가 발견되어, 이 혈청

〈表 11-18〉　抗-Tj^a 抗體 使用時의 P 式血型의 命名

從來의 血型	從來의 抗-P (＝抗-P₁)	抗-Tj^a 抗體* (＝抗-P₁+抗-P)	새로운 命名
P(+)	+	+	P₁
P(−)	−	+	P₂
	−	−	P(Tj^a−)

＊ 이 抗體 중에는 抗 P^{k}도 포함된다.

은 항-Tj^{a}항체인 듯하였으나, 이 환자의 혈구는 항-P₁항체나 항-Tj^{a}항체와도 작용하기 때문에 본래의 Tj^a(−)(즉 P)혈구와는 다른 것으로 판명되었다. 이 환자의 혈구로 항-Tj^{a}항체를 흡착하면, 항-P 항체의 작용에는 변화가 없으나, 자체의 혈구에 대한 응집활성은 없어지므로, 항-Tj^{a}항체 중에는 항-P₁ 및 항-P 외에, 또 하나의 다른 P형 형질에 관계하는 항체가 있는 것이 되며, 이 형질에 P^{K}라는 명칭을 붙이게 되었다. [121] 따라서 항-Tj^{a}항체는(항-P₁+항-P+항-P^{K}의) 3종류의 항체의 혼합물인 셈이 되는 것이다. 이 새로운 형의 혈구는 항-P₁항체와 작용하기 때문에 P₁형질과 P^{K}형질을 가진 것이 된다. 한편 이 환자의 혈청 중에 존재하는 응집소는 자기의 혈구가 P₁형질을 가지고 있기 때문에 항-P₁으로 있지 않고, 이 혈청은 P₂혈구로 흡착하면 항-P₁의 활성도 없어지며, P₁혈구로 흡착시켜도 P₂에 대한 응집활성이 없어진다. 따라서 이 혈청은 항-P 혈청이었던 것이다. 이와 같이 하여 P 식 혈액형은 현재로서는 P₁, P₂, P, P₁^K, P₂^K 형질이 있는 것으로 되었다. P^{k}의 사람에게 있는 응집소는 정상응집소로 존재한다.

항-P₁ 및 항-P^{K}항체는 Echinococcus 의 낭종액으로 저지되나, 항-P(P^K 유래)는 저지

〈表 11-19〉　各種抗血淸使用時의 P 式 血型의 反應樣相

表現型	抗 血 淸			
	抗-P₁	抗-P^k	抗-P	抗-Tj^a
P₁	+	−	+	+
P₂	−	−	+	+
P₁^k	+	+	−	+
P₂^k	−	+	−	+
p	−	−	−(±)	−

되지 않는다. 후자는 돌발성혈색소뇨의 환자의 혈청중에 자기항체로서 때때로 볼 수 있다. 〈表 11-19〉는 각종의 항혈청을 사용시 각종 혈구의 반응 양상을 나타낸 것이다.

이것 외의 새로운 'Luke' 항원도 P식 혈형에 속하는 것으로 알려지고 있다.

이상과 같이 P식 혈형은 현저한 발전을 보이고 있으나 실제로는 항원분석을 위한 항혈청을 얻기가 곤란하기 때문에 응용 단계까지는 미치지 못하고 있다. 따라서 법의학에 응용하는 경우에는 종래의 P(+), P(−)의 분류를 사용하고 있는 실정이다.

이것에 기인하여 표현형과 유전형을 나타내는 〈表 11-20〉을 이루게 된 것이다.

〈表 11-20〉 P式 血型의 表現型 및 遺傳子型

表 現 型	遺 傳 子 型
P	*PP, Pp*
p	*pp*

P(−)와 P(−)의 양친으로부터 P(+)의 자식이 태어날 가능성은 없다. 따라서 이런 경우에는 친자관계는 부정할 수 있다. 항체의 증명은 피검자의 혈청에 그 사람의 혈형과 동일형의 P(+) 및 P(−)의 혈구를 각각 가하고, 4℃에서 30분 이상 방치하여 응집반응의 정도를 판정한다(대부분의 항-P는 한랭응집소이다).

8. Kell 式 血型 *Kell Blood Group*

Kell식 혈형은 Coombs, Mourant 및 Race(1946)[122]에 의하여 보고된 혈형으로 백인에서 흔히 볼 수 있는 혈형이며, 발견 당시는 간접 Coombs 응집반응을 써서 검사되었으나(불안전항체), 그후 완전항체의 존재도 확인하게 되었다. 항-Kell(및 항-Cellano) 항체는 어느 것이나 부적합수혈이나 부적합 임신인 경우에 얻어질 뿐이며 동물에 면역하여서는 얻을 수가 없다.

그후 종래 독립된 혈형형질로 생각되고 있던 Cellano 혈형이 Kell 형질과 대립관계에 있다는 것이 알려져, 그때까지의 Kell에 K, Cellano에 k의 명칭을 부여하여 K-k식 혈형으로서 발전하게 되었다. [123] K-k의 유전자형이나 표현형은 MN과 같다고 생각하면 이해하기 쉽다.

최근 K-k의 유전자에도 연쇄되어 있는 수개의 유전자가 존재한다는 것이 명백해졌다. Panny(Kpa)[124] 및 Rantenbery (Kpb),[125] Jsa 및 Jsb가 그것이다.

이것에 의하여 다음의 3종류의 각각 다른 대립유전자가 연쇄되어 있는 것으로 된다.

K 및 k
Kpa 및 Kpb
Jsa 및 Jsb

백인에 있어서는 현재까지는 다음과 같은 연쇄군이 있는 것으로 알려지고 있다.

K, Kpb, Jsb
k, Kpb, Jsb
k, Kpa, Jsb
k, Kpb, Jsa

그 외에 K₀〔K(−), k(−), Kp(a−), Kp(b−)〕도 있다는 것이 알려졌다. Kell 형질은 강력한 항원으로 수혈할 때 용혈반응을 일으키는 수가 있다.

9. Lutheran 式 血型 *Lutheran Blood Group*

Lutheran식 혈형은 Callender 및 Race (1946)[126]에 의하여 처음 보고된 혈형으로 여러번 수혈을 받은 환자의 혈청 중에 이때까지 알려진 혈형과는 다른 형질과 반응하는 특별한 항체가 함유되어 있는 것이 확인되었다. 이 항체를 써서 검사한 바, 그 형질은 우성유전을 한다는 것을 알았으며, 그후 이 형질이 없는 경우에는 또 하나의 다른 형질이 대립형질로서 적혈구막상에 존재한다는 것이 명백해졌다. 이것으로 처음에 발견된 형질을 Lua, 두번째의 것을 Lub[127]라 명명하였다. 따라서 항-Lua(항-Lub 항체는 아주 드물다)만으로 검사하면 모친이 Lu(a−)형이고 부친이 Lu(a−)형인 경우, 만일 Lu(a+)형의 자식이 출생되었다면 그 부자관계는 부정될 수 있는 것이다. 두 항체를 모두 사용하는 경우에는 양친과 자식의 조합은 〈表 11-21〉과 같이 표시할 수 있다.

〈表 11-21〉 **Lutheran 式 血型의 遺傳**

父母의 結合	子息의 血型		
	Lu^{a}Lu^a	Lu^{a}Lu^b	Lu^{b}Lu^b
Lu^{a}Lu^a×Lu^{a}Lu^a	M	—	—
Lu^{a}Lu^a×Lu^{a}Lu^b	M	M	—
Lu^{a}Lu^b×Lu^{a}Lu^b	B	B	B
Lu^{a}Lu^a×Lu^{b}Lu^b	—	B	—
Lu^{a}Lu^b×Lu^{b}Lu^b	—	B	B
Lu^{b}Lu^b×Lu^{b}Lu^b	—	—	B

M : 理論上 가능하나 Lu^{a}Lu^a 가 적기 때문에 매우 드물다.
B : 관찰된다.
— : 없다.

Lutheran 식 혈형에는 이와 같은 2 인자대립유전자에 의한 3종류 *Lu^{a}Lu^a*, *Lu^{a}Lu^b*, *Lu^{b}Lu^b*의 유전자형 외에 Lu(a−b−)가 있다. 이런 사람은 항-Lu^{a}Lu^b(쌍방의 항체활성을 가짐)을 만드는 것이 가능하다. 이 Lu(a−b−)는 우성형질이며, 이 유전자가 존재하면 적혈구의 표면에 Lu 형질이 발현되지 않게 된다. 따라서 Lutheran 형에는 *Lu^a*, *Lu^b* 유전자외에 더 우성에 속하는 유전자가 있어 이것이 Lu 형질이 혈구의 표면에 발현되는가 아닌가를 지배한다고 생각하고 있다. Lu 유전자는 분비형의 유전자 *Se, se* 와 연쇄되고 있는 것으로 알려지고 있다.

10. Duffy(Fy)式 血型 *Duffy Blood Group*

Duffy 식 혈형은 Cutbush, Mollison 및 Parkin(1950)[128]에 의하여 Duffy 라는 이름을 가진 환자에서 발견된 항체로서 백인혈구의 65 %를 응집하고, 이 항체에 의하여 검출되는 형질은 지금까지 알려진 혈형과는 전혀 다른 독립된 것임을 알게 되었다. 발견자들은 이 형질에 Fy^{a}라는 명칭을 붙이고 이것과 대립 관계에 있는 형질 Fy^{b}가 있을 것으로 가정한 바, 얼마 후 후자를 검출할 수 있는 항체가 증명되었다.[129] 이것에 의하여 〈表 11-22〉와 같은 친자의 유전관계가 성립

〈表 11-22〉 **Duffy 式 血型의 遺傳**

父母의 結合	出生可能한 子息의 血型		
Fy^{a}Fy^a×Fy^{a}Fy^a	Fy^{a}Fy^a	—	—
Fy^{a}Fy^a×Fy^{a}Fy^b	Fy^{a}Fy^a	Fy^{a}Fy^b	—
Fy^{a}Fy^b×Fy^{a}Fy^b	Fy^{a}Fy^a	Fy^{a}Fy^b	Fy^{b}Fy^b
Fy^{a}Fy^a×Fy^{b}Fy^b	—	Fy^{a}Fy^b	—
Fy^{a}Fy^b×Fy^{b}Fy^b	—	Fy^{a}Fy^b	Fy^{b}Fy^b
Fy^{b}Fy^b×Fy^{b}Fy^b	—	—	Fy^{b}Fy^b

되는 것으로 알려졌다.

그후, Cutbush(1950)등은 흑인에는 Fy^{a}도, Fy^{b}도 없는 형(항-Fy^a, 항-Fy^{b}의 어느 것과도 반응하지 않는다)이 많이 있다는 것이 알려지게 되어 이것에 제 3 번째의 대립유전자 Fy 를 가정하고, 그 유전자형은 *Fy·Fy* 가 된다고 하였다.[130]

Fy 식 혈형의 유전자는 염색체의 16 번째의 long arm 의 부분에 위치하고 있기에 Fy 식 혈형에 이상이 있는 경우에는 염색체의 검사를 병용할 필요가 있다.

11. Kidd(Jk)式 血型 *Kidd Blood Group*

Kidd 식 혈형은 Allen, Diamond 및 Niedziela(1951)[131]에 의하여 처음 보고된 혈형으로서 백인혈액의 약 75 %에서 이 혈형물질이 증명된다. 발견 당시 이것에 Jk^{a}라 명명하였고 그 대립형질이 있을 것을 추정하고 이것을 Jk^{b}라 가칭하였으며 후일에 이 항체가 증명되어 Kidd 식 혈형이 확립되었다.[132] Jk^{b}의 출현 빈도는 72 %이다. 따라서 Jk^a, Jk^{b}의 형질을 사용하면 친생자 감정에서는 비교적 좋은 성적(ABO 식 혈액형과 같은)이 얻어지리라 기대된다. 단 항-Jk^{b}는 약하며, 좋은 항혈청을 얻기가 용이치 않다. 항-Jk^a, 항-Jk^{b}를 사용한 경우의 부권의 절대부정확률은 19 % 내외이다.

유전양식은 〈表 11-23〉에 표시한 바와 같다.

Kidd 형에도 항-Jk^a, 항-Jk^b 모두에 작용치 않는 사람[133]이 있으며, 이것은 유럽인에 비하여 동양인에 많다고 한다. 이 설명으로는 저지유전자의 작용 때문이라는 설과 *Jk*

〈表 11-23〉   **Kidd 式 血型의 遺傳**

父母의 結合	出生可能한 子息의 血型
Jk(a+) × Jk(a+)	Jk(a+), Jk(a−)
Jk(a+) × Jk(a−)	Jk(a+), Jk(a−)
Jk(a−) × Jk(a−)	— Jk(a−)

라는 'silent gene'이 존재할 때, *Jk·Jk* 의 동질접합자의 형으로 되기 때문이라는 설이 있다. Jk(a−b−)인 사람의 혈청에는 항-Jk^a 및 항-Jk^{b}의 쌍방의 활성을 가진 항체와 항-Jk^a 및 항-Jk^{b}의 단일활성의 항체가 나타날 때가 있다고 한다.

12. Xg 式 血型 *Xg Blood Group*

Xg 식 혈형은 Mann, Cahan, Geib, Fisher, Hamper, Tippett, Sanger 및 Race (1962)[134] 에 의하여 처음 보고된 혈형으로서 대부분의 혈형 및 혈청형의 유전자는 상염색체상에 존재하는데 이 혈형은 성에 관계되는 유전형질이기 때문에 Xg^{a}라 불렀다. Xg^{a}형질은 X 염색체상에 존재하는 유전자의 지배를 받는다. 여성은 XX 형이며, 남성은 XY 형이기 때문에 Xg^{a}가 여성에게서 나타나는 빈도는 남성의 그것에 비교하여 크지 않으면 안 된다.

Xg^{a}의 유전인자가 X 염색체상에 존재하고 있다는 것은 다음과 같이 하여 증명된다.

부친이 Xg^a(+)이고, 모친이 Xg^a(−)인 경우에는 부친의 X 염색체만이 *Xg^a*의 유전자로 표식되는 것이다. 따라서, 이 양친으로부터의 자식 중, 남자의 혈구는 절대로 Xg^{a}의 형질을 가지는 일이 없다(Y 염색체를 부친으로부터 받는 것이기 때문에, X 염색체는 모친으로부터 들어온다). 여자는 절대로 Xg^a(+)가 아니면 안 된다(X 염색체의 한편은 부친으로부터 받아야 하므로).

Xg^{a}의 분포(영국인)는
남성 *Xg^a* 0.675   여성 *Xg^{a}Xg^a* 0.455 ⎫
    xg 0.325   *Xg^{a}xg* 0.439 ⎬ 0.894
                  xg xg 0.106 ⎭

이기 때문에 Xg^{a}항체가 입수 가능하면, 친

생자 감정에는 중요한 검사법이 되는 것이다.

그러나 현재에 있어서 Xg^{a}항체의 입수는 극히 곤란하다. 근년에 와서 인체를 이용한 면역에 의하여 이 항체를 만드는 데 성공한 예가 있다는 보고가 있으며, 자기항체로서 존재(보체가 필요하든가 또는 보체가 있다면 반응이 강해지는)하는 경우도 있다는 것이다.

Xg^{a}는 염색체의 구조를 분석하는 데 좋은 실마리를 주는 경우가 있다. Xg 의 유전자 좌위는 X 염색체의 short arm 의 비교적 원위단에 있으며, 다른 염색체상의 유전자의 표식과는 좀 떨어진 위치에 있기 때문에 염색체지도를 만드는 경우에 기준이 된다.

그외 Xg^{a}는 염색체이상인 경우, 이상이 spermiogenesis 에 있었는가, oogenesis 에 있었는가를 판정하는 데 실마리를 주게 되는 경우가 있다. 예를 들어 Klinefelter (XXY) 증후군에서, 이 환자가 Xg(a+)라 하고 부친이 Xg(a+), 모친이 Xg(a−)이라면, 이 환자는 부친으로부터 Y 염색체뿐 아니라, X 염색체도 받은 것으로 된다. 따라서 염색체이상은 spermiogenesis 에 원인이 있었다는 것이 증명된다.

13. Diego (Di) 式 血型 *Diego Blood Group*

다른 혈형과 구분되는 새로운 혈형이 Layrisse (1956)[135]에 의해 보고되었으며 이 형은 Mongoloid 고유의 특성인 것으로 입증되었고, 2종의 대립인자 Di^{a}와 Di^{b}가 보고되었다. 이 혈형의 항원은 동양인 및 미국 인디언 등의 혈액에만 존재하는 것으로 보고되었다. Diego 혈형은 임상적, 법의학적으로 그렇게 중요하지 않으나, 중요한 인류학적 지표로 판명되었다.

14. 기타 다른 血型因子 *Other Blood Group Specificities*

A-B-O, M-N-S, P, Lewis, Rh-Hr, Lutheran, Kell, Duffy, Diego, Kidd, Xg 및 Cl 혈형 등과 관련되지 않은 많은 다른 혈형인

자들이 보고되었다. 그중 몇 가지는 개별적인 혈형에 해당되는 것처럼 보이며, 주목할 만한 값어치의 충분한 빈도를 보이고 있다.

대단히 흥미있는 것들로, 일반 인구 집단에서 아주 높은 빈도로 나타나는 것이 있으며 Vel, [136] I, [137] Yt[138] 등으로 명명되었다. 또 많은 수의 혈형인자는 빈도가 아주 낮아서 단지 어느 한두 가족에서만 나타난다. 이들은 종종 그 항체가 처음 발견된 사람의 이름을 따서 명명된다.

II 血淸型에 의한 親生子鑑定
Parentage Testing by Serum Groups

1. Haptoglobin (Hp)

Haptoglobin은 Polonovski 와 Jayle (1938)[139]에 의하여 발견된 혈청단백질의 일종으로, α_2-glycoprotein 에 속하며, hemoglobin 과 결합하는 성질이 있다는 것이 밝혀졌다.

그 후 Smithies (1955)[140]는 전분 gel 전기영동법을 개발하여 그 방법으로 haptoglobin 을 검사한 바, 3종류의 형이 있다는 것을 알게 되었고, 그 각각이 유전된다는 사실을 증명하였다.[141]

圖 11-3 및 〈表 11-24〉에 표시된 바와 같이 haptoglobin 에는 2-2, 2-1, 1-1 형이 있고, 이들 형질은 Hp^1 및 Hp^2의 대립유전자 (상염색체상에 존재한다)에 의하여 지배되며 각각의 형질은 공우성 codominant 으로 유전된다는 것이다. 따라서 유전형식은 MN 형과 같은 형식을 취하는 것이다.

전분 gel 전기영동 외에 한천전기영동, 면역전기영동, 여지전기영동, polyacrylamide gel 전기영동, disc 영동, 면역확산법으로도 증명된다. 또한 시체혈 (부패하지 않은 것이나 용혈되지 않는 한 사용가능)이나 혈흔 (3 개월까지)으로부터의 형관정도 가능하다.

혈흔을 검사하는 경우 여분의 Hemoglobin 을 제거할 필요가 있으며 이것을 위해서는 P-cellulose column 등이 사용된다.

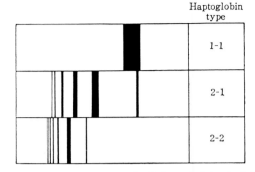

圖 11-3. Haptoglobulin 의 基本型 (泳動은 左에서 右로)

〈表 11-24〉 Haptoglobin 의 表現型 및 因子型

表現型	遺傳因子型
Hp1-1	Hp^1 Hp^1
Hp2-1	Hp^2 Hp^1
Hp2-2	Hp^2 Hp^2

유전양식으로는 MN 형의 경우와 같다 (〈表 11-25〉). 따라서 다음에 논하는 Hp^0의 존재 가능성이 없는 경우는 haptoglobin 형으로 부권의 부정에 응용할 수 있다.[142]

〈表 11-25〉 Haptoglobin 型의 遺傳形式

兩親의 結合	태어날 수 있는 子息의 型	태어날 수 없는 子息의 型
1−1×1−1	1−1	2−1, 2−2
1−1×2−1	2−1, 1−1	2−2
1−1×2−2	2−1	1−1, 2−2
2−1×2−1	1−1, 2−1, 2−2	—
2−1×2−2	2−1, 2−2	1−1
2−2×2−2	2−2	1−1, 2−1

(1) 無 haptoglogin 血症 Ahaptoglobinemia
신생아에서는 약 10~20%만이 혈청에서 haptoglobin 이 증명되고 생후 6 개월이 되면 거의 전례에서 증명이 가능하며 생후 1 년이 되면 성인과 같이 haptoglobin 의 형을 정할 수 있다.[143] 간장의 대사이상 또는 용혈성변화가 있는 경우에는 Hp 이 혈청에서 증명되지 않는다. 또 이것과는 별도로 유전적으로 haptoglobin 이 증명되지 않는 사람도 드물게는 있으며 이것을 haptoglobin 유전자에는 Hp^1 및 Hp^2뿐만 아니라, Hp^0가 있는데 이 Hp^0가 homo 의 형 (Hp^0Hp^0)이 된 경우에는

선천적인 무 haptoglobin 혈증이 되는 것이다.[143] 따라서 양친 중 한편이 Hp^0를 가지고 있는 경우에는 다음과 같이 일견 친자관계가 성립되지 않는 것 같은 인상을 주는 일이 있으므로 감정에 임해서는 주의할 필요가 있다.

Hp^1Hp^0(표현형으로는 1-1로 판정)×Hp^2 Hp^2(2-2)→ Hp^2Hp^0(표현형으로는 2-2로 판정)

모친에 Hp^0가 있는 경우, 이 변이형인 것을 바로 알 수 있으나, 부친에 존재하는 경우는 판단키 어려운 때가 있다. 따라서 haptoglobin 형만으로 부자관계를 부정하여야 하는 경우는 가계조사를 하여 Hp^0의 가능성을 증명하는 것이 필요하다.

(2) Haptoglobin 의 變異型 *Variants of Haptoglobin*

Haptoglobin 형은 상기한 바와 같이 알기 쉬운 유전형식을 가지고 있으나, 그 후의 연구에서는 비교적 복잡한 pattern 이 있다는 것이 판명되었다. haptoglobin 을 환원분해하면 α 및 β 쇄로 분해되지만, 그 각각을 starch-gel 전기영동에 의하여 검사하면, 圖 11-4 에서 보는 바와 같이 α 쇄의 쪽에 영동속도가 빠른 부분(1F)과 느린 부분(1S)이 있는데 이들의 형질도 유전된다는 것이 증명되었다(Hp^2의 경우에도, Hp2F 및 Hp2S 가 있으나 이것은 극히 드물다).

따라서 이들의 형질을 지배하는 유전자가 존재하며 이것을 Hp^{1F} 및 Hp^{1S}라 이름하였다.[143]~[149] 현재의 haptoglobin 형의 표현형과 유전자형은 다음과 같다.

Hp1F—1F($Hp^{1F}Hp^{1F}$) Hp2—1F(Hp^2Hp^{1F})
Hp1F—1S($Hp^{1F}Hp^{1S}$) Hp2—1S(Hp^2Hp^{1S})
Hp1S—1S($Hp^{1S}Hp^{1S}$) Hp2—2(Hp^2Hp^2)

근년에 와서 haptoglobin 의 polypeptide 쇄(α, β)의 구조는 완전히 해명되어, 유전분자학상의 중요한 연구 분야가 되었다.

예를 들어 Hp^{1F}와 Hp^{1S} 유전자가 crossing over 하여 Hp^2 유전자를 만들 가능성을 나타내고 있다.[150], [151]

2. Transferrin (Tf)

Transferrin 은 β-globulin 영역에 있는

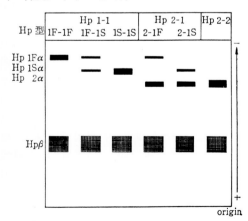

圖 11-4. Haptoglobin 의 亞型(HP$^1\alpha$-chain)

圖 11-5. Transferrin 의 表現型(28 型, Giblett)

glycoprotein 으로서 철결합 능력을 가지고 있다. 이 단백질이 유전적으로 다양성을 나타내는 것은 Smithies(1957)[152]에 의하여 증명되어,[138~140] 처음에는 2개의 대립유전자가 상염색체 상에서 공우성 codominant 의 유전형식을 가지는 것으로 생각되었으나, 3개의 대립유전자 Tf^C, Tf^B, 및 Tf^D가 있는 것이 명백해져서 18종 이상의 대립 유전자가 있다는 것이 증명되었다.[153), 154)]

현재로는 표현형을 검사하는 경우에는 전기영동의 염색 pattern 에 의하여 결정하고 있다(圖 11-5). 염색되는 부분을 3개의 주되는 영역으로 분획하고(B, C, D 영역), 여기서 나오는 pattern 의 모양에 의하여 다시 분류한다.[155)]

Tf 형은 혈흔검사로는 7 일 전후까지는 검출이 가능하나 비교적 대량의 자료를 필요로 하며, 장기 보존한 경우는 형이 변해 버리므로, 실제로는 혈흔검사에는 이용가치가 없다. 시체혈로부터의 형의 판정에는 혈액보다는 척수액을 쓰는 방법이 좋은 결과를 얻을 수 있다고 한다.

3. 免疫 globulin 型 Immunoglobulin Groups

(1) 免疫 globulin 의 分子構造와 種類 Molecular Structure and Kind of Immunoglobulin

최근 혈청형의 연구는 현저히 발전되어 면역 globulin(Ig)의 분자 구조의 기본형을 설명할 수 있게 됨에 따라 현재까지의 Ig 에 관한 지식이 정리되어 비교적 용이하게 이해할 수 있게 되었다(圖 11-6).

Ig 분자는 한 쌍의 동일 구조를 가지는 H 쇄와 L 쇄로 이루어졌으며, 이 4개의 쇄는 S-S 결합에 의하여 상호 연결되어 있다.

L 쇄의 1/2 과 H 쇄의 1/4 을 V 부분이라고 하며, 항체활성을 지니고 있어 대응되는 항원에 대하여 무수한 다른 amino 산 배열을 할 수 있게 되어 있다. 그 외의 부분을 C 부분이라 하며, 약간의 다른 부분이 존재하는 것 외에 동일 구조를 갖고 있다.

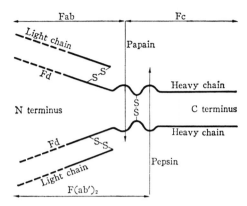

圖 11-6. IgG globulin 의 構造

pepsin 이나 trypsin 과 같은 단백분해효소의 작용에 의하여 Ig 分子는 Fc 부분 fragment crystalline(H 쇄의 1/2)과 Fab fragment antigen binding(H 쇄의 1/2 과 L 쇄)로 분해된다. Fab 부분에 있는 H 쇄를 Fd 라 하며 Ig 에는 여러 종류가 있으며, 그 지니는 특징에 따라 isotype, allotype, idiotype 으로 구별된다.

isotype 은 어떤 동물종의 대부분의 개체의 혈청 중에 존재하는 Ig 의 종류를 말한다. 사람은 IgG, IgA, IgM, IgD, IgE 의 5종과 IgG 에 4종, IgA 에 2종의 아형이 있다. 이것들의 각종 단백분자의 차이는 H 쇄의 C 부분의 일차구조(amino 산 배열)의 차에 기인되고 있다. L 쇄에도 κ쇄와 λ 쇄의 2종이 있으나, 이것들은 대부분의 종류 및 그 아형에 비슷하게 나타나며, isotype 에는 관계치 않는다(〈表 11-26〉).

allotype 은 H, L 쇄에 나타나는 유전적으로 정해진 구조의 차이에 의하여 생긴 Ig 의 일종이다. isotype 의 경우와 다르며, 대부분의 개체에 비슷한 allotype 의 Ig 가 존재하는 일은 없으며, 그 개체 특유의 유전적으로 정해진 종류만 있다. 사람에 있어서는 현재까지 IgG 분자에 Gm, 대개의 Ig 분자에 Inv, IgG 에 Isf(1) 및 IgA 에 Am 의 독립된 4개의 계통이 보고되었다.

idiotype 은 H, L 쇄 중에서 변이가 현저한 V 부분의 1 차구조에서 볼 수 있는 공통구조

〈表 11-26〉　　　　　　　　　　　免疫 globulin 의 isotype

isotype	IgG				IgA		IgM	IgD	IgE
H 鎖	γ				α		μ	δ	ε
L 鎖	κ 또는 λ				κ 또는 λ		κ 또는 λ	κ 또는 λ	κ 또는 λ
分 子 量	150,000				160,000~500,000		950,000	200,000	200,000
血淸中의 含有量 (mg/100ml)	1,250				210		150	3	0.03
subclass	IgG$_1$	IgG$_2$	IgG$_3$	IgG$_4$	IgA$_1$	IgA$_2$			
H 鎖	γ$_1$	γ$_2$	γ$_3$	γ$_4$	α$_1$	α$_2$			
L 鎖	κ 또는 λ								
含 有 量(%)	70~80	13~18	6~3	3					

에 의하여 분류되는 Ig 의 종류이다.

(2) 免疫 globulin 型의 檢查法 *Examination Method of Immunoglobulin Groups*

면역 globulin 型의 검사법은 동일 방법에 의하여 행해진다. 여기서 Gm 형을 예를 들어 설명하기로 한다.

준비할 시약 :

① 신선한 O, Rh$_0$(D)＋인 사람의 혈구
② 검사할 Gm 인자를 가진 불완전 항-Rh$_0$ (D) 혈청
③ 검사할 Gm 인자에 특이적인 Gm 항체
④ 피검혈청

혈구는 반응결과를 가시적으로 하기 위하여 쓰는 것에 불과하다. Rh$_0$(D)의 불완전항체는 IgG 분자로서 그 V 부분에는 항-Rh$_0$ (D)의 항체활성기가 있으며, C 부분에는 어떤 일정의 Gm 인자(유전자에 의하여 결정되는 화학구조)가 존재한다. 따라서 이 항체가 적혈구에 감작되면 이 항체에 존재하는 Gm 인자가 혈구표면에 국재하는 것이 된다. 한편 이 인자와 특이적으로 반응하는 항체, 즉 Gm 항체는 IgM 분자로서 그 V 부분에 항-Gm 활성을 가지고 있다. 따라서 Gm 항체와 감작혈구를 혼합하면 응집반응이 일어난다. 혹시 피검혈청 중 IgG 분자에 이 Gm 인자와 같은 인자가 존재할 때, 이 혈청과 Gm 항체를 혼합하면, 항원-항체반응을 일으켜 Gm 항체는 소비되어 버리기 때문에 감작혈구를 가하여도 응집은 일어나지 않는다. 만약 피검혈청의 IgG 분자에 해당되는 Gm 인자가

없으면 Gm 항체의 소비가 없으므로 Gm 항체에 의하여 감작혈구는 응집된다. 따라서 이 반응의 원리는 응집저지시험과 같다. 이 방법으로 현재까지 수 10종의 Ig 인자가 있다는 것이 증명되었으나, 적당한 Rh 및 Gm 항체가 입수 곤란하기에 실제로는 응용되지 못하는 때도 많다. Gm 항체는 다음과 같은 방법으로 얻어진다.

1) 健康人의 血淸 건강인의 혈청 중에 Gm 항체가 존재하는 일이 있으며, 이 경우에는 이 항체에 대한 Gm 인자가 공존하는 법은 없다. 항체는 monospecific 이지만, 역가는 약하다. 단 안정하다. 이 항체를 SNagg *Serum Normal agglutinant* 라 부른다.[156]

2) 特發性慢性多發性關節炎의 患者血淸
이 혈청 중에 포함된 Gm 항체는 해당되는 Gm 인자를 가진 IgG 와 공존하는 일도 있다 (自己抗體). 이 항체는 때때로 polyspecific 하다. 역가는 높을 때가 많으나 불안정하다.

이 항체를 Ragg *Rheumatoid agglutinators* 라 부른다.[157]

3) 動物免疫血淸 사람의 Gm(a＋) 혈청으로 응집되는 가토혈구를 가토에 면역하기도 하고[158] 사람의 γ-globulin 을 원숭이 *rhesus* 에 면역하든가,[159], [160] myelom 단백을 분리하여 집토끼나 염소에게 면역하는 방법 등이 쓰여지고 있다. 또한 적당한 Rh 항체가 존재치 않는 경우에는 필요한 Gm 인자를 가진 IgG 분자나 myelom 단백을 BDB *Bis*

-*diazotized Benzidin* 나 chrome 에 의하여 직접 혈구에 부착시키는 방법이 있다.[162~164]

(3) Gm 型 *Genetic Marker, Gammaglobulin*

Gm 형 *Genetic marker or Gammaglobulin* 인자는 Grubb(1959)[165] 등에 의하여 우선 Gm(a)인자가 발견되어 이것이 상염색체상에 존재하며 우성유전한다는 사실이 증명되었다. 뒤이어 Gm(x)인자가 발견되었으나, 이것은 비교적 드물게 보며 이 경우에는 항상 Gm 인자와 공존한다는 특징을 지니고 있다.[166] Gm(a)와 대립관계에 있는 Gm 인자가 발견되어, 이것을 Gm(b)라고 부르게 되었다.[167] 이것으로부터 Gm 型의 유전형식으로 Gm^a, Gm^{ax}, Gm^b의 3인자에 의한 유전형(대개 codominant)으로서,

$$Gm(a+x-b-) : Gm^a Gm^a$$
$$Gm(a+x+b-) : Gm^{ax} Gm^a, \; Gm^{ax} Gm^{ax}$$
$$Gm(a-x+b+) : Gm^b Gm^b$$
$$Gm(a+x-b+) : Gm^a Gm^b$$
$$Gm(a+x+b+) : Gm^{ax} Gm^b$$

이라는 관계가 유전형과 표현형으로 성립된다고 생각되었다. 그러나 1960 년 이후에 새로운 Gm 인자가 점차 보고되어 명명법이 여러가지 있었으므로, WHO(1965)에서 새로운 명명법을 확립하여 이것이 현재 국제적으로 보급되고 있다.

새로운 命名法(WHO, 1965)[168]과 Gm 因子에 관한 問題[169] 현재까지 보고되어 있는 Gm 의 여러 인자와 이 인자들이 IgG 분자의 부분에 존재하는가에 대하여서는 〈表 11-27〉을 참고하면 된다.

Gm 인자의 분석은 myelom 단백을 사용하여 상세히 검토되어 있으나 이들의 결과로부터

① Gm 인자는 IgG 分子에만 출현하고, γ형의 H 쇄에 존재한다.
② 대부분의 Gm 인자는 Fc 에 존재한다.
③ Gm(8)을 제외하고는 모든 Gm 인자는 일정한 아형에 속하는 분자상에 존재한다.

라는 사실이 명백해졌다.

또한 IgG 분자의 Fc 부분은 각각 독자의

〈**表 11-27**〉　**Gm 因子의 IgG 分子上의 所在**

		IgG$_1$	IgG$_2$	IgG$_3$	IgG$_4$	Fc	Fd
Gm(1)	*Gm(a)*	+	−	−	−	+	−
Gm(2)	*Gm(x)*	+	−	−	−	+	−
Gm(3)	*Gm(b^w), Gm(b^2)*	+	−	−	−	−	+
Gm(4)	*Gm(f)*	+	−	−	−	−	+
Gm(5)	*Gm(b), Gm(b^1)*	−	−	+	−	+	−
Gm(6)	*Gm-like, Gm(c)*	−	−	+	−	+	−
Gm(7)	*Gm(r)*	−	−	−	−	+	−
Gm(8)	*Gm(e)*	+	+	−	−	+	−
Gm(9)	*Gm(p)*	+	−	−	−	+	−
Gm(10)	*Gm(b^a)*	−	−	+	−	+	−
Gm(11)	*Gm(b^8), Gm(b^0)*	−	−	+	−	+	−
Gm(12)	*Gm(b^r)*	−	−	+	−	+	−
Gm(13)	*Gm(b^3)*	−	−	+	−	+	−
Gm(14)	*Gm(b^4)*	−	−	+	−	+	−
Gm(15)	*Gm(s)*	−	−	+	−	+	−
Gm(16)	*Gm(t)*	−	−	+	−	+	−
Gm(17)	*Gm(z)*	+	−	−	−	−	+
Gm(18)	*IgRO(2)*	+	−	−	−		
Gm(19)	*IgRO(3)*	−	−	+	−		
Gm(20)	*—*	−	+	−	−	+	
Gm(21)	*Gm(g)*	−	−	+	−	+	
Gm(22)	*Gm(y)*	−	−	+	−	+	
Gm(23)	*Gm(n)*	−	+	−	−	+	
Gm(24)	*Gm(C^5)*	−	−	+	−	+	
Gm(25)	*Gm(Bet)*	−	−	+	−	+	
	Cm(m)					+	
	Gm(b^5)	−	−	+	−	+	
	Gm(Pa)	−	−	+	−		

註 1) *Gm(3)*과 *Gm(4)*, *Gm(5)*와 *Gm(12)*, *Gm(10)*과 *Gm(13)*은 같은 것일 可能性이 있다.

2) *Gm(15)*와 *Gm(11)*, *Gm(13)*, *Gm(14)*, *Gm(15)*, *Gm(16)* 간에는 相關關係가 있다. 이 중에 몇 개는 가장 頻度가 높은 Gm 因子와 聯鎖되어 出現되는 것으로 생각된다. 이것과 같은 관계가 *Gm(1)*과 *Gm(2)* 간에서 볼 수 있다.

3) 對立遺傳子는 Gm^1, Gm^2......, 形質은 Gm(1), Gm(2)......, 表現型은 Gm(1, −2, 4, 5)와 같이 因子마다 comma를 붙이고 存在치 않는 因子의 앞에는 −符號를 붙인다.

'크론' 세포에 의하여 형성되어, 이것들은 각각 다른 계통의 유전형에 속한다고 생각되기 때문에 IgG$_1$에 속하는 Gm 인자와 IgG$_3$에 속하는 Gm 인자가 유전학적으로 대립관계에 있다고는 생각할 수 없으므로, $Gm^1(Gm^a)$과 $Gm^5(Gm^b)$가 대립유전자라는 가능성은 없다. 따라서 Gm 형의 유전양식은 종래 생각했던 것보다 극히 복잡하며, 완전히는 해명되어 있지 않지만,

Gm^1과　Gm^{22} 또는

$\quad Gm^{1,2}$와　Gm^{22}　　　　　　(IgG₁, Fc 부분)

Gm^{17}과　Gm^4　　　　　　　　　(IgG₁, Fd 부분)

Gm^{22}과　Gm^5　　　　　　　　　(IgG₃, Fc 부분)

등의 여러 인자가 3개의 유전자좌에서 각각 대립유전자로서 좌를 차지하고 있을 것이라고 추정하고 있다.

Gm^1과　Gm^4와의 사이에는 통계학적으로는 대립유전자의 관계가 성립되어 있으며, Gm^1은 Fc에, Gm^4는 Fd에 존재하고 있다. 따라서 만일 Gm^1과 Gm^4가 대립유전자라면 염색체상의 같은 위치에 있는 유전자가 전혀 별개의 형질을 지배하는 것이 되기 때문에, 과연 이와 같은 특이한 대립관계가 성립되는 것인가, 그렇지 않으면 Gm^1과 Gm^4는 다른 유전자좌에 존재하고 있는(대립유전자는 아닌)가는 아직 모르고 있다.

그 밖의 각 인자가 연쇄를 만들고 있는 것 같으며, $Gm^{1,2}$, $Gm^{1,2,21}$, $Gm^{1,13,15,16}$ 등의 유전자형이 있다.

(4) Inv型 *Inhibitor-V*

Inv형 *Inhibitor-V*인자는 Ropartz(1961)[170] 등에 의하여 보고된 면역 globulin 형으로서 κ type의 L쇄에 국재하고 있으며, 대부분의 Ig분자에서 인지된다. 현재까지는 3개의 인자 $Inv(1)$, $Inv(2)$, $Inv(3)$가 증명되었으며, 어떤 때는 여하한 인자도 검출되지 않는 경우도 있기 때문에 'silent gene'이 존재할 가능성도 있는 것이다. 이 유전자는 상염색체에 존재하고, codominant 로서, Gm형과는 관계가 없다. 표현형과 유전자형은 다음 ⟨表 11-28⟩과 같다.

(5) ISf(1)型 *Immunoglobulin San Francisco*

Ropartz 등 (1966)[171]에 의하여 보고된 면역 globulin 형으로 Gm형, Inv형과는 무관계의 Ig형이며, ISf(1)인자 *Immunoglobulin San Francisco*는 IgG₁의 Fc부분에 국재하고 있다. 이 인자[ISf(1)의 표현형]는 연령이 증가됨에 따라 양성률이 증가되는 특징이 있다.

이 ISf(1)형의 발견에 의하여, IgG₁의 γ_1쇄의 구조는 2개의 독립된 유전자좌에 의하여 지배되는 것이 명백해졌다.

(6) Am型 *Alpha Chain Marker*

Vyas, Fudenberg 및 Kunkel(1969)[172]~[174]에 의하여 보고된 면역 globulin 형으로 IgA분자에서 볼 수 있는 유전인자 Alpha chain marker로 IgA₂의 α_2쇄에 존재하고 있다. 현재까지는 Am(1), Am₂(+)라는 2개의 형질이 있다는 것이 보고되어 있으나, 이것은 동일한 것일 가능성이 많다. 유전양식은 우성유전으로 유전자는 상염색체상에 존재하고 있다. 이 인자는 IgA에 존재하고 있기 때문에 타액 중에 분비되고 있다.

4. Gc型 *Group Specific Component*

Hirschfeld(1959)[175]가 면역전기영동의 실험중에 사람의 혈청단백 속의 어떤 부분이 침강반응으로 여러가지 영동부위가 생기는 것을 발견하고, 각례를 검토한 결과, 3개의 다른 group specific 한 단백형이 있는 것이 명백해져서 이것에 Gc *group specific component* 라는 명칭을 붙였다[114], [115](Gc 단백은 α_2-glycoprotein에 속하는 단백질의 일종이다). 圖 11-7은 이 3개의 형을 나타낸 것이며,

⟨表 11-28⟩　Inv型의 表現型 및 遺傳因子型

表現型	遺傳因子型
Inv (1, −2, −3)	Inv^1　Inv^1 또는 Inv^1, Inv
Inv (1, 2, −3)	$Inv^{1,2}$, $Inv^{1,2}$,　$Inv^{1,2}$, Inv^1, $Inv^{1,2}$, Inv
Inv (−1, −2, 3)	Inv^3, Inv^3,　Inv^3, Inv
Inv (1, −2, 3)	Inv^1, Inv^3
Inv (1, 2, 3)	$Inv^{1,2}$, Inv^3
Inv (−1, −2, −3)	Inv, Inv

⟨表 11-29⟩　Gc型의 遺傳形式

兩親의 結合	태어날 수 있는 子息의 型	태어날 수 없는 子息의 型
Gc 1-1 × Gc 1-1	Gc 1-1	Gc 2-2, Gc 2-1
Gc 1-1 × Gc 2-1	Gc 1-1, Gc 2-1	Gc 2-2
Gc 1-1 × Gc 2-2	Gc 2-1	Gc 1-1, Gc 2-2
Gc 2-1 × Gc 2-2	Gc 2-2, Gc 2-1	Gc 1-1
Gc 2-1 × Gc 2-1	Gc 1-1, Gc 2-1, Gc 2-2	—
Gc 2-2 × Gc 2-2	Gc 2-2	Gc 1-1, Gc 2-1

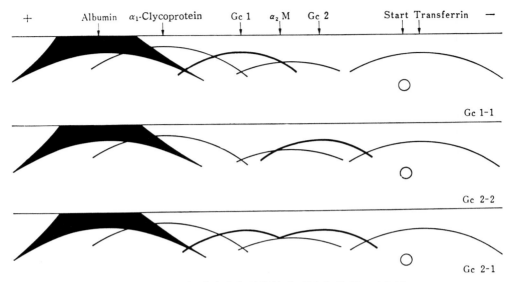

圖 **11-7.** Gc 型에 있어서의 沈降線의 發生部位(Hirschfield)

Gc 1-1, Gc 2-1, Gc 2-2 로 분류하였다. 이
형질을 지배하는 유전자로서는 *Gc¹* 및 *Gc²*
의 대립유전자가 존재하며, 상염색체상에 위
치하고 공우성 *autosomal, codominant* 이다.
유전양식 및 부권부정의 원리는 어느 것이나
haptoglobin의 경우와 동일하다(〈表 11-29〉)
(희소하게 母 Gc 1-1, 子 Gc 2-2의 경우가 있
으며, 아마도 slilent gene *Gc⁰*가 존재하는 것으
로 생각된다). [176)~182]

Haptoglobin 형과 같이 Gc 형에도 여러가
지의 변이형이 있으며, 유럽에서는 *Gcᶻ*,[183]
Gc^{D184}(*Gc-Darmstadt*) 등이 *Gc¹* 및 *Gc²* 등
과 같은 대립유전자인 것이 증명되었으나 극
히 드물다.

Gc 형은 태아에 있어서도 형판정이 가능하
며, [175] 혈흔에서의 증명도 가능하다. 건조혈
흔에서는 Gc 는 1~2 개월은 증명된다고 한
다. [185]

5. **Lipoprotein 의 型** *Groups of Lipoprotein*

(1) Ag 型 *Ag Group*

Allison 과 Blumberg (1961) [186]가 수혈을
많이 받은 환자의 혈청 중에서 발견한 침강
성항체로서 백인혈청을 검사한 바, 57 %의

사람에서 반응이 양성이었다. 이것이 일정한
유전성을 지녔다는 것이 증명되었다. 이 항
원은 圖 11-8 에 표시한 바와 같이 면역확산
법에 의하여 검출할 수 있게 되어 그 본태는
저비중의 lipoprotein(*β-lipo* 단백)에 속한다
는 것이 밝혀졌고, Ag(또는 Agᵃ)형이라 부
르게 되었다.

이 Ag 형의 유전 양식은 autosomal, co-
dominant 이며 그 표현형과 유전자형은 다
음과 같다.

Ag(a+)   *Agᵃ/Agᵃ, Agᵃ/Ag*
Ag(a−)   *Ag/Ag*

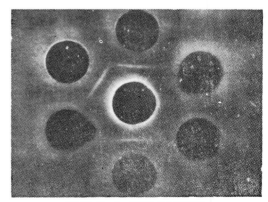

圖 **11-8.** Ag 型의 反應樣相

그 후의 연구에서 다수의 형질이 발견되고, 유전 형식도 점점 복잡해지고 있으나, 항체는 모두가 사람에서 얻어지는 것이기 때문에 특이성이 우수한 항체를 얻기 곤란하다. 수혈을 자주 하는 가운데 항체의 활성이 변화되는 경우도 있으며, 아주 명확한 결과는 얻을 수 없는 것이 현상이다. 현재까지 보고된 형질은 다음과 같다.

因子	對立遺傳子
Ag(a)	Ag^a
Ag(b)	Ag^b
Ag(a₁)	$Ag_1{}^a$
Ag(x)	Ag^x
Ag(y)	Ag^y
Ag(t)	Ag^t
Ag(c)	Ag^c
Ag(g)	Ag^g
Ag(d)	Ag^d

이 중 처음 발견된 Ag(a)는 Ag(a, x, z)의 complex인 것이 명백해졌다. 또 Ag(b)와 Ag(t)는 같은 것으로 생각되며 기타 Ag(m), Ag(e)도 증명되었으나 각기 독립된 인자라고는 생각되지 않으며 이 중 Ag^x와 Ag^y 및 Ag^z와 Ag^t는 각각의 유전자마다 유전자좌를 접하는 것으로 보고되고 있다. 따라서 Ag^a, Ag^x 및 Ag^z는 염색체상에서 연쇄를 만드는 것으로 마치 Rh나 Gm형과 같은 유전양식을 취하는 것으로 알려지고 있다.

(2) Lp型 *Lp Group*

Berg(1963)[189]는 사람의 혈청을 Hydroxylapatite chromatography로 β-lipo 단백을 분리하고, 이것을 집토끼에게 면역하여 만든 항혈청을 어떤 특정한 사람[Lp(a−)]의 혈청으로 흡수하면, 항-Lp(a) 항체가 침강소로서 얻어진다. 이 항체를 사용하여 Ouchterlony 법으로 검사하여 침강반응이 일어나는 것을 Lp(a+)라 하였다. 현재까지 조사된 범위에서는 이 형의 유전 양식은 상염색체상에서 단순우성유전된다고 생각된다. 기타 Lp(x), Lp(e), Lp(a₂) 등의 형질이 있다는 보고가 있으나 형질로서 명확하게 확인

된 것은 없다.[190), 191]

Lp형의 항체는 집토끼의 면역으로 얻어지므로 간단하게 생각되나, 실제로 우수한 항체를 얻기는 어려우며, P식 혈형의 경우와 같이 강한 반응을 나타내는 형질로부터 약한 반응을 나타내는 것까지 연속적으로 변화하는 것이 있기 때문에, 형질의 정량반응을 하지 않으면 안되는 것이라든가, 간질환 때는 Lp형질이 현저하게 감소되는 등의 난문제가 남아 있다.

(3) El型 *Electrophoretic Lipoprotein*

Rittner(1970)[192]는 일정 비중의 lipoprotein분획을 초원심으로 분리하고 polyacrylamide gel로 전기영동을 하면 El *El ectrophoretic lipoprotein* 형이 검출된다고 보고하였다. 현재까지는 El(C)와 El(AB)가 보고되고 있다. 형질분리방법이 어렵기 때문에 많이 쓰여지지 않고 있으나, 전혈청을 사용하는 방법으로 개량되면 많이 이용될 수 있는 혈청형이다.

6. Pi型 *Protease Inhibitor*

Fagarhol 및 Braend(1965)[193]가 pH 4.95의 산성 medium에서 혈청을 전분 gel 전기영동을 하는 도중 prealbumin 영역에서 발견된 혈청단백질의 형으로서 처음에는 Pr형이라 불렀으나 그 본태가 α_1-antitrypsin(glycoprotein)이라는 것이 증명되어, Pi *Protease inhibitor* 형이라 불리게 되었다. 처음에는 5종류의 표현형(MM, MS, SS, FM 및 FS : 전기영동속도에 의한 분류이다. M=medium, S=slow, F=fast)이 있으며 3개의 유전자(Pr^F, Pr^M, Pr^S)가 존재한다고 생각되었다.[194)~197]

그 후 이 혈청형도 극히 복잡하여 Pi^F, Pi^M, Pi^S, Pi^I, Pi^V, Pi^W, Pi^Z 등의 형질과 이에 대응되는 유전자가 발견되었으며, 각 유전자는 autosomal, codominant로 유전된다. 현재의 단계에서는 법의학에 응용되기까지는 미흡한 점이 많다.

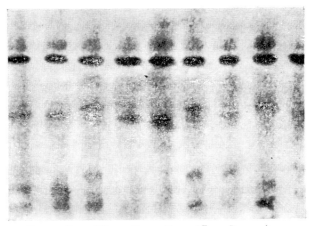

	Transferrin
	Pt A
	Pt B

B　　　B　　AB　　B　　　B　　AB　　B　　　A

圖 11-9. Pt / C₃의 發現樣式

7. Pt 型 *Posttransferrin*

Rose 및 Geserik(1969)[198]가 transferrin 형
의 분석 중 starch-gel 전기영동으로 post-
transferrin 의 영역에서 다형성을 나타내는
단백질이 존재하는 것을 발견하고, 이것에
Posttransferrin(Pt) 형이라는 명칭을 붙이고
Pt^A, Pt^B, Pt^C의 3개의 대립유전자에 의한
codominant, autosomal 의 유전양식을 취한
다는 것을 보고하였다[199](圖 11-9).

이 단백질은 종래 β_1, C/A(=C₃)가 변성
한 것일 가능성이 강했기 때문에 Pt 형은 C₃
형[200]과 동일한 것으로 보는 학자들도 있다.

한편 보체성분중 C₃는 명확히 다형성을
나타내며 Pt 형과 같은 반응양상을 보이기
때문에 현재로서는 이들이 동일한 것인지의
여부는 아직 결론을 내리지 못하고 있는 실
정이다. 이 혈청형(C₃ 및 Pt 형)은 신생아에
있어서도 판정이 가능하며[201] 시체혈이나 혈
흔에서는 판정이 어렵다.

8. Xm 型 및 Xh 型 *Xm and Xh Groups*

Xm 형은 Berg 및 Bearn(1966)[212]에 의하
여 발견된 혈청단백질의 다형이며, 이 단백
질은 α_2-macroglobulin 에 속한다. 이것을
지배하는 유전자는 X 염색체상에 존재하고
있다. 따라서 남성과 여성에는 표현형과 유
전형으로 다음과 같은 특징이 있다.

遺傳因子型	表現型
$Xm^a\ Xm^a$	Xm(a)＋
女性 $Xm^a\ Xm$	
$Xm\ Xm$	Xm(a)－
男性 $Xm^a\ Y$	Xm(a)＋
$Xm\ Y$	Xm(a)－

이 형질은 집토끼의 항인혈청침강소를 특
별히 흡수시켜 만든 항-Xmª항체를 사용하
여 Ouchterlony 법에 의하여 검사한다. 이
항체를 만드는 일은 아주 어렵기 때문에 그
후, 이 방면에서의 새로운 지식은 얻을 수
없었다.

한편 Bundschuh(1966)[203]는 말의 항인혈
청항체에서 Xm 과 같은 특이성을 보이는 항
체를 증명하고, X_{horse} (Xh)라 불렀으나, 이
형질은 남성에게서 볼 수 있는 Xh(＋)의 빈
도에서 계산되는 여성의 이론적 빈도보다도
실제가가 현저히 높기 때문에 이 항체는 Xh
의 유전자에 의하여 지배되는 외에 임신에
의하여 영향되는 임신단백일 것으로 보는 학
자도 있다. Xh 는 특히 내분비계통의 영향
을 받기 때문에 법의학적으로 이용되기 곤란
하다.[204]

9. Ceruloplasmin 型 *Ceruloplasmin Group*

Ceruloplasmin 은 Shreffer(1967)[205]에 의
하여 보고된 α_2-globulin 의 일종으로 동을

함유하며, Oxidase 활성을 지닌 단백질이다. 이 단백질은 starch-gel 전기영동으로 6개의 표현형을 나타내며 3개의 대립유전자(Cp^A, Cp^B, Cp^C)에 의하여 지배된다고 생각된다. 그 후 Cp^{NH}, Cp^{TH}도 보고되었다. 유전자빈도가 한쪽으로 치우치기 때문에 실제적으로 이용되는 일은 별로 없다.[206]

10. Gb 型 *Gb Group*

Alper 등 (1972)[207]에 의하여 보고된 glycerin을 포함한 β-glycoprotein에서 증명되는 혈청단백질의 다형으로, Gb^F, Gb^S의 2개의 대립유전자에 의하여 지배되며, autosomal, codominant의 유전 형식을 취한다. 증명 방법으로는 우선 Agarose로 사람의 혈청을 전기영동하고, 이 gel 표면상에 항혈청을 중층하여 검사한다. 가장 어려운 점은 좋은 항혈청을 만들 수 없기 때문에 이에 대한 새로운 지식을 얻기 곤란한 것이다.

Ⅲ 酵素型에 의한 親生子鑑定 *Parentage Testing by Enzyme Polymorphism*

최근에 이르러 전기영동이나 면역화학의 제기술이 발달되어 같은 특이성을 지닌 혈액도 효소검사에 따라 여러가지 종류로 구분이 가능하며, 또 이들이 독자적인 유전을 한다는 것이 알려졌다.

1개의 유전자좌가 있는 유전형질의 합성을 지배하고, 이 좌에 2개 이상의 대립유전자가 존재하며, 가장 빈도가 높은 유전자의 빈도가 0.99까지의 것을 유전다형 *polymorphism* 이라 정의하고 있다. 이 정의에 따르면 현재까지의 다형성을 나타내는 효소형은 약 20 종류라고 보고되고 있다.

이 같은 효소형 *isozyme* 의 유전양식은 codominant(유전자지배의 형질은 거의 공우성이다)이며, 대부분은 상염색체상에 유전자가 존재하든가, X 염색체상에 존재하는데 후자에 속하는 것은 glucose-6-phosphate dehydrogenase, hypoxanthin-guanin-phosphor-ibosyl-transferase 및 phosphoglycerate kinase 등이다.

isozyme이 생성되는 원인으로 다음의 3가지 이유를 들고 있다.[208]

① isozyme 생성을 지배하는 유전자좌가 독립적으로 여러 개가 존재하며, 그 각각에 존재하는 유전자가 각각 특유한 효소의 합성을 한다.

② 1개의 유전자좌에 다수의 대립유전자가 존재한다. 대부분의 효소형은 이같이 하여 생성된다.

③ 단백구조의 2차적 수식, 즉 유전자에 의하여 결정된 단백질의 1차 구조가 각각 가지고 있는 화학적 성질에 의하여 분해·산화 등의 변화가 세포 내에서 일어나기 때문에 isozyme이 생성된다는 것이다.

최근에 와서, 조직배양의 기술이 발달되어 사람과 동물(사람과 mouse, 사람과 hamster 등)의 세포를 혼합 배양하면 교접종을 만들 수 있게 되었다. 즉 세포 분열을 반복 계속시키는 동안 사람의 염색체가 서서히 배제되고, 나중에는 mouse 또는 hamster의 genome만 남게 되나, 이 과정에서 소실된 염색체와 더불어 이것으로 지배되고 있던 형질도 없어져서 형질과 염색체간의 관계를 분석하기 쉽게 되었다.[209] 예를 들어 thymidine kinase의 유전자좌가 No. 17의 염색체상에 있다는 것도 이 방법으로 하여 증명되었다고 한다.

1. 赤血球酸性 Phosphatase *Red Cell Acid Phosphatase* (EC 3·1·3·2)

Hopkins, Spencer 및 Harris (1963)[210]에 의하여 보고된 인산분해효소의 일종으로, 기질의 특이성은 비교적 적다.

생체내에는 여러가지 phosphatase가 존재하나, 산성 phosphatase는 최적 pH나 activator 및 inhibitor가 다르다.

표현형으로는 A, BA, B, CA, CB의 5종류가 보고되어 유전형질을 분석한 결과, 3종류의 대립유전자(P^a, P^b, P^c)가 상염색체

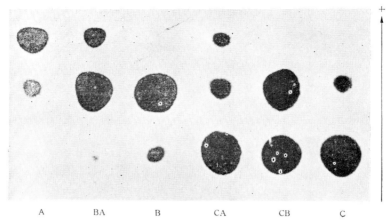

圖 11-10. 赤血球酸性 phosphatase 의 isozyme 樣相

상의 1 개의 유전자좌에 위치하는 것이 명백해져서 그후의 검사에서 표현형 C 의 존재도 확인되었다(圖 11-10). [211]

다시 새로운 유전자로서 P^r(표현형 R)이 보고되었으며, [212], [213] silent gene (P^o 또는 P^v)도 있다는 것이 판명되었다[214](그 외에 보통의 조건에서 전기영동을 할 때 이동도는 크지만, 활성이 약한 부분이 나타날 때도 있다. 이것은 전술한 바와 같이 2 차적 수식에 의하여 생긴 일종의 isozyme 으로, 유전인자에 의하여 지배되는 것은 아니다. 이 2 차적 수식에 의한 isozyme 은 생리적으로 존재한다. 이것과 구별해야 하는 것은 인공적 산물이다. 후자는 효소 내의 SH 기가 산화되어 생긴 것이기 때문에 2-mercaptoethanol 을 가하면 다시 S-S 가 환원됨과 동시에 이 인공산물은 소실되기 때문에 2 차적 수식에 의한 isozyme 과는 구별이 가능하다).

산성 phosphatase 의 isozyme 은 신생아에서도 완전히 발달하였을 뿐 아니라, 태생 4 개월의 태아라도 표현형을 결정하는 것이 가능하다. 시체혈도 형의 판정은 가능하나 혈액의 부패도에 따라 차가 있다. NaF 를 넣어 보관하면 약 4 개월간 안정하다고 한다. 2-mercaptoethanol 로 전처치한 다음, poly acrylamide gel 을 사용하는 경우는 1 년 이상 경과되어서도 형결정이 가능하다고 한다. 건혈의 경우는 약 1 개월 내외 것은 형판정

이 가능하다고 한다.

2. **Phosphoglucomutase** (PGM)〔EC 2·7·5·1〕

이 효소는 Spencer 등 (1964) [215]에 의하여 보고된 것으로 glucose 1, 6 phosphatase 의 존재하에서 G-6-P⇌G-1-P 의 반응에 관여한다. 사람의 용혈된 혈액이나 조직추출액을 전기영동하면, 7 종의 isozyme 이 있는 것을 알 수 있고, 양극측을 향하여 a~g 라고 부르기로 되어 있다(圖 11-11). 이 중 일부는 b·d 가 없는 것, a·c 가 없는 것도 발견되었고 이것이 autosomal, codominant 의 유전형식을 취하는 것으로 알려졌고, PGM 1, PGM 2-1, PGM 2 의 표현형이 있다고 추정하였으나 이에 대한 변이가 a~d 의 범위에서 증명되었으며, 또 e~g 에서는 동일한 양상을 나타내기 때문에 이것이 각각 별개의 유전자좌에 의하여 지배된다고 생각되어 전자(a~d)의 부분을 지배하는 유전자좌에 PGM_1, 후자(e~g)를 PGM_2라 이름하고, 서로 다른 2 개의 유전자좌로 된 isozyme 형을 가정하였다(圖 11-12). [216]

그러나 간, 신, 뇌, 근육, 태반에는 다시 양극측에 이동도가 큰 isozyme 군이 존재한다는 것이 확인되어(圖 11-13), 또 하나의 종류의 유전자좌 PGM_3가 존재하는 것을 알게 되었다[217](적혈구에는 PGM_3형의 isozyme

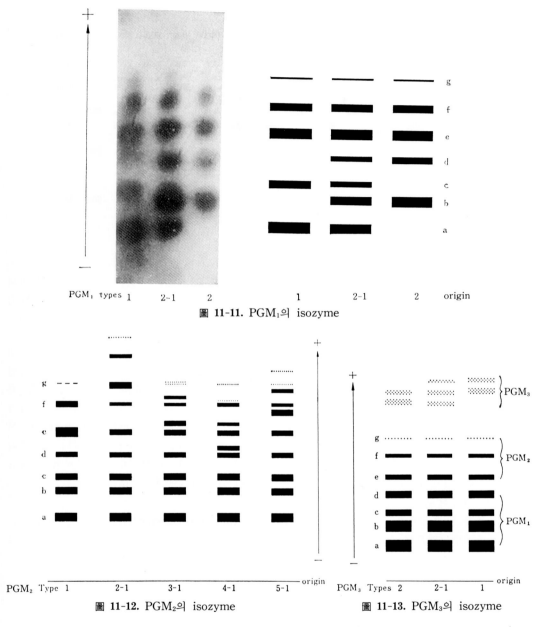

圖 **11-11.** PGM₁의 isozyme

圖 **11-12.** PGM₂의 isozyme　　　　　　圖 **11-13.** PGM₃의 isozyme

이 존재치 않는다). 따라서 PGM 형에는 *PGM₁*, *PGM₂*, *PGM₃*의 3개의 유전자좌가 존재하며, 각각의 사이에는 밀접한 연쇄는 존재치 않는다는 것이다.

　PGM₁형에는 1, 2-1 둘 외에 3-1, 3-2, 4-1, 4-2, 5-2, 6-1, 7-1, 7-2, 8-1, 8-2 의 표현형이 보고되었으며 유전자는 *PGM₁¹~PMG₁⁸*이

있다는 것이다(圖 11-14). [218), 219)]

　전술한 바 PGM₂형에는 1, 2-1, 3-1, 4-1, 5-1 의 표현형이 있고, [220), 221)] PGM₃형에도 1, 2-1, 2 개의 표현형이 있다(PGM₁에는 silent gene 의 존재도 증명되었다). PGM 계의 각 유전자의 표현형을 종합해 보면 圖 11-15 와 같다. 이 각각의 조합에 의하여 유전자형이

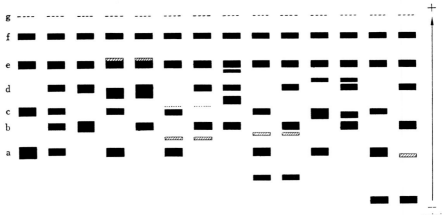

圖 **11-14.** PGM₁의 各型

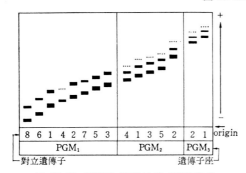

圖 **11-15.** PGM 遺傳子의 發現樣式

결정된다.

　　PGM 형은 부패나 자기융해에 대하여 강한 저항성이 있으며, 다른 효소형의 결정이 불가능한 경우에도 PGM 형은 형판정이 가능한 경우가 많다. 적혈구를 사용 못하는 경우에도 조직추출액으로 대용한다. 건혈을 사용한 경우에는 약 3 개월까지도 형판정이 가능하다고 한다. [222] 정액에서도 PGM₁형의 형판정이 가능하다고 한다(정액중의 PGM 은 정낭에서 유래되는 것이며, 정자로부터 생기는 것은 아니다).

　　PGM 형과 다른 유전형질과의 연쇄에 대하여 PGM₃형과 HLA 의 사이에는 밀접한 관계가 있다고 알려지고 있으며 또 PGM₁과 Rh 간[223]에, PGM₁과 6-PGD 간에도 각각 관계가 있다는 것이 사람과 Hamster 를 사용한 조직배양실험에서 증명되었다. [224] 따라서 PGM₁~Rh~6-PGD 는 연쇄되어 있다는 것이 증명되었다. [225]

3. Adenylate Kinase (AK) 〔EC 2・7・4・3〕

　　이 효소는 Fildes 및 Harris (1966) [226]에 의

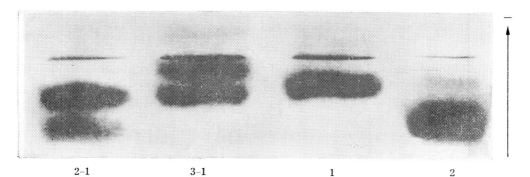

圖 **11-16.** Adenylate kinase 의 表現型

하여　보고된　ATP : AMP phosphotransfer-
ase 로 ATP＋AMP⇌2ADP 의　반응에　관
여하는　효소로서　적혈구나　골격근, 심근을
검사함으로써　증명되었다. 3개의　표현형이
먼저　확인되어, 이것에　관여하는　유전자는

AK^1 및 AK^2 로서　autosomal, codominant
의　유전방식을　취하는　것으로　알려졌다. 그
후 AK^3, AK^4 및 silent gene AK^0 도　발견
되었다(圖 11-16). [227), 228)]

　　이　효소는　산이나　열의　작용에　대하여　저

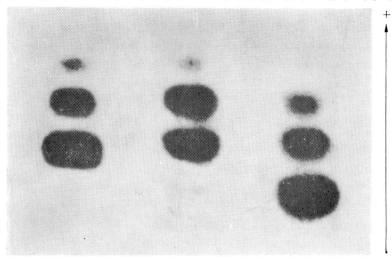

1　　　　　　2-1　　　　　　2
圖 11-17. Adenosine deaminase 의　表現型

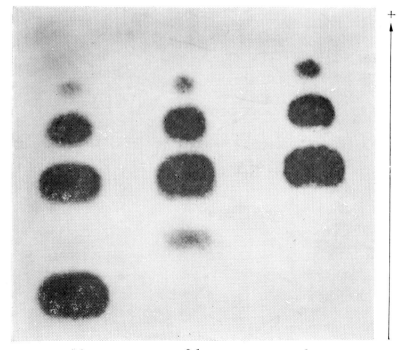

4-1　　　　　　2-1　　　　　　1
圖 11-18. Adenosine deaminase 의　rare groups

항성이 강하나, 유전자빈도가 부적당하기 때문에 법의학적 이용 가치는 적은 것이다. 또 이 효소형은 ABO 식 혈형[229] 및 nail-patella 증후군[230]과 연관되고 있다는 것이 판명되었다.

4. Adenosine Deaminase (ADA) 〔EC 3·5·4·4〕

이 효소는 Spencer, Hopkins 및 Harris (1968)[231]에 의하여 보고되었으며 Adenosin $+H_2O \rightarrow$ Inosin$+NH_3$의 반응에 관계하는 효소로서 유전방식은 autosomal, codominant

이다. 현재까지는 ADA^1, ADA^2, ADA^3, ADA^4, ADA^5의 5종의 유전자가 보고되었다. 표현형으로는 1, 2-1, 2, 3-1, 4-1, 5-1 등이 있다(圖 11-17, 11-18).[232]~[234]

이 효소형은 개인식별이나 증거물 검사에도 응용할 수 있다. 단 검사자료가 오래되면 쉽게 S-S 결합을 하기 때문에 이 같은 재료인 경우에는, 2-mercaptoethanol로 처리하는 것이 필요하게 되며 이러한 처리로 5개월쯤 경과된 건혈에서도 형판정이 가능하였다는 보고가 있다.[234]

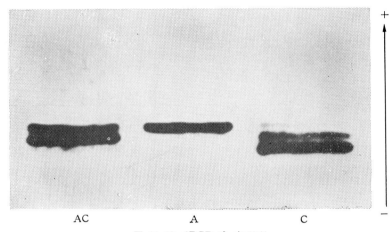

AC   A   C

圖 **11-19.** 6PGD 의 表現型

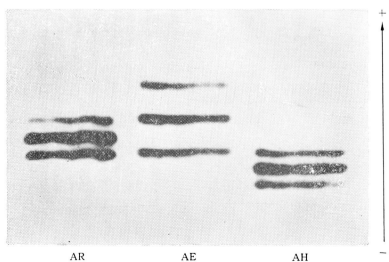

AR   AE   AH

圖 **11-20.** 6PGD 의 rare groups

5. 6-Phosphogluconate Dehydrogenase

(6-PGD) 〔EC 1・1・1・44〕

이 효소는 Fildes 및 Parr(1963)[235]에 의하여 보고된 것으로 6-PG⇌Ribulose 5-P 의 반응에 관계하는 효소이다.

이 효소형의 유전방식은 autosomal, codominant 로 PGD^a, PGD^c의 2개의 유전자가 있으며, isozyme 의 pattern 으로서 A (PGD^a/PGD^a), AC (PGD^a/PGD^c), C (PGD^c/PGD^c)가 있다(圖 11-19). 이 효소는 hetero 인 접합자의 경우 dimer 를 만들기 때문에 3종의 isozyme 이 검출된다. 그 외에 매우 드문 표현형(PGD^{AR}, PGD^{AH}, PGD^{AF}, PGD^{AN}, PGD^{AE})이 있다(圖 11-20). 다시 효소활성을 측정함에 따라 'Ilford' 또는 'Newham' (PGD^O) 'whitechapel' (PGD^W) 등의 표현형도 발견되었다고 한다.

6. Glutamate-Pyruvate-Transaminase

(GPT) 〔EC 2・6・1・2〕

이 효소는 Chen 및 Giblett(1971)[236]에 의하여 보고된 것으로 L-Alanin+2-Oxoglutarate⇌pyruvate+L-Glutamate 의 반응에 관여하는 효소이다.

이 효소형도 autosomal, codominant 의 유전방식을 취하며 합성된 효소는 이중체 dimer 를 만들며 동질접합의 경우는 1종, 이질접합의 경우는 3종의 isozyme 이 증명되었다. 현재까지는 $GPT^1 \sim GPT^6$까지의 대립유전자가 존재하는 것이 확인되었고, 이 중 표현형으로서 1, 1-2, 2 가 많다(圖 11-21).

Ⅳ HLA 型에 의한 親生子鑑定
Parentage Testing by HLA System

1. HLA 型 *HLA System*

Medawar(1946)가 피부이식 동물 실험에서 토끼의 백혈구를 피부이식 전에 주입함으로써 동종이식감수성이 생기는 것을 발표한 이래 Dausset(1958)[238]는 인체에서 처음으로 백혈구 항원을 발견하여 Hu-1[241]이라고 명명하였고 그 후 Rood(1967)[242]에 의하여 HL-A 항원이라 부르기 시작하였다. 그 후 HL-A 계 항원에 대한 연구가 활발하여짐에 따라 HL-A 항원의 명명은 각 연구실마다 다르게 사용되어 복잡하게 되자 국제명명위원회(1975)에서 HLA 로, 즉 hyphen 없이 사용하기로 결의되어 현재는 HLA 로 부르고 있다.

HLA(*human leucocyte antigen*)항원은 백혈구를 포함한 대부분의 세포 표면에 표현되며

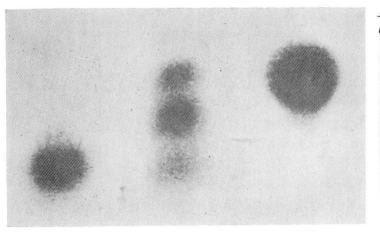

1　　　　　2-1　　　　　2

圖 11-21. GPT 의 表現型

개체간에 심한 유전적 변이를 보이고 의학의 여러 분야에서 이용되고 있다. 예를 들면 골수, 신장 등의 장기이식의 성공 여부는 장기 공여자와 환자의 HLA 적합성에 좌우되고 HLA 는 여러 종류의 질환 감수성을 결정하는 유전적 요인으로 잘 알려져 있다. 이러한 양상은 HLA 의 본래의 역할인 수없이 많은 외부 또는 자가항원에 대한 면역반응을 조절하는 기능을 반영해 준다. 면역반응은 세포 표면의 HLA 분자에 결합된 항원이 특이한 아형의 T 림프구에 제시됨으로써 시작된다.

이러한 역할을 수행하기 위해서 HLA 유전자는 다양하고 복잡하며 HLA 유전자계 *HLA system* 는 사람이 갖고 있는 유전자들 중에서 다형현상 *polymorphism* 이 가장 심한 것으로 알려져 있다. 이러한 HLA 의 다형현상 때문에 HLA 는 친생자 감별검사에 있어서, 또한 인류학에서 종족의 특징이나 종족간의 관계를 분석하는 데 매우 유용한 유전적 표지 *genetic marker* 로 이용되고 있다.

조직적합성을 결정하는 유전자들은 조류와 모든 척추동물에서 염색체의 일정한 부위에 근접하여 위치하고 있다. 이러한 일련의 유전자군을 주조직적합성복합체 *major histocompatibility complex : MHC* 라고 하는데 사람의 MHC 복합체의 명칭은 HLA 복합체라 하며 제 6 번 염색체의 단완에 위치한다 (圖 11-26).

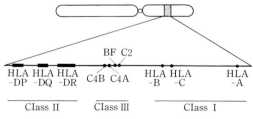

圖 11-22. 사람 제 6 번 염색체 *MHC* 부위에 위치한 유전자들

HLA 유전자는 유전자좌의 위치와 유전자 산물인 HLA 항원의 구조 및 기능의 차이에 근거해 제 1 군 *class I* 과 제 2 군 *class II* 유전자로 분류하고 제 1 군과 제 2 군 유전자좌 사이에 몇 종류의 보체(C2, C4A, C4B, BF) 유

전자군인 제 3 군 *class III* 유전자가 있다.

Class I 에 속하는 HLA-A, -B, -C 와 Class II 에 속하는 HLA-DR, -DQ, -DP 는 다형현상이 매우 심하여 혈청학적으로 검출할 수 있는 항원형도 HLA-A, -B, -C 가 94 종, HLA-DQ, -DR 가 30종에 이르고 있다 (〈表 11-30〉). Class III 에 속하는 혈청 보체 유전자인 C2, C4A, C4B, BF 는 class I, class II 보다는 덜하나 어느 정도의 다형현상을 보인다. 4000Kb 정도의 크기를 갖는 사람 MHC 유전자좌에는 이들 class I, II, III 유전자 외에도 50개 이상의 유전자가 있다는 사실이 최근에 알려졌으나 서로 다른 인종간의 유전적 다형현상에 대해서는 아직 연구된 바 없다.

〈表 11-30〉 HLA 유전자계의 다형현상

HLA 유전자좌	혈청학적 특이성 (항원)의 종류*		대립유전자의 종류**
HLA-A	27		41
HLA-B	57		61
HLA-C	10		18
HLA-DR	21	DRA	2
		DRB 1	60
		DRB 3	4
		DRB 4	1
		DRB 5	4
		DRB 6	3
HLA-DQ	9	DQA 1	14
		DQB 1	19
HLA-DP	검사 불가능	DPA 1	8
		DPB 1	38

혈청학적 검사법*과 염기서열자료** : 1991년도 HLA 명명위원회

각 HLA 유전자는 〈表 11-30〉(HLA 명명위원회, 1991년)에서 보는 바와 같이 고도의 다형현상을 나타낸다. [276] 최근에 HLA 유전자의 염기서열과 아미노산 서열에 관한 자료에 의하면 HLA-B 와 HLA-DRB1 유전자좌에 각각 61개와 60개의 대립유전자가 있는 것으로 알려져 있다 (〈表 11-30〉). 아직 여러 종류의 유전자에 대해 완전한 염기서열이 밝혀져 있지 않으므로 실제로 존재하는 대립유전자

의 수는 현재까지 알려진 것의 최소한 두배 정도 될 것으로 추측된다.

HLA 유전자군에 속하는 여러 유전자는 제6번 염색체상에 아주 근접해 존재하므로 부모에서 자식에게 유전될 때 동일 염색체상의 HLA 유전자들이 하나의 덩어리로 묶여서 유전되며 이렇게 함께 묶여서 유전되는 대립유전자들의 특정한 조합을 HLA haplotype 이라고 한다. 개체는 부와 모 각각에서 HLA haplotype 을 1개씩 유전받아 2개의 HLA haplotype 을 가지게 된다.

또 HLA 형 항원은 인종에 따라 그 분포에 차가 있으며 질병 발생과 밀접한 관계가 있다는 것이다.

(1) HLA 型 抗原의 各人種別 出現頻度 *Frequency of HLA Antigen in Various Races*

세계 각국의 각 인종별 HLA 형 항원을 분석한 결과 그 출현 빈도에는 현저한 차가 있다는 것이 밝혀졌다.

즉 〈表 11-31〉에서 보는 바와 같이 각 항원의 빈도는 다소의 법칙성을 지니나 근연이라고 생각되어지는 민족간에도 커다란 차가 있는 경우도 있다. 이러한 사실은 하나의 민족이 양분되어 다른 환경에 놓여지는 경우에는 감염증에 의한 자연도태로 질병감수성 유전자와 연쇄된 HLA 형 항원의 빈도도 변화되는 것으로 해석하고 있다. 그 예로서 Payne 등(1970)의 통계에 의하면 재미흑인, 재아프리카흑인 및 재미백인을 대상으로 HLA 형 항원 빈도를 조사한 결과 〈表 11-32〉와 같이 백인과 흑인(재미 및 재아프리카) 간에는 현저한 차가 있으며 흑인에 있어서도 재미와 재아프리카간에 차를 보였다는 것이다.

〈表11-31〉 HLA-A 및 HLA 抗原의 各人種別 出現의 頻度(%)(Daussed et al)

HLA	Europeans	Middle Easterns	Indians	Mongoloids	American Indians	African Blacks
A1	31	24	23	4	2	8
A2	48	36	28	33	73	34
A3	28	19	14	2	2	15
A9	17	34	26	65	44	24
A10	12	10	14	14	0	15
A11	12	12	33	24	2	2
A28	8	12	12	4	17	17
A29	8	2	2	2	0	10
AW23	4	12	4	4	0	15
AW24	14	24	23	63	44	10
AW25	4	2	2	4	0	2
AW26	8	8	12	10	0	14
AW30	4	8	2	4	2	29
AW31	2	4	2	—	17	4
AW32	8	8	6	—	—	8
AW33	4	10	14	14	8	14
B5	12	28	34	17	19	15
B7	24	6	10	4	2	23
B8	21	6	15	2	—	8
B12	29	17	19	6	2	23
B13	4	6	4	8	—	2
B14	8	8	—	—	2	6
B18	10	10	4	6	2	6
B27	8	4	4	6	6	2
BW15	12	2	15	29	26	8
BW16	8	12	2	8	23	2
BW17	8	10	15	4	2	38
BW21	4	17	2	—	8	2
BW22	6	6	6	24	—	2
BW35	19	24	23	12	4	12
BW40	12	8	12	4	8	14

〈表 11-32〉 HLA 抗原의 出現頻度의 差(Payne 等)

N=	在美黑人 356	在아프리카黑人 411	在美白人 503
B5	12	4	11
B7	20	18	23
B8	6	7	20
B12	13	16	24
B13	3	4	6
B14	5	9	11
BW15	4	6	7
BW16	3	4	12
BW17	(26)	(33)	7
B18	4	10	9
BW21	(10)	2	4
BW22	3	1	5
B27	2	1	8
BW35	(32)	14	17
BW37	2	0	5
BW40	4	2	12
BW41	1	0	1
BW42	(6)	(16)	0
HR*	3	1	1
TT	(5)	(7)	1
IAG**	(34)	(31)	12

※ 괄호 안의 숫자는 그 출현 빈도에 현저한 차를 보이는 것.

〈表 11-33〉　　　　　　　한국인의 HLA-A, -B, -C, -DR, -DQ 대립유전자 빈도(%)*

HLA-A		HLA-B				HLA-DR	
A1	2.5	B7	4.1	B61	9.2	DR1	5.1
A2	29.3	B8	0.6	B62	10.5	DR3	2.3
A3	1.3	B13	6.3	B63	0.0	DR4	21.4
A11	9.4	B14	0.8	B67	0.4	DR7	9.2
A23	0.0	B18	0.0	B70	1.9	DR8	9.4
A24	22.8	B27	3.0	B73	0.0	DR9	8.3
A25	0.0	B35	7.0	B75	1.7	DR10	2.1
A26	8.1	B37	1.9	B76	0.0	DR11	2.7
A28	0.6	B38	1.3	B77	0.0	DR12	7.0
A29	0.4	B39	1.7	B5102	0.0	DR13	11.8
A30	4.4	B41	0.0	B7801	0.0	DR14	5.6
A31	3.9	B42	0.0	BX	0.0	DR15	11.3
A32	1.0	B44	9.9	BBL	1.0	DR16	0.2
A33	14.9	B45	0.0			DRJ25	2.1
A34	0.0	B46	4.0	HLA-C		DR2LU	0.0
A36	0.0	B47	0.0	Cw1	12.7	DRX	0.0
A43	0.0	B48	4.0	Cw2	0.8	DRBL	1.5
AX	0.0	B49	0.2	Cw4	5.9		
ABL	1.4	B50	0.0	Cw5	0.8	HLA-DQ	
		B51	7.8	Cw6	7.5	DQ1	40.6
		B52	2.4	Cw7	12.8	DQ2	10.2
		B53	0.0	Cw9	13.8	DQ3	17.0
		B54	6.5	Cw10	11.0	DQ4	8.3
		B55	1.8	Cw11	3.9	DQ7	15.8
		B56	0.6	CwX	0.2	DQX	0.0
		B57	0.8	CBL	30.7	DQBL	8.1
		B58	5.2				
		B59	1.0				
		B60	4.2				

* 제11차 국제조직적합성워크샵 자료(혈청학적 검사법)
HLA-A, -B, -C : n=261,　HLA-DR, -DQ : n=237
(X : 기타 특이성,　BL : Blank)

　우리나라 사람들의 HLA 형에 관해서는 박등[277]의 보고가 있으며 제11차 국제 워크샵 혈청을 이용한 혈청학적 검사법으로 검사 하여 보고한 한국인의 HLA class Ⅰ 및 class Ⅱ 의 대립유전자 빈도는 〈표 11-33〉과 같다.

(2) HLA 抗體 *HLA Antibody*

　HLA 항체 특히 A, B 및 C 항체는 자연항체의 형태로는 존재치 않으며 다른 HLA 항원에 노출됨으로써 후천적으로 얻어지는 것이다. 그 대부분의 예가 임부의 혈청, 수혈을 자주 받은 사람의 혈청 또는 조직이식수술을 받은 사람의 혈청에서 얻어지는 것으로 이 항체는 IgG(7S)의 형태로 매우 낮은 역가로 검출된다.

　단일 항원에 특이적으로 반응하는 것도 있지만 대부분 다른 항원 특히 같은 좌내에 있는 항원과 유사반응을 보인다.

어떤 개체를 B7 항원으로 면역하는 경우 B7 에만 반응하는 특이 항체가 생산되지만 다른 개체를 B7 항원으로 면역할 때 B7, BW22 및 B27 임파구와도 반응하는 항체가 생성되는 것이다.

이러한 유사반응의 발생기전은 명백히 알려지지 않았으나 HLA 항원성의 생화학적 성상 및 그 배열을 좀더 자세히 구명함으로써 유사반응 현상도 모두 이해되리라 생각된다.

(3) HLA 抗原性 및 그 遺傳 *HLA Antigenicity and Inheritance*

HLA 항원의 결정기는 임파구(T 및 B)를 위시한 혈소판 및 모든 유핵세포의 세포막에 존재하며 태아기에 형성되어 평생 불변하며 그 항원성이 유지된다.

HLA 항원은 세포막의 1~2%를 차지하며 두 polypeptide 쇄 즉 heavy glycoprotein chain(H 쇄)과 β_2-microglobulin 으로 되는 light chain(L 쇄)으로 구성된다. 유전자를 지배하는 H 쇄는 6 번 염색체상에, 그리고 L 쇄는 15 번 염색체상에 있다는 것이다. H 쇄의 분자량은 약 44,000, L 쇄는 12,000 으로 알려지고 있다.

β_2-microglobulin 은 다형성 *polymorphic* 을 보이지 않으나 H 쇄는 구성 아미노산의 변화에 따라 그 항원성이 달라지기 때문에 결국 HLA 항원성은 H 쇄 아미노산의 구성의 변화에 따라 달라지는 것이다. [245]

또 같은 좌에 속하는 항원간에는 유사 반응을 보이는 항원들이 있는데 현재까지 보고된 유사특이성을 보이는 항원들을 -A 항원 및 -B 항원으로 구별하여 정리한 것이 〈表 11-34〉이다.

각 유전자좌에 있는 대립유전자는 서로 공우성으로 유전된다는 것이며 또 각 유전자좌는 서로 연쇄되어 haplotype 을 만들어 유전된다는 것이다. [240] 따라서 어린이에게는 아버지와 어머니로부터 각각 하나씩의 haplotype 의 HLA 항원을 유전받는데 예외적으로 교차 *crossing over* [239]가 일어나는데 교차 DBF 은 -A 항원과 -B 항원 사이에서 0.56~1.1% (0.56~1.1 morgan 단위)라고 한다. [243]~[244]

HLA 의 유전에 있어서 또 하나 중요한 것은 연쇄불평형 *linkage disequilibrium* 에 관한 것이다.

연쇄불평형이란 유전자는 멘델의 법칙에

〈表 11-34〉　　HLA-A 및 HLA-B 抗原과의 類似特異性을 보이는 抗原

HLA-A antigens	cross-reactive specificities	HLA-B antigens	cross-reactive specificities
A1	A3, A11	B5	BW35, B15, B17, BW21, B18
A2	A28	B7	BW22, B27, B40
A3	A1, A11	B8	B14
A9	AW24(9), AW23(9), A2	B12	BW21
A10	A25(10), A26(10), A11, AW32	B13	B40, B7
A11	A3, A26(10), A1	B14	B8, B18
AW23(9)	AW24(9), A9, A2	B15	BW35, B5, B17, BW21, B18
AW24(9)	AW23(9), A9, A2	BW16	BW38(16), BW39(16), BW22
A25(10)	A10, A26(10), AW32, AW33	B17	B15, B5, BW35, BW21, B18
A26(10)	A10, A25(10), A11	B18	B5, BW35, B15, B14, B17
A28	A2	BW21	B15, B5, BW35, B17
A29		BW22	B7, B27, B40, BW16, BW38
AW30	AW31, AW32, AW33	B27	B7, BW22, B40
AW31	AW30, AW32, AW33	BW35	B5, B15, B17, B18, BW21
AW32	AW30, A25(10), AW33, AW31	B37	
AW33	AW32, AW31, AW30, A25(10)	BW38	BW16, BW39(16), BW22
		BW39	BW16, BW38(16), BW22
		B40	B13, B7

의하면 각각 독립적인 행동을 하는 것인데 2개의 유전자의 좌가 하나의 염색체에 존재하는 경우에는 유전자의 좌가 연쇄되어 있기 때문에 완전히 독립되어 표현되지 못한다는 것이다.

또 연쇄되어 있다 해도 장기간에 걸쳐 많은 교차가 거듭되면 각 유전자는 마치 독립된 유전자인 것처럼 행동하게 되는 것이다.

예를 들어 A 라는 유전자의 출현빈도를 P_A 라고 하고, B 라는 유전자의 출현빈도를 P_B 라고 하는 경우, A 와 B 유전자가 동시에 출현되는 빈도를 $P_{A \cdot B}$ 라고 하면

$$\varDelta = P_A \times P_B - P_{A \cdot B}$$

가 된다. $\varDelta$ 의 치는 A 와 B 가 완전히 독립되어 있으면 0 에 가깝게 될 것이다. 그런데 $\varDelta$ 치가 0 이 되는 것이 아니라 통계학적인 유의치로 계산되는 경우가 있다. 이러한 상태를 연쇄불평형이라 한다.

이러한 연쇄불평형이 HLA-A 및 B 항원에서 일어나는데 즉 서유럽 백인에게 HLA-A1 과 HLA-A8 을 동시에 가진 사람의 빈도가 높으며 A2 와 BW46 은 중국인에서, 그리고 A26 과 B17 은 흑인에서 많이 본다는 것이다.

어떤 특정한 질병 환자의 HLA 형의 빈도를 조사한 결과 어떤 특정한 HLA 항원의 빈도가 동일민족의 건강한 사람군의 빈도와 비교하였을 때 차가 심한 것이 증명되었다.

예를 들어 강직성척추염 *ankylosing spondylitis* 환자의 70~80 % 가 HLA-B27 의 항원을 지니고 있으며 대조군에서는 불과 0.5 % 전후인 것이다.

또 이 질병의 90~95 % 가 남자 환자인 것으로 현재는 반성열성의 유전 형식을 취하는 것으로 알려져 있다. 따라서 이 질병의 발병은 몇 개의 유전자의 지배를 받는 것으로 해석하고 있다.

HLA 항원을 지배하는 유전자와 질병의 발병을 용이하게 하는 인자를 지배하는 유전자가 어떤 상관성, 즉 연쇄불평형현상에 의

〈表 11-35〉	HLA 型과 疾病과의 關係	
HLA 抗原	疾　　病	平均比較 危險率
B7	Multiple Sclerosis	5.1
	Ragweed hay fever	5.1
B8	Gluten-sensitive enteropathy	15.2
	Addison's disease	8.4
	Chronic active hepatitis	5.1
	Sjögren's syndrome	5.3
	Myasthenia gravis	4.5
B13	Psoriasis vulgaris	4.5
B14	Idiopathic hemochromatosis	8.0
	Leprosy	7.2
B18	Multiple myeloma	5.4
	Hodgkin's lymphadenoma	4.2
B27	Ankylosing spondylitis	96.3
	Reiter's syndrome	45.0
	Anterior uveitis	15.7
	Juvenile rheumatoid arthritis	14.2
B15	Systemic lupus erythemaosus	7.2
BW35	Sub-acute thyroiditis	6.4
	Thyrotoxicosis	5.5
DW2	Multiple sclerosis	5.0
DW3	Gluten-sensitive enteropathy	15.8
	Addison's disease	10.5
	Thyrotoxicosis	6.3
	Diabetes Mellitus	4.5

한 것으로 해석된다.

즉 HLA-A27 을 지배하는 유전자가 접하는 유전자좌 가까이에 강직성척추염의 발병을 지배하는 유전자가 좌를 점하여 마치 그 유전자가 하나의 쌍이 되어 행동하는 것으로 생각된다.

현실적으로는 HLA-A27 항원을 가지고 있음에도 발병치 않는 예도 많으며 또 발병된 예에서도 HLA-B27 을 지니지 않는 예도 많다. 이러한 현상은 유전자간의 연쇄불평형현상으로 해석하면 그 설명이 되는 것 같다.

현재까지 보고된 HLA 형 항원과 질병의 평균비교위험률은 〈표 11-35〉와 같다.

(4) HLA 抗原의 檢査 *Examination of HLA Antigen*[246)]

HLA 항원을 검출하는 방법에는 여러가지가 있다. 즉,

淋巴球細胞毒試驗 *Lymphocyte Cytotoxicity Test* (LCT)
백혈구응집반응법

혈소판을 사용하는 보체결합반응
다형핵백혈구의 세포독시험
혈소판을 사용하는 혼합응집법

등등이 있는데 그 중 가장 많이 사용하는 것
이 임파구세포독시험이므로 이에 대하여 간
단히 기술하기로 한다.

1) 淋巴球細胞毒試驗 *Lymphocyte Cytotoxicity Test* (LCT), (*Two-Stage microcytotoxicity method*)[247]

a) 검체채취와 분리

① 정맥에서 무균적으로 5 ml 의 혈액을 채혈
하여 방부제가 들어 있지 않은 heparin
(phenol free)으로 응고를 방지하여 시험관
에 담아 실온에 방치한다. 이것을 30 분간
세워 두어 혈장과 혈구가 분리되면 buffy
coat 층을 pasteur pipette 로 채취하여 시험
에 사용한다.

또 다른 방법으로는 항응고제를 사용하지
않고 작은 삼각플라스크에 4~5 개의 glass
bead 를 넣고 여기에 채혈한 혈액을 넣은
다음 조심스럽게 흔들어 섬유소를 제거한
후 방치하여 상층을 plasma gel 에 섞어 여
분의 적혈구를 제거한 후 이것을 시험에 사
용한다.

② 위와 같이 분리된 백혈구는 Ficoll-Isopa-
que mixture 를 이용하여 순수한 임파구만
을 분리한다. Ficoll-Isopaque mixture 는
33.9 % Isopaque 와 9 % Ficoll 을 10 : 24
의 비율로 섞어 최종비중이 1.077±0.005 가
되도록 한다. 이 Ficoll-Isopaque mixture
를 시험관에 2 ml 를 넣고 그 위에 백혈구
가 섞이지 않도록 조심스럽게 중첩시킨 후
1,500 rpm (500~600 rcf)으로 15 분간 원심
분리한다. 이런 조작 후에 Ficoll-Isopaque
mixture 층 위에 농축된 Lymphocyte 를 분
리해 Hanks' balanced salt solution
(HBSS)를 사용하여 임파구를 잘 세척한
다. 이런 조작을 수회 반복한 후 Neubaur
hemacytometer 를 사용해 μl당 임파구의
수가 2,000~2,500 이 되도록 조절하여 시험
에 사용한다.

b) 시험방법

① HLA typing plate (Falcon # 3634)의 구
멍에 mineral oil 을 2μl씩 분주한다.

② 각각의 구멍에 HLA antiserum 을 1μl씩

분주한다. 만약 곧 사용하지 않을 plate
는 −65℃ 이하에서 보관한다. negative
control 로는 HBSS 를 대신 사용한다.

③ 각각의 구멍에 분리한 임파구를 1μl씩 분
주하고 실온(22℃ ±2)에서 shaker 를 사용
하여 잘 섞고 실온에서 30 분간 작용시킨
다.

④ 여기에 5μl의 신선한 보체(토끼의 것)를
가하여 실온에서 60 분간 작용시킨다.

⑤ 1 % trypan blue 液을 구멍에 1μl 가하거
나 5 % eosin 液을 3μl 가하여 실온에서 5
분간 방치한다.

⑥ 6 % glutaraldehyde (pH 7.0) 또 37 %
formaldehyde (pH 7.0)를 8 μl씩 각 구멍에
넣어 고정시킨 후 Inverted phase micro-
scope 를 사용하여 125 X 로 검경한다.

⑦ positive control 은 죽은 임파구가 80 %
이상이어야 하며 negative control 은 죽은
임파구가 15 % 이하여야 한다.

c) 결   과

실험 결과의 판정은 전체 임파구의 수를 세
고 그에 대한 죽은 임파구의 비를 계산하면
된다. 죽은 임파구는 trypan blue 에 의해 청
색으로 염색되거나 eosin 에 의해 붉게 염색된
다. 또한 본래의 크기보다 더 커진다. 정확한
실험 결과의 판정은 시험군의 결과에서 nega-
tive control 의 결과를 빼면 되는 것이다.

결과의 판정은
음성 *negative*
　사망임파구가　0~19 % → Grad 1
　사망임파구가 20~29 % → Grad 2
양성 *positive*
　사망임파구가 30~49 % → Grad 4
　사망임파구가 50~79 % → Grad 6
　사망임파구가 80~100 % → Grad 8
로 구분한다.

(5) HLA 型의 法醫學的 意義 *Medicolegal Significance of HLA System*

유전자의 표현형식이 공우성 *codominant* 이
기 때문에 법의학적으로는 친생자감정에 매
우 중요한 검사가 될 것이 명백하다.

장기이식 때 공장자를 물색하는 것이 매우
힘든 것으로 보아 개인식별에 중대한 지표가
된다는 것은 쉽게 이해가 간다. 따라서 가까
운 장래에는 친생자감정에서 불가결의 검사

가 될 것을 믿어 의심지 않는다.

V　遺傳子指紋에 의한 親生子鑑定 *Parentage Testing by DNA Fingerprint*[268), 269)]

1. 遺傳子指紋의 概念 *Basic Concept of DNA Fingerprint* [268), 269)]

법의생물학분야에서 개인식별이나 친생자 감정에 이용되어 온 다형성유전표식자 *polymorphic genetic markers* 에 대한 검사는 주로 혈액형, 효소형, 혈청형, HLA형 등이 주체이며 이들 유전표식자의 다형성은 단백질 수준에서의 항원성 *antigenecity* 이나 전기영동에 의한 이동성의 차이에 의해서 검출된다. 따라서 그 다형성의 근거는 단백질을 구성하는 아미노산 조성의 차이 내지는 당쇄 *sugar chain* 의 변이에 의한 것으로 단백질 수준의 다형성은 결국 그 단백질을 부호화하는 유전자의 변이에 의한 것이다. 사람의 염색체를 구성하는 DNA는 반수체 *haploid* 당 3×10^9 의 염기배열을 갖고 있으나 그 중 10% 미만이 형질발현에 관여하는 유전자이고, 나머지 약 90%는 생명유지에는 직접 관여하지 않는 인트론 *intron* 이라고 불리우는 염기배열이 존재하여 이 인트론에서도 다형성이 존재한다는 사실이 밝혀지게 되었다. 이와 같이 DNA 수준에서의 다형성을 모두 고려하면 동일한 염기배열(즉 대립유전자)을 갖는 개체가 동시에 출현될 확률은 이론적으로 일란성 쌍생아를 제외하면 없으므로 DNA 수준의 다형성은 개인식별이나 친생자감별에 가장 유용한 수단이 되지만 개개인의 DNA 염기배열을 모두 조사하는데에는 많은 시간과 노력이 필요하기 때문에 거의 불가능하다.

Smith(1970) 등에 의해 DNA의 염기배열 중에서 특정염기부위만을 인식하여 그 부위를 절단시키는 제한효소 *restriction enzyme* 가 발견됨으로써 DNA 다형성에 대한 연구가 급진전되었다. 인간을 포함한 진핵생물 *eukaryote* DNA의 염기배열을 보면, 이 중 약

10%는 10쌍 이하의 동일염기군이 수백만 번이나 반복되는 고빈도 반복배열 *highly repetitive sequence*, 약 20%에서는 동일염기군이 100~1,000번 정도 반복되는 중빈도 반복배열 *moderately repetitive sequence*, 그리고 나머지 70%에서는 반복배열이 없거나 단지 2~3회 정도밖에 반복되지 않는 특이배열 *unique or non-repetitive sequence* 로 구성되어 있으며 고빈도 반복배열을 초위성 DNA *minisatellite DNA* 라 한다. 이러한 염기배열은 생물종간 그리고 동일한 종이라 하더라도 개체간에 많은 차이가 있다는 사실이 밝혀졌을 뿐만 아니라 또한 돌연변이에 의해서도 DNA 염기배열에 변이가 형성될 수 있으므로 제한효소를 이용하여 DNA를 절단할 경우 길이가 서로 다른 DNA 단편들이 생성된다. 이 단편들은 멘델의 유전법칙에 의해 유전된다는 사실이 규명되었고, 이 DNA 다형을 Restriction Fragment Length Polymorphism(RFLP)라 하였다. 따라서 염색체 DNA *genomic DNA* 를 제한효소로 절단한 후 생성되는 RFLP를 확인함으로써 DNA 수준에서의 개인식별뿐만 아니라 유전질환의 진단 및 원인 유전자의 규명이 가능하게 되었다.

Jeffreys(1985) 등은 인체의 myoglobin gene 의 염기배열을 연구하던 중 우연히 DNA의 염기구조에는 손가락의 문형 *whorls on finger pads* 인 지문과 같이 각 개체마다 서로 다른 유전표식자, 즉 RFLP Patterns 가 존재한다는 사실을 발견하고 그 유전표식자를 이용한 개인식별법을 유전자지문 *DNA fingerprint* 이라 명명하였다. 그들은 유전적으로 연관성이 없는 각 개체가 동일한 유전자지문을 공유할 확률은 5×10^{-19} 이라고 하며, 심지어는 형제간에도 동일한 유전자를 모두 공유할 확률은 100만 분의 1이라고 하여 현재까지 알려진 어느 방법보다도 우수하다고 보고하였다.

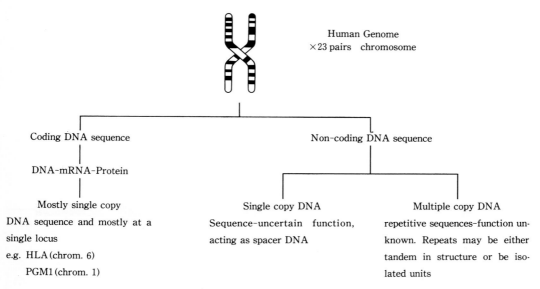

圖 **11-23.** Eukaryotic DNA 의 분류

2. **Eukaryotic DNA 의 分類** *Classification of Eukaryotic DNA* (圖 11-23)

(1) Protein-coding genes

진핵생물 유전자에서 transcription unit 의 염기배열은 특정아미노산을 부호화하는 protein-coding sequence(exon)와 부호화되지 않는 non-coding sequence(intron)가 교차되어 있음이 많은 실험에서 밝혀졌으며, 또한 exon 을 구성하는 염기배열은 대부분이 duplicate form 이며 소수에서 solitary form 으로

존재한다(圖 11-24 참조).

1) **Solitary protein-coding genes**

圖 11-25 의 lysozyme 유전자처럼 단배체액 내에 protein-coding gene 을 형성하는 염기배열이 한부만 존재한다.

2) **Duplicated protein-coding genes** (Families of protein-coding genes)

DNA 염기배열에서 protein 을 부호화하는 대부분의 gene 은 그 염기배열이 유사한 2 부 이상 존재하며 gene family 를 형성하여

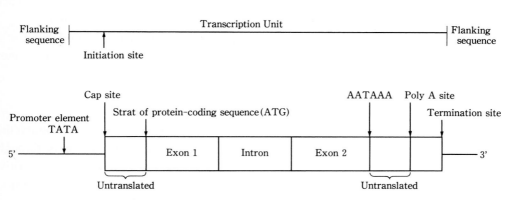

圖 **11-24.** The recognized elements of a typical protein-coding transcription unit in eukaryotes

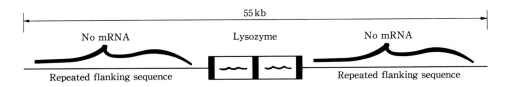

圖 **11-25.** The chicken lysozyme gene and its surrounding region

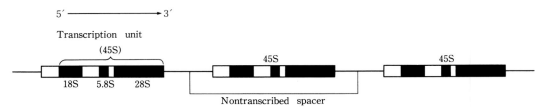

圖 **11-26.** The tandem arrangement of human ribosomal genes

각각의 유전자들은 유사한 protein 을 부호
화한다.

   (2) RNA-coding genes (Tandemly repeat-
      ed genes encoding rRNA, tRNA and
      Histones)

  진핵생물 DNA 에서 ribosomal RNA (45S
pre-rRNA and 5S rRNA) 와 histone 을 부호
화하는 모든 유전자 *gene* 그리고 tRNA 를
부호화하는 일부 유전자의 염기배열은 동일
염기군이 가로반복배열 *tandemly repeated array*
되어 있으며, 각각의 반복배열은 nontran-
scribed spacer DNA 에 의해 연결된다. 즉
45S pre-rRNA gene 에서는 100번 혹은 그
이상의 동일염기군이 반복배열되어 있으며,
5S rRNA gene 은 20,000번 이상의 동일염기
군의 copy 가 존재한다 (圖 11-26 참조).

   (3) Repetitive DNA

  rRNA, tRNA 그리고 histone gene 과 같
은 tandemly repeated genes, 또 globin 이나
ovalbumin gene 같은 near-duplicate genes
families 외에도 진핵생물 DNA 는 repeti-
tive DNA 라고 불리워지는 반복염기 *repeat-
ed sequences* 부위가 존재한다. 이는 reas-
sociation experiment 에 의하여 확인되었으
며 $Cot_{1/2}$ value 가 0.01 이하의 fraction 을

simple sequence DNA (highly repetitive com-
ponent), 0.01 에서 10 까지의 fraction 을
intermediate repeat DNA (moderately repeti-
tive component) 라 하고 $Cot_{1/2}$ value 가 100
에서 1,000 까지의 fraction 은 unique DNA
(single-copy DNA) 로써 대부분의 protein-
coding genes 이 여기에 속한다.

  1) Simple sequence DNA

    —most rapidly reassociating DNA (10
      to 15 % of DNA)

    —short (5-to 10-base) oligonucleotides
      with long stretches (of over 10^6 base
      pairs) as highly repetitive sequence,
      that are tandemly repeated

    —Satellite or minisatellite DNA

    —located near centromeres or telomer-
      es

  2) Intermediate repeat DNA

    —25 to 40 % of DNA

    —Interspersed blocks of similar (but
      nonidentical) repeated units throught
      genome as moderately repetitive
      sequences : SINEs (150~300bp),
      LINEs (5~7Kb)

    —Alu and L1 sequence families

3) **Unique sequence DNA**

—very slow rate of reassociation($Cot_{1/2}$
100~1,000) (50~60 % of DNA)

—single-copy DNA, that is expected to
contain most of the genes encoding
mRNA

(4) Tandemly Repetitive Sequence 의 길
이 多型 *Length Polymorphism in Tandemly
Repetitive Sequence*[269]

DNA 염기배열에서 tandemly repetitive
sequence 가 형성되는 기전은 unequal cross-
over 와 genetic conversion 으로 설명하고
있으며, 여기서는 unequal crossover 에 의
해 형성되는 과정을 알아보자.

圖 11-27 에서 보는 바와 같이 DNA(A)는
39bp 로 구성되고 반복염기배열이 없는
double-stranded DNA 분획으로서 그 염기
배열 중 AGGATAC 와 AGCATAC 는 G 와
C 를 제외한 나머지 염기배열에서 유사성을
나타내고 있다. 감수분열 *meiosis* 시 syn-
thetic phase 를 거치면서 복제 *replication* 된
두가닥의 DNA 분획(A') 중 한쪽 non-sister
chromatid 에 존재하는 AGGATAC 는 다른
쪽 non-sister chromatid 에 있는 TCGTA-
TG 와는 ⁻AGGATAC⁻처럼 G 와 C 를 제외한 염
기배열에서 상보적 결합을 하게 되고 G 와
C 간에는 heteroduplex 가 형성되면서 cross-
over 가 일어나 DNA(B)와 DNA(C)처럼
염기배열이 서로 다른 두개의 DNA 분획이
형성된다. 이들이 다시 복제될 때 DNA(B')
과 DNA(C') 분획이 각각 2개씩 형성되는데
여기서 DNA(B') 분획의 염기배열을 보면
TACCCGATCTAGCCGCAAGCA 로 구성된
단일배열 *simple sequence* 이 2 번 반복되고, 또
다른 DNA(B') 분획에서도 GGATACCC-
GATCTAGCCGCAA 가 2 번 반복되는 tan-
demly repetitive sequence 가 형성되는 것을
볼 수 있다.

지금까지는 tandemly repetitive sequence
의 형성기전에 관해 언급하였다. 그렇다면
DNA 염기배열에서 RFLP 는 어떤 기전에

의해서 형성되는가 살펴본다.

제한효소가 특정염기부위를 인식하여
DNA 가닥을 절단하는 기능을 갖고 있다는
사실을 이미 알고 있다면 다음의 간단한 그
림을 쉽게 이해할 수 있을 것이다. 즉 圖 11-
28 에서 보는 DNA 염기배열 중 어떤 제한
효소가 AA 염기간(R)을 절단한다고 가정할
때 DNA(1)에서는 R 로 표시된 절단부위에
서 점돌연변이 *point mutation* 가 일어나 AA
염기부위가 변하게 되면 길이가 서로 다른
분획이 생성된다.

RFLP 를 생성하는 또 다른 기전도 그
림을 통해서 알아보자(圖 11-29 참조). 즉
DNA(3)과 DNA(4)는 각각 tandemly
repetitive sequence 를 갖고 있으면서 양쪽
flanking region 은 non-repetitive sequence
로 연결된 분획이라고 할 때 A 라는 제한효
소는 TG 염기간을 절단한다고 가정하면
DNA(3)에서는 A_1———A_2 분획이 생성되
고 DNA(4)에서는 A'_1———A'_2와 같은 길
이가 짧은 분획이 형성된다. 따라서 이러
한 두 기전에 의해서 생성되는 RFLP 를
VNTRs(variable number of tandem repeats),
HVRs(hypervariable regions), VLPs(Vari-
able length polymorphisms), 또는 minisatel-
lites 라 한다.

반복배열 DNA 는 어느 부위에서나 특정
제한효소에 의해 RFLP 를 생성할 수 있으
며 protein-coding sequence 에서도 가능하
다. 그러나 coding sequence 는 single copy
이기 때문에 그 염기배열에서 점돌연변이가
일어날 경우 효소절단부위가 새로이 생기거
나 그렇지 않으면 소실되는 두가지 양상
dimorphic 으로밖에 나타나지 않기 때문에 개
체식별의 특이도가 낮다. 그러나 tandemly
repetitive sequence 는 생물종뿐만 아니라
동이종이라 하더라도 개체간에 매우 다양하
게 *polymorphic* 나타나 개체식별을 하는 데
있어서 유전자지문의 이론적 근거가 된다.

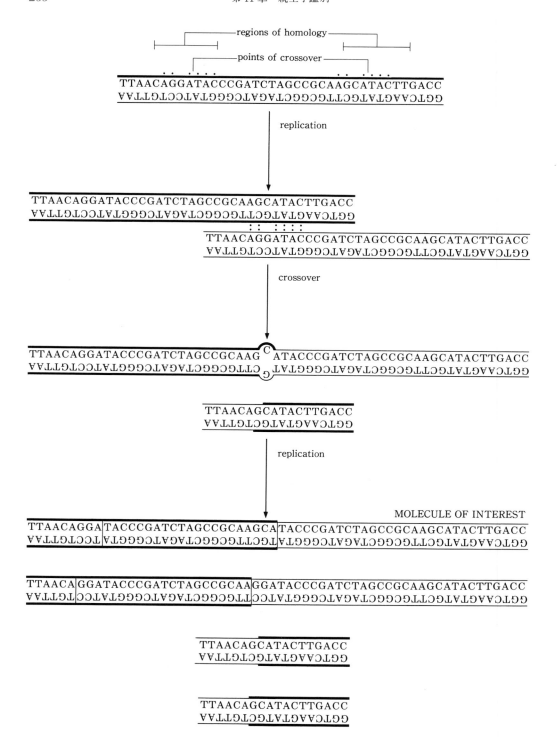

圖 11-27. Evolution of repeated sequences by unequal crossover

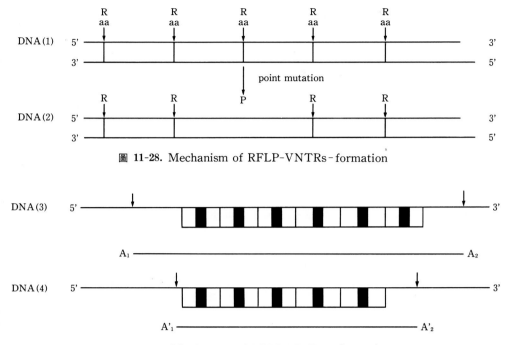

圖 **11-28.** Mechanism of RFLP-VNTRs-formation

圖 **11-29.** Mechanism of RFLP-VNTRs-formation

3. 方 法 Method

(1) DNA 분리

(2) 제한효소절단 및 분석 gel

(3) Southern blotting 및 혼성화 *hybridization*

(4) 자가방사기록법 *autoradiography*

4. 遺傳子指紋에 의한 親生子鑑定例 Example of Parentage Testing by DNA Fingerprint[269]

　圖 11-30 은 어머니(M)와 아버지(F) 그리고 네 명의 자식(C1, C2, C3, C4)간에 유전자지문을 이용하여 얻은 DNA 분획 분포상을 보여 주는 자가방사기록 *autoradiograph* 이다. 어머니로부터 얻은 DNA 분획은 D 와 E 위치에 있으며 아버지의 분획은 A 와 B 위치에 있음을 알 수 있다. 자식 C2 를 볼 때 한 DNA 분획은 B 위치에 있고 또 다른 분획은 E 위치에 있으므로, B 위치에 있는 분획은 어머니로부터 물려받은 것임을 알 수 있다. 그리고 C3, C4 의 경우에도 부모로부터 각각의 분획이 유전된 것임을 이해할 수 있다. 그러나 C1 을 보면 한 분획은 D 위치에 있어서 어머니로부터 유전되었다는 것을 알 수 있으나 C 위치에 있는 다른 분획은 아버지에서는 볼 수 없으므로 자식 C1 은 아버지의 측면에서는 친생자라고 할 수 없다 (圖 11-30 참조).

Ⅵ 産科學的 親生子鑑定 Parentage Testing by Obstetrical Examination

　최근 혈형, 혈청형, 효소형의 지식이 높아짐에 따라 친자감정은 점차 정확을 기하게 되었으며, 장차 HLA 형의 방법이 도입되면, 거의 100%에 가까운 부권부정의 확률이 얻어질 것으로 기대되며, 인류학적 검사나 산과학적 검사의 가치는 후퇴하지 않을 수 없을 것이다. 그러나 현재로서는 후자도 친생자 감정의 불가결한 검사의 하나로 되어 있다. 그 원인은 우리나라의 민법에는 친자

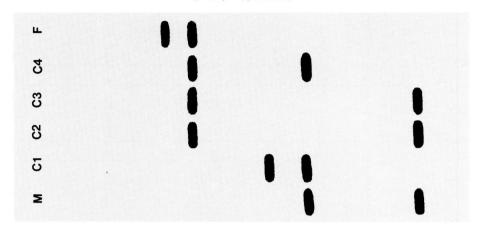

圖 11-30. 유전자 지문에 의한 친생자감정례

관계에 관한 법률 중에,

第 811 條(再婚禁止期間)　여자는 혼인관계의 종료한 날로부터 6 월을 경과하지 아니하면 재혼하지 못한다. 그러나 혼인관계의 종료 후 해산한 때에는 그러하지 아니하다.

第 844 條(夫의 親生子의 推定)　① 처가 혼인 중에 포태한 자는 부의 자로 추정한다. ② 혼인성립의 날로부터 2 백일 후 또는 혼인관계종료의 날로부터 3 백일 이내에 출생한 자는 혼인중에 포태한 것으로 추정한다.

第 845 條(法院에 依한 父의 決定)　제 811 조(再婚禁止期間)의 규정에 위반하여 재혼한 여자가 해산한 경우에 전조의 규정에 의하여 그 자의 부를 정할 수 없을 때에는 법원이 당사자의 청구에 의하여 이를 정한다.

第 846 條(子의 親生否認)　부는 제 844 조의 경우에 그 자가 친생자임을 부인하는 소를 제기할 수 있다.

第 849 條(子 死亡後의 親生否認)　자가 사망한 후에도 그 직계비속이 있을 때에는 그 모를 상대로, 모가 없으면 검사를 상대로 하여 부인의 소를 제기할 수 있다.

第 850 條(遺言에 依한 親生否認)　부가 유언으로 부인의 의사를 표시한 때에는 유언집행자는 부인의 소를 제기하여야 한다.

第 851 條(夫의 子 出生前 死亡과 親生否認)　부가 자의 출생전 또는 제 847 조 제 1 항의 기간내(출생을 안 날로부터 일년내)에 사망한 때에는 부의 직계존속이나 직계비속에 한하여 그 사망을 안 날로부터 1년 내에 부인의 소를 제기할 수 있다.

第 855 條(認知)　①혼인외의 출생자는 그 생부나 생모가 이를 인지할 수 있다. 부모의 혼인이 무효인 때에는 출생자는 혼인외의 출생자로 본다.

② 혼인외의 출생자는 그 부모가 혼인한 때에는 그 때로부터 혼인중의 출생자로 본다.

第 858 條(胞胎中인 子의 認知)　부는 포태 중에 있는 자에 대하여도 이를 인지할 수 있다.

라고 규정하고 있어 법관들이 유전학적 지식에 대하여 신뢰성을 가진다 하더라도, 조문에 정해진 임신 기간의 감정이 없이는 판결을 보류하게 되며 또 낳은 자식이 임신한 월수에 비교하여 크기가 다른 경우에는 부부간에 불신감이 생겨 친생자 감정을 의뢰하게 되는 것이다. 따라서 이러한 점을 중심으로 설명해 가기로 한다.

1. 妊娠過程의 檢査 Examination of the Process of Pregnancy

(1) 受胎 Impregnation

친생자감정에 있어서는 우선 다음 사항이 고려되어야 할 것이다.

① 남성의 수정능력의 유무

② 여성의 배란능력 유무

③ 여성의 배란은 예정월경의 개시전 15일 내외(12 日~19 日)에 있는 것이 통례이다.

④ 월경불순인 여성은 배란을 명확히 정하

기 곤란한 점

⑤ 배란을 객관적으로 알 수 있는 유일한 가능성은 기초체온을 측정하는 것인데 근래에 와서는 기초 체온을 check 하는 사람이 많기 때문에 참고가 된다.

(2) 妊娠期間 *Duration of Pregnancy*

수태후 성숙아가 분만될 때까지의 기간(임신기간)은 최종월경의 제 1 일을 기점으로 하면 평균 280~282 일이며, 이것을 환산하면 최종월경의 제 1 일의 월일의 월로부터 3 을 감하고 일에다 7 을 가산하면 예정 분만일이 계산된다. 圖 11-31 에 표시한 대로, 그 날짜에 낳는 어린애는 전체의 4 % 내외로서, 그 외에는 282±10 일 사이에 2/3 가 출생한다. 그외 1/3 내외는 그 기간보다 빠르거나 늦거나 하게 된다. 따라서 성숙아가 출생할 때까지의 분만예정일 결정은 실제 생각보다 비교적 어렵다. 다시 말해서 Hosemann 의 통계로는 최소임신일수는 230~240 일, 최대임신일수는 300~310 일(수태후의 일수)이라고도 한다(圖 11-31). 따라서 정상 성숙아인 경우는 우리나라의 법률로 정해진 범위에 대부분이 해당되지만, 과숙아인 경우에는 주의하지 않으면 관결을 그르칠 염려가 있다. 또 최근 미숙아에 대한 의료가 발달되었기 때문에 200 일 미만의 임신기간을 가진 조산아의 경우라도 생존 능력이 있기 때문에 민법에서

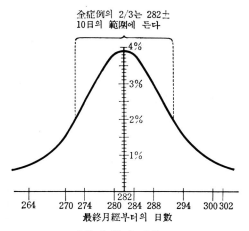

全症例의 2/3는 282±
10日의 範圍에 든다

圖 11-31. 妊娠期間의 分散(Hosemann)

표시하고 있는 임신기간에 해당치 않는 경우도 있다는 것을 알아둘 필요가 있다.

(3) 成熟度 *Maturity*

신장·체중 및 두위를 신생아성숙도의 지표로 한다.

1) 身長 신생아를 신장한 상태로서 두정부부터 종부까지의 길이를 신장이라 하며, 성숙아의 경우 48~52 cm 이다.

2) 體重 성숙아의 경우는 3,200 g 을 중심으로 하여 2,800~3,750 gm 이다.

3) 頭圍 성숙아인가의 여부를 정하는 데 아주 변이가 적은 지표이기는 하나 산류의 발달의 정도에 의하여 그 계측치가 현저히 다른 점과 분만시의 두위만 측정하였으므로 참고가 되지 않는 경우가 많다. 따라서 계측치만으로 성숙도를 정하는 것은 곤란하므로 신생아의 체표면에서 볼 수 있는 여러 가지 소견을 종합하여 이것을 태아의 성숙도를 계량적으로 정하는 Farr 등의[272] 방법이 채택되고 있다.

2. 産科學的 統計에 의한 親生子檢査 *Parentage Testing by Obstetrical Statistics*

이 원리는 성숙아(신장 50~51 cm)는 수정후 270 일(최종월경일부터 계산하여 280 일 또는 283 일)을 중심으로, 전후 10 일의 폭으로 출생되는 율이 가장 많고 그 중간치부터는 점점 희소해진다는 통계를 이용하는 방법인 것이다.

예를 들면 1978 년 11 월 14 일에 출생된 남아가 있는데 그 신장은 50 cm, 체중 3,200 g, 두위는 34 cm 이고, 어린애의 모친은 甲, 乙의 2 인의 남성과 다음의 날짜에 성관계를 가졌다.

甲 : 1978 년 3 월 14 일, 4 월 27 일

乙 : 1978 년 2 월 16 일

이 중 4 월 27 일의 성교일부터 출생일까지는 202 일밖에 안 되므로 제외키로 한다. 그렇다면 3 월 14 일(243 일)과 2 월 16 일(272 일)이 가능성이 많아진다. 이 수치를 하기의 제종의 통계표를 사용하여 甲과 乙의 성교섭

중 어느 쪽의 어린애를 수정할 가능성이 있는가를 구해 보기로 한다.

(1) Labhardt 法 *Labhardt's Method* (〈表 11-35, 11-36〉)

24,734 예의 신생아의 신장과 최종 월경 개시일부터 분만까지의 일수를 조사하고 그간의 상호 관계를 구한 것이다. 따라서 Labhardt 의 확률표(〈表 11-36〉)에 의거하여 신장 50 cm 의 남아가 수태기간 중에 출생된 경우의 가능성을 이 표에서 찾아내는 경우 乙은 270−272=−2 이기 때문에 〈表 11-36〉의 중간기에 해당되므로 41.9 %의 가능성이,

甲은 270−243=27 이기 때문에 〈表 11-36〉의 제 3 기에 해당되기 때문에 1.39 %의 가능성이 있는 것이다.

(2) Wichmann 法 *Wichmann's Method* (〈表 11-37〉)

35,315 예의 신생아에서 얻어진 수태 후의 임신기간과 신장과의 상호관계를 표한 것이다. 수태일은 Kraus-Ogino 의 수태최적일 (최종월경일로부터의 평균임신기간에서 14 일을 감한다)을 예정하고 있다. 태아가 남자인 경우는 여자의 경우보다 임신 기간이 짧기 때문에 보정한다.

(3) Hosemann 法 *Hosemann's Method* (圖 11-32)

Hosemann 이 말하는 "어긋나는 확률"의 설로부터 생각해 낸 방법이다.

50 cm 의 신생아의 수태기간이 243 일인 경우 Hosemann 圖를 사용할 때는 10 일을 가산한다(Hosemann 圖는 최종월경초일을 기점으로 하고 있기 때문).

이것은 36.1 주가 된다. 이 수치로부터 Hosemann 圖로서는 10+90 %가 얻어진다. 이 수치는 신장 50 cm 의 신생아가 임신기간

〈表 11-35〉 **身長別平均妊娠期間**(最終月經日에서 算出 Labhardt 의 表)

身　　　長	女　　性	男　　性
45 cm	258(248)	262(252)
46 cm	266(256)	270(260)
47 cm	269(259)	274(264)
48 cm	276(266)	279(269)
49 cm	278(268)	282(272)
50 cm	281(271)	284(274)
51 cm	283(273)	285(275)
52 cm	285(275)	287(277)
53 cm	288(278)	289(279)
54 cm	289(279)	290(280)
55 cm	290(280)	294(284)

※ 괄호 내는 最終月經日에서 算出한 受胎後의 期間(平均妊娠期間에서 10日을 減한다).

〈表 11-36〉 **平均妊娠期間보다 빠르거나 늦은 경우에 야기될 수 있는 可能性**(Labhardt 의 確率表)

妊娠期間*	一　般　值	身長 48〜50 cm 때의 値
第 7 期	0.05	0.10
6	0.10	0.15
5	0.21	0.30
4	0.49	0.43
3	1.39	1.60
2	5.13	4.60
1	21.80	21.00
中間期	41.90	41.90
1	21.80	22.40
2	5.13	5.50
3	1.39	1.40
4	0.49	0.80
5	0.21	0.20
6	0.10	0.20
第 7 期	0.05	0.10

* 各期는 10 日을 單位로 한다.

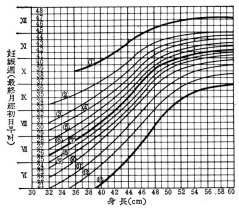

% ①99+1 ②95+5 ③90+10 ④80+20 ⑤70+30 ⑥60+40 ⑦50+50 ⑧40+60 ⑨30+70 ⑩20+80 ⑪10+90 ⑫5+95 ⑬1+99

圖 11-32. Hosemann 의 等頻度曲線
身長과 妊娠週의 交叉를 통하는 等頻度曲線을 찾고 그 곡선의 右側에서 數値를 얻는다. 그 수치 中 '+'의 앞의 수는 분만일보다 앞당겨 출생될 확률이며 뒤의 수는 분만일보다 늦게 출생될 확률을 표시한 것이다.

〈表 11-37〉　　　　　　　　　　　**Wichmann 法**

可能性	%	身　長　(cm)										
		45	46	47	48	49	50	51	52	53	54	55
9 {	1	185	199	211	222	226	230	234	236	236	237	238
	5	200	209	220	230	234	238	240	243	243	245	245
8 {	10	206	214	225	234	238	241	244	246	247	248	249
	15	209	218	228	237	241	243	246	249	249	250	251
7 {	20	212	221	230	239	243	246	248	250	251	252	253
	25	215	223	232	241	244	247	250	252	252	254	254
6 {	30	217	225	234	242	246	249	251	253	254	255	256
5 {	40	221	228	237	245	248	251	253	255	256	258	258
	50	225	231	240	247	250	253	255	257	258	260	260
	60	227	234	242	249	252	255	257	259	260	262	263
4 {	70	231	237	245	252	254	257	259	261	262	264	265
	75	232	239	246	253	256	258	260	262	263	265	266
3 {	80	234	240	248	254	257	259	261	263	264	266	267
	85	236	242	249	255	258	260	262	264	265	267	268
2 {	90	238	244	251	257	259	262	264	266	267	268	269
	95	241	246	253	259	261	263	265	267	268	270	271
1 {	100	247	252	258	263	265	267	269	271	272	274	275
2 {	95	253	258	263	267	269	271	273	275	276	278	279
	90	256	260	265	269	271	272	274	276	277	280	281
3 {	85	258	262	267	271	272	274	276	278	279	281	282
	80	260	264	268	272	273	275	277	279	280	283	283
4 {	75	262	265	270	273	274	276	278	280	281	283	284
	70	263	276	271	274	276	277	279	281	282	284	285
5 {	60	267	270	274	277	278	279	281	283	284	286	287
	50	269	273	276	279	280	281	283	285	286	288	290
	40	273	276	279	281	282	283	285	287	288	290	292
6 {	30	277	279	282	284	284	285	287	289	290	293	294
7 {	25	279	281	284	285	286	287	288	290	292	294	296
	20	282	283	286	287	287	288	290	292	293	296	297
8 {	15	285	286	288	289	289	291	292	293	295	298	299
	10	288	290	291	292	292	293	294	296	297	300	301
9 {	5	294	295	296	296	296	296	298	299	301	303	305
	1	309	305	305	304	303	304	304	306	308	311	312

※ ① 가장 可能性이 많다. ② 매우 可能性이 있다. ③ 可能性이 있다. ④ 不可能이라기보다 可能性이 있다. ⑤ 判定不能 ⑥ 可能하기보다 不可能한 편이 많다. ⑦ 不可能性이 있다. ⑧ 매우 不可能性이 높다. ⑨ 不可能性이 가장 많다.

243일의 경우, 그 날을 포함시켜 이것보다 전에 낳을 가능성이 10 %이며, 후에 낳을 가능성은 90 %라는 것을 의미한다. 따라서 50+50 %로는 전에 낳을 가능성도, 후에 낳을 가능성도 같다는 것을 의미하는 것이다.

Hosemann 의 %는 수치대로만 이해해서는 안 된다. 다시 말해서 1 %의 경우 100 회의 분만으로 1 회만 일어난다는 것이 아니라, 실제에는 1,000 회 중 1~2 회 정도 일어난다고 한다. 따라서, Hosemann 의 圖로 1 %의 치가 얻어진 경우, 실제에는 1~2 ‰로 생각하는 것이 좋다. 이것에 의하여,

1 % 이하는 명백히 불가능을 의미하며 1 %는 거의 불가능.

9~2 %는 불가능성이 있다.

29~10 %는 평균 이하
50~30 %는 평균

으로 해석한다고 한다.

3. 生殖能力의 檢査 Examination of Reproductivity

친생자감정에서 남성쪽이 지금까지 자식이 없다든가, 성행위를 행할 당시 질병에 이환 중에 있었던 것을 근거로 하여 친자관계를 부인하는 경우가 있다. 이런 경우의 감정에는 정액중에 정자가 존재하는가를 검사하여야 하는데 정자는 비록 극히 소수이더라도 발견되는가를 검사하면 되기 때문에 법의학적으로 판정하는 것은 그리 힘드는 일은 아니다. 그러나 임상적으로(특히 비뇨기과) 검

사해야 할 점이 많으므로 전문의에게 위촉하든가, 또는 공동으로 감정하는 것이 좋으며 검사는 다음과 같은 방법으로 한다.

① 기왕력의 분석

② 신체검사 :　특히 외성기 및 내성기의 시진 및 촉진

③ 정액검사 :　검사하는 사람으로부터의 수음, 콘돔 성교 또는 성교중단에 의한 방법으로 정액을 채취한다. 검사인이 지참한 정액의 검사는 타인의 것을 가져올 우려가 있으므로 검사 자료로서는 부적당하다. 정액을 채취할 경우에는 전의 사정으로부터 적어도 4일 이상 경과하는 것이 필요하며 또 1회 검사로서 판정하지 말고 기간을 두고 수회 검사하는 것이 좋으며, 소견이 검사 때마다 동일한가를 확인한 후에 판정하는 것이 좋다. 임상적으로는 정자의 수에 따라서 다음과 같이 구분한다.

精子數/ml	運　動　性	
6,000萬 以上	60% 이상 正常 = 生殖可能	
3,000萬~5,900萬	40~59% 乏精子症(1度)	生殖能減退 또는 消失
1,000萬~2,900萬	20~39% 乏精子症(2度)	
1,000萬 이하	20% 以下 乏精子症(3度)	
	無精子症・無精液症 = 生殖不能	

*無精子症이란 精子形成中의 세포는 인정되나, 成熟精子가 존재치 않는 경우이며, 無精液症은 거의 細胞도 결여된 상태를 말한다.

정자의 형태는 염색표본이나, 위상차현미경으로 검사하면 여러가지 형이 있다.

그 밖에 정액중의 과당(Leydig의 간질세포가 생성한다)을 정량한다든가, 단백분해효소 활성을 측정하는 방법도 있으나 실제에는 실효없는 경우가 많다.

최근에 불임증의 원인으로서 항정자응집소가 있다는 것이 알려졌다. 이 항체는 남성이나 여성에서도 증명되는데, 전자의 경우는 자기항체인 것으로 생각할 수 있다. 방법으로는 정자를 사용한 응집반응인데, Boyden의 방법에 의한 간접응집반응 및 혼합응집반응법이 있다. 여성의 혈액 중에 이 종류의 항체가 존재하는 경우는 콘돔 성교를 시켜

서, 혈청중의 항체량의 변화를 측정하여 저하되는 것이 증명되면 항정자항체일 가능성이 한층 높은 것이다. 이 항체는 혈청중뿐 아니라 경관분비물에서도 분비된다는 보고가 있다.

그 밖에 고환의 생검검사를 시행하여야 할 경우가 있다.

Ⅶ　人類遺傳學的 檢查에 의한 親生子 鑑定 *Parentage Testing by Anthropological Heredity Test*

친생자감정에는 혈청학적 검사, 산과학적 검사, 남성의 수정능력 검사와 함께 인류유전학적 검사가 시행된다.

인류유전학적 검사를 시행함에 있어서 반드시 전술한 다른 검사를 한 다음에 시행하여야 하는 것이다. 그 이유는 인류유전학적 검사의 원리는 각 개인의 제형질의 대부분이 유전에 의하여 결정되었다는 점에 입각한 것이지만 혈청학적 검사와 같이 명백한 친생자관계를 긍정 또는 부정할 정도로 확실한 것이 못된다. 따라서 인류유전학적 검사의 결과만으로 부자관계의 부존재를 추정한다는 것은 절대로 피해야 한다. 그러므로 우선은 혈형검사를 하고 이것으로 부정되지 않을 경우에는 인류유전학적 방법을 시행하여야 한다.

인류유전학적 검사를 다른 친생자감정법과 동시에 시행함으로써 하나의 이점이 있다. 종래의 혈형검사법이나 생식능력검사법의 원리는 부정배제에 있으며, 2인의 남성이 부친의 가능성이 있는 경우는 혈형검사로써 공히 부정할 수 없을 때, 부권의 긍정확률을 구하는 방법으로 제정하고 있다. 만일 그 치가 95% 이상 되지 못하고, 두 남성이 모두 80~60%라는 수치를 보이는 경우, 이것으로서는 어느 쪽 남성이 부친이냐 하는 것을 정할 수는 없다. 그러나 인류유전학적 검사로써는 어느쪽 남성이 문제되는 어린이와 많이 닮았는가를 적극적으로 검사할 수 있는

데 이점이 있다 하겠다.

1. 人類遺傳學的 檢査方法의 원리 및 방법
Principle and Method of Anthropological Heredity Test

자식의 유전형질은 한쪽은 모친으로부터, 또 다른 한쪽은 부친으로부터 받게 된다.

따라서 어린이와 모친 사이의 형질의 유사점을 검토하고 유사한 형질이 있으면 그것은 모친으로부터 유전된 것이므로 부자관계의 검사에 있어서는 참고로 하지 않고 모친과 다른 형질은 부친으로부터 유전된 것으로 추정되므로 그 형질이 어느 남성으로부터 유전되었는가를 검사하게 된다. 그 형질이 증명된다면 원칙적으로 부자관계의 가능성이 있다고 생각하게 된다.

검사한 결과 그 형질이 어느 남성에 있어서도 증명되지 않는 경우에는 그 검사의 범위 내에서는 참된 부친이 증명되지 않는 결과가 되는 것이다. 따라서 형질의 비교를 위해서는 감정인은 검사받을 모든 사람을 동시에, 그리고 동일 장소에 집합시켜서 검사할 필요가 있는 것이다. 이것은 인류학적 측정법의 결과만으로는 인체의 각 부분의 정확한 삼차원의 구조를 비교하기는 어렵기 때문에 양친과 자식을 동시에 직접 검사함으로써 좋은 결과를 얻는 경우가 있다. 또 어릴 때는 형질의 발현이 불충분하므로 너무 어린아이의 검사는 무의미한 것이며 또 분만시의 형태의 변형으로 유전형질이 불분명하기 때문에 적어도 3세 이상이 된 후에 부자관계의 검사를 하는 것이 좋다.

기타 부자관계의 문제가 되는 어린이의 대조로서 같은 어머니에서 출생되었고 또 부자

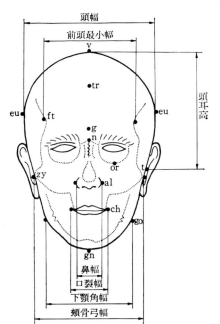
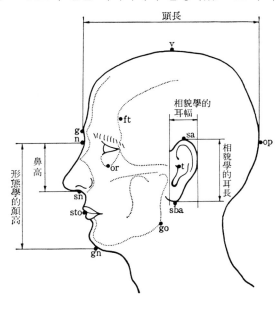

圖 11-33. 頭部 및 顔面部의 人類學的 測定法

$$頭長幅指數 = \frac{最大頭幅 \times 100}{最大頭長}$$

$$橫頭顔面指數 = \frac{頰骨弓幅 \times 100}{最大頭幅}$$

$$形態學的 顔指數 = \frac{形態學的 顔高 \times 100}{頰骨弓幅}$$

$$相貌的 耳指數 = \frac{相貌的 耳幅 \times 100}{相貌的 耳長}$$

$$頭長高指數 = \frac{頭耳高 \times 100}{最大頭長}$$

$$橫前頭頂指數 = \frac{最小前頭幅 \times 100}{最大頭幅}$$

$$頰骨下顎指數 = \frac{下顎角幅 \times 100}{頰骨弓幅}$$

$$頭幅高指數 = \frac{頭耳高 \times 100}{最大頭幅}$$

$$頰骨前頭指數 = \frac{最小前頭幅 \times 100}{頰骨弓幅}$$

$$鼻指數 = \frac{鼻幅 \times 100}{鼻高}$$

관계가 확실한 어린이를 같이 검사하면 검사 결과는 더욱 정확을 기할 수 있는 것이다.

아버지의 의심이 있는 남성이 사망한 경우에는 그 남성의 부친 또는 형제들을 검사하거나 생존시의 사진을 비교하는 경우가 있는데 이런 경우에는 정확도가 떨어지는 것을 알아야 할 것이다.

검사 방법으로서는,

① 生體計測檢査 *somatometry*
② 生體比較檢査 *somatoscopy*
③ 皮膚紋理檢査 *dermatography*
④ 味盲檢査
⑤ 귀지(耳垢) 檢査 등이 있다.

2. 生體計測檢査 *Somatometry*

생체의 제계측치로서는 각종 지수를 비교하게 되는데 계측하여야 할 사항은 신장, Tragion 의 높이, 견봉고 *acromion*, 요골경

고 *stylion*, 중지단고 *dactylion*, 中指端間距離, 軀幹長, 肩峰幅, 手幅, 手長, 足幅, 足長, 腕長 등을 계측하고 그 중에서 완장, 구간장, 견폭, 수장 등의 계측치를 신장으로 나누고 이를 100 배 한 각종 지수, 그리고 수지수=100×(수폭 : 수장), 족지시=100×(족폭 : 족장)과 圖 11-33 에서 보는 두부 및 안면부의 각종 지수를 구하여 비교한다.

3. 生體比較檢査 *Somatoscopy*

다음 표와 같은 점을 비교하게 된다(〈표 11-38〉).

특히 참고가 되는 것은 다음과 같다.

(1) 頭　部 *Head*

a) 두부의 형상은 유전에 의하여 결정된다고 하나 발육에 의하여 변화되거나 외부인자의 영향을 받기 쉽다. 특히 분만중의 두부의 변형은 후에까지 남게 된다.

〈표 11-38〉　　　　　　　　生體比較檢査項目一覽表

No.	部位	比較形質	No.	部位	比較形質	No.	部位	比較形質	No.	部位	比較形質
1	正頭輪廓	正面輪廓	27	毛	位置의 左右不同	54	口部	口角의 方向	77	耳部(圖參照)	對耳角傾斜
2		頭頂輪廓	28		眉弓隆起度	55		鼻底, 口脣間距離	78		對耳角彎曲
3		側頭部	29	眼部	眼裂의 길이	56		上口脣의 形	79		耳垂의 크기
4		額骨部	30		眼裂方向	57		上口脣의 두께	80		耳垂의 形
5		頸部	31		眼裂 넓이	58		下口脣의 두께	81		耳垂의 面
6	側面輪廓	側面輪廓	32		眼瞼, 一重, 二重	59		口脣의 突出度	82		耳垂根의 狀態
7		額鼻輪廓	33		上眼瞼緣曲率	60		보조개	83		耳殼의 두께
8		鼻口輪廓	34		下眼瞼緣曲率	61	耳	크기	84		耳孔의 狀態
9	前頭	側面傾斜度	35		上眼瞼脂肪沈着	62		形	85		耳垢(後述)
10		넓이	36		眼窩陷凹度	63		높이	86		耳의 上界
11		髮際의 形	37		眼球突出度	64		耳輪의 크기(上部)	87		耳의 下界
12		높이(鼻底로부터)	38		兩眼距離	65		耳輪의 卷込度	88	頤部	頤面傾斜度
13	頭部	頭頂旋毛	39		瞳孔左右不同			(上部)	89		頤溝
14		髮際旋毛	40		虹彩의 色	66		耳輪의 卷込度	90		正面角度
15		頭毛色	41		虹毛의 길이			(起始部)	91	齒列	整然, 不整然
16		質	42		睫毛密度	67		中央窩의 깊이	92	毛	손톱의 形
17		密度	43		睫毛의 方向	68	耳	耳輪起點의 位置	93		손톱의 色
18	眉	形	44	鼻部	鼻背側面輪廓	69		起始部에서 外緣의 移行狀態	94		손톱의 面
19		中心線方向	45		鼻根의 깊이	70		對耳輪의 形	95		右小指의 길이
20		色	46		鼻底	71		對耳下部突出度	96		左小指의 길이
21		密度	47		높이	72		對耳輪의 隆起度	97	足	偏平足의 有無
22		眉毛間距離	48		鼻翼의 크기	73		耳角의 形	98		足指의 높이
23		眼裂과의 距離	49		鼻翼의 左右不同	74		耳角의 크기	99		右Ⅰ趾·Ⅱ趾
24		眉毛의 方向	50		鼻尖의 形	75		耳角과 耳輪起始部의 狀態	100		左Ⅰ趾·Ⅱ趾
25		眉毛의 幅	51		鼻孔의 크기	76		對耳角側面			
26		形의 左右不同	52		口裂의 크기						
			53		口裂의 方向						

b) 질환의 영향은 특히 주의할 필요가 있다. 예를 들어 구루병으로는 전두 및 두정결절의 돌출의 도가 커지며, 후두부는 편평화한다. 따라서, 이 같은 소견이 있어서 부자간에 유사점이 있을 것 같지만, 이 같은 외부인자가 영향되었을 경우는 제외되어야 한다.

c) 발육에는 지나친 영향은 받지 않으며 다음과 같은 것은 부자관계의 판정에 있어서 도움이 된다. 즉 전두결절의 위치, 전두의 형상, 측두부의 형상, 측두근부착부의 주행상태.

(2) 顔面部 Face

a) 측면에서 본 협골돌기의 형상, 특히 안면을 상방에 향하게 하면 특징이 잘 나타난다.

b) 안면 전체의 인상 이외에, 전안면각(전두부의 접선과 이부의 접선의 형성각)이나 상·중·하 안면부의 비율은 부자관계를 아는 데 중요한 지표가 된다.

(3) 眼　部 Eyes

a) 상안검의 형상 및 주행은 유전의 영향이 비교적 강하다.

b) 상안검의 높이(상안검연부터 미모하연까지의 높이)는 자식의 경우는 크고, 성인이 되면서 작아진다(특히 남성의 경우). 따라서 어린이가 상안검의 높이가 현저히 낮은 경우는 특히 중요한 지표가 된다.

(4) 鼻　部 Nose

a) 코의 높이가 높고 그리고 비배부가 좁은 형질은 우성유전하는 경향이 있다.

b) 어린이의 코의 모양은 변하기 쉽다. 9세까지는 현저하게 변화를 나타내며, 사춘기 이후가 되어서 완성된다고 본다. 그러나 코의 형이 모친과 전혀 닮지 않은 경우는 부친으로부터의 형질의 유전이라고 생각하는 것이 좋다.

c) 비저부는 거의 연령의 영향을 받지 않는다. 특히 외비공의 장축경사도는 부자관계의 분석으로는 중요하다.

(5) 口　部 Mouth

a) 구순연의 높이는 연령의 영향을 받기 쉬우나, 이상하게 얇든가 두터운 구순은 부자관계에서 의미를 가질 때가 많다.

b) 구순부의 돌출도는 비교적 중요한 지표가 된다.

c) 이부의 구나 선상의 피부모양은 피부와 피하조직이 강하게 유착한 것이며, 유전형질로서는 우성유전한다고 하며, 또 외부인자에 영향받는 일도 많다고 한다.

d) 구강내의 구개융기 torus palatinus 및 소와는 유전형질로서 중요한 특징을 표시할 때가 있다.

e) 연구개를 횡주하는 추벽의 수나 주행방향(중심선에 대한 경사)도 중요한 지표이다.

f) 치육의 발육부전(치육의 갈색의 변색)은 비교적 강한 유전을 한다.

g) 여러가지 치아의 결손이나, 간극의 이상도 강한 유전을 한다.

(6) 耳介部 Ears

a) 이개의 위치가 이상하게 높든가 낮은 경우는 유전에 의한 것이라는 것을 염두에 두어야 한다.

b) 이안 수평면에 대한 이의 장축의 방향이 수직인 양친으로부터는 경사가 큰 어린이의 출생은 드물다.

c) 대주는 비교적 빨리 완성되므로 유전형질 분석에 중요한 역할을 한다.

d) 이수의 형상이나 협부피부와의 이행부의 형상은 비교적 유전적인 지배가 강하다.

e) 특별히 귀의 상태 중에서 다음의 점이 중요하다.

ⓘ 귀 전체의 형상 및 크기
ⓘ 귀 각부의 크기와 위치
ⓘ 對珠의 폭, 돌출의 정도
ⓘ 耳輪各部의 만곡의 정도, 종류 및 두께
ⓥ 耳介의 형상
ⓥ 珠間切痕 incisura intertragica 및 對珠 antitragus 의 형상
ⓥ 舟狀窩의 길이, 깊이 및 폭
ⓥ 耳垂의 形, 크기, 피부의 癒合의 상태
ⓘ 奇形, 기타의 특징

(7) 손 톱 *Nails*

a) 손톱의 검사는 중지의 손톱을 비교하는 것이 좋다.

b) 어린이의 손톱은 비교적 짧으며 폭이 넓은 점을 주의할 필요가 있다. 따라서 어린이로서 길고 좁은 손톱을 보는 경우에는 유전형질이라 생각해야 할 것이다.

c) 손톱의 만곡의 정도도 감별에 좋은 역할을 한다.

4. 皮膚紋理檢査 *Dermatography*

피부문리 검사에는 지문 *fingerprint*, 장문 *palm pattern*, 지문, 족저문, 구순문 등이 이용되고 있으나 현재 그 유전성의 체계가 확립된 것은 지문뿐이다.

(1) 指紋의 遺傳 *Inheritance of Fingerprints*

지문에 대한 문리의 형태 및 융선수 등의 친자간에 출현되는 상관관계, 1란성쌍생아의 지문의 비교연구 등으로 지문이 유전된다는 사실은 입증되었다. 그러나 유전형식과 유전인자분석에 대하여서는 아직 논의가 많은 실정이다.

1) 指紋形態의 分化, 變異 및 遺傳 1905년 Schlanginhaufen은 하등동물의 지문이 원시적인 직선상지문에서 점차 굴곡된 지문으로 이행되어 복잡화된 형태로 된다고 생각되어 지문의 기본형에 대한 연구를 시작하였다.

Bonnevie(1924)는 지문의 형태지수를 안출하였다. 즉 지문의 형태는 유전되는데 그 폭과 높이를 측정용확대경으로 측정하여 그 비로써 타원문, 중간문 및 원형문으로 분류하고 형태지수는 폭/고×100 으로 표시하였다. 또 개인의 형태지수는 무지를 제외한 8지의 지수의 평균치로써 표시하였다.

Geipel(1937)은 가우스곡선을 이용하여 일정한 측정법에 의한 형태지수를 전지에서 구하고 그 평균치를 10지형태지수로 하고 문형은 장문형, 원형문 및 횡문형으로 분류하고 실제적인 규칙으로서 모자가 공히 장문형인 경우 횡문형의 부는 거의 없으며, 모자가 공히 횡문형인 경우 장문형의 부는 거의 없으며 모자가 공히 원형문인 경우에는 부의 문형은 지정할 수 없다고 하였고 또 형태지수가 큰 부모에서는 역시 지수가 큰 어린이가 출생되며 지수가 작은 부모에서는 역시 작은 어린이가 출생되는 경향이 있다고 보고를 하였다.

그 후 Bonnevie(1940)[273]는 지문의 태생학적 연구에 입각하여 3대립인자독립유전설을 발표하였다. 즉 지문의 융선수 및 형태를 결정짓는 요인은 지두에 분포하는 신경에 있다고 생각하고 신경의 분포발달이 좋을수록 지문은 복잡한 형태로 된다고 생각하였다. 또 지문융선수를 결정하는 것은 지두표피의 두께로서 태생기의 지두표피가 두터울수록 주름이 형성되기 어려워 융선수가 적어지며 반대로 표피가 엷을수록 주름은 용이하게 형성되어 융선수는 많아지는데 그 표피의 두께에 대하여 1대의 유전자 V 및 v 가 있는 것으로 생각하고 V 는 표피를 두텁게 하는 인자, v 는 반대로 엷게 하는 인자로 하고 인자형으로 VV, Vv 및 vv 의 3형이 있어 개체에 있어서의 구별은 최고융선수가 22 선 이상의 경우 vv, 16~21 선의 경우 Vv, 15 선 이하의 경우 VV 가 된다고 하였다.

또 융선수는 태생기의 지두에서의 욕양화에 의하여 영향을 받는데, 즉 욕양화는 지두표피의 팽륭을 야기시키는 것으로 표피의 두께와 관련을 갖고 융선수가 결정된다는 것이다. 욕양화가 요골측에 일어나면 1쌍의 인자 R 과 r, 척골측에 일어나는 것은 1쌍의 인자 U 와 u 로 생각하고 인자형은 각각 RR, Rr, rr 과 UU, Uu, uu 의 각 3형이라고 하였다. 즉 전술한 3종의 대립인자가 서로 독립적으로 유전된다는 것이 Bonnevie 설이다. 실제 가계조사로 Bonnevie 는 10.2 %, Karl 은 15.1 %, Weninger 는 16.9 %, Metzner 는 10.3 %의 불일치되는 결과가 있었다고 보고하고 있다.

2) 指紋型의 遺傳 松倉(1952)[274]은 지문의 변이현상을 기초로 일정한 기준을 정하고

지문을 弓狀紋(A), 蹄狀紋(L), 渦狀紋(W)의 기본 3형과 弓蹄紋(AL), 蹄渦紋(LW), 弓渦紋(AW)의 3중간형으로 분류하고 A↔AL↔L↔LW↔W↔AW↔A 의 이행관계에 있음을 밝히고 이 6개의 지문형을 각각 수치화하여 그 10지의 합계치를 생물학적 지문가 *biological value of fingerprint* 라고 하였다(圖 11-34).

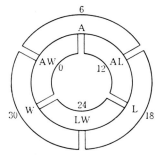

圖 11-34. 指紋變異에 관한 二重環 模型圖

A……6,　AL……12,　L……18,　LW……24,
W……30,　AW……0

이 수치가 최고인 300의 경우는 10지 전부가 와상문인 것을 의미하며 그 치가 적어질수록 제상문 혹은 궁상문이 증가된다는 것을 의미하게 되는 것이다. 생물학적 지문가를 표현형이라 하고 이를 다시 〈表 11-39〉와 같은 9형의 인자형으로 분류하였다. 가계조사를 토대로 양친의 인자형의 결합과 출생되는 자식의 인자형의 관계를 나타낸 것이 〈表 11-40〉이다.

(2) 掌紋 및 足紋의 遺傳 *Inheritance of Palm Print and Foot Print*

장문의 유전에 대하여서는 Wilder 의 쌍생

〈表 11-39〉　　指紋型의 分類(松倉)

型	生物學的 指紋價	隆線數
0	6~96	10 以下
1	102~162	11~60
2	168~180	61~100
3	186~204	101~140
4	210~240	141~170
5	246~270	171~200
6	276~294	201~230
7	300	231~250
8	0	251 以上

〈表 11-40〉　父母의 因子型結合과 子息의 因子型의 理論的 關係(松倉)

兩親의 結合	子息의 因子型		兩親의 結合	子息의 因子型	
	出生될수 있는型	否定되는型		出生될수 있는型	否定되는型
0×0	0	1~8	2×8	4~6	0~3, 7, 8
0×1	0~1	2~8	3×3	0~6	7, 8
0×2	0~2	3~8	3×4	0~7	8
0×3	0~3	4~8	3×5	1~7	0, 8
0×4	0~4	5~8	3×6	2~7	0, 1, 8
0×5	1~4	0, 5~8	3×7	3~7	0~2, 8
0×6	2~4	0, 1, 5~8	3×8	4~7	0~3, 8
0×7	3~4	0~2, 5~8	4×4	0~8	없음
0×8	4	0~3, 5~8	4×5	1~8	0
1×1	0~2	3~8	4×6	2~8	0, 1
1×2	0~3	4~8	4×7	3~8	0~2
1×3	0~4	5~8	4×8	4~8	0~3
1×4	0~5	6~8	5×5	2~8	0, 1
1×5	1~5	0, 6~8	5×6	3~8	0~2
1×6	2~5	0, 1, 6~8	5×7	4~8	0~3
1×7	3~5	0~2, 6~8	5×8	5~8	0~4
1×8	4~5	0~3, 6~8	6×6	4~8	0~3
2×2	0~4	5~8	6×7	4~8	0~4
2×3	0~5	6~8	6×8	5~8	0~5
2×4	0~6	7, 8	7×7	5~8	0~4
2×5	1~6	0, 7, 8	7×8	6~8	0~6
2×6	2~6	0, 1, 7, 8	8×8	8	0~7
2×7	3~6	0~2, 7, 8			

結合數는 合計 45組

아의 연구 및 Weninger 의 가계적 조사 이래 많은 학자들에 의하여 연구되어 유전성은 인정되나 그 구체적인 유전방식은 아직 체계화되지 않고 있는 실정이다.

5. PTC 味盲檢査 *PTC Taste Blindness Test*

PTC *phenylthiocarbamid* 의 용액을 입속에 적하하면, 쓴맛을 느끼는 사람과 전혀 느끼지 못하는 사람이 있는데 후자를 PTC 미맹이라 하며, Mendel 의 열성유전을 한다. 이 유전형은 분석이 간단하다는 이점에 반하여 이행형(잘 느끼지 않는 사람)이 있는 외에 3세쯤의 어린이는 미각을 잘 표현할 수 없다는 난점이 있다.

6. 귀지(耳垢)檢査[275] *Ear Cerumen Examination*

귀지에는 건·습의 두 형이 있으며, 건성

은 습성에 대하여 열성의 Mendel 유전을 한
다고 한다.

VIII 父權肯定의 確率 *Probability on Determination of Likelihood of Paternity*

부권긍정의 확률이란 친자관계 판정의 한
방법으로 Essen-Möller 에 의하여 연구된 것
으로 확률론에 있어서 Bays 의 사후확률의
정리를 응용하여 어떤 남성이 어린아이의 아
버지일 수 있는 확률을 말하는 것으로 이 확
률이 이용되는 데 있어서는 다음과 같은 점
에 유의하여야 한다.

① 각 형질이 유전학적으로 독립되어 있어
야 하며 연관이 있어서는 안 된다.

② 확률이 높을 경우(예, 95 % 등)에 비로
소 부권은 긍정적으로 판단된다. 그러나 단
정하여서는 안 될 것이다.

③ 두 남성의 부권긍정의 확률을 비교하여
정도의 차(60% 대 80%)가 있다 해서 그 정
도에 비례해서 부권을 긍정한다는 것은 아니
다.

이제 그 예를 들어 설명한다면

    자식 B, MN, Cc, D+, ee, P−
    모친 O, MN, cc, D−, ee, P+
    부친으로 지목된 남성
          B, N, Cc, D+, ee, P−라면

이 남성은 위의 혈형중 어떤 형으로도 부
친이 아니라고는 할 수 없다. 또 이 남성은
진실로 그 자식의 부친일 경우도 있겠고, 전
혀 타인인 경우도 있을 것이다. 그 중 진부
에 속하는 확률을 X, 위부에 속하는 확률을
Y 라면, Bays 의 정리에 의하여 부친이라는
긍정확률식(Essen-Möller 式)은,

$$W = \frac{X}{X+Y} \quad 즉 \quad W = \frac{1}{1+\frac{Y}{X}} \ 이 \ 된다.$$

이것을 ABO 式으로 생각하면 다음과 같
다. 즉 X 는 진실한 친자관계가 있는 것 중
에서, 모 O, 자 B 로 구성된 것을 선출하
고, 그 조중에서 부친이 B 인 경우가 몇 %

이었던가 하는 치를 구한다.

Y 는 전혀 무연한 타지역의 주민을 임의
로 선택하였을 때 그 사람이 B 라는 것은 몇
%인가 하는 치를 구한다.

따라서 X, Y 는 실제로 100 조 또는 1,000
조를 조사하여 그 수치를 구하는 것이 원칙
이라 하겠으나 근래에 와서는 집단유전학이
발달되어 혈형형질의 유전자빈도를 계산함으
로써 주어진 부모자의 조건하에 부권긍정의
확률은 용이하게 계산할 수 있다.

이제 그 기초를 간단히 설명한다.

1. ABO 式 血型의 경우 *The Cases of ABO Blood Group*

(1) ABO 血型의 遺傳子頻度 *Gene Frequency of ABO Blood Group*

ABO 식 혈형의 유전형질(표현형)은 A, B,
O, AB 형의 4 형이며, 그 유전자형은 다음과
같이 된다.

$$表現型 = 遺傳子型$$
$$\left.\begin{array}{l} O = OO \\ A = AA + AO \\ B = BB + BO \\ AB = AB \end{array}\right\} \cdots\cdots (1)$$

따라서 *A, B, O* 의 유전자가 어떤 일정집
단중에 존재하는 빈도(유전자 빈도)를 p, q, r
(p+q+r=1)이라면, 각 표현형이 나타나는
빈도는 다음과 같은 관계를 가진다.

$$\left.\begin{array}{l} O = r^2 \\ A = p^2 + 2pr \\ B = q^2 + 2qr \\ AB = 2pq \end{array}\right\} \cdots\cdots (2)$$

O, A, B, AB 는 실제로 일정한 집단을 조
사하여 얻은 치이기 때문에 이들의 각 유전
자의 출현 빈도는 이같이 하여 얻어진다.

$$\sqrt{O} = r$$
$$\sqrt{A+O} - \sqrt{O} = p$$
$$(A+O = p^2 + 2pr + r^2 = (p+r)^2$$
$$\therefore \ p = \sqrt{A+O} - r = \sqrt{A+O} - \sqrt{O})$$
$$\sqrt{B+O} - \sqrt{O} = q$$

(2) 母子結合의 確率 *Probability Combination of Mother and Child*

O형의 여성이 A형의 자식을 어느 정도의 빈도로 낳을 수 있는가는 다음과 같이 계산한다.

O형의 여성(출현빈도＝r²)은 A 혹은 AB형의 남성과의 사이에 A형의 자식을 낳기 때문에 〈表 11-41〉과 같이 모친이 O이고 자식이 A형인 조합은,

$$pr^2(p+r)+pqr^2(p+q+r)=pr^2$$

이 된다.

〈表 11-41〉 母O, 父A型 때의 親子結合의 確率

母父	結合 確率	子息의 出現頻度			
		O	A	B	AB
O×A	$r^2(p^2+2pr)$ $=pr^2(p+2r)$	pr^3	$pr^2(p+r)$	—	—
O×AB	$r^2 \cdot 2pq=2pqr^2$	—	pqr^2	pqr^2	

일반적으로는 兩親의 結合에서 O·A＝2pr²(p+q), O·AB ＝4pqr³이나 여기서는 母親이 O로 정하여져 있으므로 일반적인 出現頻度의 1/2이 된다.

(3) 眞父인 確率 *Probability on Paternity*

모자결합의 확률(모O→자A)을 알면, 이 중에서 부친이 A형인 경우는 일단은 진정한 부친으로 생각하고, O~A→A의 조합의 출현빈도를 O→A의 출현빈도로 나눈 것이 진정한 부친에 속하는 확률 (X)가 된다. 따라서,

$$X=\frac{pr^2(p+r)}{pr^2}=p+r \text{ 이다.}$$

(4) 父權肯定確率 *Probability on Determination of Likelihood of Paternity*

X, Y를 알면 모O, 자A 및 남A의 경우의 남성의 부권긍정확률은,

$$W=\frac{1}{1+\dfrac{Y}{X}}=\frac{1}{1+\dfrac{p^2+2pr}{p+r}}$$
$$=\frac{p+r}{p+r+p^2+2pr}$$

이 된다.

〈表 11-42〉는 여러가지 조합에서 얻어지는 $\dfrac{Y}{X}$를 표시한 것이다.

〈表 11-42〉 ABO式 血型에 있어서 父權肯定確率算出時 $\dfrac{Y}{X}$를 구하는 方法

子	母	父	$\dfrac{Y}{X}$의 計算式
O	O,A,B	O	r
		A	$p+2r$
		B	$q+2r$
		AB	—
A	O,B	O,B	—
		A	$p\left(1+\dfrac{r}{r+p}\right)$
		AB	$2p$
	A	O	$r+p+p\dfrac{r}{p+r}$
		A	$\dfrac{N}{p+3r}\left(1+\dfrac{r}{p+r}\right)$
		AB	$\dfrac{2N}{p+2r}$
		B	$\dfrac{N}{r}\cdot\dfrac{q+2r}{p+r}$
			$N=(r+p)^2+pr$
	AB	O	N
		A	N
		AB	$2N$
		B	$\dfrac{N}{r}(q+2r)$
			$N=p+r$
AB	A	O,A	—
		AB	$2q$
		B	$q\left(1+\dfrac{r}{r+q}\right)$
	AB	O	—
		A	$(p+q)\left(1+\dfrac{r}{r+p}\right)$
		AB	$p+q$
		B	$(p+q)\left(1+\dfrac{r}{q+r}\right)$
	B	O	—
		A	$p\left(1+\dfrac{r}{p+r}\right)$
		AB	$2p$
B	B	O	$r+q+\dfrac{rq}{r+q}$
		A	$(p+2r)\left(\dfrac{r+q}{r}+\dfrac{q}{q+r}\right)$
		AB	$2\dfrac{N}{q+2r}$
		B	$N\dfrac{q+2r}{(q+r)(q+3r)}$
			$N=r^2+q^2+3qr$

A B	O	q+r
	A	$\dfrac{q+r}{r}(p+2r)$
	A B	2(q+r)
	B	q+r
$\begin{Bmatrix} O \\ A \end{Bmatrix}$	$\begin{Bmatrix} O \\ A \end{Bmatrix}$	—
	A B	2q
	B	$q\left(1+\dfrac{r}{q+r}\right)$

2. MN 式 血型의 경우 *The Cases of MN Blood Group*

ABO 식 혈형의 경우와 동일하게 생각하면 좋지만, MN 식의 경우에는 유전자가 공우성 *codominant* 이기 때문에 비교적 간단하다.

(1) MN 式에 의한 遺傳子頻度 *Gene Frequency of MN Blood Group*

M 유전자의 빈도＝A

N 유전자의 빈도＝a, (A+a=1)로 하면, 어떤 집단의 M, N, MN 혈형의 출현빈도를 그대로 M, N, MN 이라 하면,

$$A=M+\frac{MN}{2} \text{ 또는 } A=\sqrt{M}$$

$$a=N+\frac{MN}{2} \text{ 또는 } a=\sqrt{N}\text{이다.}$$

따라서, 남성 M인 경우 Y＝A²

(2) 母子結合의 確率(X) *Probability on Combination of Mother and Child*

ABO 식 혈형과 같이 모 MN, 자 MN 인 경우 부친은 MN 형의 어떤 형의 경우도 가능하기 때문에 〈표 11-43〉과 모 MN →자 MN 의 모자결합의 확률은,

$$2A^2a^2+aA^3+Aa^3=aA(A^2+2aA+a^2)=aA$$

〈표 11-43〉　母 MN, 子 MN 때　親子結合의 確率

母　父	結合確率	子息의 出現頻度		
		M	MN	N
MN　MN	4 A²a²	A²a²	2 A²a²	A²a²
MN　M	2 A³a	A³a	A³a	—
MN　N	2 Aa³	—	Aa³	Aa³

일반적인 경우의 $\frac{1}{2}$이 된다.

가 된다.

(3) 眞父인 確率 *Probability on Paternity*

ABO 의 경우와 같이,

$$X=\frac{aA^3}{aA}=A^2$$

(4) 父權肯定確率 *Probability on Determination of Likelihood of Paternity*

$$W=\frac{1}{1+\dfrac{Y}{X}}=\frac{1}{1+\dfrac{A^2}{A^2}}=\frac{1}{2}$$

〈표 11-44〉는 MN 형의 경우의 $\frac{Y}{X}$를 표시한 것이다. 더욱 MN 형의 경우와 동일하게 대립유전자가 공우성의 성질을 가지고 있는 Rh 의 Cc, Ee, Haptoglobin, Gc 형 등의 경우의 $\frac{Y}{X}$ 는 MN 형과 동일하다.

〈표 11-44〉　MN 式 血型의 父權肯定確率算出時 $\frac{Y}{X}$를 求하는 方法

子	母	父	$\dfrac{Y}{X}$의 計算式
M	$\begin{Bmatrix} M \\ MN \end{Bmatrix}$	M	A
		MN	2A
		N	—
MN	M	M	—
		MN	2a
		N	a
	MN	M	1
		MN	1
		N	1
	N	M	A
		MN	2A
		N	—
N	$\begin{Bmatrix} MN \\ M \end{Bmatrix}$	M	—
		MN	2a
		N	a

A：M 遺傳子의 出現頻度　　a：N 遺傳子의 出現頻度

3. P 式 血型의 경우 *The Cases of P Blood Group*

이것은 2 인자대립이고, 한쪽이 열성인 경우의 다른 혈형에 적용된다.

(1) P 式 血型의 遺傳子頻度 *Gene Frequency of P Blood Group*

P 유전자의 빈도=A
p 유전자의 빈도=a   (A+a=1)이라면,
A=1−$\sqrt{p}$
a=$\sqrt{p}$
男性이 p 이면 Y=a²

(2) 母子結合의 確率 *Probability on Combination of Mother and Child*

모 P, 자 p 의 조합은 부친이 P 또는 p 의 어느 경우에도 가능하기 때문에 〈表 11-45〉에 있는 것같이, 모 P→자 p 의 모자결합의 확률은,

〈表 11-45〉 **母P, 子p인 경우의 母子結合의 確率**

母	父	結合確率	子息의 出現頻度		
			PP	Pp	pp
Pp	Pp	4 a²A²	a²A²	2 a²A²	a²A²
Pp	pp	2 aA³	—	aA³	aA³

a²A²+a³A=a²A(A+a)=a²A

(3) 眞父인 確率(X) *Probability on Paternity*

ABO, MN 의 경우와 같이,

$X = \dfrac{a^3A}{a^2A} = a$

(4) 父權의 肯定確率 *Probability on Determination of Likelihood of Paternity*

〈表 11-46〉 **P 式血型의 父權肯定確率算出時 $\dfrac{Y}{X}$ 를 求하는 方法**

子	母	父	$\dfrac{Y}{X}$의 計算式
P	P	P	$\dfrac{(1+a)(1+Aa)}{1+2a}$
		p	1+Aa
	p	P	A(1+a)
		p	—
p	{P p}	P	1+a
		p	a

A : P 遺傳子의 出現頻度   a : p 遺傳子의 出現頻度

$$W = \frac{1}{1+\dfrac{Y}{X}} = \frac{1}{1+\dfrac{a}{a^2}} = \frac{1}{1+a}$$

〈表 11-46〉은 P 식의 경우의 $\dfrac{Y}{X}$ 를 표시한다. 이 표는 대립유전자의 한쪽 형질을 검출할 수 없는 경우(Rh 의 d)와, 항혈청이 입수하기 어려운 경우에 사용된다.

4. Essen-Möller 式 統合肯定確率 *Essen-Möller's Probability*

전술한 바 ABO, MN, Rh(Cc, D, Ee), P 에 대하여 각각의 부권긍정확률은 알 수 있으나, 이것에 대하여 통합긍정확률은 다음과 같이하여 계산한다.

$$W = \frac{1}{1+\left(\dfrac{Y}{X}\right)_{ABO}\left(\dfrac{Y}{X}\right)_{MN}\left(\dfrac{Y}{X}\right)_{P}\left(\dfrac{Y}{X}\right)_{Rh}}$$

Rh 의 경우는 대립유전자 Cc, Dd, Ee 가 각각 독립된 유전을 하는 일은 없으며, 대립유전자 각각 상호간에 연쇄를 만들고 있으므로, $\left(\dfrac{Y}{X}\right)_{Cc} \cdot \left(\dfrac{Y}{X}\right)_{Dd} \cdot \left(\dfrac{Y}{X}\right)_{Ee}$ 의 순으로 표현하는 것은 옳지 않다. 따라서,

$$W = \frac{1}{1+\left(\dfrac{Y}{X}\right)_{ABO} \cdots \left(\dfrac{Y}{X}\right)_{Cc}}$$

또는 $\dfrac{1}{1+\left(\dfrac{Y}{X}\right)_{ABO} \cdots \left(\dfrac{Y}{X}\right)_{Dd}}$

또는 $\dfrac{1}{1+\left(\dfrac{Y}{X}\right)_{ABO} \cdots \left(\dfrac{Y}{X}\right)_{Ee}}$

로 하지 않으면 안 된다. 지금은 연쇄된 염색체의 출현빈도로부터 Rh 식 혈형의 부권긍정확률도 계산되어 있으므로, 그 쪽을 사용하는 편이 보다 정확하며 MNSs 의 경우도 같다.

◇ 參 考 文 獻 ◇

1. 概　說

1) Landsteiner, K. : On agglutination of normal human blood, Translated by Kappus, A. L. from *Wien. Klinische Wochenschrift*, 14 : 1132, 1901 : *Transfusions*, 1 : 5, 1961

2) Decastello, A. V. and Sturli, A. : Über die Isoagglutinine im serum gesunder und kranker menschen, *Munchen Med. Wchnschr*, 1090, 1902

3) Epstein, A. A. and Ottenberg, R. : Simple method of performing serum reactions, *Proc. N. Y. Path. Soc.,* 8 : 117, 1908

4) Dungern, E. V. and Hirszfeld, L. : Ueber Vererbung gruppenspezifischer strukturen des blutes, *Z. Immun Forsch.*, 6 : 284, 1910

5) Bernstein, F. : Ergebnisse einer biostatischen zusammenfassenden betrachtung uber die erblichen blutstrukturen des menschen, *Klin. Wschr.,* 3 : 1495, 1924

6) Wiener, A. S. : *Blood Groups and Transfusion*, 3rd Ed., Springfield, Thomas, 1943 (Reprinted in 1962 by Hafner Publishing Co.)

7) Andresen, P. H. : Reliability of the exclusion of paternity after the MN and ABO systems as elucidated by 20,000 mother-child examinations and its significance to the medico-legal conclusion, *Acta Path. Microbiol. Scand.*, 24 : 545, 1947

8) Wiener, A. S., Gordon, E. B. and Cohen, L. : Studies on the heredity of the human blood groups, Ⅱ., The A-B-O groups, *Acta Genet. Med. Gemel.*, 3 : 29, 1954

2. ABO 式血型

9) Landsteiner, K. and Levine, P. : A new agglutinable factor differentiating individual human bloods, *Proc. Soc. Exper. Biol. & Med.,* N.Y., 24 : 600, 1927

10) Landsteiner, K. and Levine, P. : Further observations on individual differences of human blood, *Proc. Soc. Exper. Biol. & Med.,* N.Y., 24 : 941, 1927

11) Sanger, Ruth : An association between the P and Jay systems of blood groups, *Nature* (London), 176 : 1163, 1955

12) Landsteiner, K. and Wiener, A. S. : An agglutinable factor in human blood recognized by immune sera for rhesus blood, *Proc. Soc. Exper. Biol. & Med.,* N.Y., 43 : 223, 1940

13) Wiener, A. S. and Peters, H. R. : Hemolytic reactions following transfusions of the homologous group with three cases in which the same agglutinogen was responsible, *Ann. Int. Med.,* 13 : 2306, 1940

14) Levine, P., Katzin, E. M. and Burnham, L. J. : Isoimmunization in pregnancy, its possible bearing on the etiology of erythroblastosis fetalis, *J.A.M.A.,* 116 : 825, 1941

15) Levine, P., Burnham, L., Katzin, E. M. and Vogel, P. : The role of isoimmunization in the pathogenesis of erythroblastosis fetalis, *Am. J. Obst. & Gynec.,* 42 : 925, 1941

16) 林成律, 文國鎭 : 〈*Falcata Japonica K.*의 phytohemoagglutinin에 關한 研究〉, 「高麗醫大誌」, 11 : 1, 397, 1974

17) 文國鎭, 林成律 : 〈*Falcata Japonica K.* 및 *Dolichos biflorus*의 赤血球 및 淋巴球에 對한 凝集活性에 關한 研究〉, 「高麗醫大誌」, 14 : 2, 341, 1977

18) Wiener, A. S. : Problems and pitfalls in blood grouping tests for nonparentage, *Am, J. Clin,* Path., 51 : 9, 1969

19) Sussman, L. N. : *Paternity testing by blood grouping,* 2nd Ed., Charles C. Thomas Publisher, Springfield, 1976

20) Wiener, A. S. and Ward, F. A. : The serologic specificity (blood factor) C of the A-B-O blood groups, *Amer. J. Clin. Path.,* 46 : 27, 1966

21) Schiff, F. und Sasaki, H. : Über die Vererbung des serologischen ausscheidungstypus, *Z. Immun. Forsch.,* 77 : 120, 1932

22) Guy, R. L., Haberman, S., Romick, I. and Felts, M. H. : Comparison of immune and naturally-occurring antibodies at test reagents for blood grouping diabetic patients, *Transfusion*, 1 : 138, 1967

23) Sussman, L. N. and Solomon, R. : Another pitfall in blood group testing for nonpaternity,

Transfusion, 13 : 231, 1973

24) Cameron, C., Graham, F., Dunsford, I., Sickles, G., MacPherson, C. R., Cahan, A., Sanger, R. and Race, R. A. : Acquisition of a B -like antigen by red blood cells, *Brit. Med. J.,* 2 : 29, 1959

25) Tovey, G. H. : *Changes in the Group A Antigen in Leukaemia,* Proc. Ⅶth Cong. Europ. Soc. Hemat., London, 1959

26) Garraty, G., Willbanks, E. and Petz, L. D. : An acquired B antigen associated with Proteus vulgaris infection, *Vox Sang.,* 21 : 45, 1971

27) Marsh, W. L. : The pseudo-B antigen. A study of its development, *Vox Sang.,* 5 : 387, 1960

28) Marsh, W. L., Jenkins, W. J. and Walther, W. W. : Pseudo-B ; an acquired group antigen, *Brit. Med. J.,* 2 : 63, 1959

29) Stratton, F. and Renton, P. H. : Acquisition of B-like antigen, *Brit. Med. J.,* 2 : 244, 1959

30) Beattie, K. M. and Zuelzer, W. W. : A serum factor reacting with acriflavin ; causing an error in ABO cell grouping, *Transfusion,* 8 : 254, 1968

31) Worlledge, S. M., Carstairs, K. C. and Dacie, J. V. : Autoimmune hemolytic anaemia associated with α-methyldopa therapy, *Lancet,* 2 : 135, 1966

32) Golde, D. W., McGinniss, M. G. and Holland, P. V. : Serum agglutinins to commercially prepared albumin, *Am, J. Clin. Path.,* 55 : 655, 1971

33) Davidsohn, I. and Toharsky, B. : The production of bacteriogenic hemagglutination, *J. Infect. Dis.,* 67 : 25, 1940

34) Bhende, Y. M., Deshpande, C. K., Bhatia, H. M., Sanger, R., Race, R. R., Morgan, W. T. J. and Watkins, W. M. : A "new" blood group character related to the ABO system, *Lancet,* 1 : 903, 1952

35) Ceppellini, R., Nasso, S. and Tecilazich, F. : *La malattia Emolitica del Neonato,* Milan, Institute Sieroteropico Milanese Serafino Belfanti Milano, 204, 1952

36) Levine, P., Robinson, E., Celano, M., Briggs, O. and Falkinburg, L. : Gene interaction resulting in suppression of blood group substance B, *Blood,* 10 : 1100, 1955

37) Segfried, H., Wolewska, I. and Werblinska, B. : Unusual inheritance of ABO group in a family with weak B antigens, *Vox Sang.,* 9 : 268, 1964

38) Race, R. R. and Sanger, R. : *Blood Groups in Man,* Springfield, Thomas, 163, 1950

39) Wiener, A. S., Lederer, M. and Polayes, S. H. : Studies in isohemagglutination. Ⅳ—on the chances of proving nonpaternity with special reference to blood groups, *J. Immunol.,* 19 : 259, 1930

40) Wiener, A. S. and Wexler, I. B. : *Heredity of the Blood Groups,* New York and London, Grune & Stratton, 1958

41) Schiff, F. and Boyd, W. C. : *Blood Grouping Technic,* New York, Interscience Publishers, 1942

42) Fisher, R. A. : Standard calculations for evaluating a blood group system, *Heredity,* 5 : 95, 1951

43) Boyd, W. C. : The chances of excluding paternity by the MNS blood group system, *Am. J. Human Genet.,* 7 : 199, 1955

44) Boyd, W. C. : Chances of excluding paternity by the Rh blood group, *Am, J. Human Genet.,* 7 : 229, 1955

45) Wiener, A. S. : Application of blood grouping tests in cases of disputed maternity, *J. Forensic Sci.,* 4 : 351, 1959

3. Lewis 式血型

46) Mourant, A. E. : A "New" human blood group antigen of frequent occurrence, *Nature* (London), 158 : 237, 1946

47) Sneath, J. S. and Sneath, P. H. : Transformation of the Lewis Groups of human red cells, *Nature* (London), 176 : 172, 1955

48) Grubb, R. : Correlation between Lewis blood group and secretor character in man, *Nature* (London), 162 : 933, 1948

4. Cl 式血型

49) Moon, G-J. and Wiener, A. S. : A new blood factor, Cl, demonstrated with extracts of seeds of the Korean *Clerodendron trichotomum Thunberg, J. Korea Medical,* 13, 2, 37, 1976

50) Erskine, A. G. and Socha, W. W. : *The*

principles and practice of blood grouping, 2nd Ed., The C.V. Mosby Co., Saint Louis, 76, 1978

51) 李亨柱, 李鳳熙, 黃迪駿：〈韓國産누리장 (*Clerodendron trichotomum Thunberg*) 抽出 液의 動物血球와의 凝集反應〉, 「韓法醫誌」, 1 : 1, 101, 1977

52) 朴淳元, 韓元東：〈사람 唾液의 Cl 血型分泌 型에 關한 研究〉, 「韓法醫誌」, 3 : 1, 3, 1979

5. MNSs 式血型

53) Landsteiner, K. and Levine, P. : On individual differences in human blood, *J. Exper. Med.*, 47 : 757, 1928

54) Landsteiner, K. and Levine, P. : On inheritance of agglutinogens of human blood demonstrable by immune agglutinins, *J. Exper. Med.*, 48 : 731, 1928

55) Bird, G. W. G. : Observations on some nonspecific plant haemagglutinins, *Vox Sang.*, 4 : 318, 319, 1959

56) Ottensooser, F. and Silberschmidt, K. : Haemagglutinin anti-N in plant seeds, *Nature* (London), 172 : 914, 1953

57) Moon, G-J. and Wiener, A. S. : A new source of anti-N lectin ; leaves of the Korean *Viciaunijuga Vox Sang.*, 26 : 167, 1974

58) Walsh, R. J. and Montgomery, C. M. : A new human isoagglutinin subdividing the MN blood groups, *Nature* (London), 160 : 504, 1947

59) Sanger, R. and Race, R. R. : Subdivisions of the MN blood groups in man, *Nature* (London), 160 : 595, 1947

60) Levine, P., Kuhmichel, A. B., Wigod, M. and Koch, E. : A new blood factor, s, allelic to S, *Proc. Soc. Exper. Biol. & Med.*, N. Y., 78 : 218, 1951

61) Wiener, A. S., Unger, L. J. and Gordon, E. B. : Fatal hemolytic transfusion reaction caused by sensitization to a new blood factor U, *J. A. M. A.*, 153 : 1444, 1958

62) Greenwalt, T. J., Sasaki, T., Sanger, R., Sneath, J. and Race, R. R. : An allele of the S (s) blood group genes, *Proc. Nat. Acad. Sci.*, 40 : 1126, 1954

63) Coombs, H. I., Ikin, Elizabeth W., Mourant, A. E. and Plaut, Gertrude : Agglutinin anti-S in human serum, *Brit. Med. J.*, i. 109~111, 1951

64) Constantoulis, N. C., Paidoussis, M. and Dunsford, I. : A naturally occurring anti-s agglutinin, *Vox Sang.*,(*O. S.*), 5, 143~144, 1955

65) Fudenberg, H. and Allen, F. H. : The blood group antibody anti-s ; a third example, *Vox Sang.*, 2, 133~137, 1957

66) Allen, F. H., Jr, Madden, Helen J. and King, R. W. : The MN gene MU, which produces M and U but no N, S or s, *Vox Sang.*, 8, 549~556, 1963

67) Francis, Betty J. and Hatcher, D. E. : MN blood types. The $S^-s^-U^+$ and the M_1 phenotypes, *Vox Sang.*, 11, 213~216, 1966

68) Crome, W. : Über Blutgruppenfragen ; Mutter M, Kind N, *Dtsch. Ztschr. grichtl. Med.*, 24, 167~175, 1935

69) Friedenreich, V. : Ein erblicher defekter N -receptor, der wahrscheinlich eine bisher unbekannte blutgruppeneigenschaft innerhalb des MN-systems darstellt, *Dtsch. Ztschr. gerichtl. Med.*, 25, 358~368, 1939

70) Allen, F. H., Corcoran, Patricia A., Kenton, H. B. and Breare, Nancy : M^g, a new blood group antigen in the MNS system, *Vox Sang.*, 3, 81~91, 1958

71) Winter, N. M., Antonelli, G., Walsh, E. A. and Konugres, A. A. : A second example of blood group antigen M^g in the American population, *Vox Sang.*, 11, 209~212, 1966

72) Sussman, L. N., Boruck, D. T., and Pretshold, H. : A study of the gene M^g in a paternity case, *Medical Lab.*, 28~29, December 1961

73) Metaxas, M. N. and Metaxas-Buhler, M. : M^k ; an apparently silent allele at the MN locus, *Nature* (London), 202 : 1123, 1964

74) Dunsford, I., Iken, Elizabeth W. and Mourant, A. E. : A human blood group gene intermediate between M and N, *Nature* (London), 172, 688~689, 1953

75) Gershowitz, H. and Fried, K. : Anti-M^v, a new antibody of the MNS blood group system. I. M^v, a new inherited variant of the M gene, *Amer. J. Human Genet.*, 18, 264~281, 1966

76) Race, R. R. and Sanger, R. : *Blood Groups in Man*, 1~5 Ed., Philadelphia, F. A. Davis,

1950, 1954, 1958, 1962 and 1968

6. Rh-Hr 式血型

77) Landsteiner, K. and Wiener, A. S. : An agglutinable factor in human blood recognized by immune sera from rhesus blood, *Proc. Soc. Exper. Biol. & Med.*, 43 : 223, 1940

78) Levine, P., Burnham, L., Katzin, E. M. and Vogel, P. : The role of isoimmunization in the pathogenesis of erythroblastosis fetalis, *Amer. J. Obstetr.*, 42 : 925, 1941

79) Wiener, A. S., Moor-Jankowski, J. und Brancato, G. J. : The LW factor, *Haematologia*, 3, 4, 385, 1969

80) Landsteiner, K. and Wiener, A. S.: An agglutinable factor in human blood recognized by immune sera for rhesus blood, *Proc. Soc. Exp. Biol.*, N. Y., 43, 223, 1940

81) Mourant, A. E. : A new rhesus antibody, *Nature* (London), 155, 542, 1945

82) Wiener, A. S.: Nomenclature of Rh blood types, *Science*, 99 : 532, 1944

83) Race, R. R.: The Rh genotypes and Fisher's theory, *Brood*, v.3, spec. issue ♯ 2, 27, 1948

84) Wiener, A. S. and Landsteiner, K. : Heredity of variants of Rh type, *Proc. Soc. Exper. Biol. & Med.*, 53 : 167, 1943

85) Stratton, F. : A new Rh allelomorph, *Nature* (London), 158 : 25, 1946

86) Race, R. R., Sanger, R. and Lawler, S. D. : Rh genes allelomorphic to D, *Nature* (London), 163 : 292, 1948

87) Bush, M., Sabo, B., Siroup, M. and Masouredis, S. P. : Red cell D antigen sites and titration scores in a family with weak and normal D^u phenotypes inherited from a homozygous D^u mother, *Transfusion*, 14 : 433, 1974

88) Argall, C. I., Ball, J. M. and Trentelman, E. : Presence of anti-D antibody in the serum of a D^u patient, *J. Lab. & Clin. Med.*, 41 : 895, 1953

89) Ceppellini, R., Dunn, L. C. and Turri, M. : An interaction between alleles at the Rh locus in man which weakens the reactivity of the Rh_0 factor (D^u), *Proc. Nat. Acad. Sci.*, 41 : 283, 1955

90) Wiener, A. S., Geiger, J. and Gordon, E. B. : Mosaic nature of the Rh_0 factor of human blood, *Exper. Med, & Surg.*, 15 : 75, 1957

91) Unger, L. J. and Wiener, A. S.: Some observations on blood factors Rh^A, Rh^B, and Rh^c, of the Rh-Hr blood group system, *Blood*, 14 : 522, 1959

92) Sacks, M. S., Wiener, A. S., Jahn, E. F., Spurling, C. L. and Unger, L. J. : Isosensitization to the new blood factor Rh^D with special reference to its clinical importance, *Ann. Int. Med.*, 51 : 740, 1959

93) Sussman, L. N. and Wiener, A. S. : An unusual Rh agglutinogen lacking blood factors Rh^A, Rh^B, Rh^c, and Rh^D, *Transfusion*, 4 : 50, 1964

94) Callender, S. T. and Race, R. R. : A serological and genetical study of multiple antibodies formed in response to blood transfusion by a patient with lupus erythematosis diffusus, *Ann. Eugenics*, 13 : 102, 1946

95) Race, R., Sanger, R. and Lawler, S. D. : Rh genes allelomorphic to C, *Nature* (London), 161 : 316, 1948

96) Stratton, F. and Renton, P. H. : Haemolytic disease of the newborn caused by a new Rh antibody, anti-C^x, *Brit. Med. J.*, 1 : 962, 1954

97) Ceppellini, R., Ikin, E. W. and Mourant, A. E. : A new allele of the Rh gene E., *Boll. 1st. Siero, Milanese.*, 29 : 123, 1950

98) Sussman, L. N. : The rare blood factor $rh^{(″)}$ or E^U, *Blood*, 10 : 1241, 1955

99) Greenwalt, T. J. and Sanger, R. : The Rh antigen E^w, *Brit. J. Haemat.*, 1 : 52, 1955

100) Shapiro, M. : Serology and genetics of a new blood factor ; hr^s, *J. Forensic Med.*, 7 : 96, 1960

101) Allen, F. H., Jr. and Tippett, P. A. : A new Rh blood type which reveals the Rh antigen G. *Vox Sanguinis*, 3 : 321, 1958

102) Sanger, R., Race, R. R., Rosenfield, R. E., Vogel, P. and Gibbel, N. : Anti-f and the "new" Rh antigen it defines, *Proc. Nat. Acad. Sci.*, 39 : 824, 1953

103) Rosenfield, R. E. and Haber, G. V. : An Rh blood factor, rhi (Ce), and its relationship to hr (ce), *Am. J. Human Genet.*, 10 : 474, 1958

104) DeNatale, A., Cahan, A., Jack, J. A., Race, R. R. and Sanger, R. : V, a "new" Rh antigen, common in negroes, rare in white people, *J. A. M. A.* 159 : 247, 1955

105) Race, R. R., Sanger, R. and Selwyn, J. G.:

Probable deletion in human Rh chromosome, *Nature* (London)，166 : 520, 1950

106) Race, R. R., Sanger, R. and Selwyn, J. G.: Possible deletion in human Rh chromosome ; a serological and genetical study, *Brit. J. Exper. Path.*, 32 : 124, 1951

107) Wiener, A. S., Gordon, E. B. and Cohen, L. : A new rare rhesus agglutinogen, *Am. J. Human Genet.*, 4 : 363, 1952

108) Vos, G. H., Vos, D., Kirk, R. L. and Sanger, R. : A sample of blood with no detectable Rh antigens, *Lancet*, 1 : 14, 1961

109) Wiener, A. S. : A new test (blocking test) for Rh sensitization, *Proc, Soc. Exper. Biol. & Med.*, 56 : 173, 1944

110) Race, R. R. : An "incomplete" antibody in human serum, *Nature* (London), 153 : 771, 1944

111) Diamond, L. K. and Abelson, N. M. : The importance of Rh inhibitor substance in anti-Rh serums, *J. Clin, Invest.*, 24 : 122, 1945

112) Wiener, A. S. : Conglutination test for Rh sensitization, *J. Lab. & Clin. Med.,* 30 : 662, 1945

113) Coombs, R. R. A., Mourant, A. E. and Race, R. R. : Detection of week and "incomplete" Rh agglutinins ; A new test, *Lancet*, 2 : 15, 1945

114) Dunsford, I. and Grant, J. : *The Antiglobulin (Coombs) Test in Laboratory Practice,* London, Oliver and Boyd, 1960

115) Pickles, M. M. : Effect of cholera filtrate on red cells as demonstrated by incomplete Rh antibodies, *Nature* (London)，158 : 880, 1946

116) Wiener, A. S. and Katz, L. : Studies on the use of enzyme treated red cells in tests for Rh sensitization, *J. Immunol.*, 66 : 51, 1951

117) Unger, L. J. : A method for detecting Rh_0 antibodies in extremely low titer, *J. Lab. & Clin. Med.*, 37 : 825, 1951

118) Unger, L. J. and Katz, L. : The effect of trypsin on hemagglutinogens determining eight blood group systems, *J. Lab. & Clin. Med.*, 39 : 135, 1952

7. P 式血型

119) Landsteiner, K. and Levine, P. : Further observations on individual differences of human blood, *Proc. Soc. Exper. Biol. & Med.*, N. Y., 24 : 941, 1927

120) Sanger, R. : An association between the P and Jay systems of blood groups, *Nature* (London)，176 : 1163, 1955

121) Matson, G. A., Swanson, J., Sanger, R. and Race, R. R. : A "new" antigen and antibody belonging to the P blood group systems, *Amer. J. Human Genetics*, 11 : 26, 1959

8. Kell 式血型

122) Coombs, R. R. A., Mourant, A. E. and Race, R. R. : In vivo isosensitization of red cells in babies with haemolytic disease, *Lancet*, 1 : 264, 1946

123) Chown, B., Lewis, M. and Kaita, H. : A "new" Kell blood group phenotype, *Nature* (London)，180 : 711, 1957

124) Allen, F. and Lewis, S. J. : Kp^a (Penny), a new antigen in the Kell blood group system, *Vox Sanguinis*, 2 : 81, 1957

125) Allen, F. H., Lewis, S. J. and Fudenberg, H. : Studies of anti-Kp^b, a new antibody in the Kell blood group system, *Vox Sanguinis*, 3, 1, 1958

9. Lutheran 式血型

126) Callender, S. R. and Race, R. R. : A serological and genetical study of multiple antibodies formed in response to blood transfusions by a patient with lupus erythematosis diffusus, *Ann. Eugenics*, 13 : 102, 1946

127) Cutbush, M. and Chanarin, I. : The expected blood-group antibody, anti-Lu^b, *Nature* (London)，178 : 855, 1956

10. Duffy 式血型

128) Cutbush, M., Mollison, P. L. and Parkin, D. M. : A new human blood group, *Nature* (London)，165 : 188, 1950

129) Itkin, E. W., Mourant, A. E., Pettenkofer, H. J. and Blumenthal, G. : Discovery of the expected hemagglutinin anti-Fy^b, *Nature* (London)，168 : 1077, 1951

130) Sanger, R., Race, R. R. and Jack, J. : The Duffy blood group of New York Negroes ; the phenotype Fy (a—b—), *Brit. J. Haemat.*, 1 : 370, 1955

11. Kidd 式血型

131) Allen, F. H., Diamond, L. K. and Niedziela, B. : A new blood group antigen, *Nature* (Lon-

don), 167 : 482, 1951

132) Plaut, G., Ikin, E. W., Mourant, A. E., Sanger, R. and Race, R. R. : A new blood group antibody, anti-Jk^b, *Nature* (London), 171 : 431, 1953

133) Sussman, L. N., Solomon, R. and Grogan, S. : The Kidd minus-minus phenotype, *Transfusion,* 15 : 356~358, 1975

12. 其他血型

134) Mann, J. D., Cahan, A. Gelb, A. G., Fisher, N., Hamper, J., Tippett, P., Sanger, R. and Race, R. R. : A sex linked blood group, *Lancet*, 1 : 8-10, 1962

135) Layrisse, M., Arends, T. and Dominguez Sisco, R. : Nuevo grupo sanguineo encontrado en descendientes de Indios, *Acta Medica Venezolana*, 3 : 132, 1955

136) Sussman, L. N. and Miller, E. B. : Un nouveau facteur sanguin "Vel", *Rev. Hémat.*, 7 : 368, 1952

137) Wiener, A. S., Unger, L. J., Cohen, L. and Feldman, J. : Type-specific cold auto-antibodies as a cause of acquired hemolytic anemia and hemolytic transfusion reactions : biologic test with bovine red cells, *Ann, Int. Med.*, 44 : 221, 1956

138) Eaton, B. R., Morton, J. A., Pickles, M. M. and White K. E. : A new antibody anti-Yt^a characterizing a blood group of high incidence, *Brit. J. Haemat.*, 2 : 333, 1956

13. 血清型

139) Polonovski, M. und Jayle, M. F. : Existence dans le plasma sanguin d'une substance activant l'action peroxydasique de l'hémoglobine, *C. R. Soc. Biol.*, 129 : 457, 1938

140) Smithies, O. : Zone electrophoresis in starch gels ; Group variations in the serum proteins of normal human adults, *Biochem. J.*, 61 : 629, 1955

141) Smithies. O. and Walker, N. F. : Genetic control of some serum proteins in normal humans, *Nature* (London), 175, 1265, 1955

142) Prokop, O. und Dietrich, A. : Ein Beweis für die Existenz eines Hp^0-Gens ; Mutter Hp 1-1, Kind Hp 2-2, *Dtsch. Z. Gerichtl. Med.*, 63 : 111, 1968

143) Turowska, B., Kobiela, J., Miecznikows-

ka, M. und Jugowska, E. : The haptoglobin system in newborns, (poln.), *Med. Dosw. i Mikrobiol.,* 17, 67, 1965

144) Connell, G. E., Dixon, G. H. and Smithies, O. : Subdivision of the three common haptoglobin types based on "hidden" differences, *Nature*, 193, 505, 1962

145-a) Smithies, O., Connell, G. E. and Dixon, G. H. : Chromosomal rearrangements and the evolution of haptoglobin genes, *Nature*, 196 : 232, 1962

145-b) Smithies, O., Connell, G. E. and Dixon, G. H. : Inheritance of haptoglobin subtypes, *Amer. J. hum. Genet*, 14. 1962

146) Fagerhol, M. K. and Jakobsen, J. H. : Heterogeneity of the human haptoglobin 1-1 molecule by electrophoresis of serum in starch gels at pH 4.9, *Vox Sang.*, 17 : 143, 1969

147) Nance, W. E. and Smithies, O. : New haptoglobin alleles ; a prediction confirmed, *Nature,* 198 : 869, 1963

148) Sutton, H. E. and Kapp, G. W. : Variations in heterozygous expression at the haptoglobin locus, *Amer, J. Hum. Genet.* 16 : 419, 1964

149) Black, J. A. and Dixon, G. H. : Amino-acid sequence of alpha chains of human haptoglobins, *Nature*, 218 : 736, 1968

150) Parker W. C. and Bearn, A. G. : Control gene mutation as a possible explanation of certain haptoglobin phenotypes, *Amer. J. Hum. Genet.*, 15, 159, 1963

151) Smithies, O., Connell, G. E. and Dixon, G. H. : Gene action in the human haptoglobins. I. Dissociation into constituent polypeptide chains, *J. Molec. Biol.*, 21, 213, 1966

152) Smithies, O. : Variations in human serum β-globulins, *Nature*, 180, 1482, 1957

153) Horsfall, W. R. and Smithies, O. : Genetic control of some human serum β-globulins, *Science*, 128 : 35, 1958

154) Smithies, O. and Hiller, O. : The genetic control of transferrin in humans, *Biochem. J.,* 72, 121, 1959

155) Prochnicka, B. : Eigene Untersuchungen über Tf-Gruppen in Polen, *N. ärztl. Fortbild.*, 61, 787, 1967

156) Ropartz, C., Rousseau, P. Y. und Rivat, L. : Essai d'interprétation quantitative des

qualités des réactifs anti-Gm, *Rev. Franc. Etud. Clin. Biol.*, 6, 591, 1961

157) Steinberg, A. G. : Studies on the Gm factors ; comparison of the agglutinators in serum from healthy donors, *Arthr. and Rheum.*, 5, 331, 1962

158) Luczkiewicz-Mulczykowa, A. : Anti-Gm (a) rabbit immune sera, *Arch. Immunol. Ther. Exp.*, 12 : 429, 1964

159) Hess, M. and Bütler, R. : Anti-Gm specificities in sera of rhesus monkeys immunized with human gamma globulin, *Vox Sang.* (Basel), 7, 93, 1962

160) Alepa, F. P. and Steinberg, A. G. : The production of anti-Gm reagents by rhesus monkeys immunized with pooled human gamma globulin, *Vox Sang.* (Basel), 9 : 333, 1964

161) Litwin, S. D. and Kunkel, H. G. : Genetic factors of human gamma globulin detected by rabbit antisera, *Transfusion* (Philad.), 6 : 140, 1966

162) Natvig, J. B. and Kunkel, H. G. : Detection of genetic antigens utilizing gamma globulins coupled to red blood cells, *Nature* (Lon.), 215 : 68, 1967

163) Litwin, S. D. and Camp, F. R. : Automated detection of Gm factors of human γG globulin, *Vox Sang.* (Basel), 17, 194, 1969

164) Vyas, G. N., Fudenberg, H. H., Pretty, H. M. and Gold, E. R. : A new rapid method for genetic typing of human immunoglobulins, *Immunol.*, 100 : 274, 1968

165) Grubb, R. and Laurell, A. B. : Hereditary serological human serum groups, *Acta Path. Microbiol. Scand.*, 39 : 390, 1956

166) Harboe, M. and Lundevall, J. : A new type in the Gm system, *Acta Path. Microbiol. Scand.*, 45, 4, 357, 1959

167) Harboe, M. : A new haemagglutinating substance in the Gm system, anti-Gm, *Nature* (Lon.), 183 : 1468, 1959

168) Bull. *Wld. Hlth. Organ.*, 33 : 721, 1965

169) Grubb, R. : *The Genetic Markers of Human Immunoglobulins*, Springer-Verlag, Berlin-Heidelberg-NewYork, 1970

170) Ropartz, C., Lenoir, J. and Rivat, L. : A new inheritable property of human sera ; the Inv factor, *Nature* (Lon.), 189, 586, 1961

171) Ropartz, C., Rivat, L., Rousseau, P. Y., Fudenberg, H. H., Molter, R. and Salmon, C. : Seven new human serum factors presumably supported by the gamma-globulins, *Vox Sang.* (Basel), 11, 99, 1966

172) Vyas, G. N. and Fudenberg, H. H. : Immunogenetic study of Am(1), the first allotype of human IgA, *Clin. Res.*, 17 : 469, 1969

173) Vyas, G. N. and Fudenberg, H. H. : Am (1), the first genetic marker of human immunoglobulin A, *Proc. Nat. Acad. Sci.* (Wash.), 64, 1211, 1969

174) Kunkel, H. G., Smith, W. K., Joslin, F. G., Natvig, J. B. and Litwin, S. D. : Genetic marker of the νA2 subgroup of νA immuno-globulins, *Nature* (Lon.), 223, 1247, 1969

175) Hirschfeld, J. : Individual precipitation patterns of normal rabbit sera. A preliminary report, *Acta Path. Microbiol. Scand.*, 46, 229, 1959

176) Cleve, H. and Bearn, A. G. : Inherited variations in human serum proteins : studies on the group specific component, *Ann. N. Y. Acad. Sci.*, 94, 218, 1961

177) Hirschfeld, J. : The Gc system, immunoelectrophoretic studies of normal human sera with special reference to a new genetically determined serum system (Gc), *Progr. Allergy*, 6, 155, 1962

178) Nerstrøm, B. : On the inheritance of the Gc-system. A danish family study, *Acta genet., Basel*, 13, 30, 1963

179) Reinskou, T. and Mohr, J. : Inheritance of the Gc types ; 95 Norwegian families with 343 children, *Acta Genet.*, 12, 51, 1962

180) Seppälä, I., Ruoslahti, E., Eriksson, A. and Mäkelä, O. : Regular inheritance of Gc groups in 169 families and 184 mother-child combinations, *Human Heredity*, 19 : 71, 1969

181) Suyama, H. and Uchida, H. : The Gc types in the Japanese, *Human Heredity*, 19, 74, 1969

182) Henningsen, K. : A silent allele within the Gc system, Proc. 4th Congr. *Int. Forens. Med.*, Copenhagen, 1966

183) Hennig, W. and Hoppe, H.H. : A new allele in the Gc-system : Gc^z, *Vox Sang.*, 10 : 214, 1965

184) Cleve, H., Kitchin, F. D., Kirchberg, G. and Wendt, G. G. : A faster migrating Gc-variant ; Gc Darmstadt, *Humangenetik*, 9, 26, 1970

185) Nerstrøm, B. and Jensen, J. S. : Immunoelectrophoretic analysis of blood stains with special reference to Gc grouping, *Acta Path. Microbiol. Scand.*, 58, 257, 1963

186) Allison, A. C. and Blumberg, B. S. : An isoprecipitation reaction distinguishing human serum protein types, *Lancet*, 1, 634, 1961

187) Bundschuh, G., Geserick, G., Marek, Z. und Fünfhausen, G. : Anti-Ag nach 16 Transfusionen-Frequenz von Ag in der Berliner Bevölkerung, *Dtsch. Ges. Wesen*, 18 : 819, 1963

188) Geserick, G., Bundschuh, G. und Ringk, H. : Über die Verwendbarkeit der menschlichen Serumeigenschaft Ag in der forensischen serologie, *Dtsch. Ges. Wesen*, 18 : 1668, 1963

189) Berg, K. : A new serum type system in man ; the Lp system, *Acta Path. Microbiol. Scand.*, 59 : 369, 1963

190) Berg, K. and Mohr, J. : Genetics of the Lp system, *Acta Genet.*, 13, 349, 1963

191) Mohr, J. and Berg, K. : Genetics of the Lp serum types ; Associations and linkage relations, *Acta Genet.*, 13 : 343, 1963

192) Rittner, Ch. and Rittner, B. : On the significance of the El(AB) variants, *Proc. 19th Coll. Prot. Biol. Fluids, Brugge*, 1971

193) Fagerhol, M. K. and Braend, M. : Serum prealbumin ; Polymorphism in man, *Science*, 119 : 986, 1965

194) Fagerhol, M. K. and Laurell, C. B. : The polymorphism of "prealbumins" and α_1-antitrypsin in human sera, *Clin. Chim. Acta*, 16 : 199, 1967

195-a) Fagerhol, M. K. : Serum Pi types in Norwegians, *Acta path. Microbiol. Scand.*, 70, 421, 1967

195-b) Fagerhol, M. K. : The Pi-system. Genetic variants of serum α_1-antitrypsin, *Series Haematologica.*, 1 : 153, 1968

196) Fagerhol M. K. and Tenfjord, O. W. : Serum Pi types in some European, American, Asian and African populations, *Acta Path. Microbiol. Scand.*, 72, 601, 1968

197) Fagerhol, M. K. and Hauge, H. E. : The Pi phenotype MP. Discovery of a ninth allele belonging to the system of inherited variants of serum α_1-antitrypsin, *Vox Sang.*, 15, 396, 1968

198) Rose, M. und Geserick, G. : Ein neuer serum protein polymorphismus ; Pt. Erste Hinweise für eine genetische Steuerung, *Acta Biol. Med. Germ.*, 23, 351, 1969

199) Alper, C. A. and Propp, R. P. : Genetic polymorphism of the third component of human complement(C'3), *J. Clin. Invest.* 47, 2181, 1968

200) Azen, E. A. and Smithies, O. : Genetic polymorphism of C'3 (β_1c-globulin) in human serum, *Science*, 162, 905, 1968

201) Propp, R. P. and Alper, C. A. : C'3 synthesis in the human fetus and lack of transplacental passage, *Science*, 162, 672, 1968

202) Berg, K. and Bearn, A. G. : An inherited X-linked serum system in man. The Xm system, *J. Exp. Med.*, 123, 379, 1966

203) Bundschuh, G. : Xh-ein genetisch determiniertes α_2-Globulin (möglicherweise Xm (a) in Verbindung mit einem weiteren noch unberkanntem, vielleicht geschlechtsbegrenztem Antigen), *Acta biol. Med. Germ.*, 17, 349, 1966

204) Rittner, Ch. : *Some biochemical and immunological aspects of the Xh antigen and its relation to Xm (a)*. XII. Kongreß d. Int. Ges. f. Bluttransfusion, Moskau, August, 1969

205) Shreffler, D. C., Brewer, G. J., Gall, J. C. and Honeyman, M. S. : Electrophoretic variation in human serum ceruloplasmin ; A new genetic polymorphism, *Biochem. Genetics*, 1, 101, 1967

206) Bajatzadch, M. and Walter, H. : Studies on the population genetics of the ceruloplasmin polymorphism, *Humangenetik*, 8, 134, 1969

207) Alper, C. A., Boenisch, T. and Watson, L. : Genetic polymorphism in human glycin-rich betaglycoprotein, *J. Exp. Med.*, 135, 68, 1972

14. 酵素型

208) Harris, H. : *The principles of human biochemical genetics*, North-Holland Publishing Company-Amsterdam, 1971

209) Ruddle, F. H. : Linkage studies employing mouse-man somatic cell hybrids, *Federation Proceedings*, 30, 921, 1971

210) Hopkinson, D. A., Spencer, N. and Harris,

H. : Red cell acid phosphatase variants ; a new human polymorphism, *Nature* (Lon.), 199, 969, 1963

211) Hopkinson, D. A., Spencer, N. and Harris, H. : Genetical studies on human red cell acid phosphatase, *Amer. J. Hum. Genet.*, 16, 141, 1964

212) Lai, L., Nevo, S. and Steinberg, A. G. : Acid phosphatases of human red cells ; Predicted phenotype conforms to a genetic hypothesis, *Science*, 145 : 1187, 1964

213) Giblett, E. R. and Scott, N. M. : Red cell acid phosphatase ; racial distribution and report of a new phenotype, *Am. J. Hum. Genet.*, 17, 425, 1965

214) Herbich. J. and Meinhart, K. : The rare "silent" allele P^0 or P^v (P^{Vienna}) of human red cell acid phosphatase, typed in a second family, *Humangenetik*, 15 : 345, 1972

215) Spencer, N., Hopkinson, D. A. and Harris, H. : Phosphoglucomutase polymorphism in man, *Nature*, 204, 742, 1964

216) Hopkinson, D. A. and Harris, H. : Evidence for a second "structural" locus determining human phosphoglucomutase, *Nature* (Lon.), 208, 410, 1965

217) Hopkinson, D. A. and Harris, H. : A third phosphoglucomutase locus in man, *Ann. Hum. Genet.*, 31, 359, 1968

218) Hopkinson, D. A. and Harris, H. : Rare phosphoglucomutase phenotypes, *Ann. Hum. Genet.*, 30, 167, 1966

219) Hopkinson, D. A and Harris, H. : Red cell acid phosphatase, phosphoglucomutase and adenylate kinase, in : *Yunis,* J. J., Biochemical methods in red cell genetics, Acad. Press, New York and London, 1969

220) Giblett, E. R. : *Genetic markers in human blood,* Blackwell Scientific Publications, Oxford Edinburgh, 1969

221) Parrington, J, M., Cruickshank, G., Hopkinson, D. A., Robson, E. B. and Harris, H. : Linkage relationships between the three phosphoglucomutase loci PGM_1, PGM_2, and PGM_3, *Ann. Hum. Genet.*, 32, 27, 1968

222) Monn, E. : Phosphoglucomutase (PGM) type determination by agar gel electrophoresis, *Vox Sang.*, 14, 70, 1968

223) Cook, P. J. L., Noades, J., Hopkinson, D. A., Robson, E. B. and Cleghorn, T. E. : Demonstration of a sex difference in recombinantion fraction in the loose linkage, Rh and PGM_1, *Ann. Hum. Genet.*, 35, 239, 1972

224) Westerveld, A., Visser, R. P. L. S., Meera Khan, P. and Bootsma, D. : Loss of human genetic markers in man-chinese hamster somatic cell hybrids, *Nature New Biology,* 234, 20, 1971

225) Weitkamp, L. R., Guttormsen, S. A. and Greendyke, R. M. : Genetic linkage between a locus for 6PGD and the Rh locus ; evaluation of possible heterogeneity in the recombination fraction between sexes and among families, *Amer. J. Hum. Genet.,* 23, 462, 1971

226) Fildes, R. A. and Harris. H. : Genetically determined variation of adenylate kinase in man, *Nature* (Lond.), 209, 261, 1966

227) Bowman, J. E., Frischer, H., Ajmar, F., Carson, P. E. and Gower, M. K. : Population, family and biochemical investigation of human adenylate kinase polymorphism, *Nature* (Lond.), 214, 1156, 1967

228) Rapley, S., Robson, E. B., Harris, H. and Smith, S. M. : Data on the incidence, segregation and linkage relations of the adenylate kinase (AK) polymorphism, *Ann. Hum. Genet.,* 31 : 237, 1967

229) Wendt, G. G., Ritter, H., Zilch, I., Tariverdian, G., Kindermann, I. and Kirchberg, G. : Genetics and linkage analysis on adenylate kinase, *Humangenetik,* 13, 347, 1971

230) Schleutermann, D. A., Bias, W. B., Murdoch, J. L. and McKusick, V. A. : Linkage of the loci for the nail-patella-syndrome and adenylate kinase, *Amer. J. Genet.,* 21, 606, 1969

231) Spencer, N., Hopkins, D. A. and Harris, H. : Adenosine deaminase polymorphism in man, *Ann. Hum. Genet.,* 32, 9, 1968

232) Hopkinson, D. A., Cook, P. J. L. and Harris, H. : Further data on the adenosine deaminase (ADA) polymorphism and a report of a new phenotype, *Ann. Hum. Genet.,* 32, 361, 1969

233) Dissing, J. and Knudsen, J. B. : A new red cell adenosine deaminase phenotype in man,

Human Heredity, 19, 375, 1969

234) Detter, J. C., Stamatoyannopoulos G., Giblett, E. R. and Motulsky, A. G. : Adenosine deaminase ; racial distribution and report of a new phenotype, *J. Med. Genet.,* 7, 356, 1970

235) Fildes, R. A. and Parr, C. W. : Human red -cell phosphogluconate dehydrogenases, *Nature* (Lond.), 200, 890, 1963

236) Chen, S. H. and Giblett, E. R. : Polymorphism of soluble glutamic-pyruvic transaminase ; a new genetic marker, *Science,* 173 : 148, 1971

237) Chen, S. H., Giblett, E. R., Anderson J. E. and Fossum, B. L. G. : Genetics of glutamicpyruvic transaminase ; its inheritance, common and rare variants, population distribution, and differences in catalytic actrivity, *Ann. Hum Genet.,* 35 : 401, 1972

15. HLA 型

238) Dauset, J. : Iso-leuco-anticorps, *Acta Haemat.* (Basel), 20, 156, 1958

239) Kissmeyer-Nielsen, F., Svejgaard, A., Ahrons, S. and Staub-Nielens, L. : Crossing -over within the HL-A system, *Nature,* 224, 75, 1969

240) Ceppelini, R., Curtoni, E. S., Matuz, P. L., Miggiano, V., Ecudeller, G. and Serra, A. : Genetics of leucocyte antigens ; a family study of segregation and linkage, *Histocompatibility Testing 1967,* Munksgaard, Kopenhagen, 149, 1967

241) Dausset, J., Ivanyi, P. and Ivanyi, D. : Tissue alloantigens in humans-identification of a complex system (Hu-1), *Histocompatibility Testing 1965,* Munksgaard, Kopenhagen, 51, 1965

242) Rood, J. J. van, Leeuwen, A. van, Schippers, A. M. J., Pearce, R., Blankenstein, M. van, and Volkers, W. : Immunogenetics of the group four, five and nine systems, *Histocompativility testing,* Munksgaard, Kopenhagen, 203, 1967

243) Bodmer, W. F., Bodmer, J. G. and Tripp, M. : Recombination between the LA and 4 loci of the HL-A system, *Histocompatibility Testing 1970,* Munksgaard, Kopenhagen, 187, 1970

244) Mayr, W. R. and Mickerts, D. : Another case of recombination within the HL-A system, *Tissue Antigens,* 1, 47, 1971

245) Thorsby, E., Sendberg, L., Lindholm, A., Mayr, W., Jφrgensen, F., and Kissmeyer-Nielsen, F. : *Polymorphism of the HL-A system.* Transplantation proceedings Ⅲ, 1, S. 101, Den Haag, 1971

246) Walford, R. : Macrotoxicity Test ; Lymphocyte Typing, *Manual of tissue typing techniques,* Bethesda, S. 14～15, 1968

247) Terasaki, P. I. : Microdroplet Cytotoxicity Test, *Manual of tissue typing techniques,* Bethesda, S. 10, 1968

276) Bodmer JG, Marsh SGE, Albert ED, et al.: Nomenclature for factors of the HLA system, 1991. In : Tsuji K, Aizawa M, Sasazuki T, eds. HLA 1991, Proceedings of the Eleventh International Histocompatibility Workshop and Conference. Oxford : Oxford University Press, 17-31, 1992.

277) 박명희, 김상인 : 정상 한국인의 HLA 항원 분포. 서울의대학술지. 25 : 90-9, 1984.

278) Imanish T, Akaza T, Kimura A, Tokunaga K, Gojobori T : Allele and haplotype frequencies for HLA and complement loci in various ethnic groups. In : Tsuji K, Alzawa M, Sasazuki T, eds. HLA 1991, Proceedings of the Eleventh International Histocompatibility Workshop and Conference. Oxford University Press, 1065-220, 1992.

16. 遺傳子指紋에 의한 親生子 鑑定

248) Jeffreys, A. J., Wilson, V., and Thein, S. L. : Individual-Specific Fingerprint of Human DNA, *Nature,* 316 : 76, 1985

249) Hill, A. V. S. : Use of Minisatellite DNA Probes for Determination of Twin Zygosity at Birth, *Nancet,* 1985 (1) : 1394, 1985

250) McNally, L. M. S., Shaler, R. C., Baird, M., Balazs, I., Forest, P. D., and Kobilinsky, L. : Evaluation of Deoxyribonucleic Acid (DNA) Isolated from Human Bloodstains Exposed to Ultraviolet Light, Heat, Humidity, and Soil Contamination, *Journal of Forensic Sciences,* 34 (5) : 1059, 1989

251) Southern, E. M. : Detection of Specific Sequences among DNA Fragments separated by Gel Electrophoresis, *J. Mol. Biol.,* 98 : 503, 1975

252) Lathrop, G. M., O'Connell, P., Nakamura, M. L., Cartwright. P., Lalouel, M., and White. R. : Three Genetic Linkage Groups on Chromosome 2, Cytogenetic, *Cell Genet.*, 46 : 644, 1987

253) Cooke, H.W.B., and Rappold, G. : Hypervariable Telomeric Sequences from the Human Sex Chromosomes are Pseudoautosomal, *Nature,* 317 : 687, 1985

254) Cooke, H. W. B., and Smith, S. A. : Variability of the Telomers of the human X/Y Pseudoautosomal Region, Cold Spring Harbor Symp. *Quant. Biol.,* 51 : 213, 1986

255) Nakamura, Y. P., O'Conell, P., Leppert, M., Barker, D., Wright, E., Skolnick, M., Lathrop, M., cartwright, P., Lalouel, J. M., and White, R. : A Primary Genetic Map of Chromo some 17, Cytogenet, *Cell Genet.,* 46 : 668, 1987

256) Feinnberg, A. P., and Vogelstein, B. : A Technique for Radiolabeling DNA restriction Endonuclease Fragments to High Specific Activity, *Anal, Biochem.,* 132 : 6, 1983

257) Smith, H. O., and Wilcox, K. W. : A Restriction Enzyme from Haemophilus influenzae, I. Purification and General Properties, *J. Mol. Biol.,* 51 : 379, 1970

258) Fowler, J. C. S., Burgoyne, L. A., Scott, A. C., Harding, H. W. : Repetitive Deoxyribonucleic Acid(DNA) and Human Genome variation ; A Concise Review Relevant to Forensic Biology, *Journal of Forensic Sciences,* 33 : 1111, 1988

259) Wyman, A. R., and White, A. : A Highly Polymorphic Locus in Human DNA, *Proc. Natl. Acad. Sci.,* 77 : 6754, 1980

260) Lewin, R. : DNA Fingerprints in Health and Disease, *Sciences,* 233 : 521, 1986

261) Goodbourne, S. E. Y., Higgs, D. R., Clegg. J. B., Weatherall, D. J : Molecular Basis of Length Polymorphisms in the Human γ-globin gene complex. *Proc. Natl. Acad. Sci. USA,* 80 : 5022, 1983

262) Jeffreys, A. J., Willson, V., and Thein, S. W. : Hypervariable 'Mini-satellite' Regions in Human DNA. *Nature,* 314(7) : 67, 1985

263) Balazs, I., Baird, M., Clyne, M., and Meade, E. : Human Population Genetic Studies of Five Hypervariable DNA Loci. *Am. J. Hum. Genet,* 44 : 182, 1989

264) McNally, L. M. S., Shaler, R. C., Baird, M., Balazes. I., Koilinsky, L., Forest, P. D. : The Effects of Environment and Substrata on Deoxyribonucleic Acid(DNA) ; The Use of Casework Samples from New York, *Journal of Forensic Sciences.* 34 : 1070, 1989

265) Perry, W. L. Ⅲ., Bass, W. M., Riggsby, W. S., and Sirotkin, K. : The Autodegradation of Deoxyribonucleic Acid(DNA) in Human Rib Bone and Its Relationship to the time Since Death, *Journal of Forensic Sciences,* 33 : 144, 1988

266) Berger, S. I., and Kimmel, A. R. : *Guide to Molecular Cloning Techniques, Methods in Enzymology.* Academic Press Inc. Harcourt Brace Jovanovich, Publishers. Vol 152, pp. 11, 1987

267) Bärl, W., Kratzer, A., Mächler, M., and Schmid, W. : DNA : Postmortem Stability in Various Human Organ Tissues, *Advances in Forensic Hematogenetics,* 2 : 392, 1988

268) 최진 :〈DNA 수준에서 유전성 질환의 진단 및 법의학적 응용〉,「한법의지」, 14 : 1, 1, 1990

269) 황적준 :〈법의감정에 있어서 유전자 지문의 중요성〉, 제 72 회 법의학 월례집담회요지, 4, 1991.

270) 문국진, 황적준, 김종열, 박의우 :〈유전자 조작을 이용한 사람 혈흔의 개인식별에 관한 연구〉「한법의지」, 15 : 1, 14, 1991

17. 其地方法에 依한 親生子鑑別

271) Ishiyama, Ikuo : *Contemporary Forensic Medicine,* Igaku Shoin Ltd., Tokyo, 1975

272) Farr, V., Mitchll, R. G. and Neligan, G. A. et al : The definition of some external characteristics used with assessment of gestational age in the newborn infant, *Develop. Med. and Child Neurol.,* 8. 507, 1966

273) Bonnevie, K. : Manifestierung der Epidermis polster in der Entwicklung der Papillarmuster. In : *Hundbuch der Erbbiologie des Menschen,* Bd. I., 121〜127, Springer, Berlin, 1940

274) 松倉豐治 :〈指紋の遺傳に關する研究(Ⅰ)および(Ⅱ)〉「四國醫學」3, 1 および 55, 1952

275) 松永英：〈ミミアカの檢査およびミミアカの遺傳學（Ⅰ）～（Ⅳ）〉,「遺傳」, 11, No. 9, 53(1957) ; 13, No. 9, 15 ; No. 10, 26, No. 11, 24 및 No. 12, 20, 1959

第12章 法醫學的 證據物檢查
Examination of Medicolegal Evidences

범죄의 과학적 수사 및 증거주의 재판을 시행하는 데 있어서 법의학적 증거물의 감정이 차지하는 비중은 매우 커서 그 사건의 해결을 좌우한다 해도 과언이 아닐 정도로 중요한 것이다. 이제 감정의 대상이 되는 법의학적 증거물들을 열거한다면 다음과 같은 것들을 들 수 있다.

혈흔, 정액반, 타액반, 질액, 모발, 골, 분변, 태변, 양수, 토물, 장기편, 위장내용 및 유즙 등이 검사의 대상이 되는 것이다.

I 血痕檢査 Examination of Blood Stain

혈흔이란 출혈된 혈액이 주위의 물체에 부착, 응고 또는 건조된 상태를 말한다.

1. 現場에서의 血痕檢査 Blood Stain Examination at the Scene

(1) 血痕의 形狀 Forms of Blood Stains (圖 12-1, 12-2 a, b)

사건 현장에 부착되어 있는 혈흔의 형상을 잘 분석함으로써 범죄 사실의 입증, 범행상황의 추정 및 자타살의 구별에 많은 도움을 받을 수 있는 것이다.

a) 높은 곳에서 수직으로 낙하된 혈흔은 원칙적으로 원형이며 그 높이가 약 25 cm 에서는 원형혈흔의 주위에 치차모양의 돌기가 생기기 시작하고 25 cm 이상의 거리에서 떨어지는 경우에는 혈흔모체에서 주위로 떨어지는 돌기가 생기기 시작한다.

b) 사각으로 떨어진 혈흔은 운동방향으로 돌기가 생긴다.

c) 혈액을 흘리면서 달리는 경우 전진방향

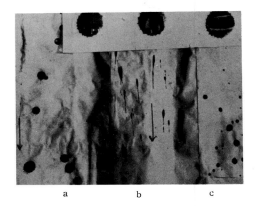

圖 12-1. 各種 血痕의 形狀
落下(垂直) 血痕(上)
a : 질주할 때의 血痕   b : 斜角으로 떨어진 血痕
c : 손을 앞과 뒤로 흔들 때

으로 돌기가 생긴다.

d) 출혈부와 물체가 밀착되어 운동하는 경우에는 찰과상의 혈흔이 형성된다.

e) 혈액이 부착된 수지로 물체표면을 만지는 경우에는 음성의 지문이 형성된다.

f) 쓰러져 출혈하는 경우에는 지도상의 불규칙한 혈흔을 보게 된다.

(2) 血痕의 經過時間 Lapsed Time of Blood Stain

혈흔의 경과시간은 혈흔의 건습, 색조 및 용해도로 추정된다. 신선한 혈흔은 암적색이며 시일이 경과되면 적갈색, 갈색, 대녹갈색, 대황록색 및 황색으로 변화된다.

Weinig 의 염화물반응 및 spectrophotometer 를 사용하는 방법[2]이 참고가 되는 경우가 있다.

(3) 出血量 Amount of Bleeding

출혈량은 질소측정법, 혈색소정량 및 면역

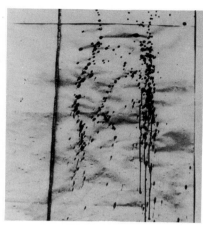

a

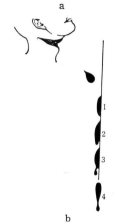

b

圖 **12-2.**
a : 壁과 平行하게 作用한 힘에 의한 血液
b : a의 模型

학적인 방법 등이 있다.

2. 血痕豫備檢査 *Preliminary Examination of Blood Stain*[3]

혈혼이라고 생각되는 斑이 다수 있을 때
혈혼을 정확히 가려내기 위해 또 때로는 과
일물이 부착되거나, 쇠녹이 부착되어 마치
혈혼같이 보이는 경우가 있다. 이때 혈혼 여
부를 가려내는 검사로써 행하게 된다. 또 혈
혼이 감추어져 있기 때문에 검체채취를 잘못
해 범행이 은폐되는 경우가 있다. 圖 12-3
은 혈혼이 은폐되어 있기 쉬운 부위를 표시
하고 있다.[4]

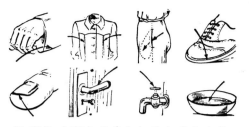

圖 **12-3.** 血痕이 은폐되어 있기 쉬운 部位

(1) Benzidine 試驗

試 藥 : ① benzidine 液 : alcohol 포화용액에
미량의 빙초산을 적가한 것
② 3 % 과산화수소수

實 施 : 검체의 일부를 백색시험관에 취하고,
제①시약 1 적을 가한 후, 제②시약 1
적을 가한다. 혈혼이면 수초 이내에
청람색을 나타낸다.

銳敏度 : 10 만배

特異性 : 다른 방법보다 훨씬 못하다. 동, 백
동, 연 등과 녹, 식물즙, 약품, 인체
액 등 상당히 많은 것이 가양성반응을
나타낸다. 따라서 본법은 혈혼을 부정
하는 데에 사용된다.

(2) Malachite Green 試驗 (Medinger, 1932)

試 藥 : ① { 백색 malachite green 0.1 gm
빙초산 10 ml
증류수 15 ml
② 3 % 과산화수소수

實 施 : 검체의 소부분을 백색 시험관에 취하
고, 제①시약 1 적을 가한 후, 제②시
약 1 적을 가한다. 혈혼이면 수초 이내
에 청록색을 나타낸다.

銳敏度 : 2~3 만배

特異性 : benzidine 에 비교해서 훨씬 낮지만
유산철, 염화제일・제이철, 미나리, 은
행의 싹(芽) 등에 의하여 양성을 나타
낸다.

(3) Phenolphthalein 試驗

試藥의 調劑

① Phenolphthalein 액 : 2 % 가성나트륨 또는
가성칼리 수용액 100 ml 에 백색 phenol-
phthalein 분말 1 gm 을 교반 용해시키고(홍
색을 나타내게 된다), 여기에 아연분말 1
gm 을 가해서, 역류 냉각기를 써서 완전히
탈색될 때까지 자비한다.
(약 3 시간 → 탈색된 후 실온에 방치 → 여

과한다 ; stock solution 이라 불린다).

② 이 stock solution 1 ml 에 DETA *disodium-ethylendiamin-tetra-acetate* 400 mg 및 10 % 가성나트륨 1 ml 를 가하고, 사용할 때 과산화바륨(BaO₂) 15 mg 을 가한다.

또는 phenolphthalein 분말 10 mg 에 DETA 100 mg 및 10 % 가성나트륨 1 ml 를 가한 후, 사용할 때에 다시 과산화바륨 100 mg 을 가해서 사용하기도 한다.

實　施 : 미량의 검체를 백색 시험관에 취하고 한방울의 물을 가한 후, 이 시약 1 적을 가하는 경우 혈흔이라면 10～30 초에 적색을 나타내고, 5～6 분 후에 색조가 가장 강해진다.

銳敏度 : 약 3 만배

特異性 : malachite green 시험과 유사하다.

(4) Pyramidon 試驗

試　藥 : ① 5 % pyramidon alcohol 추출액 10 ml, 50 % 빙초산 3 cc
　　　　② 3 % 과산화수소수

實　施 : 검체의 미량을 백색 시험관에 취하고 제②시약을 1 적 적하한 후, 제①시약을 1 적 가한다. 혈흔이면 수초 이내에 자색을 나타낸다.

銳敏度 : 8 천배 정도이고 다른 것에 비해서 낮다.

特異性 : malachite green 시험과 유사하다.

(5) Luminol 試驗 (化學發光試驗)

試　藥 :
$$\begin{cases} \text{Luminol} & 0.1 \text{ gm} \\ \text{무수탄산나트륨} & 5.0 \text{ gm} \\ 30 \text{ \% 과산화수소수} & 15 \text{ ml} \\ \text{증류수} & 100 \text{ ml} \end{cases}$$

또는

$$\begin{cases} \text{Luminol} & 1 \text{ gm} \\ 0.5 \text{\%과산화나트륨}(\text{Na}_2\text{O}_2\text{액}) & 100 \text{ml} \end{cases}$$

이 시약은 그 자체로 발광하기 때문에 이것을 저지하기 위하여는 indazolone-4-carbon 산을 0.05 %로 하여 첨가하여 사용한다.

目　的 : 육안으로 혈흔의 부착이 가려지지 않는 광범위한 현장에서, 또는 짙은 색의 천으로부터 혈흔의 부착부를 찾을 때 이용 가치가 높다.

實　施 : 이 시약을 暗所에서 검사하기 위한 장소 또는 물체에다 시약을 뿜으면 혈흔이 부착되어 있다면 즉시 청백색의 발광이 일어난다.

銳敏度 : 약 1～2 만배

特異性 : 그다지 높지 않고, 역종의 식물즙 등에 양성으로 반응하는 일이 있다.

3. 血痕本試驗 *Specific Examination of Blood Stain*[3]

검체가 예비시험에서 양성의 반응을 나타낸 경우, 과연 그것이 혈흔인가를 확인하기 위하여 다음의 시험을 행한다.

(1) 結晶試驗 *Crystal Test*

1) Hemochromogen 結晶試驗

原　理 : 알칼리성하에서 pyridine 에 의해서 용출된 hemoglobin 이 포도당에 의하여 환원되어 환원 hematin, 즉 hemochromogen 이 되는 것이다.

hemochromogen 試藥의 處方

$$\begin{cases} \text{포도당} & 3 \text{ ml} \\ \text{pyridine} & 3 \text{ ml} \\ 10 \text{ \% 가성나트륨} & 3 \text{ ml} \\ \text{증류수} & 7 \text{ ml} \end{cases}$$

또는

$$\begin{cases} 30 \text{ \% 포도당액} & 10 \text{ ml} \\ 10 \text{ \% 가성나트륨} & 3 \text{ ml} \\ \text{pyridine} & 3 \text{ ml} \end{cases}$$

實　施 : 검체의 일부를 slide glass 위에 놓고, 여기에 시약을 가해서 약한 화염으로 가열한다. 혈흔이면 선적색의 능형판상 혹은 침상의 결정이 나타난다. 이것이 hemochromogen 의 결정이다. 이 시험은 예민도가 낮은데다가 제종의 조건에 좌우되기 때문에 어느 정도의 양이 없으면 결정이 되기 어려운 결점이 있기 때문에 주의를 요한다.

2) Acetonchlorhemin 結晶試驗

검체를 slide glass 상에 취하고, cover glass 를 덮고, 그 일단으로부터 aceton 을 가하고 다시 염산, 황산 또는 질산의 10 % 액을 가한다. aceton 과 산의 비율은 2 : 1 정도가 좋다. 혈흔이면 흑갈색 내지 담갈색의 침상의 결정이 즉시 생긴다.

3) Haemin 結晶試驗 (Teichmann 法)

原　理 : $\text{C}_{34}\text{H}_{32}\text{N}_4\text{O}_4\text{FeOH} + \text{C}_2\text{H}_4\text{O}_2 + \text{NaCl}$
　　　　(hematin)　　　　(초산)　　(식염)

　　　　$= \text{C}_{33}\text{H}_{32}\text{N}_4\text{O}_4\text{FeCl} + \text{N}_a\text{C}_2\text{H}_3\text{O}_2 + \text{H}_2\text{O}$
　　　　(염화 hematin)　　　　(초산나트륨)

　　　　(염화 hematin = haemin)

검체를 slide glass 상에 취해서, 여기에

소량의 식염을 가하고 혼합한 후 cover glass를 덮고, 그 일단으로부터 빙초산을 가한다. 화염상에서 서서히 소기포가 나타날 정도로 가열한다. 혈흔이면 암갈색 능형 판상의 결정을 만든다. 이것은 Teichmann (1853) 결정으로서 알려져 있다. 그러나 혈흔이 있어도 결정이 되기 힘든 경우가 있기 때문에 주의를 요한다.

(2) 螢光試驗 *Hematoporphyrin Test*

Hb 유도체에 있는 Hematoporphyrin이 아름다운 형광을 발한다는 것은 1880년 Hoppe-Seyler에 의해서 발견되었고 그 후 이것을 법의학적 혈흔검사에 사용하도록 하였다.

1) 原 法 소량의 검체를 백색시험관에 취하고 먼저 농황산을 1~2적 가하고 암실에서 자외선을 조사하면 적등색의 형광을 발한다(산성 hematoporphyrin). 그 위에 황산을 여과지로 잘 빨아내고, 1~2적의 물을 가하고 다시 빨아내고, 거듭 1~2적의 ammonia를 가하고 자외선조사하면 농적색의 형광을 발한다(알칼리성 hematoporphyrin).

2) 變 法

예민도 : 산성법으로 적등색의 형광을 나타내는 것은 2~4천 배이고, 그 이상 엷은(열은) 혈흔에서는 황등색으로부터 황색조가 된다. 알칼리법으로서도 적색의 형광을 나타내는 것은 2~4천 배이다(圖 12-4).

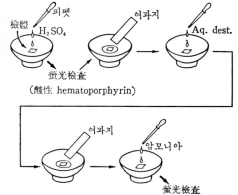

圖 12-4. Hematoporphyrin 檢査

4. 人獸血鑑別檢査 *Differentiation of Human Blood and Animal Blood*

전술한 바와 같은 제검사에 의하여 혈흔인 것이 확인되었다면, 다음에 그 혈흔이 과연 인혈인가 그렇지 않으면 동물혈인가를 감별하지 않으면 안된다. 그것에는 다음과 같은 방법이 있다.

(1) 抗人血淸沈降素法 *Anti-human Serum Precipitin Method*[5]

1) 抗人血淸 인혈청을 집토끼에 면역한 것, 즉 항인혈청가토혈청이다.

2) 抗 原 의문의 혈흔식염수침출액.

3) 實 施

　a) 抗人血淸沈降素 + 被檢血痕浸出液
　　→ 反應⊕
　b) 抗人血淸沈降素 + 旣知人血痕浸出液
　　→ 反應⊕
　c) 抗人血淸沈降素 + 食鹽水 → 反應⊖
　d) 抗人血淸沈降素 + 動物血痕浸出液
　　→ 反應⊖
　e) 正常家兎血淸 + 被檢血痕浸出液
　　→ 反應⊖

이상의 제결과가 되면, 의문의 혈흔은 인혈흔이라 단정할 수 있다. 그러나 이 항인혈청침강소는 종속특이성은 높으나, 장기특이성이 낮아서 인혈이 아니라도 다른 인체액, 분비물에 의하여도 반응하기 때문에 주의를 요한다.

(2) 抗人血色素沈降素法 *Anti-human Hemoglobin Precipitin Method*

1) 抗血淸 인용혈액을 집토끼에 면역하여 만든 것, 즉 항인혈색소가토혈청이다.

2) 抗 原 의문의 血痕食鹽水浸出液.

3) 實 施

　a) 抗人血色素沈降素 + 被檢血痕浸出液
　　→ 反應⊕
　b) 抗人血色素沈降素 + 旣知人血痕浸出液
　　→ 反應⊕
　c) 抗人血色素沈降素 + 生鹽水 → 反應⊖
　d) 抗人血色素沈降素 + 動物血痕浸出液
　　→ 反應⊖
　e) 正常家兎血淸 + 被檢血痕浸出液
　　→ 反應⊖

이상의 결과가 되면, 의문의 혈흔은 인혈흔이라고 단정내린다. 항인혈색소침강소는 종속특이성이 높을 뿐 아니라 장기특이성도 높기 때문에 이것에 의한 침강반응이 양성이면, 혈흔인 것의 확정과 그것이 사람의 것이라고 하는 종속결정이 동시에 가능한 것이다. 단, 침강소가 1 만배 이상의 것을 사용한다.

(3) 抗人 globin 沈降素法 *Anti-human Globin Precipitin Method*

1) 抗淸血   사람 globin 을 집토끼에 면역해서 만든 것, 즉 항인 globin 가토혈청이다.

2) 抗 原   의문의 혈흔식염수침출액

3) 實 施

   a) 抗人 globin 沈降素＋被檢血痕浸出液
     → 反應⊕

   b) 抗人 globin 沈降素＋旣知血痕浸出液
     → 反應⊕

   c) 抗人 globin 沈降素＋生鹽水 → 反應⊖

   d) 抗人 globin 沈降素＋動物血痕浸出液
     → 反應⊖

   e) 正常家兎血淸＋被檢血痕浸出液
     → 反應⊖

이상의 결과가 되면, 의문의 혈흔은 인혈흔이라고 판정할 수 있다. 항인 globin 침강소는 그 종속특이성의 점에서 항인혈색소침강소보다 더욱 우수하다. 거의 절대적인 종속특이성이 있다고 되어 있다.

(4) 抗人 globin 沈降素血淸製作法 *Preparation of the Human Globin Precipitin*

1) 血溶液의 製作   잘 세척한 혈구침사에 동량의 alumina cream 및 1/4 양의 toluene 을 가해서 진탕혼합하고 하룻밤 방치하여 다음 날 아침 하층의 투명 부분을 원심분리한다.

2) globin 의 分離   상기의 혈용액 10 ml 에다 0.1 N 냉 HCl 10 ml 를 가하면 heme 이 globin 으로부터 나누어진다. 이것에 염산을 가해서 진탕하고, 상층액은 다시 염산 aceton 을 가해서 그 이상 침전이 생기지 않을 때까지 한다. → 원심 → 상층의 heme 층

을 버리고, 침전된 globin 부분을 우선 소량의 염산 aceton 에 수회, 다음에 7～8 배 양의 aceton 으로 1 회 세척, 원심 → 침사를 分取. 이렇게 하여 얻은 aceton globin 의 5 % 수용액을 만들고, 그 100 ml 에 대해서 0.1N NaOH 약 50 ml 가해서 10 분간 방치, 다시 거기에 12.5 ml 정도 추가해서 완전히 중화시키면 상층에 가용성의 globin 이 얻어진다.

3) globin 을 alumina cream 에 흡착시킨 것을 면역원으로 사용한다.

4) 免疫방법   상기 면역원(5 % 부유액으로 만들어져 있다) 10 ml를 3～4 일 간격으로, 집토끼의 피하 또는 근육내에 2～4 회 주사하고, 최종 주사로부터 4～5 일 후에 시험 채혈한다. 침강소가 20,000 배, 침강소량 16배 정도이면 全採血을 행한다.

(5) 沈降反應의 槪要 *Precipitation Reaction*

침강반응 *precipitation reaction* 이라는 것은 항원과 항체를 작용시켜서, 항원항체복합체에 의한 침강물생성의 유무를 보고 그 항원과 항체가 대응해 있는가 아닌가, 또 항원의 역가 혹은 항체량의 다소를 비교 검사하기 위하여 사용되는 하나의 항원항체반응이다. 항원과 항체와의 반응을 시키는 방법에 의해서 다음 세 가지의 반응양식으로 나누어진다.

1) 混合法沈降反應   항원액과 항체액과를 잘 혼합하고 침강물생성의 유무를 검사하는 방식이다. 예를 들면 diphtheria 독소와 항독소혈청의 경우가 이것에 해당된다. 이 반

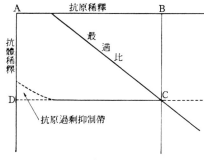

圖 12-5. 沈降反應의 最適比

응이 일어나는 경우에 항원, 항체의 양적 관계가 중요한 인자이다. 항원·항체의 비율은 그 항원항체계에 특유한 것이 있어서 Dean 및 Webb(1926)는 최적비 *optimal proportion* 라 부르고, Heidelberger 는 동가점 *equivalent point* 이라 부르고 있다. 최근에는 'pattern' 이라고 하는 말이 잘 쓰이고 있다. 집토끼 혈청에 의한 침강반응은 圖 12-5 와 같이 되는 일이 많다.

2) 重層法沈降反應 가는 시험관 내에서 항혈청 위에 항원액을 섞이지 않도록 중층시키는 방법으로, 양액의 계면에 항원항체반응에 의한 침강물에 의해 백대가 생긴다. 이 방법은 주로 정성시험에 사용되지만 정량적으로도 사용된다. 定量의 경우는, 주로 항원 희석법에 의한 항원가(침강소가)의 측정도 가능하고, 2차원적으로 pattern 을 검사할 수 있다.

3) 寒天層內沈降反應 시험관 내에서 행하는 Oudin 씨법과 한천평판에 행하는 Ouchterlony 씨법이 있다.

(6) Passive Agglutination Test

Tannin 산처리적혈구가 혈구 표면에 단백질을 결합하는 성질을 이용하는 방법으로 혈흔침출액에 tannin 산처리혈구를 가하고 세척 후 항인 globulin 혈청을 가하면 혈흔이 인혈인 경우에는 사람 globulin 을 함유하기 때문에 tannin 산처리혈구와 결합하여 항인 globulin 혈청과 혼합하면 응집한다.

(7) Fibrin Plate 法

사람 혈청은 다른 동물 혈청에 비하여 다량의 proactivator 를 함유하기 때문에 fibrin plate 를 작성하여 혈흔침출액과 streptokinase 를 적하, 섬유소용해현상의 유무로 인혈 여부를 판정한다.

5. 血痕의 血型檢査 Blood Grouping Test of Blood Stain[10]

혈흔의 혈형검사는 주로 ABO 식 혈형을 시행하게 되는데 ABO 식 혈형은 혈구 표면의 형특이물질 또는 혈청 중의 동종혈구응집소에 의하여 판정되는 응집소는 속히 파괴되기 때문에 대체로 혈흔 중의 형물질에 의하여 혈형을 결정하게 된다. 혈형물질의 결정기는 당질이기 때문에 악조건에 보존되지 않는 한 장기간 증명이 가능한 것이다. 응집소 흡착시험을 시행함에 있어서 항혈청은 형물질 이외에 다른 물질에 의하여 비특이적으로 흡착되는 경우가 있으므로 대조시험을 반드시 하여야 할 것이다.

ABO 식 이외의 다른 혈형(MNSs 식,[11],[23] Rh 식,[12],[24] Kell, Duffy 및 Kidd 식 혈형,[13] Hp 형[14])과 성별[15]도 혈흔에서 판정은 가능하나 많은 혈흔량을 필요로 하며 특히 Rh 식은 신선한 혈흔에 한하는 것이다.

(1) 凝集素檢出試驗 Agglutinin Detection Test

혈흔 중의 동종혈구응집소(α, β)에 의하여 혈형을 판정하는 방법으로 혈흔을 생염수로 추출하여 3등분하고 A, B, O 형의 혈구부유액을 가하여 응집의 유무를 판정한다. 판정은 〈表 12-1〉과 같이 한다.

〈表 12-1〉 　　血痕의 型特異凝集素 判定

血球	凝集 反應			
血痕 + A	+	−	+	−
血痕 + B	−	+	+	−
血痕 + O	−	−	−	−
判	血痕中의 凝集素 α	β	$\alpha+\beta$	없음
定	血痕의 血型　B型	A型	O型	AB型 또는 檢査不能

(2) 凝集原檢出試驗 Agglutinogen Detection Test

1) 凝集素吸着試驗 Agglutinin Absorption Test (圖 12-6)[16],[17]

a) 항혈청: 우선 생염수로 응집가가 8배가 되도록 희석 조정한 O형 혈청(여러 사람의 것을 모은 것)을 사용한다. 또는 圖 12-6 과 같이 희석한다.

b) 혈구: 신선한 2%의 A 및 B형 혈구 생염수부유액.

c) 항원(흡착물): 검체로서는 피검인 혈흔과 각기의 혈흔 부착이 없는 부분에서부

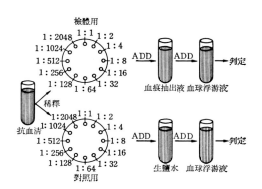

圖 12-6. 凝集素 吸着試驗術式

터 약 0.5 cm²의 것을 각각 두 개씩 취한 것을 사용한다.

d) 알콜처치법 :　　상술의 각각의 검체 및 대조편을 50 % 알콜 중에 15 분간 침적하고 증류수로 충분히 수세하고 여지간에 끼워서 물을 뺀다.

e) 흡착법 :　　검체 및 대조편을 각각 소시험관에 취하고, 각각에 항-A, 抗-B 혈청 (응집소가 8 배의 것)을 0.2 ml 씩 넣고 37℃ 2시간, 다음으로 4℃ 냉장고에 하룻밤 방치하고, 각 시험관 중 혈청의 잔존응집소가를 검사한다. 이 흡착법을 hole glass 위에서 단시간에 행할 수도 있다. 즉 hole glass 위에서 실온에서 1시간 흡착을 행하고 즉시 판정하는 방법이다. 어느 경우에도 대조를 충

〈表 12-2〉 血痕의 吸着反應의 結果判定

		抗血清	作用血球	血清 稀釋度 原	2	4	8	16	對照生鹽水	判定
檢體	未知 血痕	抗-A	A	−	−	−	−	−	−	A型 血痕
		抗-B	B	╫	╫	╫	+	+	−	
（例）對照	血痕附着이 없는 部分	抗-A	A	╫	╫	╫	+	+	−	
		抗-B	B	╫	╫	╫	+	+	−	
	A 型 人血痕	抗-A	A	·−	−	−	−	−	−	
		抗-B	B	╫	╫	╫	+	+	−	
	B 型 人血痕	抗-A	A	╫	╫	╫	+	+	−	
		抗-B	B	−	−	−	−	−	−	
	O 型 人血痕	抗-A	A	╫	╫	╫	+	+	−	
		抗-B	B	╫	╫	╫	+	+	−	
	AB 型 人血痕	抗-A	A	−	−	−	−	−	−	
		抗-B	B	−	−	−	−	−	−	

분히 신중히 행하는 것이 중요하다. 결과 판정에 도움이 되기 위하여 하나의 예를 표시하기로 한다(〈표 12-2〉).

2) 混合凝集反應 *Mixed Cell Agglutination Reaction* (MCAR)[18]　혈흔에 항혈청을 가하면 혈흔의 혈형물질은 대응되는 항혈청과 결합된다. 과잉의 항혈청을 버리고 혈흔을 가만히 세척하여 가하여진 항혈청에 대응되는 혈구부유액을 혈흔에 가하면 혈흔의 형물질에 결합되어 있던 항혈청과 결합하게 된다. 이것을 검경하는 경우 후에 가하여진 혈구가 혈흔에 부착된 것을 본다. 만일 혈흔 중에 대응되는 형물질이 없다면 혈흔에 혈구는 부착되지 않는다. 이 원리를 이용하여 혈흔의 혈형을 판정하게 된다(〈표 12-3〉 참조) (術式은 圖 12-7).

〈表 12-3〉 混合凝集反應에 의한 血痕의 血型判定

抗血清		吸着抗原		作用血球	吸着後의 凝集反應			
抗−A	+	血痕	+	A	+	−	+	−
抗−B	+	血痕	+	B	+	+	−	−
判	吸着된 抗血清				−	抗-A	抗-B	抗-A, 抗-B
定	血痕의 血型				O	A	B	AB

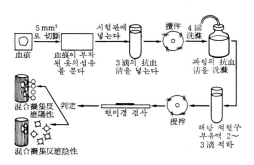

圖 12-7. 混合凝集反應術式

3) 抗體解離試驗 *Antibody Elution Test*[19], [20] 항원과 항체의 결합은 가온(통상 50~56℃, 5~10 분)하면 떨어지는 성질이 있다. 따라서 혈구에 결합된 항혈청은 가온하면 해리된다. 혈흔에 항혈청을 가하고 충분히 세척한 후에 항혈청에 대응되는 혈구를 가하고 가온하여 응집반응의 유무를 검사한다. 응집되면 혈흔의 형물질과 항혈청은 대응되지 않는 것으로

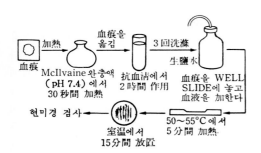

圖 12-8. 抗體解離試驗術式

해석한다(圖 12-8).

6. 血痕의 出血部位鑑別 Differentiation of Original Parts of Blood Stains

(1) 鑑別事項

a) 외상에 의한 출혈인지의 여부

b) 외상에 의한 것이라면 어느 부위의 창에 의한 것인가?

c) 병적 출혈이라면 토혈, 객혈, 비출혈 등의 구별

d) 생리적인 것이라면 월경혈[21], [22] 또는 분만시의 출혈여부

(2) 감별방법

혈흔을 염색하여 경검하여 그 혈흔 중에 혼재되어 있는 조직세포 및 세균의 종류, 산소의 종류 등을 검사하여 감별한다.

(3) 鑑別點

1) 外傷에 의한 出血인 경우 혈흔 중에 창이 형성된 부위의 장기의 조직편을 보는 수가 있다.

2) 吐 血 위점막상피세포, 식물잔사를 보며 pH 측정으로 산성을 보인다.

3) 喀 血 폐조직편 및 점액(점조도가 높은)이 혼재.

4) 鼻出血 전모를 지닌 원주상피세포가 혼재.

5) 分娩 또는 流産時의 出血 특유의 맥락막융모, 탈락막세포, 지방구, cholesterin 결정 등이 혼재.

6) 月經血

a) 형태학적 검사: Glycogen 함유질

상피세포(Merkel 씨) ※ 질상피세포

b) 세균학적 검사: 질간균(증균, 분리배양)

c) 효소학적 검사

① Fibrinogen 치(Berg 씨) ｜ 순환혈보다
② Histaminase 치 ｜ 고치를 보임.

d) 上條氏法[1]: 변성 fibrinogen 이 식염수에 가용, 물에 난용인 점을 이용한 방법 (월경혈은 백탁, 순환혈은 투명)

e) 혈청학적 검사[22]

① 항월경혈산양침강소혈청

② 항 fibrinogen 침강소혈청

f) 전기영동검사[21]

Ⅱ 法醫證據物의 血型檢查 Blood Grouping Test on Medicolegal Evidences[23], [24]

혈흔 이외에 인체 분비물, 배설물, 경조직, 모발 및 지문 등에서 혈형을 감별하여 타인을 식별하여야 하는 경우가 허다히 있다.

1. 分泌物 및 排泄物의 血型檢查 Blood Grouping Test on Human Secretes

(1) 唾液斑 및 精液斑의 血型檢查 Blood Grouping Test for Saliva Stain and Semen Stain[25]

혈흔의 경우와 같이 흡착법에 의한다. 단, 타액, 정액반 등의 경우에는 분비형(Secretor, Se 형)과 비분비형(Non-Secretor, nSe 형)이 있다는 것을 염두에 넣고 행할 필요가 있다. 질내에서 채취된 정액반으로부터 혈형을 조사하는 경우에는 질액 그 자체의 형과 잘 대조해서 판정할 필요가 있다. 형의 결과 판정에 도움이 되기 위하여 〈表 12-4〉에 예를 든다.

이 검사에서는 O 형과 각형의 비분비형과의 구별이 불가능한 것이다. 양자의 감별은 다음과 같은 방법으로 행해진다.

a) 항-A, 항-B, 항 T-침강혈청에 의한 침강반응

〈表 12-4〉 唾液斑의 吸着反應의 結果判定

吸着物	抗血清	作用血球	血清稀釋度 原 2 4 8 16 32						對照生鹽水	判定
唾液斑 (1)	抗A	A	−	−	−	−	−	−	−	A Se 型
	抗B	B	＋	＋	＋	＋	−	−	−	
唾液斑 (2)	抗A	A	＋	＋	＋	＋	−	−	−	B Se 型
	抗B	B	−	−	−	−	−	−	−	
唾液斑 (3)	抗A	A	＋	＋	＋	＋	−	−	−	OSe, O / nSe, A / nSe, Bn / Se, ABnSe
	抗B	B	＋	＋	＋	＋	−	−	−	
唾液斑 (4)	抗A	A	−	−	−	−	−	−	−	AB Se 型
	抗B	B	−	−	−	−	−	−	−	
唾液附着 없는部分	抗A	A	＋	＋	＋	＋	−	−	−	
	抗B	B	＋	＋	＋	＋	−	−	−	

b) 항-A, 항-B, 혈청 및 항-H lectin 에 의한 흡착반응

c) 항-Le^a 응집소혈청에 의한 응집반응

(2) 胎便의 血型檢査 Blood Grouping Test for Meconium

비교적 용이하게 행할 수 있다. 태변의 생염수 침출액 또는 태변부착반흔을 검체로서 혈흔에 준한 방법으로 혈형검사가 비교적 용이하다. 여기에도 Se 형과 nSe 형이 있다.

(3) 糞便의 血型檢査 Blood Grouping Test for Feces

분변을 채취하고, 16% ethanol 로 2시간 침출한 후, 중탕전상에서 30분간 가온한다. 그후 원심분리하여 상층액을 다시 비등수조 내에서 약 1/3로 농축시킨 다음에 3배 용량의 98~99% ethanol 을 가하면 함수탄소양 물질이 추출된다. 이것을 침강관으로 원심분리하고, 침전물을 건조 후 분말로 만든다(회백색 내지 회갈색의 분말이 얻어진다). 이것을 생염수에서 침출하고, 원심분리하여 상층액을 여지에 부착, 건조 후, 형적 응집소의 흡착시험을 행하여 혈형을 판정한다.

이 경우도 Se 형, nSe 형을 구별할 수 있다.

2. 硬組織 및 毛髮의 血型檢査 Blood Grouping Test for Hard Tissues and Hairs

(1) 骨組織의 血型檢査 Blood Grouping

Test for Bone Tissues

치과용 grinder 로 분쇄한 골분 1gm 에 ether 5ml 를 가하여 진탕하고 30분간 작용시킨 후, 원심분리하여 ether 를 제거한 다음 증류수로 5회 정도 세척한다. 여기에 aceton 5ml 를 가하여 진탕하고 30분간 작용 후 원심분리하여 aceton 을 제거한다. 이것을 2회 반복한 다음 건조시킨다. 이를 유발에 옮기고 소량의 10N 염산을 가하여 30분간 계속 혼합한다. 여기에 10N 염산 5ml 를 가하고 부란기 내에서 24시간 작용시킨 다음 건조시킨다. 여기에 16% alcohol 소량을 가하고 금강사가유발 내에서 3~5시간 연마하고 다음에 flask 에 옮겨서 16% alcohol 50ml 를 가하고 마개를 막고 부란기 내에 24~28시간 작용시킨다. 이 동안에 때때로 진탕한다. 다음으로 환류냉각기를 달아서 80℃ 수조 내에서 5시간 이상 추출하고 이것을 원심분리하여 그 상층을 약 1/5 즉 5ml 가 될 때까지 농축한다. 3~5배량의 순 alcohol 을 가하면 침전이 생긴다. 이것을 냉장고 내에 하룻밤 방치 후 원심분리하여 상층을 제거하고 침전물을 건조시킨다. 이것을 혈흔의 흡착시험과 같은 방법으로 혈형을 검사한다.

※ 만약 부패되지 않은 골수가 남아 있을 경우에는 골수를 검체로써 사용하는 것이 골질 자체보다 검사가 용이하다. 또 골조직보다는 연골 또는 손톱 발톱[26)]을 사용하는 것이 작업은 훨씬 간편하게 된다.

(2) 毛髮의 血型檢査 Blood Grouping Test for Human Hairs

1) 吸着試驗 Absorption Test

a) 전처치: 비눗물로 세척 → 수세 → 5% 탄산소다 → 수세 → 건조 → 순 alcohol → ether 로 처리하여서 분비물, 유지 등을 없앤 후 건조시킨다.

b) 연화법

요소법: 인모 5gm 에 20% 요소를 가해서 100℃ 1시간, 37℃ 1주간 작용시켜서 연화시킨 후, 2~3일간 유수중에서 투석시

켜서 요소를 제거한다. 이 연화시킨 모에 alundum(No. 100)을 가한 후 다시 물을 적당히 가해서 죽상으로 될 때까지 마쇄한다.

유화칼리법 : 인모 5 gm 에 10 % 유화칼리를 가해서 100℃ 20 분, 37℃ 2 일간 가온시키면서 작용시켜서 연화시킨다. 이하 a)에 준함.

c) 탄수화물양분설추출 : 죽상이 된 모를 연화에 사용한 액과 함께 그 전량을 측정하고 순 alcohol 을 적당량 가해서 그 농도가 16 %가 되도록 한다. 때때로 진탕하면서 약 1 주간 실온에서 추출하고, 추출액을 원심분리한 후 상층을 자비농축해서 단백을 제거한다. 다음에 유수 중에서 2 일간 투석한 후 가열 농축한 후 3 배량의 순 alcohol 을 가하면 백색침전을 나타낸다. 이것을 1 %의 분량으로 생염수에 녹인 것을 검체로 하여 흡착시험을 행한다.

2) 混合凝集反應 *Mixed Cell Agglutination Reaction*

3) 解離試驗 *Elution Test*[27), 28)]　모발도 혈흔과 같이 혼합응집시험 및 해리시험으로 혈형판정이 가능한데 이 시험에 있어서 가장 중요한 것은 모발의 수질을 어떻게 노출시키는가에 시험의 성패가 달려 있다. 모발을 쇠붙이 위에 올려 놓고 작은 해머 또는 장도리로 탁탁 쳐서 모발을 좌멸시켜서 검사하면 좋은 결과를 얻는다고 한다(술식은 지문의 혈형 검사 참조).

4) 放射性同位元素法[33)]

3. 指紋의　血型檢査 *Blood Grouping Test for Fingerprints*

지문의 혈형검사에는 혼합응집반응 *mixed cell agglutination reaction*(MCAR)이 이용된다. MCAR 은 Coombs(1956)[17)]에 의하여 제안된 예민도가 매우 높은 혈형 판정법이다(원리는 혈흔의 혈형검사란 참조). Coombs 의 방법을 Davidsohn[29)]이 개량하여 slide glass 위에 조직을 호착시키고 항체감작 및 혈구결합을 시킨 후 조직편이 부착된 면을 밑으로 하여 slide glass 를 물 위에 띄우면 항체와 결합된 혈구는 조직편에 부착된 그대로 남아 있지만 결합되지 않은 혈구는 침하된다.

이 방법을 이용하면 염색된 조직표본에서도 ABO 혈형항원의 조직 내 분포를 알 수 있고 세포의 악성종양화에 앞서 세포 내 ABO isoantigen 의 소실을 알 수 있어 조직의 악성종양화의 진단에 이용된다고 보고하고 있다.

Davidsohn 방법의 법의학적인 이용은 石山 및 岡田[30)]에 의하여 시도되었다.

(1) 混合凝集反應에 의한 指紋의 血型鑑別

Slide glass 위에 투명한 양면 tape 를 붙이고 tape 위에 지문을 채취한다(만일 유리 위의 지문이라면 면도칼로 긁어 피지선분비물이 건조한 것을 모아서 tape 위에 붙인다).

그 위에 抗-A 및 抗-B 혈청 및 抗-H lectin 을 작용시키고 이를 세척한 다음 대응되는 혈구부유액을 작용시키고 slide glass 를 뒤집어 물 위에서 가만히 방치하여 반응하지 않는 혈구를 제거하여 경검한다(圖 12-7).

만일 지면에 부착된 지문이라면 ninhydrin 법으로 지문을 확인한 후 이를 촬영해 놓고 지문부를 절반하여 2 등분하고 전술한 바와 같은 MCAR 을 하면 혈형판정이 가능하다고 한다.

Ⅲ 精液(斑)檢査
Examination of the Semen[31)]

1. 精液의　一般性狀 *General Information of Semen*

정액은 사정에 의하여 나오는 액체로서 신선할 때는 유백색, 약알칼리성(pH 7.2~7.4)이며 밤꽃 같은 냄새를 낸다. 1 회 사정량은 2~6 ml 로서 사정직후에는 응고되나 수분이 지나면 액화된다. 정액은 정자 외에 정낭, 전립선, 요도구선(Cowper's gland) 등의 분비액 및 저류액으로 구성된다. 유형성분과 정장으로 대별되고 유형성분은 정자, 고환세포, 임파구, 원주세포, 지방구, 스펠민 결정 및 레시친소체 등으로 구성된다. 스펠민 결정은 사정 후 세장형의 무색결정으로 된다. 정액 중의 인화합물이 산성 phosphatase 의 작용으로 인산이 유리되어 전립선분비물중의 스펠민($C_{10}H_{26}N_4$)과 결합되어 인산스펠민 결정이 형성된다.

정자 *spermatozoa, sperm* 는 정액의 특이유형성분으로 두부, 접속부 및 미부로 구성된다. 두부는 유원형·타원형 또는 서양배모양으로 길이는 $3{\sim}5\,\mu$ 이며 중굴절성의 공강을 지닌다. 미부의 길이는 $45{\sim}60\,\mu$ 이다. 성교시 질내에 사정된 정자는 $4{\sim}5$ 분 후에 자궁경부, 30 분 후에는 자궁체부, 1 시간 후에는 난관의 복강단에 달한다.

여성생식기 내에서 정자의 생존능력은 정자 자신의 생존력과 더불어 여성생식기 내 분비물의 pH(최적은 pH 7.5 전후)에 의하여 좌우되나 평균 36 시간으로 본다.

생체의 경우는 수정받은 여성의 활동 및 질내정화 때문에 사정 후 비교적 단시간 내에 소실된다. 그러나 시체의 경우는 부패가 진행될 때까지 증명된다.

질외에 사정되어 주위 물체에 부착되어 건조된 것은 비교적 단시일(사정 후 휴지에 부착된 정액반을 돗자리 밑에 감춘 것을 3개월 후에 발견하여 정자를 증명한 감정 예가 있다) 내에만 정자를 증명할 수 있다. 따라서 여기서는 주로 정액반에 대한 검사에 대하여 기술하기로 한다.

2. 精液豫備試驗 *Preliminary Test for Semen*

(1) 螢光法 *Fluorescence Method*

의심되는 옷, 내의(특히 팬티)에 정액의 부착 여부를 가려내기 위하여 행하는 방법으로서 암실에서 자외선 조사하에 옷을 검사하면 정액이 부착되어 있는 부분은 청백색의 형광을 발한다. 단, 포지의 염료 여하에 따라서는 다량의 정액이 부착되어 있는데도 불구하고 전혀 형광을 발하지 않는 경우가 있기 때문에 형광반응이 음성이라고 해서 곧

정액이 부착되지 않았다고 부정하여서는 안 된다. 또 타액 기타 체액 등에 의하여도 혼동하기 쉬운 형광을 발하는 일이 있기 때문에 주의를 요한다.

(2) 結晶試驗法 *Crystal Method*

1) Florence 法

Florence 시약의 처방 :
$$\begin{cases} \text{옥도} & 2.54\ \text{gm} \\ \text{옥도가리} & 1.65\ \text{gm} \\ \text{증류수} & 30\ \text{ml} \end{cases}$$

실시 : 의문의 반점을 소량 slide glass 위에 취하고, cover glass 를 덮은 다음 그 일단으로부터 시약을 넣고 현미경 검사한다. 정액반이면 특유한 갈색판상 내지 lancet 형의 결정이 나타난다(圖 12-9).

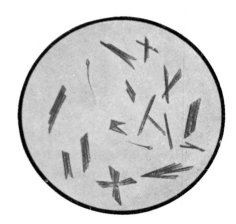

圖 12-9. Florence 檢査 陽性模型

2) Puranen 法

Puranen 시약 : Naphtholgelb S 5 gm 을 증류수 100 ml 에 녹이고, 여과한 것이다.

실시 : 검체의 일부(1cm²)를 소시험관에 취하고, 생염수 0.5 ml 를 가해서 하룻밤 침출하고, 검체로부터 액을 잘 압출한 다음 검체를 제거하고 그 침출액에 시약 $2{\sim}3$ 적을 가해서 $2{\sim}3$ 시간 방치한다. 양성의 경우는 관저에 spermin flaviant 의 결정이 생긴다. 상층액을 없애고 결정을 slide glass 에 옮기고 cover glass 를 덮어서 경검하면 황색의 삼엽상의 결정이 보인다. 이 방법은

Florence 법보다 결정양성률이 높다고 되어 있다.

(3) 산성 Phosphatase 시험 *Acid Phosphatase Test*[34]

정액의 주성분인 전립선의 분비액 중에는 다량의 산성 phosphatase *acid phosphatase* 가 들어 있다. 특히 이 효소는 사람 및 원숭이 이외의 동물에는 거의 들어 있지 않기 때문에 Lundquist(1946), Kaye(1947) 등은 이 방법을 법의학상의 정액검사에 응용하게 되었다. 이 산성 phosphatase 법의 장점은, 정자를 목표로 하지 않고 정액의 주성분인 전립선분비액을 목표로 하기 때문에, 정자결핍증·무정자증의 사람의 정액에도 100 % 양성반응을 나타내는 것이다.

시약

a) 산성기질(pH 5) : Disodium monophenyl phosphate 1.09 gm 을 0.2 N 초산용액 300 ml 에 녹이고, 다음에 0.2 N 초산나트륨 용액을 가하여 100 ml 로 한다. 여기에 chloroform 5 ml 를 가해서 4℃ 에 보존한다.

b) Phenol 시약(Folin-Ciocalteau 시약) 1,500 ml 의 콜벤에 tungsten 산 나트륨(Na₂WO₄·2H₂O) 100 gm, molybdenum 산 나트륨(Na₂MoO₄·2H₂O) 25 gm, 증류수 700 ml, 85 % 인산 50 ml, 농염산 100 ml 를 넣고, 역류냉각기를 걸어서 10 시간쯤 서서히 가열하고 오록색을 나타낸 것에 황산 lithium 150 gm, 증류수 50 ml 를 가해서, 이것에 brom 액 수적을 저으면서 적하하면 염황색이 된다. 역류냉각기를 치우고 15 분간 가열하고, 과잉의 brom 을 제거한다. 냉각 후 증류수로 1,000 ml 되게 한다. 이 시약은 시판품이 되어 있기 때문에 그것을 1 : 3 의 비율로 증류수에 희석해서 사용하는 것이 좋다.

c) 20 % 탄산나트륨용액

실시 : 소시험관에 검체(가아제계 5 mm 2~3 개 정도)를 취하고, 3 적의 증류수를 가해서 2~3 시간 이상 충분히 침출한다. 따로 두 개의 소시험관(하나는 test, 하나는 control)에 산성기질을 0.2 ml 씩 넣고 검체침출액을 1 적씩 가한다.

검체가 든 시험관만을 37℃에서 30 분간 가온 → 쌍방에 phenol 시약을 0.1 ml 씩 가하고 여기에 20 % 탄산나트륨 0.3 ml 를 가한다. 산성 phosphatase 가 존재하면, 검체가 든 시험관이 청색 내지 농청색을 나타내고 control 의 편은 거의 착색되지 않는다. 음성의 경우는 양쪽 모두 착색되지 않는다(圖 12-10).

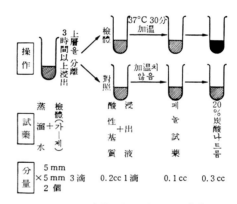

圖 **12-10.** 酸性 phosphatase 試驗

(4) 直接呈色反應法 *Direct Test*

산성기질중의 phenyl 기는 수산기와 결합해서 phenol 을 생성하고, 이것이 phenol 시약을 환원해서 약알칼리성에서 molybden 청을 만든다.

산성 phosphatase 시험은 가장 예민하고 특이성이 높지만, 검체의 침출에 수시간을 요하고 또 일정한 가온을 필요로 한다. 이것을 吉田는 phenol 시약을 써서 직접 검체에 적하해서 색을 나타내게 하는 방법을 고안하였다. 이것은 직접정색반응이라고 불리운다.

시약 : ① 식염 23gm ┐ 여기에 disodium
　　　빙초산 0.5ml ┤ monophenyl
　　　초산소다 2gm ┤ phosphate 를 포
　　　증류수 90ml ┘ 화될 때까지 녹인다.

② phenol 시약
③ 20 % 탄산나트륨용액

실시 : 검체에 직접 ①, ②, ③의 시약

을 1 적씩 적하하여 검사한다. 양성의 경우
는 청람색을 나타낸다. 검체를 paraffin
지상에 취하고, 이 검사를 행하면 더 좋은
결과가 얻어진다.

3. 精液本試驗 *Special Test for Semen*

(1) Baecchi 氏 精子染色法

정자의 염색법은 여러가지 있지만, 이 방
법이 가장 대표적으로 법의감식상 널리 쓰이
고 있다.

　　시약 : ① 1% 산성 fuchsine 액 1 용량과 1%
　　　　　　염산 40 용량과의 혼합액
　　　　② 1% methyl blue 액 1 용량과 1%
　　　　　　염산 40 용량과의 혼합액
　　　　③ 1% 산성 fuchsine 액, 1% methyl
　　　　　　blue 각각 1 용량과 1% 염산 40 용
　　　　　　량과의 혼합액

이상 세가지 용액에서 각 1 분간씩 염색하
고, 1% 염산에서 탈색한다. 다음의 변법으
로 행하는 것도 좋다. 즉,

　　① 1% fuchsine 액 1 용량과 1% methyl blue
　　　　액 1 용량과의 혼합액(염색)
　　② 1% 염산(탈색)
　　③ 70% alcohol
　　　　80% alcohol
　　　　90% alcohol ⎫（탈수）
　　　　100% alcohol ⎭
　　④ xylol(통과)
　　⑤ balsam 으로 봉하고 경검한다.

정자의 두부는 붉게, 미부는 푸르게 물들
고 기질의 섬유는 물들지 않든가 또는 연한
청색으로 물든다.

(2) 血淸學的 檢査法 *Serological Examination*[35]

사람의 정액으로 동물을 면역해서 만든 항
혈청을 적당히 흡착시켜서 인정액에만 특이
적으로 반응하는 항혈청과 검체반흔침출액과
의 침강반응[36]에 의해서 정액의 증명이 가능
하다.

抗人精液家兎血淸製成法

a) 인정액침출액을 정맥주사하는 방법 :
인정액을 집토끼의 이정맥에 주사해서 얻은

항혈청을, 인혈정으로 흡착한 것에 의해서,
인정액과만 특이적으로 반응하는 침항소혈청
이 얻어진다.

b) 인정액을 alumina cream 에 흡착시켜
서 근육내에 주사하는 방법 : 인정액을
alumina cream 에 흡착시킨 것을 집토끼의
대퇴근육내에 주사함으로써 항체가 얻어진
다. 이 면역법에 의하면 종래의 방법 즉 정
액침출액을 이정맥에다 주사해서 얻은 항혈
청에 비해, 훨씬 항체가가 높고, 인혈청으로
흡착한 후에도 보통 그 항체가는 잘 보존된
다는 특장이 있다고 한다. 이들 항혈청과 의
문의 반흔침출액과의 침강반응을 행해서, 반
응양성이면 그 반흔은 인정액반이라고 할 수
있다.

Ⅳ 毛髮檢査 *Examination of Hairs*

1. 槪 說 *Introduction*

(1) 毛髮檢査의 法醫學的 意義 *Medicolegal Significance of the Human Hairs*[37]

각종 범죄가 지능화됨에 따라 사건 현장에
범인의 지문을 남기지 않는다는 것은 상식이
되어 실제 과학수사에 있어서 현장 지문으로
범인을 개인식별한다는 것은 거의 기대할 수
없게 되었다.

따라서 모발의 개인식별에 대한 연구는 매
우 활발히 진행되고 있다. 특히 두모는 하루
동안에 자연히 탈락되는 수가 20 대는 약 70
개, 30~40 대는 90 개, 50~60 대는 120 개나
된다고 한다.

특히 범죄시는 정신적으로 극도로 긴장된
상태에서 범행이 이루어지는 것이기 때문에
자연 탈락되는 모발 수는 증가된다. 따라서
현장에는 범인의 두모가 탈락될 가능성은 매
우 농후한 것이다. 따라서 모든 사건현장에
서 두모를 채취하는 것을 게을리하면 안 된
다. 육안으로 안 보인다고 해서 모발 채집을
포기하지 말고 현장 전체를 비로 쓸어 먼지
를 모아 그 속에서 모발을 찾도록 노력하여
야 한다. 이때 먼지를 현장 부위별로 채취하

여 후에 모발이 발견되어도 현장의 어느 부위에서 발견된 것이라는 것을 알 수 있도록 하여야 할 것이다.

또 모발은 부패에 저항이 커서 상당기간 원형을 유지할 수 있으며 인체 각 부위에 따라 모발은 특징을 지니며 또 1개의 모발로도 혈형은 판정 가능하기 때문에 개인식별을 위한 증거가 된다.

(2) 毛髮의 一般構造[38]

모발이 긴 것은 모근부, 모간부, 모첨부로 구분되며 또 각 부분은 모소피, 피질 및 수질로 구성된다(圖 12-11).

1) 毛小皮 Cuticle   모발의 최외층을 덮고

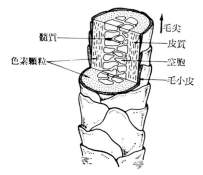

圖 12-11. 毛髮의 構造

있는 각화된 무핵의 편평세포가 기왓장 모양으로 배열된, 즉 그 선단이 모첨부를 향하여 배열되기 때문에 모첨부 결정이 용이하다. 인모의 모소피는 발육이 좋지 않으며 모발의 어떤 부위에서는 전혀 결여된 것을 보기도 한다.

2) 皮質 Cortex   모발의 중간층을 섬유상의 각화세포가 모발의 장축을 따라 배열되어 있으며 세포간에는 색소과립을 보며 공포를 함유한 부분도 볼 수 있다.

3) 髓質 Medulla   모발의 최내층에 위치한 수세포로 형성되며 일반적으로 인모에서는 모첨부에 수질이 결여되어 있다. 수질내에도 색소과립 및 공포를 함유하고 있다.

(3) 韓國人 頭毛의 計測値[39]

文등(1955)[39]이 보고한 한국인 두모의 각 구조별 계측치는 〈表 12-5〉 및 〈表 12-6〉과 같다.

2. 毛髮檢査要領 Essential Point for Hair Examination

(1) 一般檢査 General Examination

1) 肉眼檢査   길이, 색조형상, 부착물의 유무 및 모발의 종류(직모, 파상모, 나선모,

〈表 12-5〉 韓國人成人男子頭毛의 各部位別 平均値 (單位 mm)

	毛 小 皮	皮 質	髓 質	全 幅
	平均値 平均誤差	平均値 平均誤差	平均値 平均誤差	平均値 平均誤差
前 頭 毛	0.0039 ± 0.0001	0.0857 ± 0.001	0.0175 ± 0.0003	0.0955 ± 0.0009
頭 頂 毛	0.0059 ± 0.0001	0.0832 ± 0.0009	0.0159 ± 0.0003	0.0877 ± 0.0011
後 頭 毛	0.0051 ± 0.0001	0.0806 ± 0.0011	0.0138 ± 0.0003	0.0879 ± 0.0011
左 側 頭 毛	0.0072 ± 0.0001	0.0789 ± 0.0009	0.0151 ± 0.0003	0.0872 ± 0.0010
右 側 頭 毛	0.0046 ± 0.0001	0.0793 ± 0.0010	0.0124 ± 0.0003	0.0852 ± 0.0010
頭 毛	0.0047 ± 0.0010	0.0832 ± 0.0010	0.0148 ± 0.0010	0.0891 ± 0.0010

〈表 12-6〉 韓國人成人女子頭毛의 各部位別 平均値 (單位 mm)

	毛 小 皮	皮 質	髓 質	全 幅
	平均値 平均誤差	平均値 平均誤差	平均値 平均誤差	平均値 平均誤差
前 頭 毛	0.0078 ± 0.0002	0.0753 ± 0.0010	0.0152 ± 0.0002	0.0863 ± 0.0012
頭 頂 毛	0.0056 ± 0.0001	0.0700 ± 0.0009	0.0137 ± 0.0002	0.0845 ± 0.0010
後 頭 毛	0.0056 ± 0.0001	0.0754 ± 0.0010	0.0123 ± 0.0002	0.0836 ± 0.0010
左 側 頭 毛	0.0051 ± 0.0001	0.0772 ± 0.0012	0.0125 ± 0.0002	0.0841 ± 0.0010
右 側 頭 毛	0.0054 ± 0.0001	0.0748 ± 0.0010	0.0116 ± 0.0002	0.0817 ± 0.0009
頭 毛	0.0047 ± 0.0001	0.0832 ± 0.0010	0.0148 ± 0.0010	0.0891 ± 0.0010

결상모 등).

　2) 顯微鏡檢査　　육안적으로 검사한 것을 현미경으로 다시 확인하는데 특히 부착물의 유무, 손상의 유무가 있다면 그 성상을 자세히 검사 기록하여야 한다. 모발의 손상으로 작용 흉기의 종류를 추리할 수 있기 때문이다. 모발의 염색여부(때로는 이것이 개인 식별의 결정적인 근거가 된다) 등을 일단 확인한 후에 굵기, 모근부, 모간부, 모첨부의 모소피, 피질 및 수질의 성상 및 계측을 한다. 그 다음에 모발의 횡단표본[40]을 작성하여 모발지수를 산출한다(圖 12-12～圖 12-17).

$$毛髮指數 = \frac{橫斷面의\ 短徑}{橫斷面의\ 長徑} \times 100$$

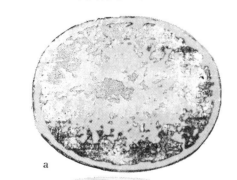

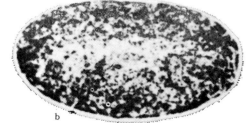

圖 **12-12.** 頭毛 橫斷圖
a：圓形　　b：楕圓形

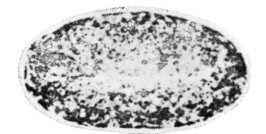

圖 **12-13.** 陰毛 橫斷圖

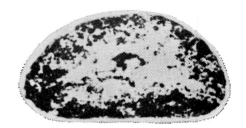

圖 **12-14.** 腋毛 橫斷圖

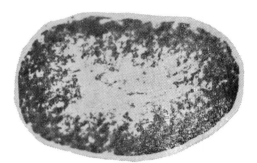

圖 **12-15.** 수염 橫斷圖

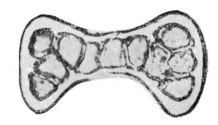

圖 **12-16.** 토끼毛 橫斷圖

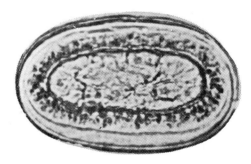

圖 **12-17.** 족제비毛 橫斷圖

　모발지수는 민족간에 차가 있는데 동양인은 85, 서양인 62～72, 흑인 50～60 이다.

　3) 毛小皮紋理檢査, **SUMP** 法 *Suzuki Universal Microprinting Method*[40]　모소피

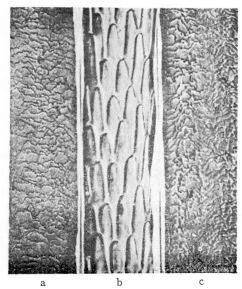

圖 12-18. 毛小皮 紋理檢査(SUMP法)
a : 족제비 毛尖部 b : 족제비 毛幹部 c : 人頭毛

의 문리의 검사에는 현미경으로 투과광선을 막고, 반사광선만으로 보면 어느 정도의 검사는 가능하지만, SUMP 법을 쓰면 더욱 선명하게 문리를 볼 수가 있다. 사진촬영도 용이해서 표본은 오래 보존할 수 있다. 이것은 투명한 celluloid 박판의 위에 celluloid 용액을 엷게 바르고 여기에 모를 부착시키고서, 문리를 찍어내는 것이다. 사진의 건판 또는 film 의 gelatin 막을 연화한 것에 모를 밀착시켜서 문리를 찍어내는 방법도 있다(乾板法)(圖 12-18).

3. 毛髮의 法醫學的 鑑別 *Medicolegal Items of Hair Examination*

(1) 다른 纖維와의 鑑別檢査

현미경하에서 모소피, 모수 등의 검사를 하면 감별은 용이하다.

(2) 人獸毛의 鑑別

다음 〈表 12-7〉과 같은 점으로 감별이 용이하다.

(3) 發生部位의 檢査(圖 12-11~12-15)

인모인 것이 밝혀지면, 다음에 인체의 어느 부분의 모인가의 구별을 한다. 이것은 반드시 용이한 것은 아니다.

1) 毛의 長短   頭毛＞鬚髥＞陰毛＞腋毛＞眉毛＞睫毛.

2) 幅의 大小(굵기)   鬚髥이 가장 굵다.

3) 斷面의 形狀   두모는 원형 또는 타원형, 음모 및 액모는 난원형 또는 신형.

(4) 毛의 性別 및 年齡의 鑑別

모의 남녀별의 구별은 곤란한 것이 종종 있다. 연령의 구별도 어렵지만, 일반적으로 소아의 모에는 수질을 가지고 있지 않은 경우가 많은 특징이 있다. 또 유년자의 상피는 성인에 비해서 파형의 폭이 넓다.

(5) 毛髮의 個人識別(과연 동일인의 모인가 아닌가)

여기에는 모의 색, 길이, 굵기, 형, 모소피, 피질, 수질의 구조, 단면 등을 비교하여서 행한다.

(6) 自然脫落毛 및 拔毛의 鑑別

자연히 빠진 모발은 모근부가 위축해서 모낭의 성분을 갖고 있지 않고 콜벤상을 나타내지만, 폭력으로써 발모된 것은 모낭 성분의 일부가 달려 있을 때가 있다.

(7) 頭毛切斷端의 時間的 變化(圖 12-19, 12-20)

두모의 절단단은 절단된 때로부터 시일이

〈表 12-7〉		人獸毛의 鑑別	
	鑑 別 點	人 毛	獸 毛
1	髓質의 多少	없을 때가 있다	극히 많다
2	毛幹에 있어서의 髓質의 幅	½ 이하, 대부분은 ¼~⅓ 정도이다	½ 以上일 때가 많다
3	髓細胞의 狀態	髓管에 充滿해 있지 않고 그 사이에 空胞가 보인다	髓管에 充滿해 있다
4	皮質에 있어서의 色素沈着	尖端部에서는 色素가 없다	첨단부에 이르기까지 색소 침착이 있다
5	毛小皮의 發育狀態	발육이 나쁘고 극히 가는 鋸齒狀을 이룬다	발육이 좋아서 큰 鋸齒狀을 이룬다

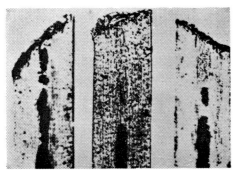

圖 12-19. 가위로 切斷한 頭髮의 斷端

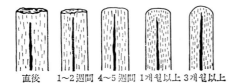

直後　1~2週間 4~5週間 1개월以上 3개월以上

圖 12-20. 理髮後 經過日數와 斷端의 變化

경과됨에 따라 공히 마멸된다. 기계적 자극을 받는다면 선단의 모소피가 박리되어 분지상 또는 모필상으로 분열되는 일이 있다.

V 分泌物 및 排泄物의 檢查 Examinations of Secretes and Excretions

1. 唾液斑檢查 Examination of Saliva Stain[41]

대상이 되는 것은 범행 현장의 담배 꽁초, 우표딱지에 부착된 타액반, 창구멍을 내기 위해 창호지에 침을 발라 문질렀을 때의 타액반 등을 검사하게 된다. 우선 의심되는 증거물에 자외선을 조사하면 담청색의 형광을 발하게 된다. 이를 추출하여 현미경 검사하면 식물잔사, 구강·인두의 상피세포를 보게 된다.

Amylase 시험을 하면 타액반에도 amylase는 비교적 장시간 보지되기 때문에 전분 분해능을 지니게 된다. 따라서 이 시험은 양성으로 반응하게 된다.

2. 尿斑 및 糞便檢查 Examination of Urine Stain and Fecal Stain[42]

범행 현장에 범인들은 변을 보고 도망하는

경우가 있다. 그것은 우리나라 미신 가운데 "범행 후 대변을 보고 도망치면 잡히지 않는다"는 말이 있기 때문인 것으로 풀이된다.

요반의 의심이 있을 때는 생염수로 추출하여 원심분리하여 검경하면 요도상피세포, 신상피세포, 요원주 등을 보며 화학적으로는 요산이 증명되면 요반이라 해도 좋을 것이다.

분변반은 황색 내지 갈색으로 생염수 추출로 특유의 냄새를 낸다. 추출액을 현미경검사하는 경우 불소화된 식물잔사, 인체소화관 상피세포 및 충란 등을 보게 된다. 화학적으로는 urobilin 이 검출되면 분변이라 해도 좋을 것이다.

3. 胎便檢查 Examination of Meconium[1]

태변검사는 주로 영아살과 관련해서, 태생월수, 생존일수의 추정, 혹은 태아의 혈액형 결정 등에 유용하다.

태변은 신생아의 장내용으로서, 그 성분은 다음과 같다.

mecon 소체 :　　대녹황색 내지 대녹갈색의 빛을 강하게 굴곡하는 무구조의 원형 또는 타원형의 소체이다. 크기는 $2 \sim 40\,\mu$, 구메링 반응양성.
　　지방과립
　　판상의 코레스테린 결정
　　생모(毳毛)
　　유핵의 섬모상피세포
　　담즙색소

태변 중 가장 특유한 것은 mecon 소체이다. 따라서 이것을 증명하면 태변을 증명한 것이 된다. 태변을 소량 slide glass 상에 취하고, 이것을 생염수 또는 2~5 % 초산을 가해서 잘 혼화하고 그것을 넓게 편 후 cover glass 를 덮고 검경하면 상기와 같은 소체를 본다.

Ⅵ 法醫學的 證據物의 遺傳子 指紋檢査 DNA Fingerprint Testing of Medicolegal Evidences

법의학적 증거물은 종류가 많으나 개인식별 *individual identification* 에 필요한 증거물로는 혈액, 혈흔,[43] 정액, 정액반, 모발, 타액 그리고 각 인체조직 및 체액 등 인체에서 생성된 생물학적 물질만이 검사의 대상이 된다. 이 검체에 존재하는 단백다형물질 *protein polymorphic substance* 은 DNA 염기배열 중 exon 부위에 존재하는 유전자에 의해서 생성되는 물질로서 그 유전양식이 이미 밝혀져 있으므로 현재 법의생물학분야에서는 적혈구 표면에 존재하는 ABO, MN, Rh 같은 주요 혈형항원 *blood-group antigens* 과 백혈구 표면에 있는 HLA(*human leukocyte antigens*) 항원뿐만 아니라 적혈구 대사에 중요한 역할을 하는 PGM(*phosphoglucomutase*), EAP(*erythrocytic acid phosphatase*), ADA(*adenosine deaminase*), AK (*adenylate kinase*), EsD(*esterase D*), Pep A (*peptidase A*), GLO(*glyoxalase O*) 같은 효소와 혈청내에 존재하는 Hp(*haptoglobin*), Gm (*immunoglobulin allotype*), 그리고 Gc(*group specific component*) 등과 같은 유전표식물질을 검체에서 식별하여 개인식별을 하고 있다. 그러나 특정유전자에게 생성되는 유전표식물질은 주로 polypeptide로 구성된 물질이므로 여러 물리—화학적조건에 따라 쉽게 변성되어 그 생물학적 성상을 상실할 뿐만 아니라 다수의 개체가 동일한 유전표식물질을 공유하기 때문에 특이성이나 안정성 측면에서 볼 때 개체의 식별력이 제한을 받게 된다. 실제로 이것이 의미하는 것은 다음의 예에서 볼 수 있다. 즉 한 유전집단내의 ABO식 혈액형분포에서 O형의 유전표식 물질을 가질 수 있는 빈도가 50%, A형은 40%, B형은 7%, 그리고 AB형은 3%라고 가정할 때 그 유전집단내에서 두 개체가 O형을 나타낼 수 있는 확률은 $0.5 \times 0.5 = 0.25$ 이고, A형은 $0.4 \times 0.4 = 0.16$, B형은 $0.07 \times 0.07 = 0.0049$, AB형은 $0.03 \times 0.03 = 0.0009$ 이므로 ABO식 혈액형에서 두 개체가 동일한 혈액형을 가질 수 있는 확률은 $0.25 + 0.16 + 0.0049 + 0.0009 = 0.4158$ 이고, 두 개체가 동일한 혈액형을 갖지 않을 확률은 $1 - 0.4158 = 0.5842$ 이므로 그 유전집단에 대한 ABO식 혈액형의 특이도는 58.48%이다(〈표 12-8〉 참조).

〈표 12-8〉 **Genetic Markers used in Forensic Biological Tests**

Genetic factors	Storage life	Quantity	Specificity	Sperm analysis possible
Blood groups	many years	little	59%	Yes
Rh	variable	large	80%	No
PGM	a few months	very little	75%	Yes
EAP	a few months	very little	67%	No
Hp	1~2 months	very little	18%	No
ADA	a few months	little	18%	No
AK	a few months	little	12%	No
EsD	about 1 month	fairly little	25%	No
Gc	<1 month	fairly little		No
Gm	many years	large	82%	No
GLO	about 1 month	fairly large	62%	No
Hemoglobin	months	fairly little	1%(?)	No
DNA	many years	very large	99.9%	Yes

◇ 參 考 文 獻 ◇

1) HoJo, H.: *A Manual of Legal Medicine*, Kanehara Shuppan Co., Ltd., Tokyo, 24, 1962

2) Kind, S. S., Patterson, D. and Owen, G. W.: The estimation of the age of dried blood stains by a spectrophotometric method, *Forensic Sci.*, 1, 27, 1972

3) Culliford, B. J.: *The Examination and Typing of Blood Stains in the Crime Laboratory*, Washington, D. C., U. S. Govt. Printing House, 1971 (Stock Number 2700~0083)

4) 上野正吉:「犯罪捜査のための法醫學」

5) Culliford, B. J.: Precipitin reactions in forensic problems, *Nature*(Lond.), 211, 872, 1964

6) 上野正吉:「新法醫學」, 南山堂, 東京, 171, 1959

7) Katsura, S. and Shimizu, S.: On the influences of fetal hemoglobin upon the precipitin reaction between adult hemoglobin and anti -adult hemoglobin, *Jap. J. Legal Med.*, 13, 741, 1959

8) Mikami, Y. et al.: Bovine fibrinogen in fibrin plate method for identification of human blood stain, *Jap. J. Legal Med.*, 18, 308, 1964

9) Sussman, L. N: *Paternity Testing by Blood Grouping*, 2nd Ed., Charles C, Thomas publisher, Springfield, 1976

10) Nickolls, L. C. and Pereira, M.: Modern methods of grouping dried bloodstains, *Med. Sci. Law*, 2, 172, 1962

11) Lincoln, P. J. and Dodd, B. E.: The detection of the Rh antigens C, C^w, c, D, E, e and the antigen S of the MNSs system in bloodstains, *Med. Sci. Law*, 8, 288, 1968

12) Bargagna, M. and Pereira, M.: A study of absorption elution as a method of identification of rhesus antigens in dried bloodstains, *J. Forensic Sci. Soc.*, 7, 123, 1967

13) Lincoln, P. J. and Dodd, B. E.: The application of a micro-elution technique using anti -human globulin for the detection of the S, s, K, Fy^a, Fy^b and JK^a antigens in stains, *Med. Sci. Law*, 15, 94, 1975

14) Culliford, B. J. and Wraxall, B. G. D.: Haptoglobin types in dried bloodstains, *Nature*(Lond.), 211, 872, 1966

15) Philips, A. P. and Gitsham, G.: The identification of male bloodstains by Y chromosome fluorescence, *J. Forensic Sci. Soc.*, 44, 47, 1974

16) Kind, S. S.: Absorption-elution groupings of dried blood smears, *Nature*(Lond.), 185, 397, 1960

17) Kind, S. S.: Absorption elution grouping of dried bloodstains of fabrics, *Nature*(Lond.), 187, 789, 1960

18) Coombs, R. R. A. and Dodd, B.: Possible application of the principle of mixed agglutination in the identification of blood stains, *Med, Sci. Law*, 1: 357, 1961

19) Lincoln, P. J. and Dodd, B. E.: An evaluation of factors affecting the elution of antibodies from bloodstains, *J. Forensic Sci. Soc.*, 13, 37, 1973

20) Wiener, A. S.: Cases from the files of the serological laboratory of the Office of the Chief Medical Examiner of New York, *J. Forensic Med.*, 9: 127, 1962

21) Asano, M., Oya, M. and Hayakawa, M.: Identification of menstrual bloodstains by the electrophoretic pattern of lactate dehydrogenase isozymes. *Forensic Sci.*, 1, 127, 1972

22) Whitehead, P. H. and Divall, G. B.: Assay of soluble fibrinogen in bloodstain extracts as an aid to identification of menstrual blood in forensic science preliminary findings, *Clin. Chem.*, 19, 762, 1973

23) Pereira, M.: The identification of MN groups in dried bloodstains, *Med. Sci. Law*, 3, 268

24) Pereira, M.: Automated Rh genotyping of dried bloodstains, *Technicon Quarterly,* 3, 16, 1963

25) Pereira, M., Dodd, B. E. and Marchant, J. V.: The detection of A, B and H group specific substances in stains from body fluids by absorption elution and mixed agglutination techniques, *Med. Sci. Law*, 9, 116, 1969

26) Outteridge, R. A.: Determination of the ABO group from fingernails, *Med. Sci. Law*, 3,

275, 1963

27) Yada, S., Okane, M. and Sano, Y. : Blood grouping of a single human hair by means of elution technique, *Acta Crim. Jap.*, 32, 7, 1966

28) Yada, S., Okane, M. and Sano, Y : Blood grouping of human hairs derived from various parts of the body by means of elution technique, *Acta Crim. Jap.*, 32, 52, 1966

29) Davidsohn, I. : Early immunologic diagnosis and prognosis of carcinoma, *Am. J. Clin. Path.*, 57, 715, 1972

30) 石山昱夫 : 「現代の法醫學」, 初版, 醫學書院, 東京, 388, 1975

31) Pollak O. J. : Semen and seminal stains, *Arch. Pathol.*, 35, 140, 1945

32) Lincoln, P. J. and Dodd, B. E. : Mixed agglutination as a method for the determination of A, B and H group of hair, *Med. Sci. Law*, 8, 38, 1968

33) Boettcher, B. and Kay, D. J. : ABO blood grouping of human hair using radio-actively -labelled antibodies, *Vox Sang.*, 25, 420, 1973

34) Kind, S. S. : The acid phosphatase test, In : Curry, A. S.(ed.), *Methods of Forensic Science*, Vol. 3, London, Interscience Publishers, 1964

35) Coombs, R. R. A., Richards, C. and Dodd, B. E. : Serological identification of seminal stains, *Med. Sci. Law*, 3, 65, 1963

36) Thornton, J. I. and Dillon, D. J. : The identification of seminal stains by immuno -diffusion on cellulose acetate, *J. Forensic Sci.*, 13, 262, 1968

37) Jones, N. : Study of human hairs ; as aid to investigation of crime, *J. Forensic Med.*, 3, 55, 1956

38) Garn, S. M. : Types and distribution of hair in man, *Ann. N. Y. Acad. Sci.*, 53, 498, 1951

39) 文國鎭 : 「韓國人成人頭毛의 計測」, 科學搜査, 4 : 1, 1955

40) 古畑種基 : 「法醫學」, 3 版, 南山堂, 東京, 1954

41) Nelson, D. F. and Kirk P. L. : The identification of saliva, J. Forensic Med., 10, 14, 1963

42) Otertsen, J. C. : Faecal matter in stains. Their identification, *J. Forensic Med.*, 8, 99, 1961

43) 문국진, 황적준, 김종열, 박의우 : 〈유전자 조작을 이용한 사람 혈흔의 개인식별에 관한 연구〉, 「한법의지」, 15 : 1, 14, 1991

第13章 個人識別
Individual Identification

Ⅰ 槪 論 *Introduction*

생체 또는 시체의 신원을 밝히는 것을 개인식별이라고 한다.

생체의 개인식별이 곤란한 경우는 그리 흔하지가 않다. 범죄와 관련된 경우에는 현장에서 채취된 법의학적 증거물에 의한 개인식별이 그 주대상이며 시체의 개인식별은 박애주의적인 이유에서나 이혼, 상속, 보험문제 등을 결정하기 위해서 필요할 뿐만이 아니라 범죄와 관련된 죽음의 경우에는 살인사건을 해결하고 범인을 색출하는 데 필수적이라 하겠다.

한편 시체의 개인식별은 심한 부패, 분해, 백골화, 연소, 분쇄 등으로 용이하지 않을 때가 많으며 특히 자동차 사고, 산업장 사고, 비행기 사고 등에서는 심한 손상으로 그 시신의 형체조차 판별하기 곤란한 경우가 많이 있고 때로는 곤충, 동물, 해난 등으로 사후에 피부 신체조직이 손실되어 개인식별이 매우 어려운 경우도 있는 것이다.

대부분의 시체들은 그를 아는 사람들에 의하여 얼굴, 모발 및 눈의 색, 전반적인 체격, 착의로 쉽게 식별이 된다. 개인식별은 사진을 보고도 가능하기도 하다. 따라서 부검시에 찍는 사진은 반드시 피사체와 직각으로 즉 수직 또는 수평으로 찍어야 한다. 그 이유는 만일 시체를 사각으로 찍는 경우에는 원형과는 전연 다른 모양의 사진이 되어 여러 가족이 제각기 자기네 시체라고 주장하여 혼선을 일으키는 원인이 된다. 圖 13-1 은 부검 때 찍은 사진으로서 밑에서 사각으로

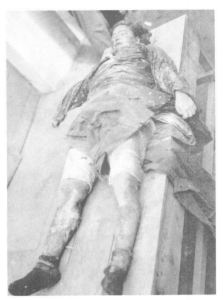

圖 13-1. 잘못 撮影된 剖檢寫眞
斜角으로 촬영되었기 때문에 原狀과는 전혀 다른 屍體가 되었다. 모든 法醫撮影은 수직, 수평 즉 直角度에서 촬영되어야 한다.

찍었기 때문에 하지가 긴 시체가 된 것이다.[1] 그러나 이러한 방법들로도 식별이 불가능할 경우가 있으며 이러한 경우에는 계통적인 식별이 필요하게 된다. 시체의 개인식별을 위하여서는 착의, 연령, 신장, 체중, 눈의 빛깔, 지문형, 반흔, 문신 *tatoo* (圖 13-2 및 13-3), 모발(제 12 장 참조), 치아, 골격, 혈형(제 11 장 참조) 및 부검을 통한 시체내부검사 등이 종합적으로 고려되어야 한다.

시체의 외부검사만으로써는 연령의 대략적인 추정밖에 할 수 없다. 그러나 태아나 유아의 연령은 신장, 체중, 흉위 및 頭圍(〈表 13-1〉), 치아의 맹출(〈表 13-2〉), 화골핵(圖

13-22～13-24)의 검사로 비교적 정확하게 추정이 가능하다[2](〈表 13-1 및 13-2〉, 圖 13-22 ～13-24).

　유아기 이후, 즉 성인의 연령 추정과 성별 판정에 관하여는 골격검사에서 논하기로 하며 여기서는 신원불명의 시체의 신원 파악에 도움이 될 수 있는 특히 부검의가 반드시 검사하여 특징들을 기록으로 남겨야 할 것들을

〈表 13-1〉　　　　　　　　　　　　韓國人發育標準値(大韓小兒科學會)

| 연　령 | 남 | | | | | | | | 여 | | | | | | | |
| | 신장(cm) | | 체중(kg) | | 흉위(cm) | | 두위(cm) | | 신장(cm) | | 체중(kg) | | 흉위(cm) | | 두위(cm) | |
	평균치	표준편차	평균치	표준편차	평균치	표준편차	평균치	표준편차	평균치	표준편차	평균치	표준편차	평균치	표준편차	평균치	표준편차
신 생 아	50.36	2.47	3.21	0.48	33.02	1.73	34.57	1.49	50.01	2.34	3.17	0.48	33.05	2.19	34.22	1.59
1 (1～2)개월	55.64	3.34	4.43	0.62	36.78	1.98	37.44	1.51	55.00	2.75	4.33	0.68	36.38	2.24	37.28	1.45
2 (2～3)개월	59.38	3.55	5.58	0.78	39.25	2.16	39.53	1.62	58.47	2.83	5.32	0.80	39.05	2.40	38.95	1.61
3 (3～4)개월	62.10	3.01	6.53	0.85	42.02	2.40	41.12	1.56	60.92	3.17	6.04	0.90	41.40	2.33	40.34	1.47
4 (4～5)개월	64.57	3.22	7.03	0.98	43.19	2.47	42.41	1.60	62.88	3.52	6.46	0.97	41.89	2.26	41.21	1.52
5 (5～6)개월	66.42	3.32	7.52	1.05	43.90	2.50	42.72	1.63	64.63	3.62	6.93	1.04	42.51	2.30	42.12	1.56
6 (6～7)개월	67.87	3.38	7.94	1.08	44.59	2.50	43.78	1.61	66.32	3.89	7.28	1.09	43.02	2.24	42.72	1.59
7 (7～8)개월	68.77	3.80	8.09	1.13	44.81	2.60	44.32	1.64	67.17	4.78	7.52	1.14	43.60	2.35	43.17	1.64
8 (8～9)개월	69.89	3.85	8.38	1.16	45.06	2.61	44.81	1.65	68.53	4.87	7.74	1.18	44.17	2.39	43.58	1.66
9 (9～10)개월	71.34	4.24	8.45	1.19	45.36	2.22	45.11	1.61	70.73	5.74	8.02	1.24	44.64	2.46	44.13	1.72
10 (10～11)개월	72.38	4.00	8.61	1.29	45.70	2.33	45.37	1.62	71.03	5.09	8.08	1.20	44.76	2.37	44.31	1.73
11 (11～12)개월	73.17	4.06	8.75	1.31	46.01	2.35	45.52	1.64	72.18	5.14	8.15	1.22	45.14	2.39	44.56	1.74
12 (12～15)개월	74.82	4.37	8.89	1.29	46.39	2.42	45.76	1.63	72.83	4.41	8.26	1.21	45.28	2.29	44.77	1.72
15 (15～18)개월	76.18	4.86	9.12	1.36	46.82	2.53	46.47	2.19	75.37	5.04	8.65	1.34	46.67	2.56	45.48	1.72
18 (18～21)개월	78.19	5.02	9.66	1.38	47.66	2.71	46.78	1.75	76.96	5.17	9.17	1.37	47.36	2.54	45.88	1.83
21 (21～24)개월	80.79	2.47	10.30	1.58	48.67	2.47	47.33	1.78	79.41	4.55	9.74	1.44	48.68	2.64	46.33	1.75
2 (2～2½)년	82.74	2.99	10.82	1.48	49.28	2.39	47.52	1.80	81.53	4.16	10.26	1.34	49.58	2.53	46.61	1.67
2½ (2½～3)년	85.60	4.05	12.10	1.66	50.48	2.42	48.14	1.68	85.15	4.73	11.21	1.51	50.11	2.54	47.28	1.75
3 (3～3½)년	89.04	5.16	12.74	1.70	51.54	2.40	48.57	1.57	87.72	5.37	12.29	1.69	51.99	2.48	47.83	1.76
3½ (3½～4)년	91.83	5.28	13.72	1.78	51.53	2.47	48.89	1.61	90.89	5.27	13.07	1.78	53.17	2.50	48.21	1.64
4 (4～4½)년	95.52	5.26	14.56	1.86	53.37	2.48	49.22	1.66	93.97	5.18	13.85	1.86	54.04	2.41	48.59	1.51
4½ (4½～5)년	98.66	5.50	15.27	1.83	54.01	2.43	49.56	1.63	97.76	5.24	14.64	1.84	54.48	2.29	48.96	1.57
5 (5～5½)년	100.63	5.61	16.03	1.81	54.66	2.39	49.82	1.54	100.18	5.35	15.53	1.83	54.82	2.14	49.33	1.58
5½ (5½～6)년	103.62	5.90	16.81	2.19	55.32	2.54	50.11	1.50	102.36	5.68	16.35	2.09	54.98	2.26	49.62	1.54
6 (6～6½)년	106.69	6.21	17.62	2.45	55.89	2.62	50.45	1.47	106.54	5.93	17.49	2.34	55.32	2.30	49.91	1.45
6½ (6½～7)년	110.54	6.03	18.33	2.58	56.24	2.70	50.54	1.47	109.41	5.69	18.10	2.16	55.49	2.45	50.20	1.56
7 (7～8)년	112.53	5.73	19.12	2.52	56.78	2.71	50.63	1.44	112.02	5.36	19.14	1.87	55.86	2.52	50.42	1.62
8 (8～9)년	118.09	5.16	20.35	2.66	57.67	2.78	51.09	1.42	117.29	5.42	20.92	1.26	56.18	2.67	51.01	1.71
9 (9～10)년	123.74	6.39	23.02	3.03	59.82	3.08	51.63	1.77	122.02	5.21	23.37	1.31	57.55	2.68	51.41	1.62
10 (10～11)년	128.29	6.19	25.37	3.34	61.15	4.04	51.98	1.51	128.59	5.48	25.21	1.78	59.78	3.50	51.77	1.43
11 (11～12)년	132.60	5.95	28.82	3.18	63.34	2.83	52.15	1.43	133.46	6.56	29.13	1.89	61.93	3.02	52.19	1.34
12 (12～13)년	136.69	6.72	31.68	3.19	65.29	3.12	52.62	1.40	138.66	7.18	32.87	2.52	64.03	3.89	52.52	1.65
13 (13～14)년	143.39	7.45	34.68	5.55	68.45	3.17	53.30	1.58	144.83	6.95	36.21	2.00	67.03	4.35	53.27	1.90
14 (14～15)년	149.38	8.33	39.74	7.01	72.29	5.19	53.73	1.73	148.98	6.50	39.81	1.91	69.32	4.79	53.78	1.74
15 (15～16)년	156.21	8.05	44.91	7.01	76.20	5.58	54.15	1.66	152.93	4.97	44.47	1.96	72.56	4.42	54.49	1.76
16 (16～17)년	162.47	6.82	50.68	6.96	80.76	5.55	54.89	1.75	154.74	4.95	47.63	1.72	73.77	4.41	54.87	1.59
17 (17～18)년	165.86	5.75	54.48	5.65	83.32	4.46	55.35	1.61	155.49	5.26	49.59	1.94	75.80	3.98	55.12	1.63
18 (18～19)년	167.82	5.36	56.98	5.68	83.47	5.36	55.96	1.68	155.65	4.79	50.34	1.89	76.31	4.07	55.13	1.52
19 (19～20)년	168.65	4.99	58.11	5.51	83.73	4.36	55.98	1.61	155.72	4.39	51.06	1.64	76.92	3.67	55.17	1.19
20 (20～21)년	168.88	4.93	58.23	5.50	83.88	4.53	56.04	1.48	155.90	4.44	51.54	1.56	77.03	4.62		
21 (21～22)년	169.05	4.82	58.58	5.06	83.98	4.82	56.07	1.53	156.11	4.71	51.63	1.75	77.10	4.68		
22 (22～23)년	170.43	5.27	59.32	5.43	84.01	4.62	56.07	1.33	156.08	4.71	51.72	1.63	77.08	4.02		
23 (23～24)년	170.12	4.91	59.74	4.74	84.23	4.19	56.36	1.55	156.18	3.96	51.89	1.58	77.12	4.78		

〈表 13-2〉   乳齒의 萌出時期

齒　牙	萌　出　個　月	
	上　顎	下　顎
中 切 齒	7～8	6～8
側 切 齒	8～10	7～9
犬　　齒	15～20	15～20
第 1 大臼齒	12～15	12～15
第 2 大臼齒	20～30	20～30

우선 논하기로 한다.

1. 着衣, 所持品 및 外部特徵 *Clothes, Personal Effects and External Markings*

시체의 의복 및 소지품의 발견은 개인식별의 주요 난제를 푸는 데 매우 중요한 단서가 된다. 특히 시체의 부패 및 분해가 고도로 진행된 경우에는 일반 수사관들이 유류품들을 자세히 검사하려 하지 않으므로 부검의는 이에 대하여 각별한 주의를 기울일 필요가 있는 것이다.

시체의 모든 소지품은 개인식별의 응용 가능성을 고려하여 확보, 보관하여 두어야 한다. 만일 의류 등이 불만족스러운 상태로 있는 경우에는 1차 세탁을 해 두기도 한다. 의류에 대한 검사기록에는 의복의 형, 색, 크기 (칼라 크기, 바지 길이), 섬유 종류, 찢어진 곳, 구멍의 수 및 단추의 색깔·위치, 세탁소 표식, 양복점 표식, 제조공장 표식 등이 포함되어야 한다. 모든 의복의 주머니를 검사하여 주민등록증, 운전면허증, 신용구매카드, 사진 등을 찾아내는 것은 보다 신속하고 정확한 개인식별에 도움이 됨은 두말할 것도 없을 것이다. 반지, 시계, 열쇠, 목걸이, 허리띠, 구두도 개인식별에 기여할 수 있다.

시체의 식별에서 외관 검사로써 결정적 단서를 잡아 어려운 과제를 해결하는 경우도 허다하다. 흉터, 문신, 사마귀, 피부병, 골격이상 등을 세밀히 검사하여야 한다. 이들은 시체가 심히 파손된 경우에도 관찰이 가능한 경우가 많이 있다.

흉터 *scar* 의 크기, 형태, 위치, 방향을 정확히 기술한다. 충수염수술반흔, 개복수술반흔이 개인식별에 도움이 된 예는 매우 많다. 특이한 흉터나 특이한 부위에 있는 흉터는 역시 수사에 크게 도움이 된다. 문신의 존재는 매우 중요한 자료의 하나로서 색, 크기, 형태 및 부위 등을 잘 기입해 두어야 할 것이다(圖 13-2, 13-3).

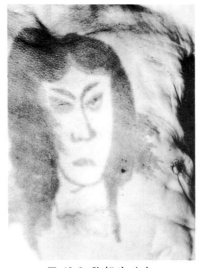

圖 13-2. 胸部의 文身

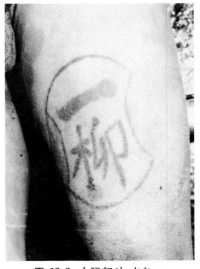

圖 13-3. 大腿部의 文身

2. 放射線寫眞과　個人識別 *X-rays and Individual Identification*

X 선사진도 개인식별의 문제를 해결하는 데 도움이 되는 경우가 있다. X 선사진은, 연령, 신장, 성별 판별의 단서를 제공해 주며 또한 오래된 골절, 뼈의 이상들을 찾아내어 개인식별을 가능케 한 예는 허다히 있다. 대량재난에서 희생자들의 개인식별에의 방사선사진의 역할이 큼은 많은 사례에서 경험된다. X 선사진[3]은 또한 인골과 수골의 감별, 특히 화장골에서 인수판정에 크게 도움이 된다.

3. 內部檢査와　個人識別 *Internal Examination and Individual Identification*

시체의 내부검사로 개인식별이 가능한 경우가 있다. 예를 들어 내생식기를 식별함으로써 성별을 결정할 수 있고 어떤 때에는 생식기를 식별하기 위하여 조직의 검경을 하며 매우 작은 자료라도 조직학적 검사로써 인체 유래여부, 성별, 인종, 연령 등을 추정할 수 있다.

또한 만성질환 경과에 따르는 소견(예, 규증증 *silicosis,* 석면침착증 *asbestosis*)이라든가 선천성기형(예, 마제신 *horse-shoe kidney*) 등이 생전에 진단되어 있는 경우, 외과적 수술에 의한 결손(예, burr holes) 및 두개의 plates, 골반골의 nails 등 외과보철물 등은 동체만 남은 시체의 개인식별에 매우 중요한 자료가 된다. 때로는 임신의 확인으로 개인식별에 기여할 수 있다.

4. 血型 및 毛髮檢査와 個人識別 *Blood Grouping, Hair Examination and Individual Identification*(전술 제 11 장 및 제 12 장 참조)

5. 遺傳子指紋檢査와　個人識別 *DNA Fingerprint Testing and Individual Identification*(전술 제 11 장 및 제 12 장 참조)

Ⅱ 齒牙檢査와 個人識別 *Dental Examination and Individual Identification*[4), 5)]

법의학적 문제를 연구하고 해결하는 데 있어 한 역할을 담당하는 치과학의 분야를 법의치과학 *dental jurisprudence* 또는 법치학 *forensic odontology* 이라고 한다. 치아는 생체 조직 중에 파괴에 대한 저항력이 가장 강하여 사후변화, 예컨대 부패로 인하여 연조직은 물론 골조직도 풍화되어 일부만 잔존한 경우에도 그의 특징이 남아 있어 개인식별에 이용될 수 있으며 화재나 항공기 사고 등 대재해의 경우에도 치아에 의한 개인식별이 유일한 방법일 경우가 있어 생존시에 작성한 치과차트와 대조하면서 세밀한 부검을 실시하는 것은 매우 중요한 일이다.

법의학적 검사로 개인을 식별하는 데 있어서 빼놓을 수 없는 사항들로서는 치아의 검사, 의치, 교흔들로서 검사자가 특별히 주의 깊게 관찰하여야 할 사항들은 다음과 같다.

① 치아의 수, 위치, 과잉치 여부 및 유치, 영구치의 구별.

② 결손치의 수와 상태, 특히 생전·사후탈락 여부와 탈락의 진구도.

③ 치아의 색, 위생상태, 교모, 마모, 치아우식증, 치은퇴축 등의 치아 상태.

④ 발치, 충전, 보철치료, 교정치료 장치 등의 세밀한 관찰.

⑤ 의치와 악골의 세부상태.

치아 및 악골의 방사선사진은 좋은 자료가 되며 만일 생전의 X 선사진이 있으면 사후 시체의 X 선사진을 찍어 이와 대조검사함으로써 쉽게 개인식별을 행할 수 있다. 부검시에 검사 기록하는 치과차트를 예시하면 圖 13-4 와 같다.

소사체에서 치아검사는 조직의 탄화 때문에 용이하지 않다. 부검시에 치아를 노출시키기 위한 조직절개를 함에 있어 서두르지 말 것이며 때로는 보다 정밀한 검사와 대조검사를 위하여 전악을 척출해 내는 것이 필요하기도 하다.

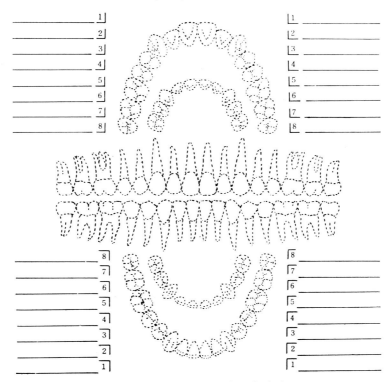

圖 13-4. 剖檢用 齒科 차트의 書式

1. 齒牙檢査와 年齡推定 *Age Estimation and Dental Examination*[6)]

치아와 연령과는 밀접한 관계가 있으며 치과학적으로 연령을 추정하려는 연구가 상당한 수준에 달하고 있다. 이러한 연구들을 통하여 치아 및 악골을 중심으로 하는 영역은 타신체제부에 비하여 증령적 변화에 있어 주요인자들이 많음이 밝혀져 왔다. 특히 치아의 형성과정을 타장기의 발생 및 성장의 경우보다 개인차 내지 다양성이 훨씬 적어 연령 추정에 최적합한 소견을 갖고 있음이 Lewis(1960), Stewart(1963)[6)] 등에 의하여 구명된 바 있다.

일반적으로 치아로부터 연령을 추정하는 방법으로서는 유치의 출은상태, 유치와 영구치의 교환상황을 보이는 혼합치궁의 상태, 치근완성 및 석회화의 상태를 판정하는 방법이, 발육 성장기의 청소년을 대상으로 하는 경우에 임상적으로 응용되고 있으며 성인에

있어서는 생리적, 증령적 변화로서의 치아의 교모, 마모, 치수강의 협착소견, 물리적 변화들을 주로 참고하고, 악골에 있어 이공의 위치, 하악각의 변화, 구개봉합의 유합소실 등이 관찰 대상이 된다. 한편 태생기의 치아원기의 발생 및 석회화는 치과임상에서는 별로 활용되지 않으나 비교해부학, 유전학, 인류학, 고고학, 고생물학 및 태아의 성숙도를 판단할 필요가 있는 법의학적으로는 그 가치가 주목된다.

법의학적으로 연령추정에 근거가 될 수 있는 자료들을 요약하여 보면 다음과 같다.

(1) **乳齒의 發生** *Dentition of Milk Teeth*

태생 기간 중의 치아형성은 태령감정에 매우 정확한 자료를 준다. 초기에는 이에 관한 연구는 조직학적으로만 가능한 단계이나 치아형성이 이루어지기 시작하는 태생 3~4 개월에서는 방사선학적 방법에 의하여도 태령감정이 가능하다. 이에 있어 방사선학적으로

〈表 13-3〉　　　　　　　　　　乳齒와 永久齒의 時期的 關係(津崎)[7]

齒	發生開始(胎生)	石灰化開始(胎生)	萌出(生後)	完成(生後)	吸收開始	交　　代
上顎乳中切齒	8 週	4 月	6〜 8 月	17〜18 月	4.5 年	7〜 8 年
下顎乳中切齒	8 週	4 月	6〜 8 月	16〜18 月	4 年	6〜 7 年
上顎乳側切齒	8 週	4 月	7〜 9 月	15〜17 月	5 年	8〜 9 年
下顎乳側切齒	8 週	4 月	7〜 9 月	12〜14 月	5 年	7〜 8 年
上顎乳犬齒	8 週	5 月	17〜18 月	2 年	9 年	11〜12 年
下顎乳犬齒	8 週	5 月	17〜18 月	2 年	9 年	9〜10 年
上顎1乳臼齒	8 週	5 月	14〜15 月	18〜20 月	6〜7 年	10〜11 年
下顎1乳臼齒	8 週	5 月	14〜15 月	18〜20 月	6〜7 年	10〜12 年
上顎2乳臼齒	8 週	5〜6 月	18〜24 月	20〜22 月	7〜8·年	10〜12 年
下顎2乳臼齒	8 週	5〜6 月	18〜24 月	20〜22 月	7〜8 年	11〜12 年

석회화의 관찰이 가능한 시기는 조직학적으로만 관찰이 되는 시기에 비하여 2~6개월 후가 된다. 태아의 성숙과정과 치경의 발생 및 석회화에 관한 연구도 세밀하게 이루어졌으며 성숙속도의 개인차 및 다양성이 극히 적어 이를 통하여 정확한 태령감정을 기할 수 있음이 밝혀졌고 법의학적으로 태아감정에 중요 관심사가 되는 7개월 및 9개월의 도달여부 판정에 결정적으로 활용할 수 있다. 출생 후에도 미맹출상태 즉 악골내의 치아의 발생 및 석회화는 증령적 변화가 규칙적으로서 이는 유치의 발생과정을 통한 연령감정도 정확도가 높음을 말하는 것이다. 유치와 영구치와의 시기적 관계를 요약하면 〈表 13-3〉과 같다.

(2) 永久齒의 發生 Dentition of Permanent Teeth

생후 5~6년경에 유치와 교대되는 영구치가 맹출되면서 유치의 탈락이 시작된다. 일반적으로 하악의 치아가 상악보다 조기에 맹출하며 소구치군에서는 역이 된다. 남녀별로

〈表 13-4〉　永久齒의 萌出 및 石灰化時期(Dramond)[8]

	石灰化開始	萌　出	石灰化完了
中 切 齒	1 年	7 年	12 年
側 切 齒	2 年	8 年 6 個月	12 年
犬 齒	3 年	11〜12 年	16 年
第 1 小臼齒	5 年	9〜10 年	16 年
第 2 小臼齒	5 年	11 年	16 年
第 1 大臼齒	出生時	5〜 6 年	14 年
第 2 大臼齒	6 年	12〜15 年	18 年
第 3 大臼齒	9 年	18〜25 年	27〜28 年
報 告 者	Diamond	Magitot	Magitot

보면 여자가 남자보다 다소 빠르며 또한 좌우측별로도 약간의 차이가 있음을 볼 수 있다. 영구치의 출은은 하악제 1 대구치(6 세구치라고 함)로부터 시작하여 하악제 3 대구치에 이르러 종료된다. 영구치의 맹출 및 석회화시기를 요약하면 〈表 13-4〉와 같다.

(3) 齒根石灰化의 進行程度 Calcification

치근의 X 선소견에 있어 석회화상황을 분석함으로써 연령추정의 적중률은 매우 높으며 山路(1958)[9] 및 早川(1959)의 보고에 의하면 남아는 95.35 %, 소아는 96.8 %를 보였다고 한다. 치아별로는 하악제 1 대구치와 제 2 대구치가 연령 감정에 적합하다. 유치의 석회화기(〈表 13-5〉),[11] 영구치 치근의 형성시기[12](圖 13-5), 태생 5 개월로부터 14 세에 이르는 치아의 발육상태를 보면 圖 13-6 과 같다.[13]

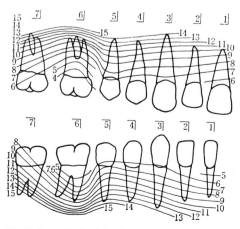

圖 13-5. 永久齒 齒根의 形成時期(X 線, 金田)

〈表 13-5〉　乳齒의 石灰化期(靑木)

報 告 者	Webster	靑木	Webster	靑木
石灰化 乳齒	開　始　期		完　了　期	
中 切 齒	胎生4個月	胎生 18週	17～18個月	20～24個月
側 切 齒	胎生4個月	胎生 19週	14～16個月	20～23個月
犬　　齒	胎生5個月	胎生 20週	2年	40個月
第1乳臼齒	胎生5個月	胎生 20週	18～20個月	24個月
第2乳臼齒	胎生5個月	胎生22～25週	2年	40個月

〈表 13-6〉　咬耗度의 分類(Martin, Broca)

Martin	Broca	咬耗의 程度	推定年齡
0 度		咬耗가 없는 경우	20歲以下
1 度	1度	琺瑯質에 限한 경우	20～30歲
2 度	2度	象牙質이 一部露出된 경우	30～40歲
3 度		全面的인 象牙質이 나타나는 경우	50歲前後
4 度	3度	咬耗가 齒頸部 가까이 이른 경우	70歲前後

〈表 13-7〉　下顎切齒咬耗度의 分類(天野)

咬耗度	咬耗度分類程度	推定年齡
0	琺瑯質에 咬耗가 거의 없는 경우	15～20歲
1	琺瑯質에 平坡한 咬耗가 數個所	21～30歲
2	點狀 또는 糸狀의 象牙質露出	31～40歲
3	象牙質이 幅, 面積을 갖는 경우	41～50歲
4	咬頭, 切端이 極度로 消滅된 경우	51歲以上

연령을 추정하는 방법은 법치학상 극히 중요하며 실제로 많이 응용되어 왔다. 그러나 교모는 대합치의 천연치 여부, 식물의 종류 등 제종요소에 따라 영향을 크게 받으므로 다각적으로 검토하여 적용하여야 한다. 교모도의 분류법을 몇 가지 보면 〈表 13-6〉 및 〈表 13-7〉과 같다.

(5) 齒髓腔 Pulp Cavity 의 加齡的 變化

치수강의 증령적 변화는 치수강벽에 제2 상아질의 형성에 따르는 것으로서 치수강의 협착정도는 연령추정에 응용된다. 田所(1959)[14]는 영구치의 전치근관의 협착상태로부터 근관비와 근관지수의 개념을 도입하였다. 즉 치아의 순설적 및 근원심적 2방향의 각각 X선사진상에 치경부와 근단에 평행선을 긋고 그의 구간을 4등분하여 치경 1/4을 A, 중앙부를 B, 근단 1/4부를 C로 하고 각각의 위치에서 치근과 근관의 폭을 측정하여

$$\frac{根管幅徑}{齒根幅徑}=根管比$$

로 하여 순설 및 근원심적 2방향에서 얻은 수치의 총합을 치아의 근관지수로 명칭하고 이 지수를 연령증가에 대하여 감소되는 상태를 그래프에 옮긴 자료를 얻은 다음 미지의 감정대상치아에 적용하는 방법을 창안하였다.

藤本(1958)[16]는 X선상에 대하여 유치 및 영구치에 있어서 근관수강의 주변화를 4형으로 분류하여 관찰하였으며 영구치에서는 A형(정상형), B형(경도한축형), C형(중등도

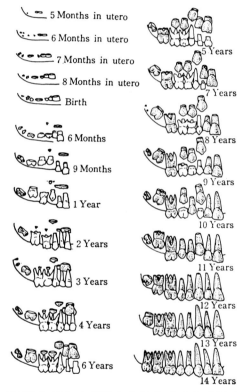

圖 13-6. 胎生 5個月에서 14歲까지의 齒牙의 發育狀態

(4) 齒牙의 消耗 Consumption

치아경조직의 소모로서 연령 추정에 중요한 것은 교모와 마모로 대별되며 교모는 저작과 교합에 의한 소모로서 주로 전치의 절단부와 구치의 교합면에 나타나며 마모는 저작과 교합 이외의 기계적 작용에 의한 경조직의 소모로서 치경부에 설상, 구상, 계단상의 특이한 결손을 보이는 것으로서 흔히 혼동하여 사용하고 있다. 교모도를 응용하여

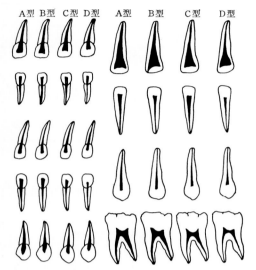

圖 13-7. 狀態齒髓腔의 形態(乳齒 및 永久齒)

퇴축형), D형(강도퇴축형)으로 나눈바 10세 대에서는 치아의 외형과 일치하는 A형, 20세대에서는 견치 이외에는 모두 B형, 30세대의 상악소구치, 하악제1대구치는 C형, 40세대에는 전자 이외에는 C형, 50세대에는 D형을 나타냄을 보였다(圖 13-7).

(6) 齒牙의 組織變化에 의한 年齡推定 *Gustafson's Method*

Gustafson(1950)은 치아의 연마표본을 만들어 증령에 따르는 변화 6종을 선택하고 이를 관찰하여 판정, 소위 Gustafson method 를 발표하였다. 6종의 관찰점은 ① 치아의 교모(A) ② 치조골의 흡수(P) ③ 제2상아질의 첨가량(S) ④ 백악질의 첨가량(C) ⑤ 치근의 재흡수(R) ⑥ 상아질투명층의 양(T)으로 하고 각각 4단계로 점수를 부여한 다음 총계하면 연령 증가에 따라 일정한 비율로 증가되는 즉 연령과 치아의 생리적 변화의 총합점간에는 정비례 관계가 있음을 밝히고 연령판정의 오차는 ±3.6세라고 보고하였다(圖 13-8).

(7) 齲蝕罹患値에 의한 年齡推定 *Age Estimation by the Degree of Dental Caries*

우식의 정도로부터 수학적으로 처리하여 연령을 추정하는 방법을 발표하였으며 竹井

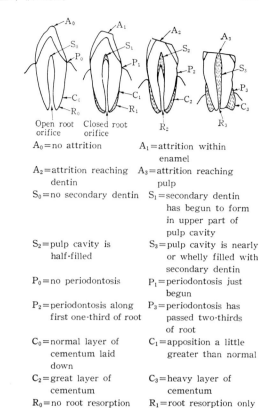

A₀＝no attrition

A₁＝attrition within enamel

A₂＝attrition reaching dentin

A₃＝attrition reaching pulp

S₀＝no secondary dentin

S₁＝secondary dentin has begun to form in upper part of pulp cavity

S₂＝pulp cavity is half-filled

S₃＝pulp cavity is nearly or whelly filled with secondary dentin

P₀＝no periodontosis

P₁＝periodontosis just begun

P₂＝periodontosis along first one-third of root

P₃＝periodontosis has passed two-thirds of root

C₀＝normal layer of cementum laid down

C₁＝apposition a little greater than normal

C₂＝great layer of cementum

C₃＝heavy layer of cementum

R₀＝no root resorption visible

R₁＝root resorption only on smoll isoloted

R₂＝greater loss of substance

R₃＝great areas of both cementum and dentin affected

圖 13-8. 齒牙의 生理的 變化所見(Gustafson)[17]

〈表 13-8〉 咬耗値에 의한 推定年齡算出表(竹井)

歯種 ＼ 咬耗度	A	B	C	D	E
左第2大臼歯	−3.85	−1.09	3.23	1.02	−1.23
左第1大臼歯	−0.48	−0.27	0.49	−0.37	1.57
左第2小臼歯	−0.30	1.14	−0.69	−0.73	
左第1小臼歯	0.85	−2.42	0.76	2.00	
左 犬 歯	−6.33	−2.28	0.51	0.97	
左 側 切 歯	−2.81	0.53	−0.81	1.19	
左 中 切 歯	−3.20	2.13	−1.72	0.50	
右 中 切 歯	−1.20	−3.28	−0.00	2.37	
右 側 切 歯	1.48	0.09	−0.57	−0.35	
右 犬 歯	−0.59	−0.42	−0.10	0.43	
右第1小臼歯	−5.69	−1.76	1.42	2.40	
右第2小臼歯	−3.89	−3.96	4.0€	3.90	
右第1大臼歯	1.63	0.36	−2.53	0.50	1.88
右第2大臼歯	−4.02	−3.07	0.22	6.84	5.00

平均値＝45.82

*重相關係數＝0.880. sample數＝200.

		上　　顎		下　　顎	
		判　定	判　定　基　準	判　定	判　定　基　準
切齒	A	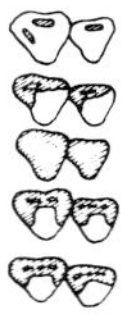	咬耗局面은 分離	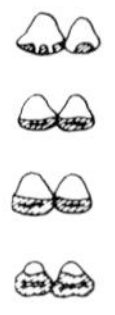	咬耗局面의 分離
	B		切斷 및 近心邊緣		象牙質이 線狀
	C		切耗가 遠心隅角에 이르고 象牙質 露出이 뚜렷		露出象牙質의 幅을 가짐
	D		露出 象牙質이 左右隅角에 幅을 가짐		露出質象牙이 左右隅角에 이름
犬齒	A	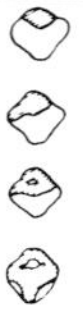	先端에 咬耗	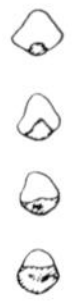	先端에 咬耗
	B		近心側에 擴大		唇側에 擴大
	C		遠心側 擴大 및 象牙質 노출		近遠心的 擴大 및 象牙質露出
	D		舌側擴大 및 象牙質이 크게 노출		象牙質이 크게 露出
小臼齒	A	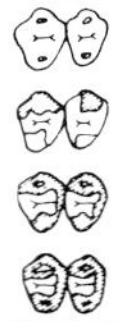	咬頭의 先端에만 咬耗	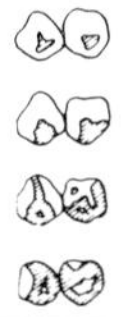	挾側咬頭에만 咬耗
	B		크게 擴大		切端에 擴大
	C		遠心側에서 棘舌的으로 結合		咬合面大部分에 擴大되고 象牙質의 一部 露出
	D		舌側咬頭에 象牙質 노출이 擴大		象牙質이 크게 露出
大臼齒	A	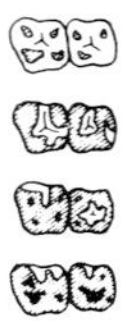	咬耗局面이 分離	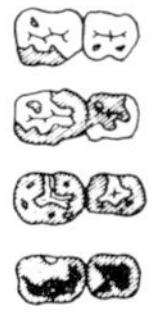	咬耗局面은 分離
	B		咬耗局面이 結合		咬耗局面이 結合
	C		象牙質 點狀 露出		象牙質이 點狀 露出
	D		露出 象牙質의 擴大 結合		露出 象牙質이 擴大되어 結合
	E		喪失(모든 齒牙에 共通)		

圖 13-9. 咬耗度의 判定基準(竹井)

은 이를 교모도에 적용하여 교모치에 의한 추정연령산출표를 제시하였다. 竹井이 제시한 교모도의 판정기준과 교모치에 의한 추정연령산출표는 〈表 13-8〉, 圖 13-9 와 같다.

(8) 齒牙의 比重을 測定한 年齡推定法 *Specific Gravity*

치아의 증령적 비중의 증가는 제2상아질의 증생, 석회화의 증진, 상아질류의 증생, 백악질에 세포성분의 비후증생 등이 주요인자로 볼 수 있으며 통계 자료에 의하면 35~58세의 연령층감정에 유의성이 크고 하악절치의 비중이 연령 감정에 가장 적당한 것으로 나타나고 있다.

이상 열거한 외에 연령추정 방법으로서는 치아의 색, 치아의 경도측정법, 치근막의 변화, 치아의 분광투과성과 발광강도의 측정법, 치근부투명층의 변화, 치아의 기공률 및 흡수율의 연령 변화, 치아의 탄성률의 연령적 변화, 구개봉합의 경년적 변화, 이공의 위치 변화, 하악각의 변화, 법랑질내 상아질 돌기를 측정하는 방법, 법랑질의 염색성변화 등 다수가 있으며 이들 법의학적 자료들을 다각도로 시도하고 분석 종합함으로써 보다 정확성을 기대할 수 있다고 본다. [20]

2. 齒牙檢査와 性別決定 *Sex Determination and Dental Examination*

치아에서 성별을 판정하는 방법에는 육안 관찰에 의한 방법, 계측에 의한 방법, 치아의 물리 화학적인 성별차를 이용하는 방법, 방사선에 의한 특수한 방법의 적용 등을 들수 있으며 일반적으로 남성의 치아는 여성에 비하여 크고 길다 하겠다(〈表 13-9〉). [21]

현재 비교적 신뢰할 수 있는 방법으로는

〈表 13-9〉　　齒牙의 크기에 따른 性差(上條)[21]

顎	齒　　　別	性別	齒冠의 길이	齒冠의 幅	齒冠의 두께	齒根의 길이	齒牙의 전체 길이
上顎	中　切　齒	男 女	10.77 10.84	8.38 8.05	7.01 6.83	12.10 11.56	22.84 22.37
	側　切　齒	男 女	9.39 9.15	6.97 6.57	6.42 6.27	12.50 11.73	21.91 20.87
	犬　　　齒	男 女	10.09 9.57	7.85 7.61	8.24 7.98	15.92 15.27	26.02 24.91
	第 一 小 臼 齒	男 女	7.99 7.74	7.30 7.06	9.34 9.05	12.75 11.90	20.78 19.70
	第 二 小 臼 齒	男 女	7.22 6.87	6.86 6.71	9.08 8.94	13.23 12.15	20.49 18.98
	第 一 大 臼 齒	男 女	6.6 6.4	10.6 10.1	11.3 10.9	11.9(13.4) 11.1(11.9)	18.4(19.2) 17.6(18.9)
	第 二 大 臼 齒	男 女	6.8 6.8	10.0 9.4	11.4 11.0	11.9(12.7) 11.2(11.8)	18.7(19.5) 17.9(19.6)
下顎	中　切　齒	男 女	8.38 8.35	5.33 5.20	5.64 5.41	11.29 11.10	19.85 19.42
	側　切　齒	男 女	8.64 8.76	5.93 5.70	6.09 6.07	12.21 10.79	21.04 20.47
	犬　　　齒	男 女	10.29 9.74	6.92 6.47	7.84 7.31	14.31 13.69	24.66 23.18
	第 一 小 臼 齒	男 女	8.15 7.77	7.00 6.88	7.77 7.61	13.50 13.10	21.66 20.72
	第 二 小 臼 齒	男 女	7.26 7.00	7.17 7.05	8.35 7.99	13.16 13.11	20.92 20.36
	第 一 大 臼 齒	男 女	6.9 6.6	11.6 10.9	10.7 10.2	12.3(12.9) 12.0(12.7)	19.3(19.8) 18.6(19.2)
	第 二 大 臼 齒	男 女	6.6 6.5	11.1 10.9	10.5 10.1	12.2(12.4) 11.6(11.9)	19.0(19.5) 18.2(18.4)

〈表 13-10〉　　齒牙計測値의 平均(權田)[22]

齒種	冠　長	冠　幅	冠　厚	根　長	全　長
上顎 1	11.39 10.99 (3.6)%	8.67 8.55 (1.2)%	7.35 7.28 (1.4)%	12.04 11.42 (5.1)%	23.65 22.52 (5.2)%
2	9.87 9.45 (4.1)	7.13 7.05 (0)	6.62 6.51 (1.5)	12.26 11.67 (5.0)	22.39 21.29 (5.0)
3	10.44 9.91 (4.9)	7.94 7.71 (2.6)	8.52 8.13 (4.8)	16.19 14.27 (6.1)	25.92 24.39 (6.0)
4	8.38 8.10 (3.6)	7.38 7.37 (0)	9.54 9.43 (2.1)	12.11 11.67 (3.4)	20.66 19.90 (3.9)
5	7.63 7.37 (2.7)	7.02 6.94 (1.4)	9.41 9.23 (2.2)	13.26 12.34 (7.8)	21.01 19.80 (5.9)
6	6.95 6.70 (3.6)	10.68 10.47 (1.9)	11.75 11.40 (3.4)	11.87 11.35 (4.3)	18.50 18.11 (2.2)
7	7.16 6.73 (7.2)	9.91 9.74 (2.0)	11.85 11.31 (5.2)	11.89 11.56 (2.6)	19.04 18.28 (3.8)
8	6.27 6.03 (4.9)	8.94 8.86 (0)	10.79 10.50 (2.8)	10.03 10.61 (−5.8)	16.35 16.66 (−2.4)

下	1	8.57 8.56	(0)	5.48 5.47	(0)	5.88 5.77	(1.7)	11.46 10.55	(8.1)	20.06 19.50	(3.0)
	2	9.00 8.65	(3.4)	6.20 6.11	(1.6)	6.43 6.30	(1.6)	12.28 11.72	(5.0)	21.43 20.63	(3.8)
	3	10.10 9.59	(5.1)	7.07 6.68	(5.8)	8.14 7.50	(7.7)	14.11 13.26	(5.8)	24.51 22.99	(6.3)
	4	8.24 8.09	(1.2)	7.31 7.19	(1.4)	8.06 7.77	(3.8)	13.01 12.40	(4.7)	21.42 20.60	(3.8)
	5	7.69 7.40	(4.0)	7.42 7.29	(1.4)	8.53 8.26	(2.4)	13.19 12.49	(5.4)	20.92 20.04	(3.0)
顎	6	6.70 6.43	(4.6)	11.72 11.32	(3.5)	10.89 10.55	(2.8)	13.44 13.03	(3.0)	20.09 19.53	(3.0)
	7	6.47 6.20	(4.7)	11.30 10.89	(3.6)	10.53 10.26	(3.0)	13.39 12.72	(5.4)	19.65 18.81	(4.7)
	8	6.17 5.96	(3.3)	10.96 10.65	(2.8)	10.28 10.02	(3.0)	11.11 11.32	(−1.8)	17.16 17.04	(1.2)

＊ 괄호 안은 性差 $\left(\dfrac{2\,(\text{송}-\text{우})}{\text{송}+\text{우}}\times100\right)$

각 치아의 폭(B) 및 길이(L)를 측정하여 L/B를 계산하여 그 측정치를 비교하는 방법을 들 수 있다. 이에 있어 중절치와 견치 (I_1 : C)를 비교하면 여성의 경우는 상악에서 1 : 0.86, 하악에서 1 : 1.35, 남성의 경우는 1 : 0.96 및 1 : 1.45 이다. 이 값을 이용하여 실제의 검사에서 65%의 예에 성별판별이 가능하다. 또한 성별판정에 치아의 계측치를 사용할 경우 동서양인 모두 하악견치의 성차가 가장 현저하고 반대로 절치 및 소구치의 성차가 적은 것으로 나타나 있다. 따라서 치아에 의한 성별판정에는 하악견치가 가장 좋은 자료라 할 수 있다(〈表 13-10〉).[22]

3. 咬痕에 의한 個人識別 Individual Identification by Bite Mark

교흔의 분석은 법의학의 중요한 분야의 하나이다. 많은 범죄사건에서 범인이 피살자의 신체나 음식물에 남긴 교흔으로 범인식별이 되고 있다. 신체에서 교흔을 발견시는 즉시 상세한 관찰 기록과 사진촬영이 바람직하다. 석고나 실로콘상에 교흔의 인상을 조기에 채취하여 두는 것은 조직의 변형 수축 등으로부터 피하여 후에 용의치아와의 대조검사에 매우 유리할 것이다 (제 5장 損傷 및 傷害 중 咬創 참조).[23,24]

Ⅲ 皮膚紋理와 個人識別 Dermatography and Individual Identification[25]

피부문리는 표피융선 epidermal ridges 이라는 가늘고 긴 융기와 그 사이에 낀 가늘고 긴 피부소구 sulci cutis 가 평행하게 만곡하면서 주행하며 형성하는 피부의 미세한 문을 말한다. 피부융선은 촉각을 예민하게 하기 위함이라는 설과 손으로 물건을 잡든가 발로 지면 또는 마루바닥을 밟았을 때 미끄러지지 않게 하기 위하여 생긴 것이라는 설이 유력하며, 영장류 이상의 동물에서 볼 수 있으며, 조직학적으로는 표피의 융기뿐만이 아니라, 진피의 유두가 2열로 배열되고 그 위에 표피가 덮고 있는 것이다. 한선은 이 선 위에 개구한다. 태생기의 피부를 관찰하면 태생 4개월이 되면 표피의 stratum intermedium 에 현저한 공포형성성의 세포가 모여서 융기를 만들고, 이것과 거의 동시에 표피의 표층 및 기저부에도 같은 변화가 진행되어 유두 및 표피문리가 형성된다. 따라서 삼차 triradius 를 위시하여, 특유한 문리가 출현된다. 이렇게 하여 태생 5개월이 되면, 각각 개인에게 특유한 피부문리가 형성되고, 그 후는 전체가 확대되어 갈 뿐이며 문리 자신이 변화되는 일은 없다. 피부문리 중 특히 지문은 법의학상 개인식별의 절대적 가치가 있고 장문, 족문은 개인의 이동식별에 참고가 된다.

1. 指 紋 *Fingerprint*[26), 27)]

1877년 Henry Faulds(1843～1930)가 석기시대의 토기에 지문의 자국이 남아 있는 것을 관찰하였으며 또 동양에서는 예로부터 爪印, 무인, 수형과 같은 수지의 인상을 증문에 누르고 있는 것으로부터 대단히 흥미를

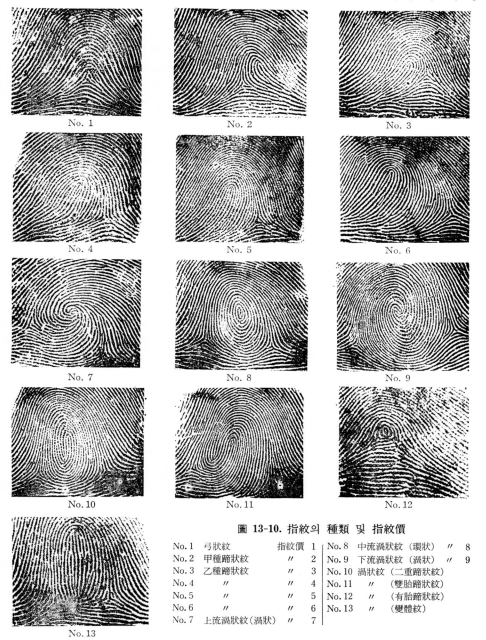

圖 13-10. 指紋의 種類 및 指紋價

No. 1	弓狀紋	指紋價	1	No. 8	中流渦狀紋（環狀）	〃	8
No. 2	甲種蹄狀紋	〃	2	No. 9	下流渦狀紋（渦狀）	〃	9
No. 3	乙種蹄狀紋	〃	3	No. 10	渦狀紋（二重蹄狀紋）		
No. 4	〃	〃	4	No. 11	〃 （雙胎蹄狀紋）		
No. 5	〃	〃	5	No. 12	〃 （有胎蹄狀紋）		
No. 6	〃	〃	6	No. 13	〃 （變體紋）		
No. 7	上流渦狀紋（渦狀）	〃	7				

갖고 이것을 개인식별에 응용하려고 연구하게 된 것이 지문법 발견의 단서가 되었다. 지문을 학술적으로 질서를 세우고 연구해서 금일의 지문법의 기초를 확립했던 것은 Francis Galton(1822~1916)이다. Galton은 사람의 일생을 4기, 즉 소아, 청년, 장년, 노년으로 나누고 일생동안 사람의 지두융선이 변화하지 않는 것을 관찰했다. 그 후, Edward Richard Henry 경(1850~1931)은 Galton식 분류법을 개량하여, Henry식 분류법을 창시하기에 이르렀다. 이 분류법은 현금 세계 각지에서 사용되고 있다.

한편, 지문을 학술적으로 연구했던 사람은 이탈리아의 해부학자 Marcello Malpigihi (1628~1694)이며 다음에 독일의 생리학자 J. E. Purkinje(1787~1869)가 지문의 형태에 관해서 연구하고, 이것을 9종류로 나누었다.

이상의 연구를 기초로 해서 이것을 다시 깊이 연구하여 체계화시킨 사람이 독일 함부르크의 경시총감 Rosher이다. 따라서 그의 방법은 Rosher식 지문법 또는 함부르크식 지문법이라고도 부르며, 우리나라에서 현재 쓰여지고 있는 것도, 이 함부르크식 지문법을 조금 개량한 것이다.

전술한 바와 같이 수지말절의 표피융선을 형성하는 문리를 지문이라고 한다. 지문은 圖 13-10과 같이 궁상문, 제상문 및 와상문으로 대별하며, 다시 세분류하는 방법에 의하여 상세히 분류한다.

(1) 指紋의 分類 Classification of Fingerprint

1) 弓狀紋 Arch(A)　　지두부의 융선이 궁상인 지문을 말한다. 융선은 한쪽에서 시작하여 궁상을 이룬 후 반대쪽을 향하여 뻗어나갔으며, 역류하는 법은 없다. 지문가는 1이다.

2) 蹄狀紋 Loop(L)　　동일 방향으로 흐르는 제선을 형성하는 지문으로, 지두의 한편으로부터 시작되어 경사지어 위로 향해 뻗어나갔다가, 도중에 방향을 변경하여 제형을 만들어 역류하는 융선을 말하며, 이 융선 가

운데 가장 중심에 존재하는 것을 중앙제선이라 한다. 중앙제선의 주위의 피부융선 중 2개의 융선이 접합하거나 또는 접합하려는 듯 평행하게 뻗어나가 삼각형 또는 이에 유사한 형상을 형성하였을 때 이것을 삼차 *triradius*라 한다. 제상문은 1개의 삼차를 갖게 된다.

제상문은 제선의 주행방향에 의하여 다음의 2종으로 분류된다.

a) 甲種蹄狀紋 *Radial loop*(R)：　제선이 무지측에서 시작되어, 무지측에서 끝나는 제상문으로 지문가는 2이다.

b) 乙種蹄狀紋 *Ulnar loop*(U)：　제선이 소지측에서 시작되어, 소지측에서 끝나는 제상문으로 다음과 같이 외단과 내단을 정하고 세분한다(圖 13-11).

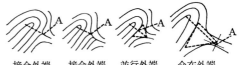

接合外端　　接合外端　　並行外端　　介在外端
圖 13-11. 外端의 決定法

外端 *outer terminus*：

① 삼차의 외측 일각이 2개의 융선과 접합되어 형성되었을 때에는, 그 접합점을 외단이라 한다. 접합점이 2개 이상 있을 때는, 그 제일 안쪽의 것을 외단이라 한다.

② delta를 형성하는 2개의 융선이 평행하게 뻗어나갔을 때는 delta에 내접하는 가정의 삼각형의 정점부터 내단을 향하여 가상의 직선을 그어, 이것이 처음 만나는 점을 외단이라 한다(並行外端).

③ delta를 형성하는 2개의 융선이 평행하게, 그리고 그중에 개재선이 존재할 때는 delta에 내접하는 가정의 삼각형을 만들어 그 정점부터 평행하여, 융선에 수선을 내려서, 개재선과의 교차점을 외단이라 한다(介在外端).

內端 *inner terminus*：

① 중앙제선 내에 봉상선, 또는 점의 특징이 없는 경우, 중앙제선의 어깨에 해당되는

부위에서 외단으로부터 가장 먼 곳을 내단이
라 한다(蹄狀內端).

② 중앙제선의 정부의 반원상선, 접합선,
점, 또는 교차점 등이 있을 때는 이것을 목
표로 해서 내단을 정한다. 이 중 그 정점,
선단, 교차점 등이 1 개인 경우일 때는 그것
을 내단으로 하고 2 개 있을 때는 외단으로
부터 먼 쪽을, 3 개 있을 때는 중앙의 것을
내단이라 한다. 4 개 이상의 경우는 기수일
때는 중앙의 것을, 우수일 때는 중앙 2 개
중 먼 것을 내단이라 한다.

③ 을종제상문의 분류 : 을종제상문은 내·
외 양단의 사이에 있는 융선수를 세어, 그
숫자에 따라 다음과 같이 분류한다(외단과
내단을 연결하는 직선에 접한 선 또는 점을 모
두 계산하지만, 외단과 내단을 형성하는 선은
계산에 넣지 않는다).

1~7 個	指紋價 3
8~11 個	指紋價 4
12~14 個	指紋價 5
15 個 以上	指紋價 6

특별한 예로서 내단과 외단 사이에 1 개의
융선도 없는 것이 있는데, 이것의 지문가는
1 로 하는 것이다. 을종제상문으로 외단이
분명치 않은 경우 〔6?〕라 한다.

3) 渦狀紋 *Whorl* (W) 융선중에 적어도
1 개가 그 일어난 측에 대하여 만곡된 돌출
부를 향하고 있으며 보통 2 개의 delta 를 가
지고 있다. 다음과 같은 종류가 있다(圖 13
-12).

a) 狹義渦狀紋 *whorl* : 가장 단순한 와
상문으로 중앙부가 와권상·나선상, 동심원
이 환상으로 되어 있으며, 양측에는 각각 1
개의 delta 가 있다.

b) 有胎蹄狀紋 *central pocket loop* : 외
관은 제상문에 유사하나 제선중에 적어도 1
개는 그 돌출부가 제선의 개구부를 향하고
있다.

c) 二重 및 雙胎蹄狀紋 *lateral pocket loop
and twinned loop* : 두 지문 모두 2 개의
제상문을 좌우로 조합시킨 형의 합성문이나,

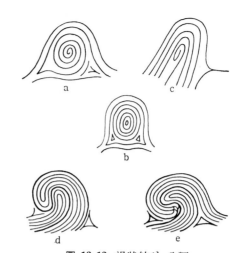

圖 13-12. 渦狀紋의 分類
a : 狹義의 渦狀紋　　b : 環狀紋　　c : 有胎蹄狀紋
d : 二重蹄狀紋　　e : 雙胎蹄狀紋

이중제상문의 경우는 2 개의 제상문의 중심
선이 동일측으로 흐른다. 후자인 경우는 반
대측으로 흐른다.

d) 와상문의 지문가 결정법(圖 13-13) :
두꺼운 종이 위에 좌측의 표준각(좌측 delta,
2 개 이상 있을 때는 중심부터 가장 가까운 위
치에 있는 delta 를 표준각으로 한다)의 하부의
일변을 형성하고 있는 융선을 우측으로 추적
하고(도중에 융선이 없어진 경우에는 그 밑의
선으로 옮긴다) 우측 표준각의 내측 또는 외
측까지 추적하여(追跡線), 내측으로 주행될
때는, 표준각의 표준점의 각의 2 등분선과
추적선의 교차점을 종점으로 하고, 추적선이

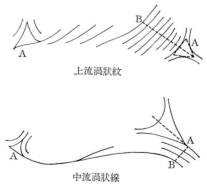

上流渦狀紋

中流渦狀線

圖 13-13. 渦狀紋의 指紋價 決定法

외측에 있을 때는, 표준점의 각의 2등분선에 수직선을 긋고, 이 수직선과의 교점을 종점으로 한다. 종점과 우측의 표준점을 연결하는 가상직선에 접하는 모든 융선을 세어서 다음과 같이 분류한다.

- 中流渦狀紋 : 융선이 3개 이내의 것 … 지문가 8
- 上流渦狀紋 : 4개 이상으로, 추적선이 우의 표준각의 내측에 나온 것 …… 지문가 7
- 下流渦狀紋 : 4개 이상으로, 추적선이 우의 표준각의 외측에 나온 것 …… 지문가 9
- 와상문의 표준각이 명확치 않으므로 분류가 불가능할 때의 지문가는 9로 한다.

4) 變體紋 Accidental   전술한 지문형의 어떤 것에도 속하지 않는 이상한 형태를 가진 것을 변체문이라 하는데 delta를 3개 이상 가진 것도 있다. 그 외에 전체의 융선이 전혀 선상의 배열을 하지 않는 것도 극히 드물게 볼 수 있으며, 이것에 대하여 무체문이라는 명칭을 붙이고 있다. 변체문의 지문가는 9로 한다.

질병·창상 등 때문에 지문이 명확치 않을 때는 〔?〕, 지문이 없을 경우 〔○〕로 표시한다.

5) 十指指紋法 Ten Fingerprint Method
상기한 바 각지의 지문가가 결정되면 다음과 같이 하여 좌우의 지문형을 분류한다. 한쪽 손에 대하여 시지, 중지, 약지, 소지, 무지의 순으로 지문가를 列記하고, 좌수를 분자, 우수를 분모로서 표기한다.

예를 들어 좌수의 시지가 중류와상문, 중지 및 약지가 갑종제상문 그리고 소지 및 무지가 을종제상문(4 및 5)이면 이 지문번호는 82245가 되며, 이것을 분자로 한다. 분모로서는 우수의 지문번호를 같은 방식으로 표시한다.

6) 一指指紋法 One Fingerprint Method
범죄 현장 등에서는 전체의 손가락의 지문이 발견되는 일은 거의 없으며 대부분의 경우는 한두 개가 발견된다. 따라서 이 단 하나의 지문으로 개인을 식별한다는 것은 불가능하

기 때문에 범죄의 현장지문의 분석에는 십지지문법을 활용할 수 없는 것이다.

십지지문법은 생체나 시체의 개인식별에는 유력한 방법이나 현장 지문분류에는 사용하기 곤란한 것이다. 따라서 각 지문의 중심과 delta의 성상을 다시 상세히 분류하는 방법은 각각의 지문에 대하여 행하게 되는데 이것을 일지지문법이라 한다.

(2) 現場指紋採取法 Fingerprint Collection at the Scene[28]

1) 現場指紋의 豫備知識   혈액지문, ink, 묵, 기타 오염된 지문과 같이 현재해 있는 것과, 잠재해서 육안으로는 보이지 않는 것이 있다. 보이지 않는 잠재지문을 검출할 때 난이가 생기는 것은

a) 지문을 남길 때의 손가락의 상태의 차
b) 지문이 존재해 있는 물체의 성상의 차
c) 지문이 부착된 후, 어떤 상태로 보관되고 있었는가에 따라 차가 생긴다.

2) 寫眞撮影   현재지문은 그대로 촬영하여 gelatin지에 전사채취하며 잠재지문일 때에는 가공해서 현출시켜 사진 촬영을 하여 gelatin지에 전사채취한다.

3) 加工採取法
a) 고체에 의한 가공은 대개 분말이 사용되고 있다. 즉 aluminium(은백색), graphite(암흑색), carbon(흑색), 광명단(적색), 녹청(녹색) 등인데 주로 glass, 도자칠기, 금속 등과 같이 표면이 평활경고한 물체 위에 부착된 지문의 검출에 유효하다.

b) 액체에 의한 가공
① 0.5% ninhydrin aceton액(Kornilakis법)
② 3~8%질산은액
③ 三上法
　　제1액 … 0.5~1% 질산은 100 ml에 농질산 4~5적을 가한 것
　　제2액 … D.W 100 ml에 농질산 1 ml를 가한 것
　　제3액 … 국방 formalin 10 ml에 2% 가성나트륨 90 ml를 가한 것
제1액에 1분간, 제2액에 2분간 담가서

수세하고, 제 3 액에 담가서 재차 수세, 건조
시킨다.

④ benzidin 액

⑤ 잉크 *ink*

c) 기체에 의한 가공 : 옥도법(요오드의 훈
증)

2. 掌　紋 *Palm Print*[28]

수지에서의 지문이 개인식별상 중요한 역
할을 가지고 있는 것과 같이, 수장에도 문리
가 있어서, 이것이 인종적으로 특이성을 보
여 주고 있다.

장문의 검사에는 1903 년 Wilder 가 주선
에 대해서 발표한 후, 점차적으로 개량된 방
법과, 1929 년 발표된 Cummins 등에 의한
개량법이 쓰여지고 있다. 전자를 구법, 후자
를 신법이라고 하고 있다.

(1) Cummins 의　수장구역기호 *Classifica-
tion of Palm Pattern*

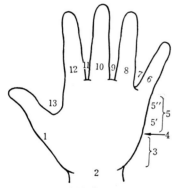

圖 13-14. 掌紋의　區域別　分類

1. 拇指球部
2. 腕關節部
3. 4. 5. 수장척골편을 2 등분하고 근위측의 반
　분을 3 이라 하고, 중앙을 4, 원위측을 5 라
　한다. 5 를 다시 2 등분해서 5′, 5″라 한다.
6. 小指基底部
7. 小指와 環指의 中間部
8. 環指基底部
9. 環指와 中指의 중간부
10. 中指基底部
11. 中指와 示指의 중간부
12. 示指基底部
13. 示指와 拇指의 중간부

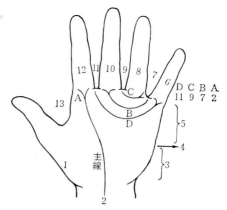

圖 13-15. Hand formula 手式의 例

(2) 掌指三叉線 *Digital Triradii*

수식 중에 Wilder 는 흑인에서 많이 보이는
7, 5, 5, 3 혹은 7, 5, 5, 5 를 흑인형수식 *negro
formula* 이라 부르고, 백인에서 많이 보는 11,
9, 7, 2 혹은 11, 9, 7, 5 를 백인형수식 *white
formula* 이라 부른다.

주선은 항상 4 선으로 모두 존재한다고는
할 수 없다. 어떤 주선이 결여될 때는 이것을
0 으로 표시하고, 또 주선이 발육불량인 때는
그것을 ×로 표시한다.

3. 足　紋 *Foot Print*[29]

족문은 다음과 같이 분류한다(圖 13-16).

(1) 拇指球紋 *Ball Pattern*(Ⅰ의 部分)

대다수의 무지구에는 문리가 있다. 이것은
다음의 W, A, B, C 로 구별한다.

W : 와상문으로 delta 가 3 개 있다. 융선은
　　중심을 동심원상으로 주행한다.
A : 원위측의 delta 가 결손된 문리로 제상을
　　하지 않고 있다.
B : 脛側의 delta 가 결손된 것이며, 융선은
　　제상으로 경측으로 주행한다.
C : 腓側의 delta 가 결손된 것이며, 융선은
　　제상으로 비측으로 주행한다.
　　기타 중심이 없고 문리라고 할 수 없는
　　것을 0 으로 하여 구분한다.

(2) 指間紋 *Figura Tactilis Interdigitalis*(Ⅱ,
　　Ⅲ, Ⅳ 部分)

제 2~5 指의 기부에는 원칙으로 delta 가
있으며, 이것에 의하여 圖 13-16 과 같이 3

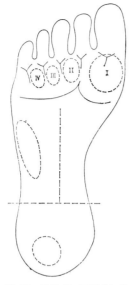

圖 13-16. 足紋의 區域別 分類

구역으로 나눈 Ⅱ, Ⅲ, Ⅳ의 구역번호를 붙인다. 여기에 나타나는 문리에는 다음과 같은 pattern 이 있다.

　U : 蹄狀紋(원위측에 퍼져 나간다)
　∩ : 蹄狀紋(근위측에 퍼져 나간다)
　W : 와상문
　O : 문리가 결손되고, 융선이 한쪽에서 다른
　　　쪽으로 흘러가는 것

형질의 기재는 Ⅱ, Ⅲ, Ⅳ의 순으로 한다.
　(3) Delta *Lower Delta*

지간부의 근위측에 때때로 delta 가 출현되기 때문에, 이 수를 세어서 1 개이면 d, 2 개면 dd 라 기재한다. 존재치 않은 경우는 아무것도 기재치 않는다.
　(4) 小指球 *Hypothenar Pattern*(腓側紋
　　　fibular pattern)

소지의 근위측에 때때로 출현하는 문리이며, 경측을 향해 퍼져나간 제상문으로서 2 개 존재하는 경우도 있다. 존재하는 경우는 H 로 표시한다.
　(5) 腫紋 *Calcar Pattern*

종부에 드물게 나타나는 문리이며, 대부분이 경측으로 퍼져나간 제문이다. 족문의 기재는 무지구문 — 지간문 — delta — 소지구문

— 종문의 순으로 한다.

4. 口脣紋 *Lip Print*[5]

사람 구순에는 주름, 균열 또는 구, 즉 구순구 *sulci labiorum rubrorum* 등으로 문리가 형성되는데 이것을 구순문 *figura linearum labiorum rubrorum* 즉 lip print 라고 한다.

구의 형태에 따라 6 형으로 분류하고 이를 기초로 하여 치식에서 보는 정중선과 수평선으로 4 구분하여 개인의 pattern 을 표시한다 (圖 13-17).

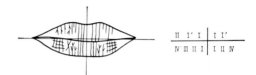

圖 13-17. 口脣紋의 個人表示

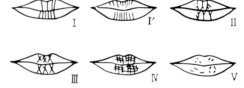

圖 13-18. 口脣紋의 분류

　Ⅰ型 : 구순구가 직선상이며 구순적연부 전체
　　　에서 보는 것
　Ⅰ′型 : 구순구가 직선이기는 하나 도중에서
　　　소실된 것
　Ⅱ型 : 구순구가 도중에서 분지된 것
　Ⅲ型 : 구순구가 교차된 것
　Ⅳ型 : 구순구가 망상을 보이는 것
　Ⅴ型 : Ⅰ형에서 Ⅳ형까지의 어느 것에도 해당
　　　되지 않는 것으로 형태의 식별이 불가능한
　　　것(圖 13-18).

현재까지의 연구의 결과로는 구순문은 만인이 부동일 가능성이 많으며 일란성쌍생아 49 조의 구순문을 비교한 결과 쌍생아간의 구순문은 같은 경향은 있으나 완전히 일치되는 것은 아니라는 것이다.

또 구순문을 1 개월 간격으로 3 년간 계속 채취하여 검사하여도 그 pattern 에는 변화가 없었다는 것이다. 즉 구순문은 불변이며

금후의 연구에 따라서는 지문과 같이 개인식별, 친생자감별 등에 활용될 가치가 있는 것으로 본다.

Ⅳ 骨骼檢査와 個人識別 *Skeletal Examination and Individual Identification*[30), 31)]

인간의 골격에 대한 연구는 해부학과 인류학에서 많은 업적을 남겨 놓았다. 우리는 이로부터 인간의 골격에는 다소간의 차이가 있으며 성, 연령, 인종 등에 따라 일정한 차가 있다는 경향성을 인정할 수 있다. 그러나 그 많은 자료 중의 극히 일부만이 골감정에 응용되고 있다. 따라서 골감정시에는 전문가의 협조를 받아 수시로 필요한 자료를 선별하여 감정에 임하는 것이 바람직한 것이다.

한편 인간은 고도로 개인차가 많은 동물이라는 것은 부인할 수 없는 사실이며 현대인은 높은 생존율에도 불구하고 여러가지 종류의 영양실조 및 질병에 직면하고 있어 이러한 상황은 뼈의 발생과 성장에 영향을 미쳐 이러한 점들이 감정에 고려되지 않으면 안되는 것이다.

일반적으로 신원불명의 골편을 식별하는 것은 전술한 이유에서뿐만이 아니라 발견시 골편이 불완전하거나 불완전하게 분화되었을 경우가 많기 때문이다. 그러한 경우에는 다소의 이지적인 추측을 동원하기도 하나 이는 감정인의 많은 경험에 기반을 둔 것이어야 하며 현재 인정하고 있는 한계를 넘어서지 않은 범위내에서 이루어져야 할 것이다.

법의학적으로 백골을 검사함에 있어서는 우선 인골인가 동물의 뼈인가를 판단하여야 하며 인골인 경우에는 다음의 사항들이 중점적으로 다루어져야 할 것이다.

① 한 사람의 뼈인가, 여러 사람의 것인가
② 연령, 성별, 인종, 체격 정도
③ 폭력의 증거가 있는지의 여부
④ 사인
⑤ 사후경과시간
⑥ 개인식별에 참고할 특징의 유무
⑦ 개인식별에 도움이 될 소지품의 유무

뼈감정에 임함에 있어 골편채취 상황을 알기 위하여 현장을 방문할 필요가 있는 경우도 있으며 뼈 외에도 피부편, 조직, 모발, 손톱 등을 검사할 필요가 있는 경우도 있다. 발견장소의 사진촬영도 잊지 말 것이며 부검실이나 연구실에 옮긴 후에는 골격을 제 위치에 배열하여 계통적인 검사를 하여야 한다. 뼈에 붙은 연조직편을 제거하기 위하여 희석한 clorox(물 : clorox＝1 : 1)에 담가 세척한다.

만일 뼈를 보다 깨끗하게 처리하고자 할 때에는 더욱 희석한 clorox 용액(물 : clorox＝9 : 1)을 다시 사용하면 된다. 골내의 금속이물 검사나, 골단부의 검사, 화골핵의 검사를 위하여서는 X 선사진이 도움이 된다.

골감정 사항 중의 몇 가지 중요한 것들을 보면 다음과 같다.

1. 骨의 人獸鑑別 *Differentiation of Human Bone and Animal's*

육안적으로 뼈의 인수감별 가능여부는 발견된 뼈의 부분에 좌우된다. 예컨대 두개골은 쉽사리 인수감별이 되며 치과의사는 치아만 보고도 인간의 두개골을 구별해 낼 수 있다. 그러나 두개골이 없는 채로 다른 뼈만 가지고 인간의 골격임을 구별하기는 쉬운 일이 아니며 특히 뼈의 몸체 부분은 동물의 그것과 비슷하기 때문에 그러한 것을 구별하기는 더욱 어렵다. 골편이 육안적으로 판단하기 너무 작을 경우 열이나 화학약품으로 손상을 받지 않고 깨끗하다면 침강반응으로 인수골 감별이 가능하다(第12章 骨의 種類 및 血型鑑別 參照). 현미경 검사는 연소되거나 화학적으로 처리된 골편을 조사하는 데 별로 도움을 주지 못한다. 뼈의 현미경적 구조는 모든 포유동물에서 기본적으로 같은 양상을 보이며 단지 크기와 형태에 있어서 다소의 차이가 있다. 그렇지만 그 차이는 어떤 특정한 종의 뼈라고 감별할 수 있는 정도가 못되기 때문에 현미경적 구조를 통하여 인간의 뼈를 검정해 내려는 시도는 무모하다. 또한

열이 가해질 때 뼈는 수축하게 되어 구조상
의 변화가 오게 된다. 더욱이 조직학적인 연
구를 위하여 표본을 준비하는 것도 고도로
분화된 작업이고 많은 시간을 요구하는 작업
이다.

2. 骨檢査에 의한 死後經過時間推定 Estimation of Time after Death by the Bone Examination

이 문제를 해결하기 위하여는 그 시체가
발견된 장소와 그곳의 상황을 고려하여야 한
다. 그 시체가 지표에 노출되어 있었는가 아
니면 매장되어 있었는가, 그 시체가 발견된
지방이 더운 지방인가 추운 지방인가, 매장
과 찬 기후에서는 부패가 지연될 것이며 또
매장은 시체를 동물의 침투로부터 보호할 것
이다. 반면에 노출된 시체는 동물에 의하여
먹혀지고 빨리 주변으로 흩어지게 될 것이
다. 계절에 따라 시체의 양상은 달라진다.
여름에 일어난 살인사건의 경우 시체가 사건
후 2주일이 지나서 1마일 정도 떨어진 곳에
서 살이 많이 뜯긴 채로 발견되었다는 보고
가 있으며 반면에 겨울에 시체가 지중 1 m
깊이에 암매장되었을 때 다음 겨울까지 1년
이 지났으나 내장이 거의 부패되지 않고 있
었다는 보고도 있다.

연조직이 다 분해되고 나면 연골편이 관절
의 관절면에 남게 된다. 인대도 비교적 천천
히 없어지는 조직 중의 하나이다. 그러한 것
들이 모두 없어지고 나면 부패 냄새만이 남
게 된다.

부패 냄새는 기후 또는 다른 조건에 따라
지속되는 시간에 차이가 있게 되며 그것은
비교적 최근에 사망한 것을 나타내 주는 좋
은 지표가 된다. 조직 부패에서 독특한 양상
을 보이는 것에 대하여 간단히 살펴보도록
한다.

두개골 내에 있는 조직, 다시 말하여 뇌와
이를 둘러싸고 있는 뇌막들은 신체내의 다른
조직과는 달리 비교적 장기간 그 상태가 유
지된다. 예를 들어 석탄더미 속에 4년간 방

치되어 있던 2具의 여자 시체가 뼈만 앙상
히 남은 채로 발견되었는데 두개골 내의 조
직은 부패되지 않은 상태로 남아 있었던 예
가 있다. 이것은 두개골이 동물의 침해로부
터 그 내용물을 보호하였기 때문이다. 실제
로 뇌막은 두개골이 감싸고 있어 쉽게 파괴
되지 않으며 뇌에 있는 액체가 밖으로 빠져
나가거나 증발되지 않게 한다. 뼈는 그 외부
를 덮고 있는 주위조직들이 모두 없어지면
부패 냄새는 사라지고 뼈는 신선한 모양을
하게 되어 오래된 뼈와 쉽게 구별할 수 있게
된다. 점차로 뼈로부터 유기물질이 유리되어
나가게 되어 결국에는 분필가루와 같은 양상
을 띠게 된다.

조직의 부패 정도로만 사망 이후 경과시간
을 결정한다는 것은 영향을 미치는 인자들이
너무 많아 일률적으로 논하기는 곤란하다.

근래 독일에 있어서 토지개발로 묘를 이전
할 때 백골검사를 한 Hunger[32]의 보고를 보
면 법의학적으로 골격검사의 기간은 50년
정도까지를 대상으로 하고 있었으나 Hunger
등[32]은 100년 미만의 대퇴골을 대상으로 다
음고 같은 검사를 하여 유익한 결과를 얻었
다고 한다.

육안적 검사항목
    골표면의 성상 : 의류의 유잔상태, 연조직,
        특히 미이라화된 조직의 잔존상태, 시랍
        의 유잔상태, 골의 결손
    골수강의 성상 : 미이라화된 조직의 잔존상
        태, 시랍의 유잔상태
    골치밀부의 절단면 : 지방의 침윤, 자외선에
        의한 형광발생의 상태, 일광하의 변색유무

등을 검사한 결과 뼈의 변화는 매장된 토양
의 상태에 따라 많이 영향받으며 황토층 및
황토롬층에서는 잘 보존되는데 그것은 토양
이 다공성이기 때문이라고 하며 토사가 많은
토양에서는 시체가 빨리 붕괴된다는 것이다.
이들의 결과를 종합한 것은 〈表 13-11〉 및
圖 13-19(a～k)와 같다.

그 외에 회화검사로는 사후 30년까지의
뼈의 유잔회화량은 원골의 약 65％라고 하

〈表 13-11〉　　　埋沒되었던 白骨의 檢査所見 (Hunger)*

埋沒期間(年)	骨表面				骨切斷面	骨髓腔		緻密部의 骨析面
	衣類의 殘存	軟部組織의 殘存	屍蠟의 殘存	骨의 缺損	脂肪浸潤	미이라狀 遺殘物	屍蠟狀遺殘物	屍蠟狀遺殘物
0～10	肉眼的으로 殘存	肉眼으로 殘存	肉眼으로 殘存	缺損없음	없음	肉眼的으로 存在	肉眼的으로 存在	肉眼的으로 存在
11～20				肉眼 및 顯微鏡으로 存在	6年頃에서부터 規則的이며 著明			
21～30		黃土層에서만 殘存	黃土 및 黃土롬層에서는 殘存					
31～40	黃土 및 黃土롬層에서는 殘存됨			比較的 規則的으로 存在	黃土 및 黃土롬層에만 存在	黃土 및 黃土롬層存在	黃土 및 黃土롬層에만 存在	黃土 및 黃土롬層에만 存在
41～50								
51～60				主로 面狀의 缺損部가 있음				
61～70								

圖 13-19는 〈表 13-11〉의 肉眼的 所見이다.

며 이 검사로 30년 이내와 이후는 감별이 용이하다고 한다.

또 골내의 금속의 미량분석으로 40년까지의 연대의 구별이 가능하며 albumin 양의 측정으로, 즉 골내의 albumin 양은 서서히 감소되기 때문에 이것의 정량으로 40년 전후의 경과연대를 감별할 수 있다고 한다.

石山(1975)[29]의 보고에 의하면 뼈에 새로운 절단면을 만들고 여기에 자외선을 조사하면 형광을 내는데 토양의 성상을 참고하면서 결과를 분석하면 비교적 정확한 연대의 추정이 가능하다고 한다. 〈表 13-12〉에 그 결과를 종합하였다.

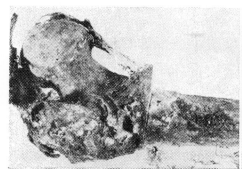

a : 埋沒期間 8年. 大腿骨頭部에 軟組織殘存

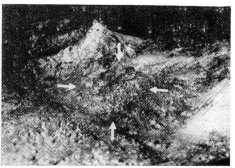

b : 埋沒期間 25年. 肋骨表面에 미이라化된 軟組織이 附着

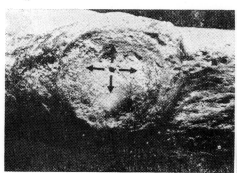

c : b와 같음

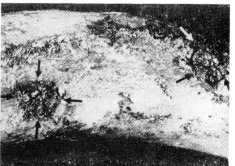

d : 埋沒期間 25年. 화살표에 미이라化 및 屍蠟化된 조직을 본다

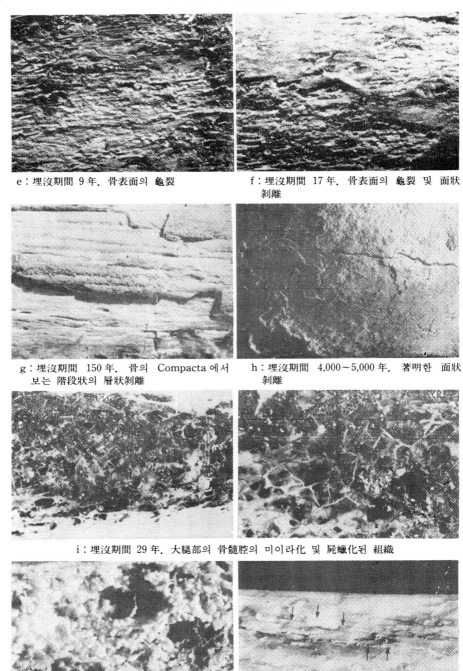

e：埋沒期間 9 年. 骨表面의 龜裂　　　　　f：埋沒期間 17 年. 骨表面의　龜裂　및　面狀
　　　　　　　　　　　　　　　　　　　　　　　　剝離

g：埋沒期間 150 年. 骨의 Compacta 에서　　h：埋沒期間 4,000～5,000 年. 著明한　面狀
　　　보는 階段狀의　層狀剝離　　　　　　　　　剝離

i：埋沒期間 29 年. 大腿部의 骨髓腔의 미이라化 및 屍蠟化된 組織

j：埋沒期間 30 年. 骨髓腔이 屍蠟으로 充滿　　k：埋沒期間 49 年. 大腿骨幹部의 Compacta 의
　　　　　　　　　　　　　　　　　　　　　　　血管腔에서　보는 屍蠟의　附着部

圖 **13-19.** 埋沒되었던　白骨의　死後變化

〈表 13-12〉　白骨의 紫外線照射에 의한 螢光發生度(石山)

埋沒期間(年)	U-V 螢光	새로운 割面
0	紫 또는 赤色	中等度 弱함
2	白 또는 靑色	매우 强함
3	靑紫色	强함
5	靑色	强함
9	灰紫色	中等度
9	灰紫色	强함
10	靑色	좋다
10	白靑色	매우 强함
20	白靑色	强함
200~500 年	靑色(斑狀)	대개는 잘 유지됨
4,000 年 / 6,000 年	灰白色	弱함

3. 骨檢査에 의한 性別鑑別 *Sex Determination by the Bone Examination*[2]

경험적으로 보아 전체골격이 있다면 100% 성관정이 가능하다. 골반만으로는 95%, 두개골만으로는 92%, 골반과 두개골로는 98%, 골반과 장골로는 98%, 장골만으로는 80% 정도의 성감별이 가능하다. 이것은 성결정에 여러가지 뼈의 상호관계가 중요함을 나타내는 것이라 하겠다.

한편 성별과 연령과는 매우 중요한 관계가 있음을 주의할 일이다. 골격만을 고려할 때 사춘기(15~20 세) 전까지는 괄목할 만한 성별의 차를 인정할 수 없다. 그때까지 두 성의 골격차는 크기의 차밖에 없다. 또한 크기의 차이도 인종과 영양에 따라 다르므로 구별이 매우 어렵다.

나이가 불분명한 태아나 아기의 골격으로부터 성별을 정확히 검정해 낼 수 있는 확률은 50%를 넘지 못한다.

조사하고자 하는 골격이 사춘기를 지나지 않은 사람일 경우는 연령 결정이 가장 중요한 문제가 되며 사춘기 이후 제2차 성특징이 나타나게 되면 비교적 정확하게 골격의 성별을 알아낼 수 있다. 그러나 성공은 골격의 완전성과 관찰자의 경험 정도에 따라 결정되어진다.

전술한 바와 같이 골반은 가장 뚜렷한 성차를 나타내는 골격으로서 태아에 있어서도

〈表 13-13〉　骨盤骨, 鎖骨 및 仙骨의 性別差

骨骼	檢査項目	男 性	女 性
骨盤	全體像	높고 좁다	짧고 넓다
	骨盤入口部	三角形狀, 하트形	楕圓型
	骨盤控	漏斗狀	圓柱狀
	腸骨	直立	扁平하고 外方으로 向함
	關節窩	外側에 向함	前方으로 向함
	恥骨弓	直角	鈍角
	incis. ischiad. major	낚시針狀	弓狀
	恥骨結合部	高位	扁平
	閉鎖孔	卵形	三角形狀
	寬角白窩	大, 外方으로 向함	小, 前方으로 向함
	恥角骨	60°(38~77°)	74°(56~100°)
鎖骨	骨의 形狀	S字狀으로 屈曲 著明	輕度로 屈曲
仙骨	前面의 外觀	正三角形狀	二等邊三角形狀

성차를 갖고 있다. 대좌골와지수 *sciatic notch index* 는 가장 유용한 감별기준이라고 보며 이는 다음과 같이 산출된다. [34]

$$\frac{坐骨窩\ 幅}{坐骨窩\ 깊이} \times 100$$

이 지수가 여성은 5~6, 남성은 4~5를 보인다. 남녀골반의 성차를 요약하면 〈表 13-13〉 및 圖 13-20 과 같다. 즉 여자의 골반은 여자로의 기능에 관련되는 출산에 맞도록 되었고 남자의 골반은 힘과 날쌤을 나타낼 수 있도록 이루어져 있다. 또 다른 객관적 성결정법으로는 쇄골 및 선골의 형태는 참고가 된다(〈表 13-13〉).

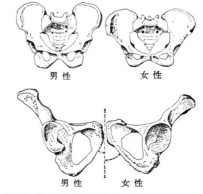

男性　　　　女性

男性　　　　女性

圖 13-20. 骨盤骨의 性別에 따르는 形狀差(石山)

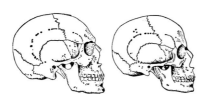

圖 13-21. 頭蓋骨의 性別에 따르는 形狀差(石山)

두개골의 검사도 성별을 감정하는 데 중요한 역할을 한다. 그것은 크기에 있어서 두 성간에 차가 있으며 형태에 있어서도 많은 차를 보인다. 그 차이를 종합하면 〈表 13-14〉 및 圖 13-21 과 같다.

신장에 의하여서도 성별의 구별이 어느 정

〈表 13-15〉　各骨骼의 身長系數(安藤)

骨　　骼	男　　性	女　　性
大 腿 骨	3,836〜3,840	3,901〜3,934
上 腕 骨	5,337〜5,474	5,440〜5,577
脛　　骨	4,734〜4,792	4,812〜4,822
腓　　骨	4,812〜4,813	4,912〜4,920
橈　　骨	7,112〜7,086	7,500〜7,415
尺　　骨	6,638〜6,606	6,813〜6,885

도 가능한데 각 골격의 골장에서 산출하는 몇가지 방법을 소개하면 Schranz 법은 상박골장에다 남성은 5.05, 여성은 5.12 를 곱하여 주면 신장이 산출된다는 것이며 Trotter-Gleser 법은 신장＝1.3(대퇴골장＋경골장)＋63.29±2.99 로 산출된다는 것이다. 安藤가 보고한 각 골격의 신장계수는 〈表 13-15〉[29]와 같고 한국인발육의 남녀비교는 〈表 13-1〉과 같다.

4. 骨檢査에 의한 年齡推定 *Age Estimation by the Bone Examination*

태생 5 월경부터 쇄골부분에 골핵이 생겨 화골현상이 진행되어 뼈의 형상은 확실해진다. 이 과정은 일정한 시간적인 관계를 갖고 진행하기 때문에 연령추정에 도움이 된다.

각 골격의 태생기에 있어서 1 차골핵 출현시기를 종합한 것은 圖 13-22 와 같다.[35]

즉 圖 13-22 는 1 차화골핵의 출현시기 및 부위를 표시한 것으로 연령은 자궁내시기의 주 또는 월수로 표시되었고, 그림에 주어진 수치는 평균을 표시하는 것이다.

〈表 13-14〉　頭蓋骨의 性別差(岡本)

比 較 點	男	女
前 頭 部	前額의 鉛直型(一)	前額의 鉛直型(＋)
前 頭 部 結 節	不明瞭, 또는 없음	著 明
上 眉 間 窩	著 明	없거나 不明瞭
眉 間	隆起됨(鼻前頭隆起)	平 滑
眉 上 弓	發育著明(特히 多數의 小孔 봄)	거의 發育되지 않음
頭 頂 結 節	結節을 보는 수가 있음	不明瞭
頭 頂 弓 隆	矢狀弓隆이 强함	弱 함
外 後 頭 結 節	著 明	없 음
乳 頭 突 起	强 大	弱 小
莖 狀 突 起	强 大	弱 小
鼓 莖 窩	岩樣骨節(節狀),窩를 形成치 않음	粗面을 보이고 窩를 形成
鼻 骨	鼻骨背가 隆起(中央以下에서)	陷縮됨
顴 骨	顴骨結節著明	不明瞭 또는 結節을 形成
上顎骨의 齒弓	圓 形	楕圓 또는 鈍圓方形
下顎隅의 距離	100 mm 內外	90 mm 內外
下顎枝의 角度	130°	120°

計 測 點	男	女
最 大 長	180.92—— 176.9	172.85—— 171.1
最 大 幅	141.87—— 140.06	137.55—— 135.97
最 大 高	140.3—— 135.13	133.7—— 128.83
頭 蓋 周	514.95—— 505.84	493.97—— 487.58
頭蓋腔容量	1463.6——1427.6	1301.2——1110.0
長 幅 示 數	81.27—— 78.3	81.27—— 78.77
長 高 示 數	78.4—— 74.92	78.2—— 74.53
幅 高 示 數	98.33—— 93.99	95.96—— 94.70
顴 弓 幅	133.80—— 133.79	125.55—— 124.97
上 顏 面 高	70.36—— 69.07	66.93—— 63.21
	34.66—— 34.59	34.48—— 34.36
眼窩最大幅徑	40.11—— 40.09	38.57—— 38.48
$\frac{眼窩高}{幅}×100$	86.54—— 86.46	89.59—— 88.74
顏 面 角	90°—— 74°	89°—— 74°

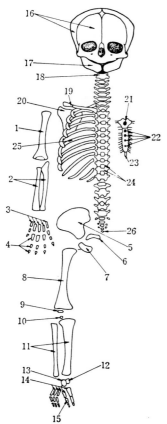

16. 頭頂骨 및 前頭骨 *parietal and frontal* 6
~8 주
17. 下顎骨體 *body of mandible* 6 주
18. 頤骨 *ossa mentalia* 출생 직전
19. 鎖骨 *clavicle* 5 주
20. 肩甲骨 *scapula* 8 주
21. 胸骨柄 *manubrium sterni* 5 개월
22. 胸骨節 *sternal segments* 6~9 개월
23. 劍狀軟骨 *xiphoid* 출생후 3 년
24. 神經弓 및 脊椎體 *neural arches and ver-
tebral bodies* 7~10 주
25. 第 6 肋骨幹 *shaft of 6th rib* 6 주
26. 第 5 薦椎體 *body of 5th sacral vertebra* 8
~9 개월

圖 13-23 은 1 차 및 2 차화골핵의 출현시
기 및 부위로서 출생시부터 약 6 년 사이에
나타난다. 수치는 평균치들이며, 대체로 여
성에서는 출현 시기가 남자보다 다소 빠르
다.[35]

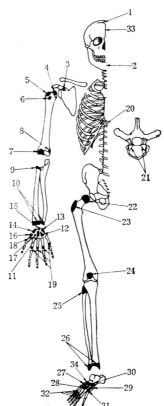

圖 13-22. 第 1 次 化骨核의 出現部位 및 平均時
期(胎生)

1. 上膊骨幹 *humeral shaft* 8 週
2. 橈骨幹 및 尺骨幹 *shafts of radius and
ulna* 8 주
3. 掌骨幹 *metacarpal shafts* 9 주
4. 指骨幹 *shafts of phalanges* 8~12 주
5. 腸骨 *ilium* 3 개월
6. 恥骨 *pubis* 5 개월
7. 坐骨 *ischium* 4 개월
8. 大腿骨幹 *femoral shaft* 7 주
9. 大腿骨下端 *lower femoral epiphysis* 9~10
개월
10. 脛骨上端 *upper tibial epiphysis* 9~10 개월
11. 脛骨幹 및 腓骨幹 *shafts of tibia and
fibula* 7 주
12. 距骨 *talus* 8 개월
13. 踵骨 *calcaneum* 6 개월
14. 蹠骨幹 *shafts of metatarsals* 9 주
15. 趾骨幹 *shafts of phalanges* 3~6 개월에서
출생시까지

圖 13-23. 제 1 차 및 제 2 차 化骨核의 出現部位
및 平均時期

1. 大泉門閉鎖 *closure ant. fontanelle* $1\frac{1}{2}$～2 년

2. 頤骨結合의　融合 *fusion symphyis menti* 2 년

3. 烏啄突起(固有) *coracoid (proper)* 1 년

4. 上膊骨頭 *humeral head* 출생～1 년

5. 大結節 *greater tuberosity* 2～3 년

6. 小結節 *lesser tuberosity* 5 년

7. 小頭　및　外側滑車 *capitulum and lat.trochlea* 1～2 년

8. 內側上顆 *medial epicondyle* 5～9 년

9. 橈骨頭 *radial head* 5～7 년

10. 橈骨下端 *lower ends radius*(1～2 년)　및 尺骨下端 *ulna*(4～8 년)

11. 有頭骨 *capitate* $\frac{1}{2}$～1 년

12. 有鉤骨 *hamate* 1～2 년

13. 三角骨 *triquetral* 2～3 년

14. 舟狀骨 *scaphoid* 4～5 년

15. 月狀骨 *lunate* 4～5 년

16. 稜形骨 *trapezium* 5～6 년

17. 小多角骨 *trapezoid* 5～6 년

18. 第 1 掌骨底 *base 1 st metacarpal* 3 년

19. 掌骨頭 *metacarpal heads* 3 년

20. 劍狀軟骨 *xiphoid* 3 년

21. 椎體關節融合 *fusion neurocentral joints* 3 ～6 년

22. 大腿骨頭 *head femur* 출생후～1 년

23. 大轉子 *greater trochanter* 3～5 년

24. 膝蓋骨 *patella* 5 년～사춘기

25. 腓骨上端 *upper end fibula* 3～4 년

26. 脛骨下端　및　腓骨下端 *lower ends tibia and fibula* 1 년

27. 立方骨 *cuboid* 출생시 또는 출생직후

28. 外側楔狀骨 *lateral cuneiform* 1 년

29. 內側楔狀骨 *medial cuneiform* 3～4 년

30. 中間楔狀骨 *intermediate cuneiform* 3～5 년

31. 第 1 蹠骨底 *base 1st metatarsal* 2～3 년

32. 第 2, 3, 4, 5 蹠骨頭 *heads other metatarsals* 2～3 년

33. 前頭縫合 *metopic suture* 5～6 년에 閉鎖

34. 舟狀骨 *navicular* 3 년

　　圖 13-24 는 2 차화골핵의 출현 시기 및 1 차화골핵과 더불어 몇몇 주요 2 차화골핵의 융합시기를 표시한 것으로 연령은 평균이다. 일반적으로 출현 또는 융합시기는 여성에서 빠르다.[35]

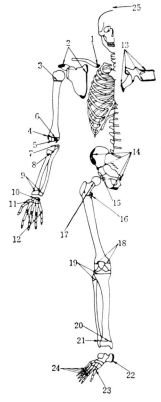

圖 **13-24.** 2 次 化骨核 및 化骨核의 融合의 平均 時期 및 出現部位

1. 內側鎖骨端 *medial end clavicle*(15～21 년) 20～28 년에 融合

2. 肩峰　및　肩甲骨脊椎側緣 *acromion and vert. border scapula*(思春期)　20～25 년에 融合

3. 上膊骨上端融合 *fusion upper end humerus* 18～21 년

4. 外側上顆 *lat. epicondyle*(14 년) 16～18 년에 融合

5. 內側滑車 *medial trochlea* 의　出現 10 년

6. 上膊骨下端의　融合 *fusion lower end humerus* 16～18 년

7. 尺骨頭 *olecranon*(10～11 년)　16～18 년에 融合

8. 橈骨上端의　融合 *fusion upper end radius* 16～18 년

9. 橈骨下端 및 尺骨下端의 融合 *fusion lower ends radius and ulna* 20～21 년

10. 豆狀骨 *pisiform* 12 년

11. 第 1 掌骨底의　融合 *fusion base 1st meta-*

carpal 17~18 년

12. 掌骨豆의　融合 *fusion heads metacarpals*
17~19 년

13. 椎骨　2次中心 *secondary vert. centres*(思春期) 25 년에 融合

14. 骨盤　2次中心 *secondary pelvic centres*(思春期) 20~25 년에 融合

15. 三放線中心 *triradiate centres*(12 년)　17 년에 融合

16. 小轉子 *lesser trochanter*(9~11 년)　16~18 년에 融合

17. 大腿骨上端의　融合 *fusion upper end femur* 16~18 년

18. 大腿骨下端의　融合 *fusion lower end femur* 16~18 년

19. 脛骨上端　및　腓骨上端의　融合 *fusion upper ends tibia and fibula* 16~18 년

20. 脛骨下端의　融合 *fusion lower end tibia* 17~19 년

21. 腓骨下端의　融合 *fusion lower end fibula* 16~18 년

22. 踵骨骨端 *calcanean epiphysis*(8~10 년)　15~18 년에 融合

23. 第 1 蹠骨底의　融合 *fusion base 1st metatarsal* 15~18 년

24. 蹠骨頭의　融合 *fusion heads metatarsals* 15~18 년

25. 縫合의　閉鎖 *sutural closure* 25 년부터

Ⅴ 殺人土막과 個人識別 *Discomposed Case and Individual Identification*

사람을 살해 후 토막을 내는 사건이 근래에 와서 우리나라에서도 몇 예가 문제되었던 일이 있다. 이것을 보도진들은 토막살인사건이라고 칭하는데 엄격한 의미에서 토막살인은 적극적인 살해방법으로 사람을 살해할 때 토막을 내어 죽이는 방법을 의미하는 것이며 살인토막이라면 어떤 방법으로 살해 후 토막을 내는 소극적인 또는 방어적인 방법을 말하는 것으로 우리나라에서 야기되었던 사건들은 후자의 경우라 하겠다.

즉 살해된 사람의 신원을 은폐하여 자기의 범행을 감추려는 목적과 때로는 토막을 내어 운반을 간편하게 하여 영영 찾을 수 없는 곳에 버리기 위한 목적, 때로는 토막을 내어 절구에 찧거나 또는 강산액에 담그어 그 원형을 찾아볼 수 없게 하는 경우도 있다.

범인은 대개의 경우가 푸줏간에서 일한 경험이 있거나 가축업, 위생병 또는 병원조수 등과 같이 직업적으로 보아 칼을 잘 쓰는 사람이 많으나 때로는 전연 그런 직업과는 관계없는 경우도 있다.

우리나라에서의 살인토막사건의 대상은 대부분이 여자였다.

토막난 시체에 있어서 가장 먼저 검사되어야 하는 것은 피해자의 신원이다. 따라서 무엇보다 먼저 지문을 채취하여 검사하여야 한다. 그 이유로는 우리나라에서는 주민등록증을 발부받을 때 지문을 채취하여 보관하고 있기 때문에 지문으로서 신원을 곧 알 수 있는 것이다. 그런데 근래 발생된 살인토막사건에서 손가락 피부를 칼로 오려내서 지문을 식별치 못하게 만든 예가 있었다. 이때는 혈형, 연령, 성별 등을 감별하여야 한다.

만일 부패가 진행되어 기종상을 보인다면 작은 절개를 몇 개소에 가하여 부패 가스와 유화 헤모글로빈을 충분히 제거한 후에 알콜 승홍액에 약 12 시간 담그어 두면 부패 가스 및 부패로 청록색으로 오염되었던 것이 없어지며 비교적 원형에 가까워진다.

또 사인을 구명하기 위하여 노력하여야 할 것이다. 특히 두개골골절 및 뇌출혈시 경부의 색흔 및 장기의 손상 등은 면밀히 검사하여야 하며 독물검사는 반드시 실시하여야 한다.

살인토막사건은 법의학적인 감정보다 범죄학적 조사가 더 중요한 경우가 많다. 즉 시체를 포장하였던 포장지, 끈 및 그 포장 방법 등을 수사하여 범인을 색출한 예도 많다.

토막낸 방법을 검사함으로써 범인의 직업을 추리할 수 있다. 칼의 사용이 익숙한 직업(도살장, 식육업, 요리사 등)의 사람은 토막낼 때 톱을 사용치 않고 칼만으로 관절에서 토막을 내는 것이다(圖 13-25 a, b, c 및 d).

그러나 칼을 쓰는 데 익숙치 못한 경우에

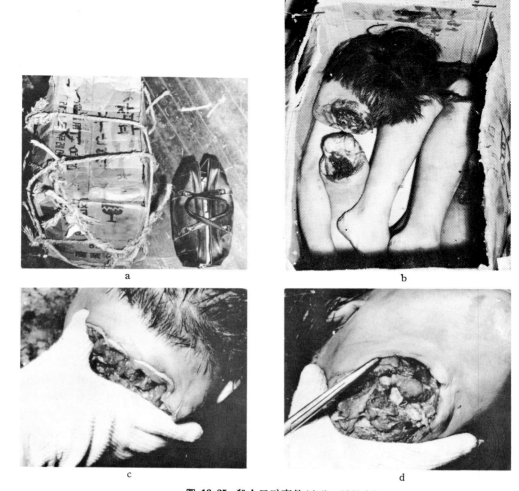

圖 13-25. 殺人土막事件(安養, 1968 年)

a : 土막낸 屍體를 貨物로 僞裝
b : 土막낸 屍體
c : 頸部 土막部位(切創緣이 익숙한 솜씨 표현)
d : 頸椎骨도 關節에서 칼로 土막(犯人은 위생병 출신)

는 톱을 사용하기 때문에 토막낸 부위의 피부에 톱에 의한 자국을 보는 경우가 있다.

그 외에 시체를 철도에 갖다 놓아 역과시킴으로써 토막내는 것과 같은 효과를 노리는 경우가 있다. 이때는 역시 개인식별과 더불어 생활반응을 증명하는 데 노력하여야 할 것이다.

◇ 參 考 文 獻 ◇

1) 文國鎭 : 〈法醫學的 證據物의 鑑定 및 個人識別〉, 「第 2 回法醫學세미나 要旨」, 1972
2) Fatteh, A. : Identification of the dead, In : *Forensic Pathology*, J. B. Lippincott, Co., Philadelphia, 1973
3) Mann, G. T. and Fatteh, A. V. : The role of radiology in the identification of human remains, *J. Forensic Sci.*, 8 : 69, 1968

4) Furuhata, T. and Yamamoto, K.: *Forensic Odontology*, Springfield Ill., Charles C. Thomas, 1967

5) 鈴木和男:「法齒學」, 永末書店, 東京, 1974

6) 金鍾悅:〈法齒學的으로 본 年齡鑑別〉,「第4回法醫學세미나要旨」, 3, 1974

7) 律崎考道:「人體發生學」, 金原出版, 東京, 1958

8) Diamond, M.: *Dental Anatomy*, The McMillian Co., 39, 1932

9) 山路千秋:〈本邦人男兒齒牙のレントゲン所見による年齡推定に關する研究〉,「犯罪學雜誌」, 24:5, 34, 1958

10) 早川企三易:〈本邦人女兒齒牙のレントゲン所見による年齡推定に關する研究〉,「犯罪學雜誌」, 25:5, 1, 1959

11) 靑木, 眞亮:〈齒科發育機轉のレントゲン線解剖學的研究〉,「日齒學誌」, 23:12, 709, 1930

12) 金田義夫:〈日本人永久齒に於ける齒根完成時期の研究〉,「齒科月報」, 30:3, 167, 1951

13) Schoer, I. and Massler, M.: Studies in tooth development; the growth pattern of human teeth, *J. Am. Dent. Ass.,* 29:1778, 1940

14) 天野十郎:〈齒牙に關する法醫學研究〉,「日法醫誌」, 5:5, 170, 1951

15) 田所幹彬:〈齒牙の年齡的研究〉,「齒界展望」, 10:10, 83, 1959

16) 藤本:〈齒髓腔のレ線解剖學的研究〉,「齒科學報」, 58:5, 1, 1958

17) Gustafson, G.: Age determination on teeth, *J. Amer. dent. Assoc.,* 41:1, 45, 1950

18) 向井敏, 佐野臥, 竹井哲司:〈齒科學的にみた年齡推定の一新法〉,「日法醫誌」, 20:2, 223, 1966

19) 竹井哲司:〈齒の咬耗による年齡の推定〉,「日法醫誌」 24:1, 4, 1970

20) Miles, A. E. W.: Dentation in the estiamation of age, *J. Dent. Res.,* 42:255, 1963

21) 上條液劑:「日本人永久齒の解剖學」, 東齒大解剖學敎室, 1962

22) 權田和良:〈齒の大きさの性差について〉,「人類學雜誌」, 67:3, 11, 1950

23) 김종열, 문국진:〈교혼의 개인식별감정 2예〉,「국과수연년보」, 8권, 197, 1969

24) 金鍾悅, 金聲玉:〈咬痕의 實驗的 研究〉,「韓法醫誌」, 2:1, 157, 1978

25) Okajima, M.: Dermagraphics in medical genetics, *Tokyo J. Med. Sci.,* 83:4, 316, 1975

26) Snyder, L.: *Homicide Investigation*, 2nd Ed., Springfield Ill, Charles C. Thomas, 1967

27) Hovard, J. D. J.: *Detection of Secret Homicide in Cambridge Studies in Criminology*, vol. 11, Macmillan, London, 1960

28) Hojo, H.: *A manual of Legal Medicine*, Kanehara Suppan Co., Lid, Tokyo, 1961

29) 石山昱夫:〈現代の法醫學〉,「醫學醫院」, 東京, 1975

30) Krogman, W. M.: *The Human Skeleton in Forensic Medicine*, Springfield, Ill, Charles C. Thomas, 1962

31) Kerley, E. R.: Special observations in skeletal identification, *J. Forensic Sci.,* 17:349, 1972

32) Hunger, H.: Untersuchungen zum problem der liegezeithestimmung an measchlichen skeletten, *Med. Habil.,* Leipzig, 1967

33) Hunger, H., Wunderlich, S. und Wunderlich, G.: Untersuchunger zum problem der liegezeitbestimmung an menschlichen skelettteilen, *Zacchia (Rom)*, vol. Ⅳ, Fas. 1, 114, 1968

34) Boucher, B. J.: Sex differences in the foetal sciaticnotch, *J. Forensic Med.,* 2:51, 1955

35) Camps, F. E.: *Practical Forensic Medicine*, Hutchinson Medical Publication, 122, 1971

第 14 章 剖 檢 術 式

General Procedures and Techniques of Autopsy

I 剖檢前 確認事項 Preliminaries

1. 剖檢許可 Obtain Permission for the Autopsy
부검을 시행하기에 앞서 집도의는 반드시 확인하여야 할 사항이 있다.
  (1) 病理剖檢의 경우(病死의 경우) For Pathological Cases
  1) 死亡者의 剖檢을 요구한 유언장
  2) 遺族의 승인서
  (2) 法醫剖檢의 경우(外因死의 경우) For Medicolegal Cases
  1) 屍體의 押收搜索令狀(法院)
  2) 剖檢事由 Reason for Autopsy
  a) 살인사건의 경우 :   사건개요
  b) 의료사고의 경우 :   진료부, 수술, 마취 및 진료일지
  c) 신원불상례의 경우 :   시체발견경유서
  d) 현장검증이 끝난 시체의 부검시에는 반드시 현장 검증조서를 참고하여야 하며 가능한 한 현장을 다시 한번 보고 부검하는 것이 바람직하다.

2. 剖檢用裝備 Check the Autopsy Instrument
  (1) 器具 tools (圖 14-1)
  ① 부검용 칼 autopsy knife :   대형 amputating knife(길이 20~25 cm 정도), 소형 dissecting knife scalpel(尖刀), 뇌도
  ② 가위 scissors :   직상, 첨두, 둔두, 만곡, 늑골
  ③ 섭자 forceps :   유구 toothed, 무구

④ 겸자 clamp :   장겸자, 골막 및 경뇌막박리용
⑤ 부검용 전기 톱 electric autopsy saw
⑥ 끌 chisel
⑦ 소식자 probe
⑧ 목추 hammer
⑨ 계측기 :   자 ruler (30 cm 및 200 cm 용 meters), 저울(큰 장기용 scales 및 작은 장기용 balance), 칭량병, 측경기(cylinder 100, 500 cc), spoon 및 직장체온계
⑩ 봉합침 및 봉합사
⑪ 장갑(면 및 고무)
⑫ 솜 및 sponge
⑬ 표본병 및 고정액(formalin 또는 alcohol)
⑭ 체액채취용 시험관(뚜껑 있는 것)
  (2) ① 부검옷 및 앞치마 apron
② 기록용구 또는 소형녹음기
③ camera 및 film
④ 확대경

II 剖檢施行의 一般的 事項
Introduction

부검 방법은 각 autopsy center에 따라, 또는 집도의의 기호에 따라 변형된 여러 방법이 있고 또 시체의 상태, 예를 들어 기흉, 공기 전색, 장기유착 등에 따라 이에 적합한 방법을 택하게 된다.

상용되고 있는 방법은 ① Virchow 技, ② Rokitansky 技, ③ Gohn 技, ④ Letulle 技 등이 있는데 그중 가장 많이 사용되는 것이 ①로서 장기를 하나하나 척출하는 방법이며

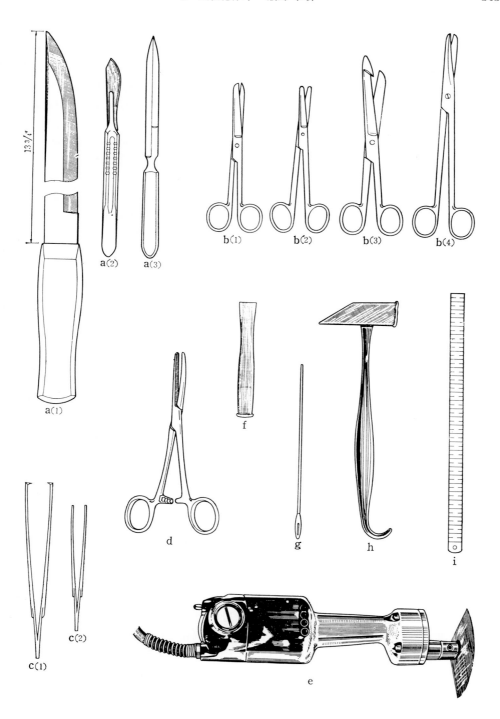

圖 14-1. 剖檢道具

a：剖檢用 칼；(1) 大型 (2) 小型 (3) 腦刀, b：가위；(1) 尖頭 (2) 直狀 (3) 鈍頭 (4) 彎曲,
c：鑷子；(1) 有鉤 (2) 無鉤, d：鉗子, e：剖機用 電氣 톱, f：끌, g：消息子, h：해머, i：尺

②는 원위치개검법이며 ③은 흉, 경, 복강별 총괄 장기척출법이며 ④는 두, 흉, 복 및 골반강내 장기를 일단으로 척출하여 재차 각 장기를 분리하는 방법으로 소아 및 영아의 부검시에 많이 사용된다.

국소부검, 전신부검이 있으나 법의부검은 일명 사법해부라 하며 삼강을 전부 검사하는 전신부검이 원칙이다.

1. 檢査의 原則 Principles of Examination

1) 처음에는 보고 다음에는 만져보고 다음에는 냄새를 맡고 다음에는 잘라서 검사한다.

2) 처음에는 시체에서 떨어져 시체 전체를 관찰하고 병변 또는 손상부의 국소를 검사하고 다시 떨어져 시체전체에서 병변 또는 손상이 점하는 관계를 연관시켜서 관찰한다.

2. 臟器檢査 Examination of Organs

(1) 臟器檢査要領 Essential Point for Organ Examination

1) 용적 또는 중량을 계측한다. 계측기가 준비되지 않았을 때는 이와 비교될 수 있는 크기(예 ; 수권대), 용적(예 ; 계란대), 용량(예 ; 찻숟갈 2개), 거리(예 ; 3지횡경)를 표시한다.

2) 성상(예 ; 평활, 건습 및 광택도), 빛깔, 혈관분포 상황, 취기, 피막의 긴장도, 경도 및 탄력성을 검사한다.

3) 장기의 절할은 실질장기의 경우는 장기 중앙의 최장축을, 관상장기는 장축에 따라, 낭상장기는 낭저를 밑으로 하고 입구부에서 저부를 향하여 절개한다. 이 때 장기를 물로 씻는 것은 좋지 않다. 즉 혈액함량 및 건습도 관찰에 방해가 되며 현미경용 조직표본을 작성하면 용혈로 정확한 소견을 볼 수 없다. 따라서 물을 약간 적신 솜 또는 sponge로 찍어 내는 것이 좋다.

3. 外表檢査 External Examination

(1) 個人識別 Individual Identification

개인을 식별할 수 있는 모든 사항(第12章 個人識別 참조)을 기재하며 특히 신원불상례에 대하여서는 각별히 유의하여야 한다.

(2) 一般的 事項 General Conditions

신장, 체중, 체격, 영양, 피부의 빛깔

(3) 屍體現象 Postmortem Changes

1) 시반의 부위 및 정도

2) 시강 출현의 부위 및 정도

3) 기타의 사후변화 진행 정도

(4) 頭部 및 顏面部 Head and Face

1) 손상 및 변형의 유무

2) 두모의 상태(범위, 조밀, 빛깔, 길이) 및 필요하면 채취

3) 눈 eyes : 안열의 개폐 정도, 안구의 위치, 결막의 상태, 각막의 투명도, 동공의 형태 및 크기

4) 코 nose : 골절의 유무, 비강의 내용

5) 구강 oral cavity : 구열의 개폐도, 설첨의 상태, 치열의 상태 및 각 치아의 특징, 구강내 이물 유무

6) 귀 ears : 이개손상, 외이 및 중이의 내용

(5) 頸 部 Neck

1) 표재성 임파절, 갑상선 및 쇄골상와의 상태

2) 굴신회선의 상태

3) 색흔 및 표피박탈의 유무

(6) 胸腹部 및 背部 Chest, Abdomen and Back

1) 흉부의 대칭성, 형상 및 기흉 또는 흉강내 이상내용의 유무를 타진

2) 복부 피하혈관의 노장 유무, 임신선 및 수술반흔의 유무

3) 복부의 형상 : 팽만, 파동, 종류의 촉지 유무

4) 외음부 : 음모의 상태, 외성기의 상태(처녀막의 파열은 시계방향으로 표시)

5) 항문 : 개폐상태(손상이 있으면 시계

방향으로 표시)

6) 배부: 척주의 상태 및 반흔의 유무

(7) 四肢 *Extremities*

1) 탈구 및 골절의 유무

2) 수배 및 수장부의 방어손상의 유무

3) 손톱내에 이물유무(필요하면 채취)

Ⅲ 臟器剔出 *Removing of the Internal Organs*

1. 頸胸腹部切開 *Incision on the Neck, Chest and Abdomen*

(1) 시체는 仰臥位로 하고 집도자는 그 우측, 조수는 좌측에 위치한다.

(2) 절개는 두 가지 방법으로 이루어진다 (圖 14-2).

1) 中央切開法 *Median Incision* 이부 중앙에서 시작하여 경, 흉, 복부의 중앙을 절개하는데 제부에서는 좌회선하고 치골결합까지 이른다(圖 14-2 a).

2) Y型切開 *Y Shape Incision* 양측견봉에서 유선 밑으로 중앙부에서 연결시키고 그 이하는 중앙절개법과 동일선으로 절개한다 (圖 14-2 b, c).

Y형 절개는 우리나라에서는 시행되고 있지 않으며 구미국에서는 부검 후 향유를 주입하고 정장하여 가족묘에 안치하기 위하여 취하는 방법으로 경부의 절개를 보이지 않기

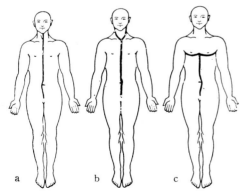

圖 14-2. 切開線

a : 中央切開線　　b, c : Y型 切開線

위한 수단이며 부검방법으로 매우 힘들기 때문에 좋은 방법은 못된다. 사후 정장을 하지 않는 우리나라에서는 구태여 힘든 방법을 택할 필요는 없다.

(3) 腹腔內 觀察

圖 14-3과 같이 복부를 절개하여 복강내 장기를 척출 전에 손을 넣어 각 장기간의 위치, 이상내용물(정상으로는 50 ml 이하의 소량의 담황색 투명액을 본다), 유착 등을 일단 검사한 후에 흉강을 개검한다.

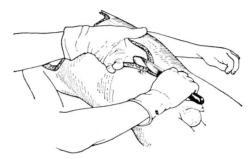

圖 14-3. 腹部切開

2. 胸腔內 臟器剔出 *Removing of the Organs in Thoracic Cavity*

(1) 우선 흉곽의 연조직을 박리하고 흉골을 절제한다(圖 14-4~14-7).

(2) 心臟剔出(圖 14-8, 14-9)

심낭을 Y자형으로 절개하여 심장을 노출시키고 심장과 연락된 커다란 혈관을 절단한다.

만일 중독사의 의심이 있거나 plancton (diatoms) 검사를 위한 채혈은 심장척출 전에 주사기로써 심장 또는 대동맥을 천자하여 채혈하여야 한다.

(3) 肺剔出(圖 14-10, 14-11)

좌우엽을 각각 흉강외로 들어 올린 후 폐문부에서 절단한다.

(4) 胸膜除去(圖 14-12)

늑골의 골절 유무를 검사하기 위하여서는 흉막을 박리제거한 후에 관찰한다.

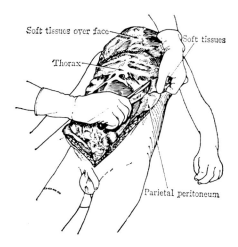

圖 14-4. 胸部에서 軟組織의 分離

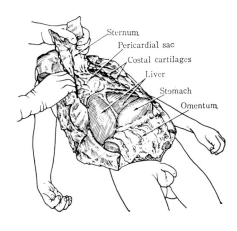

圖 14-7. 胸骨切除

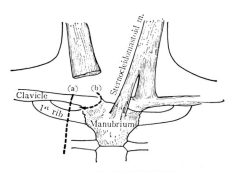

圖 14-5. 胸骨上端切除法
a : 전기톱으로 胸骨切除時의 鋸斷線
b : 胸骨刀로 切除時의 切開線

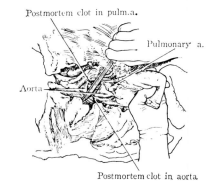

圖 14-8. 心臟剔出

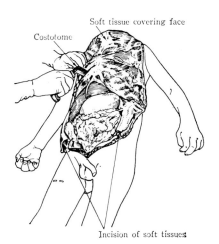

圖 14-6. 胸腔開大

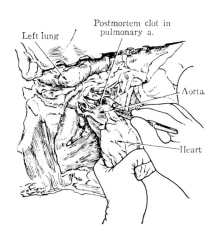

圖 14-9. 肺動脈檢查

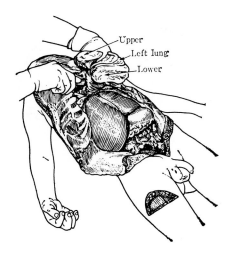

圖 14-10. 肺剔出

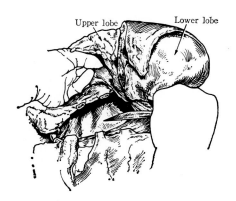

圖 14-11. 胸腔內檢查

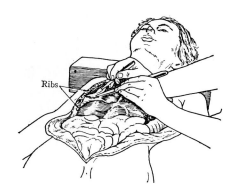

圖 14-12. 胸膜剝離 및 肋骨檢査

3. 腹腔內　臟器剔出 *Removing of the Organs in Abdominal Cavity*

(1) 복강내 액체의 성상, 벽측복막의 성상, 대망의 위치, 지방량, 혈량, 장관의 함기량, 복강내 장기의 위치, 유착의 유무, 횡격막의 높이(좌우별로 그 정점이 어느 늑골 또는 늑간의 높이에 상당하는가로 표시한다)를 검사한다.

(2) 腹腔內 臟器의 剔出順序

흉강내 장기의 척출 후에 횡격막을 절제하고 나면 복강상부가 넓어져 복강장기의 척출이 용이하여진다(圖 14-13).

대망, 대소장, 장간막, 비, 부신, 신 및 요관, 위, 십이지장 및 췌, 간 및 담낭의 순으로 척출한다(圖 14-14～14-19).

(3) 이어서 정낭, 방광, 고환, 부고환 및 정색도 척출한다(圖 14-20, 14-21).

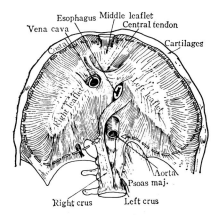

圖 14-13. 橫隔膜切除

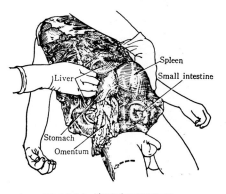

圖 14-14. 腹腔內臟器檢査

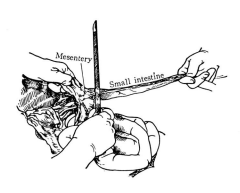

圖 **14-15.** 腸剔出要領(Ⅰ)

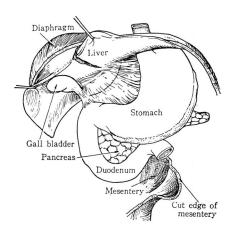

圖 **14-18.** 腹腔內 臟器의 剔出

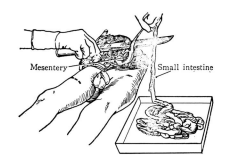

圖 **14-16.** 腸剔出要領(Ⅱ)

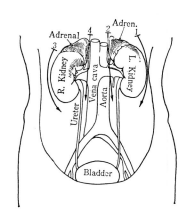

圖 **14-19.** 腎剔出

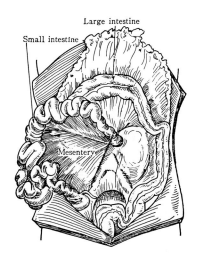

圖 **14-17.** 腸剔出要領(Ⅲ)

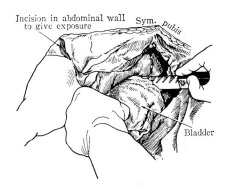

圖 **14-20.** 骨盤內 臟器의 剔出

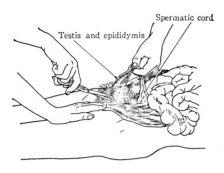

圖 **14-21.** 睾丸剔出

4. 頸部臟器剔出 *Removing of the Neck Organs*

　경부장기척출에 앞서 설골, 갑상연골, 회압연골 등의 골절의 유무를 알기 위하여 가볍게 위에서 만져보고 나서 경부장기를 일단으로 척출한다(圖 14-22, 14-23).

5. 頭蓋腔內 臟器剔出 *Removing of the Cranial Organs*

　(1) 두피는 좌우외이후방에서 두정부를 연결하는 절개선을 가하고 두피를 두개골에서 박리한다(圖 14-24).

　이때 두피하출혈에 주의하여야 하는데 두피에는 모발이 부착되어 있어 보이지 않는 두피의 손상도 두피를 두개골에서 박리시킴으로써 명료하게 보이게 된다.

　(2) 두개골은 전두에서 좌우측두후반부까지는 수평하게 거단하고 이로부터는 후상방을 향하는 사각(약 50도)을 이루면서 거단하여 후두부에서 좌우가 연결되는 거단을 가하고 불완전 거단부를 끌 *chisel* 과 해머로 가볍게 쳐서 두개관을 제거한다(圖 14-25).

　(3) 경뇌막이 노출되면 두개골의 거단선을 따라 절제하면 대뇌가 노출된다.

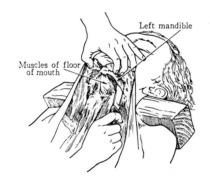

圖 **14-22.** 頸部臟器의 剔出要領(Ⅰ)

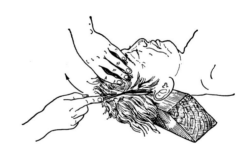

圖 **14-24.** 頭皮切開

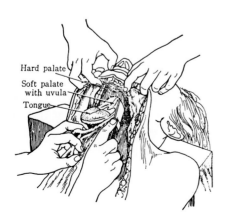

圖 **14-23.** 頸部臟器의 剔出要領(Ⅱ)

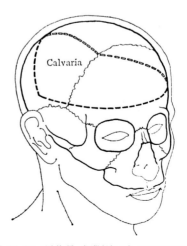

圖 **14-25.** 頭蓋骨 鋸斷線 및 頭蓋冠分離

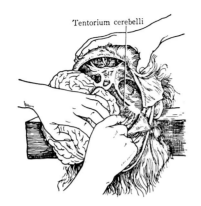

圖 **14-26.** 腦의 剔出要領(Ⅰ)

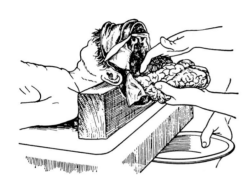

圖 **14-27.** 腦의 剔出要領(Ⅱ)

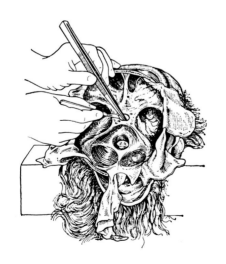

圖 **14-28.** 腦下垂體剔出

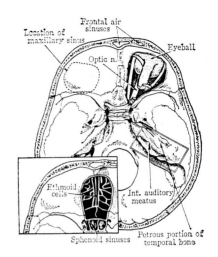

圖 **14-29.** 側頭骨體 乳樣突起部, 中耳, 眼球 및
各副鼻腔檢査

(4) 노출된 대뇌를 전두부에서 살며시 들어올리면 제1 및 제2 뇌신경을 볼 수 있다. 후신경구에서 절단하고 내경동맥지를 뇌에 가까운 곳에서 절단하면 소뇌천막이 보인다. 이를 양측 후두와를 따라 절개하면 소뇌가 노출된다(圖 14-26).

이때 약간의 힘을 주면서 소뇌를 잡아당기면 척수가 보인다. 그 상단을 절단하면 뇌제장기는 일단으로 척출된다(圖 14-27).

(5) 다음에는 터어키안 뒤의 경뇌막을 절개하고 뇌하수체를 척출한다(圖 14-28).

(6) 만일 측두골추체부의 유양돌기, 중이, 안구 및 각 부비강의 검사가 필요한 경우에는 圖 14-29 와 같이 두개저의 각 해당 부분을 거단척출하여 검사한다.

6. 脊髓剔出 *Removing of the Spinal Cord*

척수강은 두 가지 방법으로 개검할 수 있는데 그 한 방법은

(1) Kernohan 氏 方法

圖 14-30 과 같이 흉강에서 추체부를 거단하는 방법.

(2) 다른 한 방법은 배부에서 圖 14-31 과 같이 절개하고 추골을 횡돌기에서 거단하여

극상돌기를 절제하면 경막이 노출된다. 이를
圖 14-32 와 같이 척수신경근을 절단하면서
척출한다. 이를 圖 14-33 과 같이 경막을 절
개하면 척수가 노출된다.

7. 檢查用骨髓採取 Collection of the Bone Marrow

만일 골수의 검사가 필요하다고 인정되면
흉골 또는 대퇴골에서 圖 14-34 및 14-35 와
같이 거단한다.

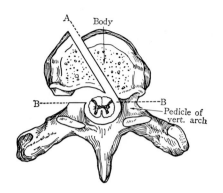

圖 14-30. 胸腔에서의 脊髓剔出法
(Kernohan 氏法)

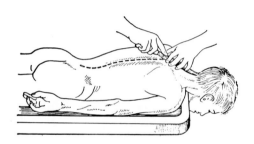

圖 14-31. 脊髓의 背部에서의 剔出을 위한 切開

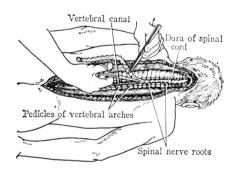

圖 14-32. 脊髓의 剔出

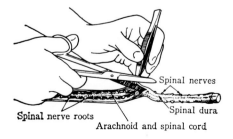

圖 14-33. 脊髓硬膜의 切開

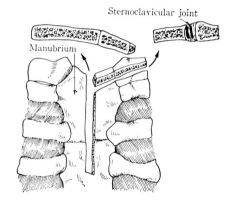

圖 14-34. 骨髓檢查(Ⅰ)

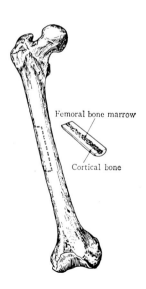

圖 14-35. 骨髓檢查(Ⅱ)

Ⅳ 臟器檢查
Examination of Internal Organs

1. 心　臟 *Heart*

檢查事項

① 크기, 무게(크기는 시체의 주먹과 비교)

② 심외막 : 　외막하지방량,　외막하일 혈, 관상동맥

③ 각 방실의 내강의 넓이 및 혈액의 성상 과 양

④ 심내막, 판막, 건색, 유두근

⑤ 심실벽의 두께 및 심실의 높이

⑥ 대동맥, 폐동맥 기시부, 난원공, 보타 로관, 심이

(1) 법의부검시 심장의 육안적 검사에서 가장 중요시하여야 하는 것은 관상동맥의 변화이다. 따라서 관상동맥은 圖 14-36 과 같이 좌우 및 하행지를 횡단검사하는데 그 간격은 0.5 cm 정도로 하여 말단지까지 전부 검사하여야 한다.

(2) 심장의 절개는 혈류 방향에 따라서 우심방, 우심실, 좌심방, 좌심실의 순으로 절개한다(圖 14-37〜14-45).

(3) 만일 좌우심실 또는 심방의 용적을 비교하여야 할 필요가 있는 경우(예를 들어 asymmetrical myocardial hypertrophy)에는 심장을 첨부에서부터 횡단하는 것이 좋다(圖 14-46).

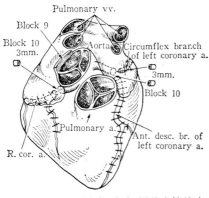

圖 14-36. 橫切斷에 의한 冠狀血管檢査

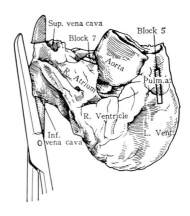

圖 14-37. 大靜脈의 切開

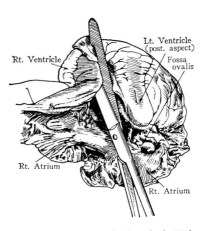

圖 14-38. 右心房 및 右心室의 開大

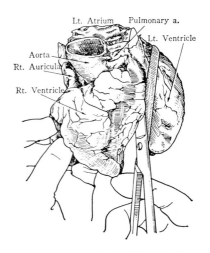

圖 14-39. 左心室 및 肺動脈의 開大

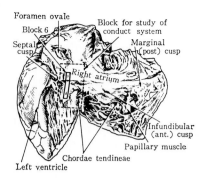

圖 **14-40.** 右心房檢査

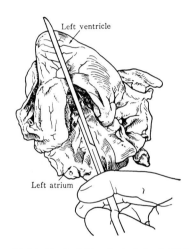

圖 **14-41.** 左心房 및 左心室의 開大

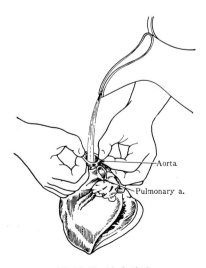

圖 **14-42.** 注水試驗

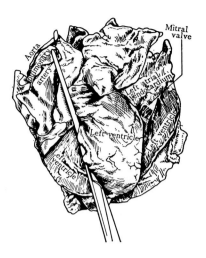

圖 **14-43.** 左心室 및 大動脈의 開大

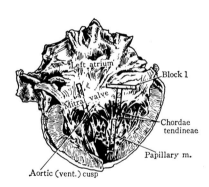

圖 **14-44.** 左心房 및 左心室의 檢査

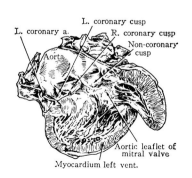

圖 **14-45.** 大動脈瓣 및 左心室의 檢査

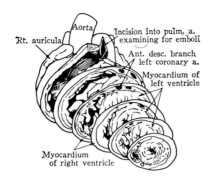

圖 **14-46.** 心臟의 橫斷檢査

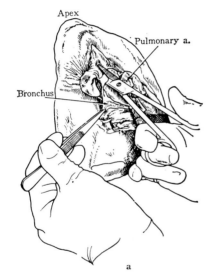

a

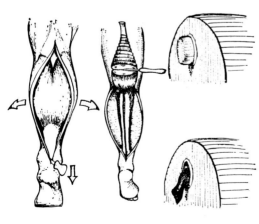

b

圖 **14-47.** a：氣管支 및 肺動脈枝의 檢査
b：下肢靜脈血栓檢査

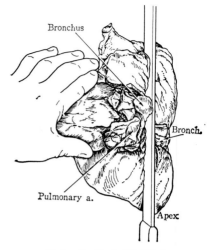

圖 **14-48.** 肺의 割面檢査

2. 肺 *Lungs*

檢査事項

① 형상, 무게, 흉막의 비후, 유착, 표면
의 빛깔, 경도
② 할면의 빛깔, 혈량, 함기량(무기성인
경우에는 절편을 채취)
③ 기관지지 및 혈관의 내강상태
④ 폐문임파선의 상태

(1) 기관지지의 검사는 특히 익사체에 중
요하며 폐동맥지의 검사는 폐전색증의 의심
이 있을 때 반드시 하여야 한다(圖 14-47
a). 만일 폐전색을 본다면 반드시 하지정맥
을 노출하여 圖 14-47 b 와 같이 하지근육을
절단하여 정맥내혈전의 유무를 검사하여야
한다. 왜냐하면 폐전색의 90% 는 하지정맥
의 혈전이 떨어진 것에 의하기 때문이다.

(2) 肺의 割面檢査(圖 14-48)

3. 脾 *Spleen*

檢査事項

① 크기, 무게, 표면의 빛깔
② 피막의 상태, 경도
③ 할면에서의 빛깔, 혈량, 적색수, 여포
및 비주의 성상

(1) 비는 장축으로 절할하여 할면을 검사
한다(圖 14-49).

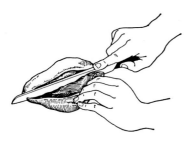

圖 14-49. 脾의 割面檢査

4. 食道, 胃 및 十二指腸 *Esophagus, Stomach and Duodenum*

檢査事項

① 식도 : 정맥류의 유무, 부식, 염증
② 胃 및 십이지장 : 위치, 형상, 크기, 위내용의 양, 식물의 종류, 소화 상태, 후기, 약물 특히 정제, 환제, capsul 및 분말의 유무, 점막의 상태

(1) 식도, 위 및 십이지장의 개대(圖 14-50)

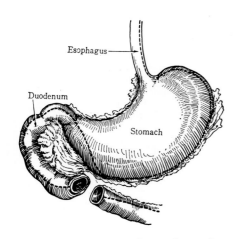

圖 14-50. 食道, 胃 및 十二指腸開大

5. 小腸 및 大腸 *Small and Large Intestine*

檢査事項

① 위치, 형상, 유착, 점막의 상태, 고립임파소절 및 집합임파소절의 상태
② 장간막의 임파선의 상태
③ 장막의 상태

④ 충수의 상태
⑤ 장내용의 이상유무

(1) 소장의 절개는 나중에 행한다. 이유는 내용물로 주위가 오염되기 때문이다. 절개방법은 圖 14-51과 같다.

(2) 대장 및 충수를 절개하여 그 내용을 검사한 후에는 물로 내면을 씻은 후에 검사한다(圖 14-52).

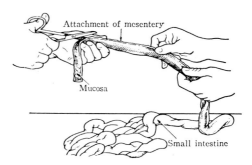

圖 14-51. 小腸의 開大

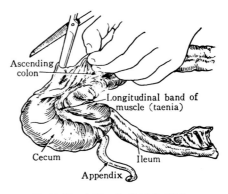

圖 14-52. 大腸 및 蟲垂의 開大

6. 肝 *Liver*

檢査事項

① 크기, 무게, 표면의 빛깔, 피막, 연변의 상태, 경도
② 할면에서는 소엽의 중심과 연변의 성상
③ 담낭내의 담즙의 양 및 성상, 이상내용의 유무

(1) 폐의 절할은 장축을 따라 절개하는 것이 좋으며 필요에 따라서는 횡단하기도 한다(圖 14-53~14-54).

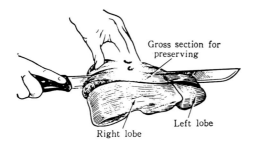

圖 **14-53.** 肝의 切割

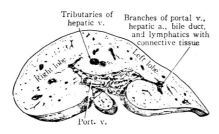

圖 **14-54.** 肝의 割面檢查

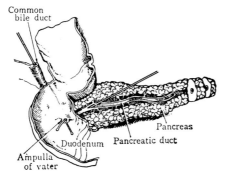

圖 **14-55.** 膵의 切割

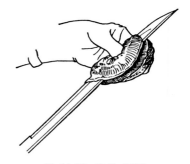

圖 **14-56.** 腎의 切割

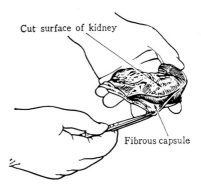

圖 **14-57.** 腎被膜剝離檢查

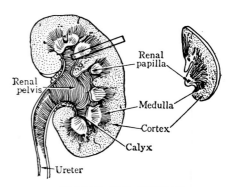

圖 **14-58.** 腎의 割面檢查

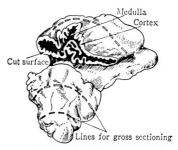

圖 **14-59.** 副腎의 切割

7. 膵 *Pancreas*

檢査事項

① 크기, 무게, 빛깔, 염증 및 괴사

② 할면 : 혈량, 췌관의 폐쇄유무, 염증

(1) 췌는 십이지장과 같이 척출되기 때문에 췌관을 절할하여 검사하고 십이지장과의 개통을 확인한 후에 절할을 가한다(圖 14-55).

8. 腎 및 副腎 *Kidneys and Adrenal Glands*

檢査事項

① 지방괴막의 양, 신의 크기, 중량, 피막

박리의 용이도, 표면의 빛깔, 활조도,
반혼의 유무, 성상세정맥의 상태

② 할면: 피수의 비, 할면의 빛깔, 혈
량, 수질의 성상, 신우의 성상, 요관의
내용, 점막의 성상

③ 부신의 크기, 형상, 중량

④ 할면의 빛깔, 피질 및 수질의 성상

(1) 신의 절할(圖 14-56)

(2) 신피막의 박리(圖 14-57)

(3) 신의 할면검사(圖 14-58)

(4) 부신의 절할 및 할면(圖 14-59)

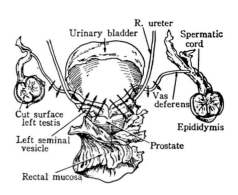

圖 **14-60.** 睾丸, 精管, 精囊의 切割

9. 睾丸, 精管, 精囊, 子宮, 卵巢 및 卵管
Testes, Vas Deferens, Seminal Vesicles Uterus,
Ovaries and Oviducts

檢査事項

① 골반 각 장기의 위치, 형상, 크기, 표
면의 빛깔, 혈량, 유착의 유무

② 골반 각 장기의 할면 : 할량, 이상내용,
경도

(1) 고환, 정관 및 정낭의 절할면검사(圖
14-60)

(2) 자궁, 난소 및 난관의 절할면검사(圖
14-61)

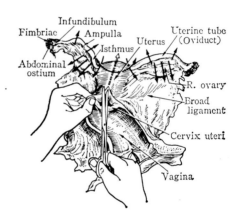

圖 **14-61.** 子宮, 卵巢 및 卵管의 切割

10. 腦脊髓 *Brain and Spinal Cord*

檢査事項

① 지주막의 투명도, 비후여부, 수종, 충
혈

② 대뇌반구의 좌우대칭성, 대뇌회 및 구
의 상태

③ 뇌저의 혈관상태

④ 할면 : 혈량, 일혈점의 유무, 기타병변
(출혈, 연화, 염증, 종양 및 기생충)

(1) 병리부검에서는 뇌를 척출 후 곧 고정
액에 넣었다가 고정이 된 후에 검사하나 법
의부검에서는 곧 절할하여 할면을 검사한다.

(2) 우선 소뇌를 절단하여 분리한다(圖 14
-62).

(3) 大腦 및 小腦의 血管 및 割面檢査(圖
14-63〜14-65)

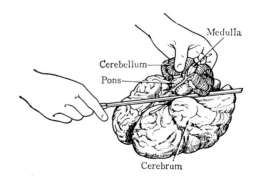

圖 **14-62.** 小腦의 分離切斷

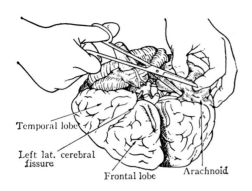

圖 14-63. 腦底動脈의 檢査

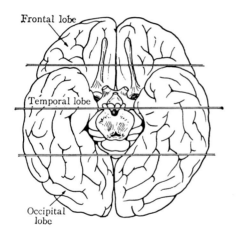

圖 14-64. 大腦의 切割

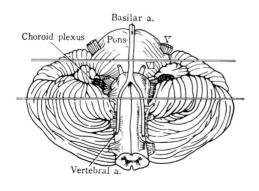

圖 14-65. 小腦의 切割

V 新生兒의 剖檢 *Autopsy of Infant*

원칙적으로는 성인의 부검 요령과 별 차이가 없겠으나 검사 사항이 다른 것만을 기술하기로 한다.

1. 頭部檢査 *Examination of the Head*
① 頭圍 :　　앞에서는 미간, 위에서는 외후두융기의 높이에서 계측한다(성숙아는 약 34 cm).
② 前後徑 :　　두위를 계산한 높이에서의 전후경을 계측한다(성숙아는 약 11 cm).
③ 大橫徑 :　　좌우두정융기간의 거리(성숙아는 약 9 cm).
④ 小橫徑 :　　관상봉합간의 최대 거리(성숙아는 약 8 cm).
⑤ 大斜徑 :　　외후두융기에서 이부중앙 선단간의 거리(성숙아는 약 13 cm).
⑥ 小斜徑 :　　정와에서 대천문 중앙까지의 거리(성숙아는 약 9 cm).
⑦ 大斜徑周圍 :　　대사경 높이의 평면주위 거리(성숙아는 약 36 cm).
⑧ 小斜徑周圍 :　　소사경 높이에서 평면주위 거리(성숙아는 약 32 cm).

2. 頸胸腹部切開 *Incision of the Neck, Chest and Abdomen*
복부의 제대부절개에서 어린이 부검의 경우는 제대를 우회선(성인의 경우는 좌회선)하여 제대혈관 및 제뇨관 *urachus* 의 손상을 방지하여야 한다(圖 14-66).

3. 臟器剔出 *Removing of the Organs*
신생아의 장기는 圖 14-67 과 같이 혀에서 직장까지 소화기, 호흡기, 비뇨기 등 전장기를 일단으로 척출한다.

4. 化骨核檢査 *Examination of the Primary Centers of Ossification*
화골핵검사는 슬개골 하부의 피부를 가로

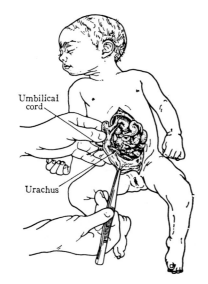

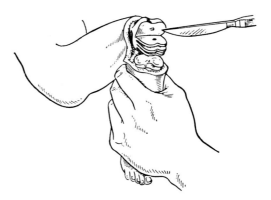

圖 14-68. 大腿下端의 化骨核檢査

연골만을 보나 점점 상방으로 절단하면 중앙
에 적흑색의 화골핵이 나타난다. 절단을 계
속하면 골핵은 점점 커져서 최대경을 보인
다.

Ⅵ 剖檢後의 屍體整理 *Arrangement of the Cadaver after Autopsy*

부검이 끝난 후의 시체정리가 매우 중요하
며 부검의는 이 점에 항시 신경을 쓰지 않으
면 후에 비난의 대상이 된다.

검체를 채취하고 남은 장기조직은 되도록
이면 원래의 위치로 원형에 가깝게 복원시키
는 것이 원칙이다. 어떤 경우에는 재감정을
요하는 경우가 있기 때문에 재감정하는 의사

圖 14-66. 新生兒의 腹部切開

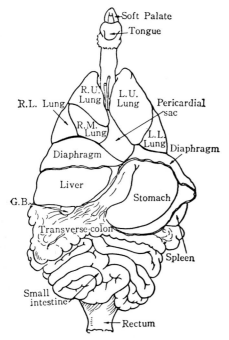

圖 14-67. 新生兒의 臟器剔出

로 절개하고 피부를 상방으로 말아올리고 슬
개인대를 절단하고 슬개골을 제거한 다음 대
퇴골하단을 노출시킨다. 하단을 圖 14-68 과
같이 절단한다. 처음에는 청백색의 불투명한

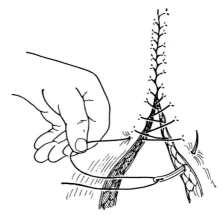

圖 14-69. 剖檢後 切開部의 縫合

에게 조금도 불편을 주지 않게 하기 위해서 항시 염두에 두고 작업을 하는 것이 부검의 로서의 예의일 것이다.

절개하였던 피부는 圖 14-69 와 같이 결합하여 되도록 유족들이 시체를 보고 나쁜 인상을 받지 않도록 노력하여야 할 것이다.

봉합 후에는 체표에 부착된 혈흔 또는 이물은 깨끗이 닦아 시체가 부검 전보다 아름다와 보이게 하여야 하며 부검 후에 시체가 더 보기 흉하여졌다면 그것은 부검의가 일을 잘 못한 표시이며 수치임을 알아야 한다.

끝으로 우리나라 사람 및 일본인의 장기의 평균 용적 및 중량통계표(〈表 14-1, 14-2, 14-3〉)를 참고로 첨부하고 또 우리나라에서의 부검은 시체보존법에 의거하여 실시되고 있는데 이 법의 내용을 잘 몰라 본의 아닌 실수를 범하는 일이 많으므로 같이 첨부하기로 한다.

〈表 14-1〉 韓國成人臟器의 重量統計(李·盧)(gm)

性別 例數및 算術平均值 臟器		男		女	
		例數	算術平均值	例數	算術平均值
心　　臟		384	252.1	118	220.7
肺	左	123	369.0	74	331.4
	右	99	393.8	73	339.6
肝		328	1,211.6	111	1,146.4
脾		324	107.3	91	99.5
膵		227	89.7	52	85.5
腎	左	392	126.2	118	117.1
	右	339	122.0	120	115.9
副腎	左	112	5.0	34	5.0
	右	112	5.0	33	5.2
甲狀腺		81	18.3	26	21.9
腦		305	1,369.0	87	1,231.6

〈表 14-2〉　　日本成人臟器의 平均容積 및 重量 Ⅰ(今·武田)

臟器		長(mm)	幅(mm)	厚(mm)	重　量(gm)		備　考
					男	女	
大　腦		167	132	105			
小　腦		41	115	14	1,400～1,470	1,250～1,318	
腦下垂體		8.8	13	6.7	0.75	0.85	
肺	左	168.6	63	117	411	424	
	右	153.5	75.7	110	513	500	
肝	男	249	145	60	1,116～1,436		
	女	244	142	68	1,047～1,306		
脾	男	116	73	25	71～125		
	女	111	68	25	73～120		
膵	男	160.2	53.3	18.1	65～75		
	女	137.2	48.1	16.4	65～75		
腎(男)	左	109	48	34	127～138		皮質 5～7 mm
	右	101	46	32	118～131		
腎(女)	左	105	44	32	104～125		
	右	99	45	31	100～125		
膀　胱		50～100	40～90	40～70	男 193	女 226	容量 200～400
前立腺		22～30	36～44	13～19	11～18		
睾　丸					50		
子　宮		80	40	20	33～41		
卵　巢		25～50	15～30	6～15	6～8		
甲狀腺		60	30	15	18～19	16～18	

〈表 14-3〉　　　　　　　　　日本成人臟器의 平均容積 및 重量 Ⅱ

臟　　　器		心室의 두께 (mm)	幅(mm) Aort, ost,　Pulm, ost,		重　　　　　量(gm)		
心　臟	左	11.5～12	60	60	男 300～333	女 245～309	
	右	5					
腸		全　長 (mm)	十二指腸 (mm)	空廻腸 (mm)	盲　腸 (mm)	大　腸 (mm)	蟲　垂 (mm)
(男)		8,404	270	6,140	54	1,442.6	82.4
(女)		8,013	241	6,056	42	1,376.1	66.3
胃		容　量	長		周		圍
			大　灣	小　灣	底	體	幽　門
(男)		1,407.5	486.6	125	300.2	215.5	201.8
(女)		1,275.5	424	152	319.8	219.5	213.5

臟　　　器			長	幅	長	重　　量	
副 腎	(男)	左	56.8	5.5	29	6～7	
		右	53	4.4	32.6	6	
副 腎	(女)	左	55.7	5.2	27	5～6	
		右	53.7	4.5	31	4～6	
上　皮　小　體			最　大　直　徑　　3～15(mm)				
胸　　　　　　腺			初　生　兒			重　量 男　18	女　16
同			1　年			22	21
同			5　年			32	30
同			15　年			31	27
同			成　人　(20～50歲)			23～26	23～24

◇ 參 考 文 獻 ◇

1) Baker, R. D. : *Postmortem Examination: Special Methods and Procedures*, lst Ed., W. B. Saunders Co., Philadelphia, 1967

2) Weber, D. L., Fazzini, E. P. and Reagan, T. J. : *Autopsy Pathology Procedure and Protocol*, lst Ed., Charles C Thomas publisher, Springfield, 1973

3) Ludwig, J. : *Current Method of Autopsy Practice*, lst Ed., W. B. Saunders Co., Philadelphia, 1972

4) 文國鎭 : 〈檢屍要領〉, 「醫學研修講座」, 서울醫大醫學研修教育委員會, 第9輯, 1975

5) 咸毅根 : 〈剖檢要領〉, 「醫學研修講座」, 서울醫大醫學研修教育委員會, 第9輯, 1975

屍 體 解 剖 保 存 法

(1962. 2. 9 法律 第 1021 號)

第 1 條(目的)　本法은 屍體(妊娠 4 月 以上의 屍胎를 包含한다. 以下 같다)의 解剖保存과 患者의 治療를 爲한 屍體의 部分分離 또는 死因의 調査 및 病理學的 解剖學的 研究의 適正을 期하여 國民保健의 向上과 醫學(齒科醫學을 包含한다. 以下 같다)敎育과 硏究에 寄與함을 目的으로 한다.

第 2 條(解剖에 對한 許可)　① 屍體를 解剖하고자 하는 者는 保社部令의 定하는 바에 依하여 서울特別市長 또는 道知事의 許可를 받아야 한다. 但 다음 各號의 1에 該當할 때에는 例外로 한다.

1. 屍體의 解剖에 關하여 相當한 知識과 經驗이 있는 醫師 또는 齒科醫師로서 保社部長官이 適當하다고 許可한 者가 解剖할 때
2. 醫科大學(齒科大學을 包含한다. 以下 같다)의 解剖學·病理學 또는 法醫學의 敎授나 副敎授가 解剖할 때
3. 第 6 條의 規定에 依하여 解剖할 때
4. 刑事訴訟法 第 140 條 또는 第 173 條 第 1 項의 規定에 依하여 解剖할 때
5. 海空陸檢疫法 第 11 條 第 6 號의 規定에 依하여 解剖할 때

② 前項 第 1 號의 規定에 依한 許可에 關하여 必要한 條項은 保社部令으로 定한다.

第 3 條(許可의 取消)　保社部長官은 前條 第 1 項第 1 號의 規定에 依하여 許可를 받은 者가 다음 各號의 1에 該當할 때에는 그 許可를 取消할 수 있다.

1. 醫師 또는 齒科醫師가 그 免許의 取消 또는 業務停止處分을 받았을 때
2. 本法 또는 本法의 命令에 違反하였을 때
3. 罰金以上의 刑을 받았을 때

第 4 條(遺族의 承認)　① 屍體를 解剖하고자 하는 者는 그 遺族의 承認을 받아야 한다. 但 다음 各號의 1에 該當할 때에는 例外로 한다.

1. 民法 第 1060 條의 規定에 依한 遺言을 하였을 때
2. 死亡을 確認한 後 30 日이 經過하여도 그 屍體의 引受者가 없을 때
3. 2 名 以上의 醫師(그中 1 名은 齒科醫師라도 無妨하다)가 診療하던 患者가 死亡하였을 境遇 그 診療에 從事하던 醫師 全員이 그 死因을 調査하기 爲하여 特히 그 解剖가 必要하다고 認定하고 또는 그 遺族의 所在가 不明하여 遺族의 承認與否가 判明될 때까지 기다려서는 解剖의 目的을 達成할 수 없을 때 但 이 境遇의 解剖는 醫科大學의 解剖學, 病理學 또는 法醫學의 敎授, 副敎授 또는 保社部長官이 指定하는 醫師가 行하여

야 한다.
4. 第 2 條 第 1 項 第 3 號 乃至 第 5 號의 規定에 該當할 때

② 前項의 規定에 依한 承諾은 書面으로 써야 한다.

第 5 條(屍體의 部分分離)　① 醫師는 身體障碍者의 障碍回復을 爲하여 部分移植이 必要할 때에는 屍體로부터 必要한 部分을 摘出할 수 있다. 但 部分移植을 받은 者에게 疾病을 傳染시키거나 其他의 損害를 끼칠 念慮가 있는 屍體로부터 摘出하여서는 아니된다.

② 前項의 規定에 依하여 部分摘出을 할 때에는 그 遺族의 承諾을 받아야 한다. 또 遺族이 없을 때에는 區廳長(서울特別市에 限한다. 以下 같다) 市長 또는 郡守의 許可를 받아야 한다.

③ 前條 第 2 項의 規定은 前項 本文의 境遇에 이를 準用한다.

第 6 條(解剖의 命令)　保社部長官·國防部長官(軍人의 境遇에 限한다) 서울特別市長 또는 道知事는 屍體를 解剖하지 아니하고는 그 死因을 알 수 없거나 이로 因하여 國民保健에 重大한 危害를 끼칠 念慮가 있다고 認定할 때에는 그 解剖를 命할 수 있다.

第 7 條(變屍體의 檢證)　① 變死屍體 또는 變死의 疑心이 있는 屍體에 對하여는 刑事訴訟法 第 140 條의 規定에 依한 檢證을 받지 아니하고는 解剖할 수 없다.

② 前項의 規定에 依한 屍體解剖는 刑事訴訟法에 依한 檢證 또는 鑑定을 爲한 해부를 排除하지 아니한다.

第 8 條(解剖의 場所)　屍體의 解剖는 解剖室에서 하여야 한다. 但 特別한 事情에 依하여 서울特別市長 또는 道知事의 許可를 받았을 때와 第 2 條 第 1 項 또는 第 4 號 또는 第 5 號의 規定에 該當할 때에는 例外로 한다.

第 9 條(同前)　人體의 正常的 構造를 研究하기 爲한 屍體의 解剖는 醫科大學에서 하여야 한다.

第 10 條(異常發見時의 通報 等)　屍體를 解剖하고 그 屍體에서 犯罪와 關聯이 있다고 認定되는 異狀을 發見하였을 때에는 그 事實을 遲滯없이 警察署長에게 通報하여야 하며 또한 屍體가 國民保健에 重大한 危害를 끼칠 念慮가 있다고 認定할 때에도 24 時間 以內에 서울特別市長 또는 道知事를 거쳐 保社部長官에게 報告하여야 한다.

第 11 條(引受者가 없는 屍體)　① 區廳長·市長 또는 郡守는 引受者가 없는 屍體에 對하여 醫科大學長(齒科大學長을 包含한다. 以下 같다)으로부터

醫學의 敎育 또는 硏究를 爲한 屍體의 交付要請이 있을 때에는 그 死亡을 確認한 後 이를 交付할 수 있다.

② 前項의 規定에 依하여 交付된 屍體의 埋葬은 該當 醫科大學이어야 한다. 但 第13條 第1項 또는 第14條 第1項의 規定에 依하여 그 屍體를 引渡하였을 때에는 例外로 한다.

第12條(屍體交付證明書) 區廳長, 市長 또는 郡守는 前條 第1項의 規定에 依하여 屍體를 交付하였을 때에는 그 醫科大學長은 屍體交付證明書를 交付하여야 한다.

第13條(屍體의 引渡) ① 第11條 第1項의 規定에 依하여 屍體의 交付를 받은 醫科大學長은 그 死亡確認日로부터 30日 以內에는 死亡者와 相當한 關係가 있는 者로부터 그 引渡의 要求가 있을 때에는 이를 引渡하여야 한다.

② 前項의 境遇에 醫科大學長과 屍體의 引受者 사이에는 어떠한 所要經費도 請求할 수 없다.

第14條(同前) ① 前條의 規定에 依한 期間이 經過한 後라도 死亡者의 遺族 또는 其他 死亡者와 相當한 關係가 있는 者로부터 屍體의 引渡要求가 있을 때에는 그 屍體의 全部 또는 一部를 引渡할 수 있다.

② 前條 第2項의 規定의 前項의 境遇에 이를 準한다.

第15條(區廳長等의 措置) 區廳長, 市長 또는 郡守는 第11條의 規定에 依하여 交付하고 屍體에 對하여 行旅病人 및 行旅死人 取扱에 關한 法令에 依한 節次를 遲滯없이 밟아야 한다.

第16條(屍體의 保存) ① 醫科大學長 또는 國民醫療法에 依한 綜合病院의 長 其他 醫學에 關한 硏究機關의 長은 醫學의 敎育 또는 硏究를 하기 爲하여 特히 必要하다고 認定할 때에는 遺族의 承諾을 받은 다음 서울特別市長 또는 道知事의 許可를 받아 屍體의 全部 또는 一部를 標本으로 保存할 수 있다. 但 引受者가 없는 屍體 또는 遺族의 住所居所가 不明한 屍體에 對하여는 그 承認을 받지 아니하여도 無妨하다.

② 第4條 第2項의 規定을 前項 本文의 境遇에 이를 準한다.

第17條(同前) ① 第2條의 規定에 依하여 屍體를 解剖하는 者는 醫學의 敎育과 硏究를 하기 爲하여 特히 必要하다고 認定할 때에는 遺族의 許諾을 받은 다음 서울特別市長 또는 道知事의 許可를 받아 自身이 解剖를 한 屍體의 一部를 標本으로 保存할 수 있다.

② 前條 第1項 但書와 第4條 第2項의 規定은 前項의 境遇에 이를 準用한다.

第18條(屍體處理의 費用負擔) 醫科大學長은 第11條의 規定에 依하여 交付받은 屍體에 對하여 그 運搬費・埋葬費・火葬費・墓標費用을 負擔하여야 한다.

第19條(屍體에 對한 禮儀) 屍體를 解剖하는 者는 또는 그 全部나 一部를 保存하는 者는 屍體의 取扱에 있어서 特히 禮儀를 지켜야 한다.

第20條(罰則) 第2條 第1項 本文・第1條 第1項 本文・第5條 第1項 但書 및 同條 第2項・第7條 1項 또는 第13條 第1項의 規定에 違反한 者나 第16條 또는 第17條의 規定에 依한 承諾 또는 許可를 받지 아니하고 屍體의 全部 또는 一部를 保存한 者는 1年 以下의 懲役 또는 2萬원 以下의 罰金에 處한다.

第21條(同前) 第10條 또는 第11條 第2項 本文의 規定에 違反한 者는 6月 以下의 懲役 또는 1萬원 以下의 罰金에 處한다.

第22條(同前) 第8條 本文 또는 第9條의 規定에 違反한 者는 1萬원 以下의 罰金에 處한다.

第23條(施行令) 本法 施行에 關하여 必要한 事項은 閣令으로 定한다.

附 則

① (施行日) 本法은 公布한 날로부터 60日을 經過한 後에 施行한다.

② (經過規定) 本法 施行當時 標本으로서 保存되어 있는 屍體의 全部 또는 一部는 本法에 依하여 承諾과 許可를 받아 保存된 것으로 看做한다.

屍體解剖保存法施行規則
(1962. 6. 5 保社部令 第82號)

第1條(許可의 申請) ① 屍體解剖保存法(以下 法이라 한다)

第2條 第1項의 規定에 依한 許可를 받고자 하는 者는 別紙 第1號 書式에 依한 申請書에 死亡의 事實을 證明하는 別紙 第2號 書式에 依한 死亡診斷書와 別紙 第3號書式에 依한 遺族의 承諾書(屍體가 法 第4條 第1項 第3號)에 該當하는 境遇에는 그 診療에 從事하는 醫師 全員이 證明하는 別紙 第4號 書式에 依한(遺族의 諾否確認不能證明書)를 添附하여 解剖를 하고자 하는 場所를 管轄하는 서울特別市長 또는 道知事에게 提出하여야 한다.

② 法 第2條 第1項 第1號의 規定에 依한 許可를 받고자 하는 者는 別紙 第5號 書式에 依한 申請書에 別紙 第6號 書式에 依한 履歷書 및 別紙 第7號書式에 依한 解剖經歷證明書를 添附하여 그 住所地를 管轄하는 서울特別市長 또는 道知事를 거쳐 保社部長官에게 提出하여야 한다.

第2條(許可證의 發付 및 書式) 서울特別市長 또는 道知事가 前條 第1項의 規定에 依한 許可를 할 때에는 別紙 第8號 書式에 依한 許可證을 保社部長官이 前條 第3項의 規定에 依한 許可를 할 때에는 別紙 第9號 書式에 依한 許可證을 申請人에게 發付한다.

第3條(許可證의 再交付) ① 保社部長官으로부터 發付받은 許可證을 紛失 또는 毁損하였을 때는 그 再交付를 申請할 수 있다.

② 前項의 申請을 하고자 할 때에는 住所地를 管轄하는 서울特別市長 또는 道知事를 거처 保社部長官에게 하여야 한다.

③ 許可證을 毀損하였을 때에는 申請書에 當該 許可證을 添付하여야 한다.

④ 許可證의 再交付를 받은 者가 紛失된 許可證을 發見하였을 때에는 遲滯없이 그 發見된 許可證을 住所地를 管轄하는 서울特別市長 또는 道知事를 거처 保社部長官에게 返還하여야 한다.

第 4 條(許可의 返還) ① 法 第 3 條의 規定에 依하여 許可의 取消處分을 받은 者는 5 日 以內에 住所地를 管轄하는 서울特別市長 또는 道知事를 거처 保社部長官에게 그 許可證을 返還하여야 한다.

② 第 1 條 第 2 項의 規定에 依한 許可를 받은 者가 死亡하거나 失踪의 宣告를 받았을 때에는 그 家族은 30 日 以內에 別紙 第 10 號 書式에 依한 申請에 許可證을 添付하여 許可를 받은 者의 最後의 住所地를 管轄하는 서울特別市長 또는 道知事를 거처 保社部長官에게 申告하여야 한다. 但 許可證을 所持한 채 失踪하였거나 許可證을 紛失하였을 때에는 그 事由를 申告書에 記載하여야 한다.

第 5 條(住所地의 變更) ① 第 1 條 第 2 項의 規定에 依한 許可를 받은 者가 그 住所地를 變更하였을 때에는 10 日 以內에 그 事實을 新住所地를 管轄하는 서울特別市長 또는 道知事를 거처 保社部長官에게 申告하여야 한다. 但, 同一 서울特別市 또는 道內에서의 住所地變更에 있어서는 例外로 한다.

② 住所地變更이 그 管轄 서울特別市 또는 道를 달리하는 것인 境遇에는 保社部長官은 舊住所地를 管轄하는 서울特別市長 또는 道知事에게 그 住所地變更 事實을 通知하여야 한다.

第 6 條(許可台帳 및 名稱) ① 保社部長官·서울特別市長 또는 道知事는 許可한 者의 本籍·住所·姓名과 許可番號를 登錄한 許可台長을 備置하여야 한다.

② 서울特別市長 또는 道知事는 그 管轄地域內에 居處하는 第 1 條 第 2 項의 規定에 依한 許可를 받은 者의 本籍·住所·姓名과 許可番號를 記載한 名簿를 備置하여야 한다.

第 7 條(屍體部分分離의 申請) ① 法 第 5 條 第 2 項의 規定에 依한 承諾書는 別紙 第 11 號 書式에 依한다.

② 法 第 5 條 第 2 項 但書의 規定에 依한 許可를 받고자 하는 者는 第 12 號 書式에 依한 申請書를 部分摘出하고자 하는 場所를 管轄하는 區廳長(서울特別市에 限한다. 以下 같다) 市長 또는 郡守에게 提出하여야 한다.

第 8 條(屍體交付申請) 法 第 11 條의 規定에 依하여 屍體의 交付를 받고자 하는 醫科大學長(齒科大學長을 包含한다)은 屍體의 現存場所를 管轄하는 區廳長·市長 또는 郡守에게 別紙 第 13 號 書式에 依한 屍體(또는 死胎) 交付申請書를 提出하여야

한다.

第 9 條(屍體交付證明書의 書式) 法 第 12 條의 規定에 依한 屍體交付證明書는 別紙 第 14 號 書式 또는 別紙 第 15 號 書式에 依한다.

附　則

本令은 公布한 날부터 施行한다.

〈表 14-4〉

〔別紙 第 1 號 書式〕

屍體解剖許可申請書

1. 本籍·住所·姓名 및 生年月日
2. 醫師 또는 齒科醫師일 때는 그 免許種別 및 그 免許書類
3. 解剖를 必要로 하는 事由
4. 解剖를 하고자 하는 場所
5. 解剖에 關한 經歷(解剖에 從事하는 學校 또는 病院의 名稱·經驗年數解剖屍體數等을 明記할 것)

屍體解剖保存法 第 2 條 第 1 項의 規定에 依한 屍體解剖의 許可를 받고자 關係書類를 添附하여 이에 申請합니다.

年　　月　　日

申請者 姓名　　　㊞

서울特別市長
○○○道知事　貴下

〈表 14-5〉

〔別紙 第 3 號 書式〕

遺族承諾書

1. 死亡者의 住所姓名
2. 死亡年月日　　西紀　年　月　日
3. 死亡의 場所

屍體解剖保存法의 規定에 依하여 위의 屍體를 解剖함에 何等關係가 없습니다.

年　　月　　日

住　所

死亡者와의 關係

姓　名　　　㊞

○ ○ ○ 貴下

〈表 14-6〉

〔別紙 第4號 書式〕

遺族의 諾否確認不能證明書

1. 死亡者의 住所 及 姓名
2. 直接死因 及 間接死因
3. 遺體의 解剖를 特히 必要하다고 認定하는 事由
4. 屍族所在不明時의 그 趣旨 及 事由
5. 遺族이 遠距離에 居住하는 事由로 因하여 遺族의 諾否의 判明을 기다려서는 그 解剖의 目的을 거의 達成할 수 없음이 明白할 때의 그 趣旨 및 그 事由

위의 屍體에 對하여는 遺族의 承諾을 받을 수 없음을 證明함.

　　　　年　　　月　　　日

住　所

主治醫　　姓名　　　　　　㊞

住　所

醫師(또는 齒科醫師) 姓名　　㊞

〈表 14-7〉

〔別紙 第5號 書式〕

屍體解剖資格許可申請書

本　籍

住　所

　　姓名

　　　年　　　月　　　日生

1. 醫師 또는 齒科醫師의 免許를 받은 年月日 및 그 免許證番號
　　西紀 　年　 月　 日　 第　 號
2. 主로 하고자 하는 解剖의 種類(病理・系統・法醫의 別)
3. 主로 解剖를 하고자 하는 場所
4. 罰金以上의 刑에 處한 事實의 有無(있을 때에는 그 罪 및 刑)

屍體解剖保存法 第2條 第1項 第1號의 許可를 받고자 이에 申請합니다.

　　　　年　　　月　　　日

　　　　申請者 姓名　　　　㊞

保健社會部長官 貴下

〈表 14-8〉

〔別紙 第6號 書式〕

履 歷 書

　　　　姓　名　　　　　㊞
　　　年　　　月　　　日生

現住所

1. 學歷

年　月　日	學校名・學部名	入學 卒業

2. 職 歷

自 年 月 日 至 年 月 日	施設名	專門醫科目	職別	備考

3. 解剖歷

施設名	그施設1年間의平均解剖數	自年月日 至年月日	自己가主로한剖檢數	解剖의種類	解剖補助를한件數	指導者姓名

4. 姓名指導者의 略歷

指導者 姓名	그의 略歷

(註) 1.2. 職歷中「專門醫科目」이라 함은 醫學 또는 齒科學에 있어서 專門으로 硏究 또는 從事하였던가 또는 하고 있는 科目(例：病理・內科・外科 等)「備考欄」에는 非常勤務狀況일 때에는 그 勤務狀況을 記載할 것
2.3. 解剖歷中「解剖의 種類」欄에는 局所解剖의 境遇에는 그의 部位를 記載할 것
3.4. 指導者의 略歷中「그의 略歷」欄에는 大學敎授일 境遇에는 그의 主要略歷을 屍體解剖資格許可證을 가진 者일 境遇에는 그의 許可番號만을 記載하면 된다.

〈表 14-9〉

〔別紙 第7號 書式〕

解剖經歷證明書

　　　　姓　名
　　　年　　　月　　　日生

1. 人體解剖에 關聯 있는 硏究業務에 從事한 學校・病院 또는 其他 施設 名稱
2. 前項施設에서 當該硏究業務에 從事한 年數
3. 前項期間中 解剖 또는 解剖補助業務에 從事한 屍體數
4. 人體以外의 解剖에 關聯 있는 硏究業務에 從

事한 者에 있어서는 前項에 準하는 事項

右相違 없음을 證明함

　　　　年　　　月　　　日

　　　○○大學病院○○教室(研究室)主任

　　　　　姓名　　　　　　　　⑪

右證明함

　　　　年　　　月　　　日

　　　○○大學(病院)長

　　　　　姓名　　　　　　　　⑪

〈表 14-10〉

〔別紙 第8號 書式〕

屍體解剖許可證

　　本籍
　　住所 및 職業
　　　　姓名
　　　　　　年　　　月　　　日生

1. 死亡者의 住所 및 姓名
2. 死亡年月日
3. 死亡場所
4. 解剖場所

屍體解剖保存法에 依하여 屍體의 解剖를 許可함.

　　　　年　　　月　　　日

　　　서울特別市長
　　　　○ ○ ○　　　｜職印｜
　　　○ ○ 道知事

許可番號 第　　　號

〈表 14-11〉

〔別紙 第9號 書式〕

屍體解剖資格許可證

　　本籍
　　住所
　　(醫師 또는 / 齒科 醫師) 姓名
　　　　　　年　　　月　　　日生

屍體解剖資格을 許可함.

　　　　年　　　月　　　日

　　　保健社會部長官○○○　　　｜職印｜

本許可는 第　　號로屍體解剖資格許可
臺帳에 登錄함

　　　保健社會部醫政局長

　　　　○ ○ ○　　　｜職印｜

〈表 14-12〉

〔別紙 第10號 書式〕

屍體解剖資格許可證所持者의 死亡 (또는 失踪)申告書

　　本籍
　　住所
　　　　姓名
　　　　　　年　　　月　　　日生

　　許可番號
　　上記者는　　　年　　　月　日死亡(또는 失踪)하
였으므로 許可證을 別添 이에 申告하나이다.

　　　　年　　　月　　　日

　　　申請者 住所
　　　死亡者(또는 失踪者)와의 關係
　　　　　姓名　　　　　　　⑪
　保健社會部長官 貴下

〈表 14-13〉

〔別紙 第11號 書式〕

屍體部分摘出承諾書

1. 死亡者의 住所·姓名 및 性別
2. 死亡年月日
3. 死亡의 場所
4. 屍體部分摘出의 部位

屍體解剖保存法의 規定에 依하여 위의 屍體로
부터 部分摘出에 何等異議가 없읍니다.

　　　　年　　　月　　　日

　　　住所
　　　死亡者와의 關係
　　　　　姓名　　　　　　⑪
　○○○貴下

〈表 14-14〉

〔別紙 第12號 書式〕

屍體部分摘出許可申請書

　　本籍
　　住所
　　　　姓名
　　　　　　年　　　月　　　日生

1. 部分分離를 하고자 하는 死亡者의 住所·姓名 및 性別
2. 死亡者의 遺族有無
3. 部分摘出의 必要性
4. 部分摘出의 하고자 하는 屍體의 部位
5. 部分移植을 받을 者의 住所·姓名 및 性別
6. 部分移植을 받을 者의 身體部位

屍體解剖保存法第 5 條 第 2 項但書의 規定에 依하여 屍體의 部分摘出을 許可받고자 이에 申請합니다.

　　　　年　　　月　　　日
　　　　申請者 姓名　　　　　　　㊞
　　　區廳長
　　○○市長 貴下
　　　郡守

〈表 14-15〉

〔別紙 第13號 書式〕

屍體(또는 死胎)交付申請書

1. 死亡者의 姓名·性別 및 年齡(死胎의 境遇에는 父母의 姓名 死胎의 性別 및 姙娠月數)
2. 死亡年月日時(死胎의 境遇에는 分娩 年月日時)
3. 交付申請의 目的
4. 保存場所
5. 埋葬豫定場所

右屍體(死胎)를 交付받고자 합니다.
　　　　年　　　月　　　日

　　○○醫科(齒科)大學長姓名○○○

　　　區廳長
　○ ○ 市　長 貴下
　　　郡　守

	職印

〈表 14-16〉

〔別紙 第14號 書式〕

屍體交付證明書

1. 死亡者의 本籍
2. 死亡者의 住所
3. 死亡者의 姓名·性別·生年月日
4. 直接死因 및 間接死因
5. 死亡年月日時
6. 死亡의 場所
7. 保存場所
2. 埋葬豫定場所
9. 交付學校長名

屍體解剖保存法 第11條 第 1 項의 規定에 依하여 ○○○에게 屍體를 交付하였음을 證明함.
　　　　年　　　月　　　日

서울特別市 ○○區廳長

○○道　　　○○市長
　　　　郡守　　姓名 ○○○

	職印

〈表 14-17〉

〔別紙 第15號 書式〕

死胎交付證明書

1. 父母의 本籍
2. 父母의 住所
3. 父母의 姓名
4. 死胎의 性別
5. 姙娠月數
6. 分娩年月日
7. 分娩場所
8. 保存場所
9. 埋葬豫定場所
10. 交付學校長名

屍體解剖保存法 第11條 第 1 項에 依하여 ○○○에게 死胎를 交付하였음을 證明함.
　　　　年　　　月　　　日

서울特別市 ○○區廳長

○○道　　　○○市長　姓名○○○

　　　郡守

	職印

第15章 醫學文書作成法
Essential Points to Issue Medical Documents

Ⅰ 槪 論 *Introduction*

의사는 환자의 질병을 치료하고 예방하여 국민의 건강을 증진시키는 것 외에 사회질서 유지에 매우 중요한 역할을 하고 있는 것이다.

즉 의사는 사람을 진찰하고 그 결과를 문서로 발부하게 되는데 이것을 의학문서라 하며 크게 진단서와 감정서로 대별할 수 있다.

오늘날 진단서는 일반 국민들의 일상생활에 폭넓게 이용되고 있다.

즉 학교의 입학이나 결석, 직장의 취업이나 결근, 보험의 가입, 병역관계 등은 물론이고 사법작용에 있어서도 그 기능의 중요성이 점차 강조되고 있다.

급격한 경제 성장에 따르는 산업재해, 차량의 증가로 인한 교통사고의 빈발, 물질주의 가치관의 팽배로 인한 인명경시 풍조에서 파생되는 폭행, 상해, 살인 등 인체에 손상을 가하는 범죄사건이 날로 증가되고 있는 현실에 비추어 볼 때 이와 같은 사건을 처리하는 과정에서 진단서는 매우 중요한 역할을 하게 되며 관계 당국자나 법관들은 진단서를 기준하여 모든 사건을 공평하게 처리하여 사회질서를 유지하고 있는 것이다.

따라서 의사는 질병의 진료와 수술만을 잘하여서는 안 되며 진단서의 중요성을 직시하고 이를 올바로 발행하여 선의의 피해자가 없도록 노력하는 것 또한 의사의 사명임을 알아야 할 것이다.

1. 診斷書의 定義 *Definition of Medical Certification*

진단서란 의사가 타인을 진찰 또는 검사한 결과를 종합하여 건강상의 상태를 증명하기 위하여 작성한 의학적인 판단서이다. [1]

따라서 의사(치과 및 한의사 포함)의 면허가 없으면 이를 발행할 수 없게 의료법 제18조 1항은 규정하고 있기 때문에 진단서의 발행은 오직 의사만이 할 수 있는 의사 전권에 속하는 권리인 것이다. 그렇기 때문에 진단서는 비록 의사 개인이 발행하는 사문서이지만, 사회에서는 마치 공문서와 같은 가치와 성격으로 통용되고 있는 것이다. 그런데 일부 의사들은 의학적인 판단에만 집착한 나머지 진단서의 사회적 통용가치의 중요성에 대한 인식부족과 진단서의 발행은 의사의 전권에 속하는 권리행사라는 것을 망각한 가운데 진단서를 발행하여 법적인 문제가 되어 사회적인 물의를 일으키는 경우가 종종 있다.

진단서로 인한 의료사고는 한국에서만 보는 특수한 현상인 것 같다. 즉 외국에서는 진단서 때문에 법적인 문제에까지 파급되는 일은 거의 없는 것으로 안다. 참고삼아 제2회 대한의학협회 및 대한변호사협회 공동 세미나에서 발표한 의료사고원인별통계[2]를 소개하기로 한다.

〈표 15-1〉과 같이 일본의 경우는 1,563건의 의료사고 중 진단서가 그 원인이 된 경우는 1건도 없는 데 비하여 우리나라의 경우는 100건 중 진단서가 그 원인이 된 것은 8건, 즉 의료사고의 원인 중 약 8%는 진단서가 원인이 되고 있다는 것이다.

種　類	件數(韓國)	件數(日本)
注　射	34	546
手　術	32	311
診 斷 書	8	0
分　娩	6	50
痲　醉	5	48
投　藥	3	40
輸　血	3	6
處　置	3	208
入院看護	2	82
診　斷	1	0
其　他	3	198
Shock	0	74
計	100	1,563

〈表 15-1〉　醫療事故種類別件數比較[2]

이것은 그 진단서가 잘 기재되었건 잘못되었건 간에 적어도 의사가 작성한 진단서가 사회적 물의를 일으키는 대상이 된다는 것은 의사들에게는 일대 오점을 남기며 의사에 대한 사회적 불신의 배경이 되는 것이다.

그렇다면 왜 우리나라 의사들은 진단서 발행에 문제점을 안고 있는가? 답변은 간단하다. 진단서에 대한 교육을 받지 못하고 있기 때문이다. 의과대학의 전과정에서 진단서의 의의, 작성원칙, 사회적 효과, 이와 관련되는 법적 문제 등에 대한 교육은 전혀 받지 못하고 의사가 된 후에는 자기 나름대로의 원칙을 세워서 발행하고 있는 실정이기 때문인 것이다. 그렇다면 우리나라 의학교육책임자들은 왜 이러한 교육을 망각하고 있는 것인가?

사정은 좀 복잡하다. 이러한 교육은 법의학에서 이루어져야 하는데 불행하게도 우리나라는 법의학교육을 열심히 하고 있지 않다. 그 이유는 세계 제 2 차 대전 후에 우리나라 의학교육은 미국의 제도를 그대로 본받게 되었다.

미국의 각 의과대학 중 법의학교실이 있는 곳은 불과 5개 대학(Harvard, New York, Maryland, Pennsylvania 및 Western Reserve 대학)뿐이며 법의학교육도 대학 과정에서 불과 10시간 정도밖에 하지 않는다.[3] 그 이유는 미국의 법의학은 대학 단위의 법의학이 아니라 국가단위의 법의학이기 때문에 각주, 시, 군에 Medical Examiner(M. E., 법의관)를 두고 있다.

따라서 일반의사는 오로지 환자 및 병사에 대한 진료 및 검시만을 하며 그 외의 모든 외인사(변사)와 병사라 할지라도 입원하여 24시간 이내에 사망한 환자 또는 수술이나 의학적 처치도중 수술대 위에서 사망한 소위 table death case 는 일반의사가 검시하여 사망진단서를 발부하여서는 안 되고 반드시 M. E.에게 보고하여 그의 지시를 받게 되어 있어 일반의사는 깊은 법의학적 지식을 요하지 않기 때문인 것이다.

그런데 우리나라에 미국의학교육을 도입할 당시 이러한 사회적인 제도에 대한 배려없이 무조건 미국식으로 한다고 해서, 있던 법의학교실이 없어지는 것을 방관하였으며 이러한 교실을 만들 생각도 하지 않은 결과 해방 후 40년은 법의학의 불모지가 되었으며 해방 후 탄생된 의사들은 법의학의 올바른 교육을 받지 못하였다.

그렇기 때문에 의사들이 진단서(특히 상해)를 쓰는데 자신이 없어 주저하며 심한 경우에는 기피하는 현상마저 벌어지게 되었다. 이러한 현상은 우리나라에서만 보는 특수한 현상이며 즉 이것은 우리나라 의사가 국민의 질병의 진료 및 예방에 대하여서는 다른 나라 의사들에 비하여 조금도 손색없이 잘 이루어지고 있으나 의사의 또 하나의 사회적인 책임이며 의무인 진단서를 비롯한 각종 의학문서 발행에 대하여서는 교육이 잘 이루어지지 않았기 때문에 소홀히 다루고 있는 것 같다.

2. 醫學文書의 種類와 醫師의 義務 *Kinds of Medical Documents and Physician's Duties*

(1) 醫學文書의 種類[4] *Kinds of Medical Documents*

의료법의 규정에 따른 의사가 발행하는 의학문서의 종류는 다음과 같다.

1) 診斷書 *Medical Certification*　　의료법시

〈表 15-2〉

진　단　서								대조필인

병록번호　＿＿＿＿＿＿＿＿

연 번 호　＿＿＿＿＿＿　주민등록번호　＿＿＿＿＿＿＿＿＿＿

1. 환자의　주소	

2. 환자의　성명		성별	남・여	생년월일	년 월 일	연령	만 세

3. 병　　　　명 □ 임 상 적 □ 최 　 종		국제질병분류번호

4. 발　병　일	

5. 향후치료 의견	

6. 비　　　　고	

위와 같이 진단함

발 행 일

병의원주소　　　　　　　　　　　　　　　　19 　 년 　 월 　 일

병 의 원 명　　　　　　　　　　　　　　　　전화번호

면 허 번 호　　　　　　　　　　　　　　의사성명　　　　　㊞

참　　고

1. 본인 확인은 진단의사가 주민등록증과 대조(미성년자일 때는 기타 본인을 인정할 수 있는 방법으로 대체할 수 있다) 확인하고 날인한다.
2. 병명은 임상적(임프레션)과 최종 진단명을 택일 □표에 ×로 표한다.
3. 병명과 국제질병 분류번호를 함께 기입한다.

〈表 15-3〉

진　단　서					병사용	공무원요양용	각종보험용	사 진	계인

병록번호　＿＿＿＿＿＿＿＿

연 번 호　＿＿＿＿＿＿＿＿

1	주　소			2	근무처		
3	성　명		4	생년월일	년 월 일	5	연령 만 세 성별 남・여
6	역		종	계 급	군 번	직 업	

7	병　（상）　명		{발병 상해} 년 월 일	19 년 월 일
8	발　병　원　인		초진 년 월 일	19 년 월 일
9	상 해 의 원 인			
10	발 병 장 소			
11	증 상			
12	병 （상 해）에 대 한 소견			
13	현 재 까 지 의 경 과			
14	현재까지의 일반상태와 운동능력			
15	계 속 치 료 를 요 하 는 기 간			
16	향 후 치 료 에 대 한 의 견			
17	치료후의 심신장애에 관한 의견			

위와 같이 진단함

발 행 일

병의원주소　　　　　　　　　　　　　　　19 　 년 　 월 　 일

병 의 원 명　　　　　　　　　　　　　　　전화번호

면 허 번 호　　　　　　　　　　　　　의사성명　　　　　㊞

〈表 15-4〉

상 해 진 단 서						대 조 필 ㊞

병록번호					
연 번 호		주민등록번호		동반자	
환 자 의 주 소					
환 자 의 성 명		성별 남·여 생년월일 년 월 일 연령 만 세			
병 명 ☐ 임 상 적 ☐ 최 종 진 단 명				국제질병분류번호	
상 해 의 원 인					
증 상	상 해 부 위				
	상 해 정 도				
상대 한 해 소 에견	진 료 경 과 의 견				
	외 과 적 수 술 여 부				
	입 원 여 부				
	통 상 활 동 가 능 여 부				
	식 사 가 능 여 부				
향후치 료에대 한의견	치 료 를 요 하 는 기 간	년 월 일부터 년 월 일까지(일간)			
	향 후 치 료 의 견				
	병 발 질 발 생 가 능 여 부				
기	타				

위와 같이 진단함

발 행 일   **19** 년 월 일
병의원주소
병 의 원 명   전화번호
면 허 번 호   의사성명   ㊞

행규칙 제10조의 규정에 따라 진단서는 일반진단서, 병사용·공무원요양용·각종보험용진단서 및 상해진단서의 3가지로 그 서식을 규정하고 있다. 즉 진단서를 그 사용목적과 기능적 효과를 고려해 그 서식 및 기재사항으로서 3가지 진단서로 구분하고 있다(〈表 15-2~15-4〉).

2) 死亡診斷書 Death Certification 사람의 죽음을 증명하기 위한 증명서로서 의사 자신이 진료 중이던 사람이 진료한 사실이 있은 지 48시간 이내에 사망하였을 때 발행하는 것인데 의료법 제18조 1항에는 사망 전 48시간 이내에 진료한 사실이 있는 환자에 대해서는 진찰을 다시 하지 않아도 편의상 사망진단서를 작성하는 것을 인정하고 있다. 여기서 생각하여야 할 문제는 사망 전에 의사가 진단한 병명으로 사망하여 그 사인을 설명할 수 있을 때에 한하여 검시를 하지 않고 발행할 수 있는 것이지 만일 환자가 다른 원인으로 사망하였다고 생각될 때는 반드시 검시하여야 하는 것이다. 예를 들어 노인환

자이며 말기암환자이어서 그 예후가 극히 불량하여 곧 사망하리라 추정되었던 환자가 사망하였을 때는 그것이 48시간 이내라면 검시없이도 사망진단서를 발부할 수 있다는 의미이며 만일 환자가 사망 48시간 전에 진찰하여 경한 폐렴이라고 생각되어 그 질병의 예후로 보아 48시간 이내에 사망하리라고는 도저히 생각되지 않았던 환자가 사망하였을 때는 검시를 한 후에 사망진단서를 발부하여야 한다.

만일 의사 자신이 진료하던 환자의 예후가 불량할 것을 예측하였지만 진료한 사실이 있은 지 48시간 이상을 경과한 후에 사망하였다면 사망진단서를 발부할 수 없고 시체검안서를 작성하여야 한다.

의사들의 안전을 위하여 사망진단서를 발부할 때는 어떤 예이건 간에 일단 검시를 하여 환자의 죽음을 확인한 후에 발부하는 것이 원칙일 것이다.

인간의 죽음을 증명하는 증명서에 아무리 환자가 사망 전 48시간 이내에 의사의 진료

〈表 15-5〉 保社部指定規格(書式第七號)

死 亡 診 斷 書

(屍體檢案書)

一	姓 名			二	性別	男 女	三	生年月日 及滿年齡	西紀 年 月 日生 滿 年 個月 日

四	職 業	가 本人의 職業				나 家口主의 職業	

五	本 籍	

六	住 所	

七	發病年月日	西紀 19 年 月 日

八	死亡年月日時分	西紀 19 年 月 日 午前後 時 分

九	死 亡 場 所	1 自家 2 病院 3 醫院 4 産院 5 其他(2~5의 醫療機關)名稱 ( ) 6 其他

十	死亡의 種類	1 病死 2 外因死(가 不慮의中毒 나 其他의 災害死 다 自殺 라 他殺 마 其他및不詳) 3 其他 및 不詳

十一	死亡의 原因 ※ (나),(다)에는 (가)와의 直接醫學的 因果關係가 明確한 것만을 記入한다	1	(가) 直接死因		發病부터死亡까지의期間
			(나) 中間先行死因		
			(다) 先行原死因		
		2	1과 關係 없는 其他身體狀況		
			手術의 主要所見		手術年月日 19 年 月 日
			解剖의 主要所見		

十二	外因死의 追加事項	傷害發生年月日時分	西紀 19 年 月 日午前後 時 分
		手段 및 狀況	
		傷害發生의 場所	市邑 洞面 1. 從業中 2. 非從業中
			具體的 傷害場所名

上記와 如히 診斷(檢案)함

　　　西紀 19 年 月 日

住 所

名 稱

(免許 號) 醫師 ㊞

〈表 15-6〉

No. _____

出 生 證 明 書

本 籍:
住 所:

父   男
                            產兒
母   女

出生年月日   西紀 19   年   月   日 時   分
上記와 如히 本院에서 出生하였음을 證明함
西紀 19   年   月   日
           서울特別市鍾路區明倫洞二街四番地
           高麗大學校醫科大學附屬病院
           醫師   ㊞

〈表 15-7〉

死 產 證 明 書

(死胎檢案書)   住民登錄番號: —

一	死產兒父母 의 姓名年齡 職業및 本籍	父	姓名		年齡	滿 年 月 日生 歲	職業		本籍
		母	姓名		年齡	滿 年 月 日生 歲	職業		本籍
二	死產兒母의 住所						番 地		號
三	死 產 場 所						番 地		號
		1. 自家 2. 病院 3. 醫院 4. 產院 5. 助產所 (2~5의 名 稱) 6. 其他							
四	死產年月日時分 및 性別	西紀 年 月 日 時 分 | 性別 | 男 女 不詳							
五	姙娠月數및 姙娠 中의 血液檢查	姙娠月數 個 月 | 血液檢查 | 1受·2不受							
六	多 胎	1 雙胎 2 三胎	多胎出産中의 本兒의 出産順位	1第一兒 2第二兒 3第三兒 4第 兒					
		3 胎	多胎出産中의 他兒의 狀態	出生 人(內男 人·女 人) 死産 胎(內男 胎·女 胎·不詳 胎)					
七	死 産 의 種 別	1自然死産·人工姙娠中絶 (2機械的·3藥劑的·4兩者倂用·5其他)							
八	自然死産의 原因								
九	人工姙娠中絶을 行 한 理 由	1 醫學的理由 에 依 한 것 (病名) 2 醫學的理由에 依하지않은것							

上記와 如히 證明(檢案)함
      19   年   月   日
         主 治 醫
서울特別市鍾路區明倫洞二街四番地
高麗大學校醫科大學附屬病院

고대병원 제   호   양식(19.5×26.5)   79.2(   )

를 받은 사실이 있다 하여도 죽음을 확인하지 않고 환자가족의 말만을 믿고 발행할 수 있도록 규정되어 있는 의료법 제 18 조 1 항의 단서는 폐지되어야 한다고 생각된다(기재사항 : 의료법시행규칙 제11조 참조, 〈表 15-5〉).

3) 屍體檢案書 Death Certification by Inspection 시체검안서 역시 사람의 죽음을 증명하는 증명서인데 사망진단서와의 차는 의사 자신이 진료한 지 48 시간 이내에 사망한, 즉 사망진단서에 해당되는 시체 이외의 모든 죽음을 증명할 때는 시체검안서에 의하여야 한다.

이때도 반드시 검시하여 죽음을 확인한 후에 발부하여야 하는 것이다(기재사항 : 의료법시행규칙 제 11 조 참조, 〈表 15-5〉).

4) 出生證明書 Birth Certification 사람의 출생을 증명하는 것으로 출생의 시기에 관하여 형법상으로는 일부노출설을 취하고 있고 민법상으로는 독립호흡설을 취하고 있다.

의학적으로는 후자인 태아가 만출된 후 독립적인 호흡을 하였을 때를 기준으로 출생증명서를 발부한다(기재사항 : 의료법시행규칙 제 11 조 참조, 〈表 15-6〉).

5) 死産證明書 Stillbirth Certification 사산증명서란 의사가 진료 중이던 임부가 임신 4 개월 이상된 태아를 사산하였을 때 발부하는 증명서이며 4 개월 미만의 태아이거나 의사 자신이 진료중이 아니던 임부에 의하여 사산된 경우는 사태검안서를 작성하여야 한다(기재사항 : 의료법시행규칙 제 12 조 참조, 〈表 15

〈表 15-8〉

건 강 진 단 서

제　　　호
주　　소

　　　　성　명

　　　　생년월일　　　1 9　　년　　　월　　　일

　　　　주민등록
　　　　번　호

위 자는 정신병자(精神病者) 심신모약자(心身耗弱者) 농자(聾者) 아자(啞者) 맹자(盲者) 불구폐질자(不具癈疾者) 마약(痲藥) 기타 유독물질(有毒物質) 중독자가 아님을 증명함.

　　　　1 9　　년　　　월　　　일

　　　　의사 (면허번호 제　　　호)

　　　　　　　　　　㊞

　　고려대학교 의과대학 부속병원

※ 본원인이 없으면 무효임
고대병원　제 44 호　양식 (19.5×26.5)

-7〉).

6) 死胎檢案書 Stillbirth Certification by Inspection 사태검안서란 의사 자신이 진료 중이 아닌 임부에 의하여 4개월 이상의 태아가 사산된 경우에 발부되는 증명서이다(기재사항 : 의료법시행규칙 제 12 조 참조, 〈表 15-7〉).

7) 鑑定書 Judicial Report 감정서란 재판관의 판단에 도움을 주는 전제로 특별한 지식, 경험에 속한 법칙 또는 이에 근거한 구체적 사실의 판단에 관한 보고서이며 법원 또는 판사로부터 감정명령을 받은 자만이 감정인이 될 수 있는 것이다.

따라서 엄격한 의미에서 검사가 위촉한 감정인은 감정인이 아니며 감정과 감식은 구별하여야 한다.

감식이란 수사기관이 행하는 감정식별을 말하며 즉 범죄감식의 경우가 대부분인데 과학적 지식 및 기술을 이용하고 조직적인 자료 및 시설을 활용하여 범인을 발견하며 범죄를 입증하는 수사기관의 활동을 말하는 것이다.

감정제도는 재판소가 주체인 데 비하여 범죄감정은 수사기관이 주체인 점이 다르다. 그러나 양자는 판단주체의 인식능력의 부족을 전문지식에 의하여 보완하는 기능을 가지고 있는 점에서 공통성을 지니고 있다.

의사와 관계되는 감정은 법의학적 감정, 정신의학적 감정, 약물감정 등이다.

(2) 醫學文書와 醫師의 義務 Physician's Duties

1) 作成上義務 의사가 의학문서를 작성할 때는 반드시 자기 자신이 직접 진찰 또는 검시하여야 하며 또 그 기재내용은 사실과 부합되어야 한다.

만일 의사 자신이 환자를 직접 진찰치 않고 진단서를 작성하면 비록 그 내용은 사실과 부합된다 할지라도 의료법의 벌칙규정(의료법 제 66 조)에 해당된다.

만일 내용이 허위일 때는 형법상 허위진단서 작성죄(형법 제 233 조)가 성립된다.

'허위'라는 것은 사실에 관한 것에 한하지 않고 판단에 관한 것까지 포함시켜 해석하게 된다.

자기명의의 문서를 내용이 허위라고 해서 처벌하는 것은 좀 이상하나 진단서는 그 용도와 기능상 증거력이 크기 때문에 이를 규제하기 위하여 처벌규정을 마련한 것 같다. 그러나 의사의 능력 부족이나 시설 불비로 불가항력적으로 온 오진의 경우 판례(대법원 1976. 2. 10. 선고 75 도 1888 호 사건)는 "오진한 결과 객관적으로 진실에 반한 진단서를 작성한 경우에는 범의가 없으므로 죄가 성립하지 않는다"라고 판시하고 있다.

또 감정인이 허위의 감정을 하였을 때는 형법 제 154 조에 의하여 허위감정의 처벌을 받게 된다.

2) 交付義務 의사 자신이 진찰하였거나 검시하였을 경우 이에 해당되는 진단서 또는 증명서의 교부 요구가 있을 때에는 정당한 이유없이 이를 거부하지 못하도록 의료법 18 조 3 항은 규정하고 있으며 만일 이 규정에 위반한 때에는 1 년 이하의 징역 또는 20 만원 이하의 벌금에 처하도록 의료법 제 68 조는 규정하고 있다.

Ⅱ 醫學文書作成要領 Essential Points to Issue Medical Certification

1. 健康과 診斷書 Health and Certification

건강진단서는 주로 취업, 입학, 해외여행 등과 같이 그 일을 수행하는 데 있어 건강한 사람만이 할 수 있는 경우, 의학적으로 건강하다는 것을 증명하는 판단서이다.

따라서 건강하다는 정도 및 기준이 각 직종에 따라 또는 목적에 따라 차가 있을 것이므로 의사가 건강진단서를 발부하는 데 있어서는 그 용도를 알아서 이에 상응되는 진찰과 검사항목을 선택하여야 할 것이다.

또한 일시적인 기능장애로 오는 질병 또는 질병의 극히 초기이거나 잠복기에 해당되는

〈表 15-9〉

No. ....

건　강　진　단　서
PHYSICAL EXAMINATION

사　진
Photo.

성　명
Name

남녀별　　　남　녀
Sex　　　　M. F

생 년 월 일
Date of Birth

정신 신경 및 의학적 소견
I PHYSICAL FINDING

신　장
Height　　　　　　cm

체　중
Weight　　　　　　kg

시　력
Vision　　　　　　좌　Lt.　　　　우　Rt.

청　력
Hearing

혈　압
Blood Pressure　　최　고 Systolic　　최　저 Diastolic　　혈 액 형 Blood Type

가 슴 소 견
Chest Finding

복　부　소　견
Abdominal Finding

전 염 성 질 병
Infectious Defect

신　경　이　상
Neurological Disease

정　신　이　상
Mental Defect

기　　　　타
Miscellaneous

X-선사진소견(가슴)
II CHEST X-RAY

검　사　실　소　견
III LABORATORY DATA

매　독　반　응
Cardiolipin Test

소 변 검 사
Urinalysis

대　변　검　사
Stool Examination

의사의 종합 의견
Doctor's Recommendation

19　　　.　　　.　　　.

고려대학교의과대학부속병원
Korea University Hospital
College of Medicine
Seoul, Korea

의 사 서 명
Doctor's Signature

경우 등과 같이 현의학적인 수단과 방법으로 그 당시로서는 증명할 수 없는 질병에 관한 것까지도 포함하는 것은 아님을 명백히 하여야 할 것이다.

건강진단서 발행에 있어서 법적으로 문제되는 일이 있는 것은 개인식별 문제이다(〈표 15-8〉).

(1) 個人識別 表示의 問題 *Personal Identification*

모든 의학문서가 어떤 개인을 식별표시하도록 되어 있다. 즉 성명, 생년월일, 성별, 주소, 본적, 주민등록증번호 등과 좀 엄한 경우에는 본인의 사진을 첨부하도록 되어 있다.

의학문서를 발행하는 데 있어서 이를 발급받는 사람이 본인인지의 여부를 확인하여야 할 의무가 의사에게는 있는 것이다.

건강진단서를 발급받는 사람들 중에는 실제는 질병이 있기 때문에 이를 은폐할 목적으로 다른 건강한 사람으로 대체하는 경우가 있는 것이다. 이런 경우에 의사는 이를 확인하여야 하는데 이를 발견치 못해 후일에 그 책임을 의사가 져야 하는 딱한 사정에 놓인 것을 본 경험이 있다.

따라서 의사는 자기가 발행하는 의학문서에는 반드시 발급받는 사람의 양무지의 지문을 찍어서 발부하는 것이 좋을 것 같다. 즉 지문은 만인부동이기 때문에 이를 의학문서에 첨부하면 개인식별의 표시문제로 인한 책임은 없을 것으로 생각된다. [5]

이때 유의하여야 할 것은 지문을 날인할 때 지문의 중앙부가 선명하게 나오게 하여야 하는 것이다. 지문으로의 개인차를 비교하는 것은 중앙부의 지문이 선명하여야 하는 것이다.

2. 疾病과 診斷書 *Disease and Certification*

질병에 관한 진단서, 즉 일반진단서 발행에 있어서 가장 중요한 사항은 병명이라 하겠다(〈표 15-2〉 및 〈표 15-3〉).

병명 기재에 관하여서는 1948년 세계보건기구가 채택한 'Manual of the international statistical classification of diseases, injuries and causes of death'에 의함을 원칙으로 하고 있다. 따라서 병명기재는 경제기획원 고시 제30호 '한국질병사인 분류(72 및 79) [10], [12]에 수록된 병명을 사용하도록 의료법 시행규칙 제12조 3항이 규정하고 있다.

그런데 실제 임상의사로서 병명 결정에 다소 주저하는 경우가 있는 것이다. 그런 경우에는 어떠한 개념을 지녀야 할 것인가에 대하여 간단히 기술코자 한다.

(1) 病名決定의 概念 *Conception for Determination of the Name of Disease*[6]

병명을 결정하는 데는 반드시 어떤 의학적인 근거가 있어야 할 것이며 근거와 병명간에는 객관적으로 인정될 수 있는 인과관계가 있어야 할 것이다.

이제 병명의 근거가 된 원인, 병변 등의 변화를 토대로 구분하면 다음과 같다.

1) 病因的 또는 外因的 槪念 *Pathogenic Conception or Exogenic Conception* 병명 결정의 개념 중 가장 확실한 근거가 될 수 있는 근거이기 때문에 병명결정을 위하여서 그 병인적 근거를 증명하려고 노력하게 된다.

즉 병의 원인이 된 미생물, virus, 기생충, 물질대사장애, 내분비대사장애, 순환장애 등을 진찰 또는 각종 검사를 통하여 증명할 수 있다면 가장 이상적인 병명, 즉 진단명을 붙일 수 있을 것이다.

예를 들어 장염으로 진단되었던 사람이라도 대변에서 'Endamoeba histolytica'가 증명된다면 '아메바성 이질'로 진단될 수 있는 것이다.

즉 이 경우 장염이라는 진단명이 틀렸다는 것이 아니라 임상증상으로 본 일종의 막연한 병명에 불과하였던 것이 그 원인 '아메바'를 증명하므로 병명은 보다 확고하여지며 또 병인적 개념의 병명은 타각적이며 객관적이기 때문에 후일에 병명 또는 진단명 때문에 어떤 논의가 야기되었을 경우 매우 유리한 입장에 놓이게 되는 이상적 병명이라 할 수 있다.

2) 形態學的 概念 Morphological Conception

어떤 질병의 임상적인 증상은 보이는데 그 병인을 증명 못하는 경우가 허다히 경험된다. 이런 경우에는 그 조직 또는 장기의 형태학적 병변의 유무를 추구하게 된다.

임상적인 진찰과 각종 검사 소견 즉 육안적, 조직학적, 방사선학적, 심전계, 뇌파기, 내시경, CT 등의 검사를 통하여 형태학적 변화를 근거로 진단명을 결정하는 것 또한 타각적이고 객관적이기 때문에 병인적 진단명과 더불어 병명과 근거간의 관계를 설명하는데 그 변화(검사소견, 조직표본, X-선사진 등)를 언제나 제시할 수 있기 때문에 이 상적인 병명이라 할 수 있다.

전술한 병인적 진단명이나 형태학적 진단명은 반드시 그 근거를 증명치 못하고서는 사용할 수 없는 것이다. 따라서 이러한 진단명의 사용에는 의사의 재량이 허용되지 않는다. 만일에 그러한 근거 없이 의사의 막연한 추측으로 병인적 또는 형태학적 진단명을 사용하면 본의 아닌 허위진단으로 해석될 가능성이 많아지게 된다.

3) 機能的 概念 Functional Conception

어떤 질병은 진행되어 임상적 증상 또는 징후는 보이는데 그 병인 또는 형태학적 변화를 증명할 수 없을 때 비로소 의사는 그 임상 증상 또는 징후를 근거로 기능장애에 의한 진단명을 사용할 수 있는 것이다. 즉 의사의 재량이 허용되는 진단명은 오로지 기능적 개념에 의한 진단명뿐이다.

그러나 임상적인 징후 또는 증상을 토대로 병인적 또는 형태학적 진단명을 추정할 수는 있는 것이다.

이때는 진단명 뒤에 괄호하고 (推定)이라고 명시하여야 할 것이다. 또한 그 징후나 증상은 반드시 진료부에 기재하여 그러한 진단명을 추정하게 된 근거로 삼아야 할 것이다.

3. 傷害와 診斷書 Injury and Certification

어떤 손상환자를 진찰한 의사는 환자의 요구가 있을 때는 이에 해당되는 상해진단서의 발부를 정당한 이유없이 거절할 수는 없는 것이다. 그런데 최근의 급격한 경제성장으로 인한 물질주의가치관의 팽배와 인명경시의 풍조로 폭행, 상해, 살인 등 인체에 손상을 가하는 강력범죄가 증가되고 있으며 각종 교통사고, 산업재해, 공해와 더불어 도덕관의 타락으로 파생되는 인체손상과 인간권리의 침해 등의 경우에 있어서는 의사의 상해진단서를 요구하게 되고 수사당국이나 법은 이 진단서에 의하여 그 상해의 정도를 판가름하여 형사상 또는 민사상의 문제를 해결하는 입증자료로 쓰이게 되는 것이다.

따라서 상해진단서는 발행초부터 분쟁을 안고 출발하게 되는 것이다. 그러므로 상해진단서는 "현실적인 사실 이외의 어떤 추리도 표현해서는 안 되며 그 표현이 가능한 한 쉬운 말로 구체적이어야 한다."

상해진단서의 활용은 의사사회에서 이루어지는 것이 아니라 법관, 검찰 또는 수사관이 대상이기 때문에 의학을 이해하지 못하는 사람일지라도 쉽게 이해하여 올바른 판가름을 하게 하는 데 그 발행 목적이 있는 것이다.

(1) 損傷과 傷害의 概念 Medical Conception and Judicial Conception on Injury[5]

손상을 의학적으로 정의할 때 "외부적인 원인(물리적 또는 화학적)이 인체에 작용하여 형태적 파괴 또는 기능적인 장애를 초래한 것"이라고 할 수 있을 것이다.

그러나 법률상의 상해라 함은 전술한 의학적인 손상 이외에 협박(정신상의 폭력이기 때문에), 소음, 악취, 강한 광선 등의 작용 및 정신상의 타격까지도 포함한 "외부적 원인으로 건강상태를 해치고 그 생리적 기능에 장애를 준 모든 가해사실"이라고 해석하고 있다.

예를 들어 모발이 2~3개 뽑힌 경우 의학적으로는 모발의 손상이라고 한다. 그러나 법률적으로는 모발이 2~3개 탈모되었다고 해서 인체의 생리적 기능에 지장을 주는 것이 아니기 때문에 이것을 상해라고 하지 않는 것이다.

이때 보는 생리적 기능장애에는 어느 정도의 지속성이 필요한 것이며 지속성이 없는 생리적 기능장애는 법률상 상해로 해석하지 않는 것이다. 지속성이란 며칠까지를 말한다고 규정할 수는 없어도 적어도 일과성인 생리적 변조정도는 상해에 포함시키지 않는 것이 법실무상의 입장인 것이다.

따라서, 요통원 가료 3일의 손상과 요안정 2주의 손상을 법실무자들이 해석할 때 통원치료를 요하지만 3일은 일과성으로 해석되고 가료 없는 안정이지만 2주일은 지속성을 지닌 손상으로 해석되어 상해로 간주하는 경향이 있어 진단서의 가료기간을 상해의 경중을 가리는 기준으로 하려는 것이다.

이 점을 의사들은 잘 참작해서 의사의 가료를 요하지 않는 단지 안정으로 자연치유될 수 있을 정도, 즉 생리적 기능에 지장을 주지 않을 정도의 손상은 이를 상해진단서 발부의 대상으로 간주하지 않음이 좋을 것으로 생각된다.

상해사건 중에서 상해진단서가 가장 많이 요구되는 경우는 물리적인 인자(힘)에 의한 손상이기 때문에 이를 중심으로 기술하기로 한다.

(2) 損傷名의 表現 *Expression of the Injury*

물리적인 힘이 인체에 작용하여 이루어진 손상은 그 형태학적 상태에 따라 크게 두 가지로 구분된다.

그 하나는 인체의 최외부를 덮고 있는 피부의 연속성이 단리되어 이루어진 손상을 개방성 손상 *open injury* 이라고 하며, 또 다른 하나는 피부의 연속성이 단리됨이 없이 피부 밑으로 손상이 야기된 경우를 비개방성 손상 *non open injury* 이라고 한다.

임상적으로 개방성 손상을 創이라고 하며 비개방성 손상을 傷이라 한다.

따라서 어떤 손상명에 創이라는 글이 나중에 붙은 것은 개방성손상을 뜻하는 것으로,

피부의 연속성이 떨어져 나간 손상임을 알아야 할 것이며 傷이라는 글이 나중에 붙은 손상명은 피부의 연속성이 떨어져나감이 없이 피부 밑으로 손상을 받은 경우를 말하는 것이다. 그런데 간혹 진단서에 '切傷' '裂傷' 등의 진단명을 기재한 것을 보는데 이것은 옳지 못한 것이다. 즉 切이란 예리한 날이 있는 흉기에 의하여 인체조직이 절개된 것을 뜻하는 것인데 傷이라는 당치도 않은 글을 사용하고 있는 것이다. 예리한 것으로 베었는데 피부가 철판같이 단단해서 절개되지 않았거나 그렇지 않으면 예리한 흉기가 아닌 것으로 벤 결과가 된다. 따라서 상당한 모순을 내포한 진단명이 되는 것이다. 이것은 創과 傷에 대한 개념의 구별없이 사용한 것에 기인되는 잘못인 것 같다(제5장 손상 및 상해 참조).

의사는 진료부에 創의 상태 및 부위를 기록해 두어야 한다. 즉 創緣의 상태의 표현에서는 규칙적인지 불규칙한지, 創角이 예리한지 또는 둔한지, 創腔內에 이물의 유무, 創面에 가교상 조직의 유무, 創底가 밑으로 감에 따라 좁아졌는지 그렇지 않으면 점차 넓어진 undermine 상인지의 여부를 기재하여야 한다.

이러한 상세한 기록으로써 창은 절창, 자창, 할창, 좌창, 열창, 교창, 총창 등으로 구분된다.

손상의 위치 표시는 입체적인 것이 가장 이상적이라 하겠으나 이것이 불가능한 경우에는 평면적으로 알기 쉬운 해부학적 명칭에서 상하 또는 좌우로 몇 cm 거리의 크기(cm×cm 大)를 표시하여야 한다.

이때 치료가치가 없는 손상일지라도 손상이 있으면 반드시 기재하여야 한다.

예를 들어 표피박탈(찰과상)의 경우 이 손상은 임상적인 특별한 가료 없이도 가피를 형성하여 일정 시간 후에는 자연치유가 되기 때문에 임상적으로는 거의 문제시되지 않는 손상이기 때문에 이를 묵과하는 경우가 있는데 이것은 잘못된 것이다.

표피박탈은 법의학적으로는 가장 중요한 손상으로 그 크기, 배열, 성상 등의 자세한 소견으로 흉기의 종류, 가해방향, 속도(자동차사고의 경우) 등을 알아낼 수가 있기 때문에 반드시 기록되어야 한다(제5장 손상 및 상해 참조).

(3) 加療期間과 傷害診斷 *Determination of Duration for Treatment*[6]

상해진단서를 발부하였을 때 이를 활용하는 법관, 검사 또는 수사관들은 의학에 대한 깊은 지식이 없기 때문에 그 상해의 경중의 정도의 척도를 치료기일로 하는 경향이 있는데 이것은 커다란 잘못이다.

치료기간이란 어떤 질병 또는 손상을 의사의 의학적 지식과 약품 및 병원의 시설을 이용하여 건강하게 또는 원상대로 회복시키는데 소요되는 기일이기 때문에 의사가 택하는 치료 방법에 따라, 사용하는 약품의 종류에 따라, 또는 그 병원이 가지고 있는 시설의 차에 따라 차이가 생길 수 있는 것이다. 따라서 치료기간 즉 가료기일을 기준으로 그 병이나 상해의 경중을 가리는 것은 크게 위험하며 많은 오판을 가져오게 되는 것이다.

1) 治癒期間과 治療期間의 差 *Different Conception to Spontaneous Healing and Artificial Healing* 치유기간이란 의학적인 가료함이 없이 손상이나 병이 자연히 회복되는 기간을 말하는 것이며 치료기간이라 함은 의사의 의학적인 지식과 약품 및 시설 등을 사용하여 손상이나 질병을 원상으로 회복하게끔 하는데 소요되는 기간을 뜻하는 것이다. 따라서 양자간에는 상당한 차가 있는 것이기 때문에 진단서에는 치료기간을 기재하여야 하는 것이다.

또한 치료기간은 치료방법, 약품의 선택, 의료시설 및 환자의 협력 정도(경제적인 여건도 포함한)에 따라서 차가 생길 수 있기 때문에 치료기간은 손상의 경중을 나타내는 기준은 결코 못되는 것이다.

예를 들어 같은 손상을 입원가료하였을 때와 통원가료하였을 때와는 그 치료기간에 많은 차가 생길 것이며 입원의 경우가 통원의 경우보다 빠를 것은 당연하다 할 것이다. 그렇다면 같은 치료일수를 요하는 입원가료와 통원가료의 손상의 정도를 동일시하여서는 안 될 것은 명백한 일일 것이다. 또 경우에 따라서는 의사의 특별한 가료를 요하지 않고 안정만을 요할 경우가 있을 것이다. 또 안정일수와 가료일수가 같다 해서 손상의 정도가 같은 것을 의미하는 것은 결코 아닌 것이다.

따라서 치료일수는 손상의 경중을 판단하는 데 참고로는 될 수 있으나 결정적인 기준은 되지 못한다.

손상이 심한 경우는 입원하여 의사의 감시하에 가료하여야 함은 물론일 것이고 적어도 통원가료를 요하는 것은 입원가료보다는 위급을 요하지 않는 것은 사실일 것이며 안정은 가료보다 경한 상태임은 두말할 나위가 없는 것이다.

2) 全治의 判斷基準 *Criteria for Healing*

어떤 손상이 완전히 회복되었다고 판단하는 데는 두 가지 설이 있다.

그 하나는 형태학적 회복설로서 손상이 형태학적으로 원형대로 회복된 것을 전치의 기준으로 한다는 것이며 또 다른 하나는 기능적 회복설로서 손상으로 장애되었던 기능이 정상으로 회복되면 형태적인 수복은 다소 불완전하다 해도 이것을 전치의 판단 기준으로 한다는 설이다.

물론 손상의 바람직한 회복은 형태적으로나 기능적으로나 정상으로 회복되는 것이 원칙이겠으나 일단 손상된 인체조직세포는 그 재생능력에 따라 새로운 세포로 완전한 대치가 가능한 조직세포 즉 불안정세포와 손상으로 일단 파괴된 조직세포는 다시는 재생이 불가능한 조직세포, 즉 영구세포가 있으며 생후 일정한 자극이 가하여지면 증식이 가능하여 조직세포의 증식으로 손상된 조직의 회복이 가능한 안정세포 등이 있기 때문에 손상받은 조직이 어느 것에 속하는 세포들인가에 따라서 그 회복의 정도가 결정된다.

따라서 엄격한 의미에서는 손상조직의 완

전 회복 내지 복귀, 즉 완치는 불가능할는지 모르겠으나 영구세포에 속하는 조직의 파괴는 영구적으로 그 회복을 기대할 수 없을 것이다. 따라서 이런 경우에는 그 주위조직의 불안정세포 또는 안정세포들의 재생 또는 증식으로 오는 조직의 회복을 전치의 기준으로 하고 단서를 붙여서 영구세포에 의한 기능은 회복 불가능한 것이므로 종생불구라고 명시하여야 할 것이다.

엄격한 의미에서 완치가 불가능하다고 이를 방관할 수는 없는 것이므로 임상적으로는 일상생활을 위한 활동에 지장이 없는 범위를 기능적 회복의 기준으로 삼아야 할 것이며, 형태학적으로는 손상된 조직세포의 재생 및 증식의 가능한 한계점에 도달하였을 때를 기준으로 삼아 법적인 또는 사회적인 문제들을 해결하는 지표로 하여야 할 것이다.

인체 조직세포의 재생능력을 기준[7]하여 분류하면 다음과 같다.

a) 불안정세포 *labile cells*: 이에 속하는 세포는 파괴와 생산이 생리적으로 일상 이어지는 세포들로서

① 피부, 구강, 자궁경부, 질 등의 표면을 덮고 있는 편평상피세포
② 위장점막, 호흡기 및 선조직의 분비관의 표면을 덮고 있는 원주상피세포
③ 비뇨기계관의 내면을 덮고 있는 이행상피세포
④ 적혈구, 백혈구, 임파구 등과 같은 혈액성분세포

등이 불안정 세포군에 속하며 이들의 손상으로의 파괴는 작은 범위 내의 것이라면 인체의 기능에 별영향을 미치지 않고 완전 회복된다.

그러나 외출혈로의 혈액성분의 다량 소실은 치명적인 경우도 있는 것이다.

b) 안정세포 *stable cells*: 여기에 속하는 세포들은 출생 후 성인기에 이르면 증식되지 않지만 적당한 자극이 가하여지면 핵분열을 일으켜 세포의 증식이 일어나며 손상된 세포와의 대치가 가능한 세포들로서 선조직

으로 된 장기의 실질세포, 예를 들어 간, 췌, 타액선 및 내분비선, 피부의 각선 및 신의 세뇨관상피세포와 간엽직 기원인 섬유아세포, 골아세포 및 연골아세포 등이 이에 속한다.

즉 여기에 속하는 세포들은 손상에 관계없이 원형대로의 회복이 가능하다. 단지 이때 문제되는 것은 지지간질조직의 재생이 수반되지 않으면 형태적 회복은 가능하나 기능적 완전회복은 불가능한 경우가 있다.

예를 들어 肝의 경우 간독소에 의한 간세포만의 손상은 간세포의 재생증식으로 그 형태 및 기능 공히 원상대로의 회복이 가능하지만 간농양의 경우 간세포 및 간질조직세포의 파괴가 야기되는데 이 경우 간세포의 재생은 가능하나 간질의 재생 증식은 불가능하거나 또는 간세포재생과 시간적으로 차가 있는 경우 간세포에서 생산되는 담즙의 배설이 장애되어 간으로서의 완전한 기능을 발휘할 수 없게 된다. 즉 형태적 회복은 가능하나 기능적 회복이 불가능하게 되는 것이다.

이런 경우 간이란 그 장기의 인체상의 사명으로 보아 형태학적 회복보다도 기능적 회복을 기준하여 완치의 시한을 정하여야 할 것이다.

만일 그 장기의 기능이 별로 중요시되지 않는 경우에는 형태적 회복을 기준으로 전치의 판단을 하여야 할 것이다.

최근에 와서는 근세포를 안정세포군의 범위 내에 넣어야 한다고 주장하는 학자들이 많다.

안정세포에 속하는 세포에서 창상치유에 있어서 중요한 역할을 하는 것은 결체직세포 *connective tissue cells* 이며 특히 섬유아세포는 다능한 세포 *multipotential cells* 로서 신체의 어느 부위이건 간에 이 세포와 교원섬유 *collagen fibres* 의 침착으로 반흔을 남기면서 치유된다. 섬유아세포는 분화 *differentiation* 에 의하여 지지조직으로 변화하고 화생 *metaplastic transformation* 으로 골아세포, 연골아세포로 전환되어 골 또는 연골을 형성하

고 지질의 축적에 의해 지방세포로 되어 손상부위의 지방조직의 보충에 역할하기도 한다.

c) 영구세포 *permanent cells* :   생후에는 세포의 핵분열이 거의 일어나지 않기 때문에 세포의 재생은 전혀 기대할 수 없고 세포군으로서 일단 손상으로 파괴되면 그 세포의 형태적 또는 기능적 원상으로의 회복은 영구적으로 기대할 수 없게 되는 것이다. 이 세포군에 속하는 것은 신경세포를 예로 들 수 있다.

따라서 불안정세포군에 속하는 세포들은 그 파괴와 재생이 생리적으로 이루어지기 때문에 치명적인 손상 이외의 것은 별로 문제되지 않을 것이며 또 영구세포군에 속하는 세포는 일단 손상받아 파괴되면 다시는 재생되지 않는 세포이기 때문에 같이 손상된 그 주위조직의 회복을 기준으로 하여 전치의 판단을 하며 반드시 단서를 붙여서 그 세포가 인체에서 역할하는 부분의 기능은 종생불구임을 첨가하여야 할 것이다.

또 안정세포에 속하는 세포들도 그 수에 있어서 많이 손상되어 파괴되면, 결체직에 의하여 대치되어 2차성 치유의 기전을 취하게 된다.

따라서 현의학적인 지식과 수단방법으로써는 그 이상의 세포의 재생을 가능케 할 수 없을 때의 그 시점을 전치의 한계점으로 보아야 할 것이며 만일 조직의 손상이 커서 2차성 치유를 취하는 경우라면 다른 부위로부터의 조직이식 또는 기타의 수술로써 원형에 보다 가깝게 회복이 가능하리라고 생각되면 예후소견에 반드시 이를 기재하여야 할 것이다.

여기서 문제되는 것은 형태적 전치와 기능적 전치 중 어느 것을 전치의 판단기준으로 할 것인가는 생명유지와 생계유지를 위한 일상활동에 지장을 주지 않는 임상적인 조건과 그 조직 또는 장기의 인체에서의 역할을 고려하여 결정되어야 할 것이다.

(4) 創傷治癒의 機轉   *Wound Healing Mechanism*[7]

창의 치유기전은 그 형태, 크기, 부위 및 창강내 이물의 유무 즉 감염 여부에 따라서 크게 두 가지로 나눌 수가 있을 것이다.

1) 一次性治癒 *Primary Healing*   일차성치유가 가능한 창은 창연이 선상으로 규칙적이고 창각이 예리하며 창면에는 가교상조직이 없고 창강내에는 이물이 없으며 감염되지 않은 창, 즉 수술시 가하는 절개창 같은 손상에 한하여 일차성 치유가 가능한 것이며 이러한 창은 반드시 봉합하게 된다. 즉 봉합하였다 하여도 양측 창면 사이에는 출혈을 보게 되고, 이것이 응혈로 변화하게 되고, 24시간 이내에 급성염증의 소견인 중성다형핵백혈구, 임파구, 단핵구와 섬유소 등의 삼출물을 보게 된다.

창연의 섬유아세포는 24시간에 0.2 mm의 속도로 응혈괴를 향하여 움직이기 시작하며 응혈괴로 모여들어 여기서 증식하기 시작하여 섬유소망 *fibrin scaffolding* 을 형성하여 장차 창이 치유될 기초를 다지게 된다.

한편 출현되었던 염증성 삼출물, 특히 백혈구, 섬유소는 단백분해효소인 protease, cathepsin 등과 신생상피 및 신생육아조직에서 나오는 섬유소용해해물질에 의하여 용해되어 다른 삼출물질과 더불어 혈관내로 흡수되게 된다.

한편 절단되었던 모세혈관은 내피세포와 섬유아세포의 증식으로 한쪽에서 절단된 다른 한쪽이 서로 연결되어 창형성후 약 2~3일이면 혈액은 절단되었던 혈관내를 다시 흐르기 시작한다.

왕성하게 자라는 신생육아조직의 세포 사이에는 약 4~5일경부터 세망섬유 *reticulum fiber* 와 교원섬유 *collagen fiber* 가 침착되기 시작한다.

일정량의 육아조직이 자라면 모세혈관주위에 섬유아세포의 증식과 교원섬유의 침착 때문에 모세혈관은 압박을 받게 된다. 즉 침착된 교원섬유는 혈관에 대하여 일종의 올가미 *noose* 와 같은 역할을 하여 그 이상의 육아조직의 증식이 중지된다.

또 한편에서는 표피세포의 증식이 2~3일 후부터 시작되어 이개되었던 창연은 다시 결합되는데 1주일이면 재표피화 reepithelialization 가 완성된다.

따라서 1차성 치유는 1주일 전후로 끝나는 셈이 된다.

2) 二次性治癒 Secondary Healing 손상이 매우 큰 경우나, 창강내에 파괴된 조직이나 삼출물이 너무 많아서 신생육아조직이 그 속으로 증식하여 들어갈 수 없을 때 또는 창의 세균성 감염 때문에 농양 또는 궤양 등이 형성되었을 때는 1차성 치유가 불가능하게 되므로 이런 경우에는 2차성 치유를 하게 된다. 즉 많은 육아조직의 증식을 요구하게 되고 표피세포의 증식도 한정되며 많은 교원섬유가 침착되기 때문에 흉터(반흔, scar)를 남기고 치유된다.

4. 死亡과 診斷書 Death and Certification

우리나라는 현재 검사를 중심으로 한 검시제도를 실시하고 있다. 즉 형사소송법 제 222 조에는 "변사체가 발견되었을 때는 이 지역을 관할하는 지방검찰청의 검사가 검시하여야 한다"라고 되어 있다.

따라서 병시 이외의 모든 시체는 일단 검사의 검시를 받아야 하는 실정이다.

이와 같이 검사를 검시의 책임자로 정한 근본 취지는 이 땅에 생을 영유하는 국민은 누구를 막론하고 한 사람이라도 억울한 죽음을 당하는 일이 없게끔 국민의 권리를 보호하는 데 그 목적이 있다 할 것이다.

그런데 실제에 있어서 검사는 의학적인 지식이 없기 때문에 검시는 의사의 사망진단서 또는 검안서에 의존하고 있는 실정이다.

따라서 우리나라 의사는 외국의 법의관 medical examiner 과 같은 역할을 하여야 하기 때문에 검시에 대한 교육과 소양을 쌓아야 할 것이다.

사망진단서에서 문제되는 일이 가장 많은 것은 사인이라 하겠다.

(1) 死因과 그 問題點[8] Cause of Death and It's Problems

우리나라에서 현재 사용되고 있는 사망진단서 및 시체검안서는 의료법시행규칙 제 11 조에 따라 제 7호 서식에 의하여 작성된다. 즉 사인은 세계보건기구에서 정한 국제질병, 상해 및 사인통계분류표에 의한 사인을 기재하도록 되어 있다. [9), 10), 12]

동 양식에 의하면 사인을 3단계로, 즉 직접사인 direct cause of death, 중간선행사인 intervening antecedent cause of death, 선행원사인 underlying antecedent cause of death 으로 구분한다.

이렇게 사인을 세밀하게 구분하는 원래의 목적은 사망에 관련된 모든 사항이 진단서에 기재되기를 원해서이며 의사가 임의로 어떤 사항은 채택하고 어떤 사항은 채택하지 않는 일이 없도록 하는 데 있는 것이다.

그런데 모든 사인을 3단계로 구분하자는 것이 아니고 그 사인의 병인이 명확하여 그 죽음의 기전 및 경과를 설명할 수 있는 경우에는 선행사인의 기재를 요하지 않는 것이다. 사망진단서 양식에 충실하기 위하여 어느 의사는 직접사인을 심장마비, 심정지, 호흡마비 또는 호흡정지 등의 사인이 아닌, 죽음에는 필연적으로 수반되는 증상을 직접사인으로 택하고 있는데 이것은 사회적으로 커다란 혼선을 빚게 하는 원인이 되고 있는 것이다.

제 20차 세계보건기구총회가 정의한 사인은 "사람을 죽음으로 이르게 한 질병, 병적 상태 또는 손상"으로 규정하고 있다. [9] 따라서 죽음에 수반되는 증상은 사인이 될 수 없는 것이다.

만일에 이러한 죽음의 수반증상을 사인으로 택하는 경우에는 변사(외인사)가 병사로 취급되는 중대한 혼선이 야기되는 것이다.

우리나라 형사소송법 제 222 조에는 변사가 발생되면 반드시 검사의 검시를 받도록 되어 있다. 만일 사인이 불명한데 그 직접사인을 심장마비 또는 호흡정지로 하는 경우 사망진단서를 행정적으로 취급하는 사람들은 의학적인 지식이 없기 때문에 이것을 변사 아닌 심장마비 또는 호흡정지라는 병으로 사망한 것으로 해석하고 검사의 지휘없이 그대로 병사로 처리하게 된다. 심한 경우에는 사인불명으로 된 사망진단서는 접수치 않고 사인을 심장마비 또는 호흡정지로 정정하여 올 것을 은근히 강요하는 예도 있다는 것이다.

　(2) 直接死因과　間接死因 *Direct and Indirect Cause of Death*

　외인사 특히 손상이 사인이 된 경우에 있어서 외상과 사인과의 관계가 직접적이었는지 그렇지 않으면 간접적이었는지에 따라 적용되는 법은 전혀 다른 것이 된다. 만일 가해자의 가해행위가 직접적으로 역할하였다면 살인죄가 적용될 것이며 간접적인 사인이 되었다면 상해죄가 적용되는 것이다.

　즉 외상과 사인의 관계가 직접적인가 간접적인가에 따라 적용되는 법적 처벌에는 많은 차가 생기게 된다.

　따라서 외상이 직접적으로 역할하였다면 선행원사인에 그 외상을 기재하면 된다. 예를 들어, 두부를 강타당하여 경뇌막하출혈로 사망한 경우

　　　　선행원사인은 두부좌상
　　　　직접사인은 경뇌막하출혈

로 하면 될 것이다.

　그러나 이런 예가 뇌동맥에 경화증(중등도 이상)을 가지고 있었다면

　　　　선행원사인은 뇌동맥경화증
　　　　중간선행사인은 두부좌상
　　　　직접사인은 경뇌막하출혈

이 되어야 할 것이다.

　만일 뇌동맥경화가 있기는 하나 그 정도가 매우 경하기 때문에 그때 받은 외상에 그리 큰 영향을 미치지 않았을 것이라고 판정되는 경우에는

　　　　선행원사인은 두부좌상
　　　　중간선행사인은 뇌동맥경화증
　　　　직접사인은 경뇌막하출혈

로 하여야 할 것이다.

　즉 원사인이 외상인가 질병인가에 따라 외상과 사인은 직접적인 관계인지 그렇지 않으면 간접적인 관계인지를 구별하게 되는 것이다.

　(3) 治療效果와　死因과의　關係 *The Relationship of Cause of Death and Treatment Effect*

　외인사를 병사로부터 구분하는 기준은 치료가 행하여진 전제가 아니라 치료와는 무관한 순수한 병태생리학적인 것이다. 또 법을 운영하다 보면 가해자의 행위의 책임판단에 치료효과가 미치는 영향을 고려하게 된다.

　아무리 심한 치명상을 입은 환자라 할지라도 치료로써 죽음을 면할 수 있었다면 치사 또는 살인죄는 성립되지 않을 것이다. 그러나 수상후 입원하여 일정한 시간이 경과한 다음에 사망하는 경우에는 의사의 과실유무 즉 치료시기, 방법 등에 대하여 추궁받게 된다.

　만일에 치명적 외상환자 치료에 조금이나마 의사의 태만 또는 부주의가 증명된다면 외상을 가한 원인행위보다 사망과 의사의 치료행위의 관계를 더욱 추궁하는 경향이 있는 것 같다.

　또 외상과 사망의 인과관계는 그 시대, 그 지방의 의료수준에 따라 많은 차가 있는 것이다. 예를 들어 뇌신경외과가 발달되지 못했던 과거에 있어서 경뇌막상출혈 환자는 속수무책으로 사망하는 것으로 되어 있었다. 그러나 근래에 와서는 적당한 시기에 적절히 수술한다면 살릴 수 있는 것으로 알려지고 있어 외상과 사망의 인과관계의 법적 판단에는 수술의 유무가 많은 영향을 주게 되는 것이다.

　(4) 死因의　優先 *Priority of the Cause of Death*

　한 시체에 사인이 될 만한 병변이 두 개 이상 있을 때 그 중 어느 것을 사인으로 하여야 할 것인가 하는 문제는 특히 법의학에 있어서는 중요한 과제의 하나이며 대략 다음

과 같은 원칙으로 사인의 우선을 결정하게 된다.

즉 우선은 생명유지에 절대 필요한 장기에 있다. 예를 들어 뇌, 심장, 폐 등의 파괴 또는 기능장애가 있는 경우에는 우선은 이 장기에 있으며 만일 같은 생명유지장기라면 그 병변 또는 손상의 중증도에 의하여 결정되어야 하며 이것도 같은 정도라면 발생시간을 고려하여 결정하게 된다.

만일 병변이나 손상이 경하기 때문에 그 단독으로는 사인이 못 되지만 그 수가 많아서 여러 개가 합치면 사인이 될 수 있는 경우 이것을 사인의 합동 *concert* 이라고 하며 만일 2 개 이상의 사인이 될 수 있는 병변 또는 손상이 있을 때 그 어느 것이 우선이 있는지 구별하기 곤란할 때 병변 또는 손상을 열거하는 도리밖에 없는데 이런 경우의 것을 사인의 연립 *coalition* 이라 한다.

(5) 死亡의 種類 *Manner of Death*

사람의 사망 원인이 구명되면 의학적인 일은 끝났지만 법률상으로는 그것만으로는 불충분하며 그 죽음이 어떻게 일어나게 되었는가 즉 사망의 종류를 구분함으로써 법적 처리가 가능하게 되는 것이다. 따라서 사망원인이 의학적인 사인이라면 사망의 종류는 법률적인 사인이라 할 수 있다.

사망의 종류는 병사(자연사)와 외인사(변사)로 크게 나누게 되고 외인사는 다시 자살, 타살 및 사고사로 구분하게 된다.

1) 自殺 *Suicide*　　사망자 자신이 죽을 의사가 있고, 죽음 자체를 목적으로 사망자 자신이 취한 적극적 행위로 직접 또는 간접으로 야기되는 죽음을 말한다. 병으로 인한 자포자기 또는 의무에 의한 자해행위는 자살에서 제외된다. 또 본인이 자살할 의사가 있으나 타인의 행위로 사망하는 것을 촉탁살인 *entrusting murder* 이라고 하여 자살에서 제외된다.

2) 他殺 *Homicide*　　의학적으로는 타인의 행위로 인한 죽음을 과실이건 고의이건 간에 총칭하여 타살이라 칭하는데 법률적으로는 행위자의 의사와 사망자의 종류에 따라 이를 다시 나누게 된다.

우리나라 형법에는 살인(제 250 조), 존속살인(제 250 조), 자살관여·승낙살인(제 252 조), 상해치사·존속상해치사(제 259 조), 과실치사(제 267 조), 업무상과실치사상(제 268 조), 유기에 의한 치사상(제 271 조)등으로 구분한다.

3) 事故死 *Accidental Death*　　사람의 의사가 전혀 작용하지 않은 우발적 외인사를 말하는 것으로 사고의 종류에 따라 천재 *natural calamity,* 노동재해 *labor accident,* 교통사고 *traffic accident,* 의료사고 *medical accident,* 공해 *pollution,* 기타 운동 또는 자기과실로 인한 사고 등이 이에 속한다.

5. 鑑定書 *Judicial Report*

감정이란 재판관의 판단에 도움을 주는 전제로 현실의 사실을 실험하여 이를 토대로 주어진 특정한 사항을 판단하는 일을 말하는 것이다.

따라서 감정서는 진단서와 달리 법원에 대한 보고문서로서 그 자체가 별다른 증거조사를 거치지 않고 곧바로 사실인정이나 판단의 자료로 쓰임과 동시에 강력한 증명력이 부여되는 것이다.

그렇기 때문에 감정이란 법운영에 도움이 되어야 하며 아무리 우수한 의학적인 감정이라 할지라도 재판관에게 채택이 되지 않으면 효력을 발생할 수 없는 것이므로 감정서를 너무 어렵게 전문적인 지식을 가지지 않은 사람에게 납득이 가지 않게 작성하면 그 효력을 발생할 수 없는 것이다.

(1) 醫學的 鑑定의 種類 *Kinds of Judicial Report in Medical Field*

민사감정의 경우 주로 인체의 손상으로 인한 손실배상청구 사건에 있어서 필수적으로 행하고 있다.

그 내용은

1) 신체의 손상이 생명에 미치는 영향
2) 신체손상의 치료 또는 회복가능 여부

3) 치료가 가능하다면 그 기간 및 비용

4) 신체손상으로 신체기능에 장애가 생겼을 때 그 기능장애로 인한 노동능력의 상실이나 감퇴정도

5) 기능장애로 특정직종에 종사할 수 있는지의 여부

6) 의료사고의 경우 진료상의 과실 유무

7) 금치산 또는 준금치산 선고의 경우 정신감정을 하게 된다.

형사감정의 경우는 실체사실의 발견이라는 근본 이념이 더욱 강력하게 요구되기 때문에 그 감정내용이 매우 다양하다. 즉 범죄당시의 행위능력과 관계되는 정신감정, 사인 또는 외상의 원인, 사망시간, 자타살의 구별 등을 밝히는 법의감정, 성범죄에 관한 감정, 의료과오에 관한 감정 등이 이에 해당된다.

가사감정의 경우는 주로 정신감정, 연령감정, 성별감정, 친자감정 등이 이에 해당된다.

(2) 鑑定書作成의 問題點 *Problems*

1) 피동적 감정에서 탈피 : 감정에 임하는 경우 의뢰받은 사항에만 극한 충실하는 것이 감정인의 의무를 다하는 것으로 생각하고 피동적 감정을 할 것이 아니라 감정의뢰의 취지를 빨리 소화하여 비록 의뢰받지 않은 사항이라 할지라도 전문가의 입장에서 문제해결에 결정적 요소가 될 것이라면 참고사항으로 추가하여야 할 것이다.

즉 발생한 어떤 사건은 그 장소, 그 시간과 필연적인 관계를 갖고 있으므로 위촉된 감정의 주체에만 국한되지 말고 주위에서 가치있는 증거를 찾도록 노력하여야 하는 능동적 감정을 하여야 할 것이다.

2) 감정인이 검사한 소견은 음성인 결과라 할지라도 반드시 감정서에 기재 : 의뢰받은 감정사항에 충족될 만한 답이 없는 감정서의 경우는 재감정을 하는 경우가 많다.

이때 재감정을 의뢰받은 감정인은 감정물이 없거나 변질되어 증거 가치가 없거나 불충분한 상태에서 재감정을 하게 된다. 이런 경우에는 부득이 서류감정을 하는 수밖에 별

도리가 없는데 어떤 검사의 음성인 결과가 언급되어 있지 않은 경우에는 많은 혼선을 초래케 된다.

3) 감정서에는 일정한 서식이 없다. 또 서식을 만든다는 것이 매우 부자연스러운 것 같다. 즉 감정하여야 할 사항이 동일한 경우는 한 예도 없을 것이다. 시체감정의 경우 어떤 사례에서는 뇌 및 두부소견, 또 어떤 예에서는 자궁의 소견이 중요하기 때문에 감정의촉사항의 취지에 따라 중점을 두어야 할 소견은 서식의 구애받음이 없이 자세하게 소견을 기술하여야 할 것이다.[11]

참고삼아 고려대학교 법의학연구소에서 사용되고 있는 감정의뢰서 및 부검감정서의 서식을 소개한다.

〈表 15-10〉

鑑定依賴書

1. 鑑定物의 種類 및 數
1. 鑑定物 採取場所
1. 鑑定物 保管年月日   年 月 日부터 年 月 日까지
1. 鑑定物 採取方法 및 採取者 姓名
1. 鑑定을 要하는 目的(事件槪要를 簡略하게)
1. 鑑定事項
　ㄱ.
　ㄴ.
　ㄷ.

　　上記와 같이 鑑定을 依賴하나이다
　　　一九   年   月   日
　　　　鑑定依賴人
　　　　　住　　　所
　　　　　姓　　　名
高麗大學校 法醫學硏究所長　　　　　貴下

〈表 15-11〉

감정서 표지

고 법 연
수　　　신
제　　　목

19　　．　　．　　．

1. 대
2. 위 건에 대한 감정 결과를 별첨과
   같이 회보합니다
첨 부 감정서 1 부 끝

고려대학교 법의학 연구소장

〈表 15-12〉

鑑 定 書

現 住 所
           姓 名   當 歲 男 女
19   年   月   日 서울地方檢察廳 檢事
    는   被疑事件에 關하여 高麗大學校 法
醫學研究所에 위의 屍體를 檢查하고 다음 事項
에 對하여 鑑定할 것을 依賴하였음

   鑑 定 事 項

1. 死 因

  上記 依賴에 依하여 同年 同月   日 時 分
부터 高麗大學校 醫科大學 屍體解剖室   에서
서울地方檢察廳 檢事(警察署)   立會
下에 高麗大學校 法醫學研究所 醫師   執刀
로 위의 屍體를 解剖하니 그 所見은 다음과 같
음

〈表 15-13〉

屍體解剖檢查記錄

   第一 外表檢查

1. 上 衣
   下 衣
2. 身 長 糎 營 養 體 格 浮 腫
   屍 斑   色   部 位
   死後硬直   部 位
3. 頭 部
4. 顏面部 色 浮腫 瞳孔 糎 徑
   角 膜   眼球 및 眼瞼結膜
   鼻   耳
   口 腔
   頸 部
5. 胸腹 部
6. 脊部 및 臀部
7. 外 陰 部

8. 四 肢

〈表 15-14〉

   第二 內景檢查
   甲. 頸胸腹腔開檢

9. 樣式에 따라 頸胸腹部 皮膚를 切開, 腹腔을
   열어보니
10. 樣式에 따라 胸骨을 肋軟骨과 같이 切除,
    胸腔을 열어보니
    胸 腺
11. 樣式에 따라 心囊을 切開하니
12. 心 臟 重 量   gm 이며 本屍手拳大
13. 左 肺 重 量   gm, 크기   × × cm
    右 肺 重 量   gm, 크기   × × cm
14. 肝   重 量   gm, 크기   × × cm
15. 膵   重 量   gm,
16. 脾   重 量   gm, 크기   × × cm
17. 左 腎 重 量   gm, 크기   × × cm
    右 腎 重 量   gm, 크기   × × cm
18. 副 腎
19. 胃 및 十二指腸
20. 小腸 및 大腸
21. 膀 胱
22. 樣式에 따라 頸部臟器를 一團으로 剔出하니
23. 血管系
24. 生殖器

〈表 15-15〉

   乙. 頭蓋腔開檢

25. 樣式에 따라 頭皮를 切開하고 頭蓋骨을 鋸
    斷, 頭蓋腔을 열어보니
26. 樣式에 따라 硬腦膜을 切除, 大腦諸臟器를
    一團으로 剔出하니
    大腦容積은   大이며 頭腦骨에

    解剖終了時間 同年 同月 同日 時 分
   第三 毒物化學 (   )檢查
27. 本屍에서 採取한   의 一部를 材料로
    하여   檢查를 施行하니 結果는 다음과 같
    음

鑑　定

以上 檢査한 所見과 說明에 記載한 理由로 依
賴한 鑑定事項에 對하여 다음과 같이 鑑定함

1. 死　因

本 鑑定은 19　　年　　月　　日부터　　月　　日
까지　　日間을 要하였음
　　　　　　　　　　19　　年　　月　　日

　　鑑　定　人
高麗大學校 法醫學研究所
　　醫師

◇ 參 考 文 獻 ◇

1) Camps, Francis E. and Cameron, J. M. : *Practical Forensic Medicine*, London, Hutchinson Co. Ltd., 1977

2) 李柱傑：〈醫療事故의 醫學的 側面〉, 第 2 回 大韓醫學協會・大韓辯護士協會共同세미나, 1974

3) 盧鎔冕：〈美國法醫學의 過去와 現在〉, 「韓法醫誌」, 1 : 1, 9, 1977

4) 玄岩社：〈醫療法 및 醫療法施行細則〉, 「法典」, 1979

5) 李世中：〈診斷書 및 鑑定書의 法律的 側面〉, 第 6 回 大韓醫學協會・大韓辯護士協會共同세미나, 1978

6) 文國鎭：〈診斷書 및 鑑定書의 醫學的 側面〉, 第 6 回 大韓醫學協會・大韓辯護士協會共同세미나, 1978

7) Robbins, Stanley L. : *Pathologic Basis of Disease*, W. B. Saunders Co., Philadelphia, 1979

8) 文國鎭：〈死因의 法醫學的 考察〉, 「韓法醫誌」, 1 : 1, 13, 1977

9) World Health Organization : Manual of the international statistical classification of diseases, injuries and causes of death, vol. 1, Geneva, 1969

10) 대한의학협회분과학회협의회 : 「한국질병사인분류」, 초판, 서울, 1973

11) 文國鎭 : 「診療過誤의 法醫學」, 中央醫學社, 서울, 1970

12) 대한의학협회분과학회협의회 : 「한국표준질병사인분류」 2 판, 서울, 1979

國 文 索 引

英 文 索 引

지은이 약력

서울대학교 의과대학 졸업
서울대학교 대학원에서 의학박사 학위
미국 컬럼비아 퍼시픽대학에서 법학박사 학위
국립과학수사연구소 법의학과 과장
고려대학교 의과대학 법의학 교수
고려대학교 법의학연구소 소장
뉴욕대학교 의과대학 객원교수
대한민국 학술원 정회원, 자연과학부회 부회장
고려대학교 의과대학 명예교수
대한법의학회 회장, 명예회장
국제법의학회 한국대표
일본법의학회 평의원
미국 및 영국법의학회 회원

수상
세계평화교수 아카데미상(2회), 동아의료문화상(13회),
고려대학교 학술상(1회), 대한민국 학술원상(34회), 함춘대상(4회)

저서
의료과오의 법의학/의료의 법이론/생명윤리와 안락사/약해(원인 · 법의병
리 · 법률)/간호법의학/진찰실의 법의학/법의검시학/의료와 진단서/생명법
의학/의료법학/사회법의학/임상법의학/의료인간학 외 미술과 의학에 관한
서적 다수

개정원색판 **최신법의학**

초판 1쇄 발행 1980년 9월 30일
개정원색판 초판 1쇄 발행 1995년 1월 10일
개정원색판 초판 5쇄 발행 2007년 2월 28일

지은이 | 문국진
펴낸이 | 김시연

펴낸곳 | (주)일조각
등록 | 1953년 9월 14일 제300-1953-1호(구 : 제1-298호)
주소 | 110-062 서울시 종로구 신문로 2가 1-335
전화 | 734-3545 / 733-8811(편집부)
          733-5430 / 733-5431(영업부)
팩스 | 735-9994(편집부) / 738-5857(영업부)
이메일 | ilchokak@hanmail.net
홈페이지 | www.ilchokak.co.kr

ISBN 978-89-337-0145-4 93510
값 40,000원